普通高等教育"十一五"国家级规划教材
全国高等医药院校教材

供医药院校各专业使用

行为医学

第2版

主　编　刘克俭　顾瑜琦

科学出版社
北　京

内 容 简 介

行为医学是一门新兴边缘学科。它的建立和发展给整个医学体系注入了新的活力。学习行为医学,有助于利用现代医学的观点、方法和技术,理解和揭示行为及其与疾病的关系,开拓新的医学研究和应用领域,更好地为人民健康服务。

本书为普通高等教育"十一五"国家级规划教材和全国高等医药院校教材。主要内容包括行为医学的基本理论,健康行为与异常行为,行为病理,行为诊断与评估,行为治疗和保健,临床与预防行为医学以及不同年龄阶段人群的行为医学。

本书通篇以整体医学模式为指导,既引进、吸收和消化国外研究成果,也反映国内的新成果和进展。除作为教材使用外,亦可作为医务人员、行政管理人员和有关院校及学科的参考书。

图书在版编目(CIP)数据

行为医学/刘克俭,顾瑜琦主编.—2版.—北京:科学出版社,2009
(普通高等教育"十一五"国家级规划教材·全国高等医药院校教材)
ISBN 978-7-03-025534-1

Ⅰ.行… Ⅱ.①刘… ②顾… Ⅲ.行为医学-高等学校-教材 Ⅳ.R395.1

中国版本图书馆 CIP 数据核字(2009)第161214号

策划编辑:李国红/责任编辑:朱 华 李国红/责任校对:李奕萱
责任印制:徐晓晨/封面设计:黄 超

科学出版社出版
北京东黄城根北街16号
邮政编码:100717
http://www.sciencep.com
北京虎彩文化传播有限公司印刷
科学出版社发行 各地新华书店经销
*
2003年8月第 一 版 开本:850×1168 1/16
2009年9月第 二 版 印张:16 1/2
2021年8月第六次印刷 字数:481 000
定价:65.00元
(如有印装质量问题,我社负责调换)

《行为医学》编委会

主　编　刘克俭　顾瑜琦

编　者　（以姓氏笔画为序）

丁宝坤（中国医科大学）
马绍斌（暨南大学医学院）
王　生（北京大学医学部）
王明旭（西安交通大学医学院）
王家同（第四军医大学）
方　亚（厦门大学医学院）
石武祥（大理学院）
许崇涛（汕头大学医学院）
刘克俭（华中科技大学同济医学院）
杜文东（南京中医药大学）
李　哲（山西医科大学）
李川云（上海第二军医大学）
李建明（华北煤炭医学院）
张　颖（陕西中医学院）
张红静（山东大学医学院）
张志群（武警医学院）
陈树林（中南大学湘雅医学院）
陈新山（华中科技大学同济医学院）
林贤浩（福建医科大学）
顾瑜琦（华中现代健康科学研究所）
舒柏华（华中科技大学同济医学院）
静　进（中山大学公共卫生学院）
熊光练（华中科技大学同济医学院）

第2版前言

本书是普通高等教育“十一五”国家级规划教材和全国高等医药院校教材，供医药院校各专业使用。本书围绕医学各专业本科生的培养目标进行编写，努力体现普通高等教育教材的“三基”（基础理论、基本知识和基本技能）和“五性”（思想性、科学性、先进性、启发性和适用性）。

行为医学是研究行为因素在人体健康和疾病发生中的作用规律的一门学科，是现代医学的重要组成部分，也是行为科学在医学实践中的具体应用。通览所有医学理论和实践，无处不存在着行为问题。从医学研究到医疗卫生教育、医疗卫生服务，从对病因、病理的探索到对疾病的诊断、治疗、预防、康复，乃至健康促进等都与行为医学有关。它的理论与方法在整体医学模式转变的今天，有力地推动医学的进步和发展。

为适应行为医学的发展和医学教育的需求，本教材坚持“构思严谨，重点突出，内容新颖，资料翔实”的原则，紧密围绕和遵循医学专业的培养目标和学科教学要求，内容除引进、吸收、消化国内外研究成果外，还提出一些新的观点和结论，以便结合实际展开研究和应用。书中力求做到概念明确、语言通俗、论证有理、引证有据、引导思维、开拓眼界，既注重理论开发，也强调实际应用，期望显示更多有用的信息。要求医学生在学好医学课程的基础上，重视对行为医学的学习，运用现代行为科学的理论和技术，研究和解决行为因素在人体健康和疾病发生中的作用，达到时代对医学教育和医学人才培养的基本要求。

本教材在策划和编写中自始至终得到科学出版社以及编者单位的领导和有关部门的关心支持，在此深表谢忱。尽管尽心尽力，限于我们的学识水平和能力有限，存在的诸多不足，谨请各院校师生批评与指正，以期不断提高教材的编写水平。

刘克俭

2009年5月

第1版前言

现代医学以人类健康为最高目标，先后经历了经验医学、实验医学和整体医学三个时代。医学模式已逐步实现从生物医学模式向生物-心理-社会医学模式过渡，并积极向整体医学方向转变。行为医学是研究行为因素在人体健康和疾病发生中作用规律的一门学科，是现代医学的重要组成部分，也是行为科学在医学实践中的具体应用。通览所有医学理论和实践，无处不存在着行为问题。从医学科学研究到医药卫生教育、医疗卫生服务，从对病因病理的探索到对疾病的诊断、治疗、预防、康复，乃至健康促进，几乎每个角落都有许多问题可通过行为医学来解决。我国传统医学的基本理论体系也几乎都是建立在对人和有关环境因素的各种行为的观察总结基础之上的。西方医学鼻祖希波克拉底创立现代医学，彻底摒弃巫医的根本做法，就是对正常人的行为、病态人的行为以及对各种医学行为变化的系统观察、客观记录和科学分析。因此，预防疾病已经由第一阶段的环境卫生，经第二阶段的公共卫生，转向目前阶段的个人行为卫生，即通过改变不良行为，建立健康行为来预防疾病。

随着医学教育的深入发展和社会对卫生服务的需求，要求医学生在学好医学课程的基础上，重视对行为医学的学习，运用现代行为科学的观点、方法和技术，研究和解决行为因素在人体健康和疾病发生中的作用，成为能胜任促进人民健康的“星级医生”，达到时代对医学教育和医学人才培养的基本要求。

本教材通篇以整体医学模式为指导。紧密围绕和遵循医学专业的培养目标和学科教学要求，内容除引进、吸收、消化国外研究成果外，还提出许多国内研究的观点和结论，以便结合实际展开研究和应用。书中力求做到概念明确、语言通俗、论证有理、引证有据、引导思维、开拓眼界，既注重理论开发，也强调实际应用，期望显示更多有用的信息。

在教材编写过程中，始终得到华中科技大学同济医学院、华中现代健康科学研究所、中国医科大学、暨南大学医学院、北京大学医学部、第四军医大学、陕西中医学院、山东大学医学院、武警医学院、第二军医大学、华北煤炭医学院、南京中医药大学、山西医科大学、中山大学公共卫生学院、中南大学湘雅第二医院等院校领导和专家以及中国科学院科学出版社的大力支持和帮助。中山大学公共卫生学院梁浩材教授、华中科技大学同济医学院蔡荣泰教授等著名专家关心本教材的编写，并进行了审定。在此，致以衷心的感谢。

尽管尽心尽力，但由于水平有限，缺点、错误在所难免，殷切希望使用本教材的师生和读者提出宝贵意见。

刘克俭　顾瑜琦

2003年5月

目　录

第1章 绪 论

人类离不开医学。医学若不关注人的行为，就不能称其为医学。行为医学，顾名思义，可以理解为是关于人的行为的医学。现代医学鼻祖希波克拉底（Hippocrate）赋予医学的科学本质，抛弃神鬼致病学说的根本做法，就是基于对病人疾病的行为表现以及治疗后的应答性行为的系统观察、记录和分析总结。祖国医学更是十分注重行为。中医的整个理论体系几乎都是建立在对人的行为的观察分析之上的。现代医学正经历着巨大的变革。无论是中医、西医，还是中西医结合；无论是基础医学、临床医学、预防医学、康复医学，还是健康促进；均离不开对人行为的认识和研究。因此，在生物医学模式向生物-心理-社会医学模式转变，又向整体医学模式转变，旧医疗技术向新医疗技术转变，医学非人性化倾向向人性化转变，培养医疗型医生向防治和保健型转变的过程中，行为医学在医学科学体系中占有相当重要的地位。

第一节 行为医学的概念

行为医学是行为科学与医学相结合而发展起来的一门新兴医学学科。它研究行为科学中与健康有关的知识和技术，并把这些知识技术应用于疾病的预防、诊断、治疗和康复的科学领域。行为医学关注的重点是那些与人的健康关系密切的行为的研究，从而指导人们树立健康行为，矫正异常行为，改变不合理的生活方式和不良习惯。

行为（behavior）是人和动物对周围环境影响的复杂反应，是心理活动的外在表现。动物为了维持个体的生存和种族的延续，在适应不断变化的复杂环境时所做出的反应就是行为。动物的行为主要是受本能活动的支配，即受摄食、睡眠、防卫和性本能的支配。

人的生物行为由于社会的影响而与动物行为有着本质的区别，社会行为是人所特有的。人类行为是个人内在的心理因素与外界自然和社会环境交互作用的结果，因此较为复杂而高级。人类的行为除了受本能活动所支配外，更重要的是要受社会生活所制约和支配。人的一切行为，包括本能活动的行为，均要经过社会化的修饰。也就是说人类的一切行为，包括较低级的本能所引起的行为，从每个人降临人间开始，通过与人的交往、模仿、学习、劳动、教育等等，使自己的一切行为能得到社会的允许、承认，符合社会准则、道德规范和具有社会价值。这种使人类行为受制约和改造的过程，就是社会化。这种社会化过程，是整个人生中都得经历的过程。人群的社会组织、社会分工、生产劳动、人际关系、相互交往和语言信息交流，以及在这些活动中伴发的情感反应，均为人类社会行为的表现。动物的行为是消极、被动地去适应自然环境，而人类的行为除了适应环境外，更重要的是积极主动地去改造赖以生存的自然环境和社会环境。这是人类不断获得文明进步和发展的原因。

行为科学是研究人类行为的发生、进化和发展、正常和异常行为的特征以及预防和矫正异常行为的科学。作为其定义至少包含三个部分：第一，行为表示一种活动过程；第二，行为表示一个人当时所处的状态；第三，行为还表示一个人所具有的某种行为特性或特征。以A型行为为例，人们说某人是A型行为，则表明某人具有这种行为特征；当人们看到此人在做事时，则某人又处于A型行为状态之中；而当人们以时间的发展过程来考察其A型行为表现时，其行为又表现为一个序列的过程。

人的行为是人的心理的外在表现，认识和把握人的行为离不开心理。但行为并不完全等同于心理，二者不可混淆，不要把行为混同于心理。人的行为是对付外界环境变化的手段，不能脱离环境孤立地研究人的行为。人的行为丰富多彩，无穷无尽。然而，行为医学所关心的主要是那些与人的健康和疾病关系十分密切的行为。

健康行为，是指人们为了增强体质和维持身心健康而进行的各种活动。如充足的睡眠、平衡的营养、运动等。健康行为不仅在于能不断增强体质，维持良好的心身健康和预防各种行为、心理因素引起的疾病，而且还在于它能帮助人们养成健康习惯。因为多发病、常见病的发生多与行为因素和心理因素有关，而且各种疾病的发生、发展最终都可找到行为、心理因素的相关性，通

笔记栏

过改变人的不良行为、不良生活习惯、养成健康习惯来预防疾病的发生。可见,健康行为是保证身心健康、预防疾病的关键所在。依据1978年WHO阿拉木图宣言中健康概念,健康应包含四个层次:①生理健康;②心理健康;③道德健康;④社会适应健康。健康行为亦应基于上述四方面界定。从行为医学角度,分析健康行为应考虑:①健康行为应概括人的身、心、社会方面均健康时的外在表现。比如,躯体健康的人,行为反应灵敏,活动精力充沛;心理健康的人情绪活动有较强的自我控制力,思维言语符合理性,精神面貌正常;社会健康的人的行为符合社会规范;②健康行为要求不影响自己、他人乃至整个社会的健康;比如一个基本符合身、心、社会健康的人,其诸方面的行为都在常态水平及正向方向上;③能及时准确感受外界条件的改变,正确调整自己的行为。人处于不断变化的自然、社会环境,不同的情况下要以相应的行为对外界条件发生反应。根据以上的概念和含义,健康行为至少有以下几个基本特征:①有利性:即行为表现对自身、他人、环境有益;②规律性:如起居有常,饮食有节;③符合理性:即行为表现可被自己、他人和社会所理解和接受;④行为强度在常态水平及有利的方向上,如语言表达行为、情绪行为、工作行为等;⑤行为同一性,即外在行为与内在思维动机协调一致,与所处的环境条件无冲突;⑥行为整体和谐性,即个人行为具有的固有特征,与他人或环境发生冲突时,表现出容忍和适应。

需要指出的是,所谓健康行为,是一种理想的行为理论模式,象征着人的行为的方向。然而,现实生活中的每个人只能尽量接近这种理论标准,却很难达到这一标准。

异常行为,是指在偏离社会和个人健康所期望的方向上所表现出的相对明显、确定的各种行为。首先,这种行为与社会和个人的健康期望不一致,即行为对健康的有害性。从行为影响健康的角度分析,可将异常行为分为影响自我健康、影响他人健康和影响健康环境等。行为的自身健康影响主要通过心理(精神)和生物作用两方面实现。在完成行为过程中,行为本身造成的心理负荷超载以及行为未达目标的心理挫折等不利于自身健康;通过行为摄入不利健康的物质,如吸烟、酗酒、摄入动物脂肪过多等行为损害健康。影响他人健康行为也是通过精神(心理)和物质(物理)两方面中介的。个人的行为是构成他人心理社会环境的重要成分,因而个人的行为通过社会相感和心理相感,对他人的心理情绪和社会特性产生巨大的甚至难以估量的影响。个人的行为也会给环境带来污染,进而影响他人的健康。行为的社会影响主要包括群体行为构成的社会风尚、风俗习惯、社会精神面貌等,这些既是群体健康的表现,又会进一步影响个人健康。

笔记栏

异常行为也可以说是危险行为,即对人的健康有危害的各种行为。如常见的危险行为有吸烟、酗酒、吸毒、过度紧张、挑食、凶杀、斗殴等。相反,所谓安全行为指的是那些有利于人的身、心、社会健康和发展的行为。比如,有规律、适度的体育活动、合理饮食、劳逸结合、修身养性等。

行为医学可以简单理解为关于人的行为的医学。更具体地说,行为医学是研究与人的行为有关的一切知识和技术,从行为入手,来揭示人的生命活动、健康、疾病的本质和规律,探索诊断、治疗、预防疾病、增进健康的行为科学技术和方法,并将其付诸医学实践的科学。

人的行为及医学的复杂性决定了行为医学必然是一门与多个学科相关的边缘学科。首先,行为医学要应用行为科学的知识、技术、方法和结果,直接为解决医学问题服务。例如,行为医学借用行为科学的基本原理、行为记录、行为分类、行为改变等技术和方法。因此,行为科学构成了行为医学的重要基础。关于人的行为的产生、发展、定型等的研究,又可借鉴社会学、人类学、心理学等学科的研究结论。关于行为的内在机理的研究,又必须涉及生理学、心理学、物理学等有关学科。

行为医学认为,不仅疾病有各种各样的行为表现,更重要的是人的行为对健康状况有着巨大的影响。只要掌握了有关行为改变的原因,就可能实现对行为的控制,进而起到改善人的健康状况的作用。

(刘克俭　顾瑜琦)

第二节　行为医学的产生与发展

行为医学是在行为科学和医学取得重大发展的基础上,在科学体系发生激烈变化、学科出现高度分化和高度综合的历史背景下逐渐形成和发展的。它所整合的内容,包括人类学、社会学、流行病学、心理学、临床医学和预防医学、健康教育学、精神医学、康复医学等学科的知识。因此,行为医学的产生具有重要的理论意义和实际应用价值。

一、行为医学产生的理论基础

（一）行为的心理学基础

从某种角度来说，人的行为是心理活动的外在表现，有什么样的心理活动，就会出现相应的行为。而心理活动的产生，是以内环境的生理冲突和外环境的信息，特别是社会生活的信息为动力。就是说，人的心理活动是反映客观现实。人的行为受年龄的影响颇大，可分婴幼期、青少年期、成人期、老年期几个阶段，每个阶段既有生理的差别，又有心理和社会角色的差别。

幼儿天真活泼，他们的行为处于学习、模仿和实践应用的过程。青少年处于性成熟期，与社会有广泛的接触，社会行为的发展更加迅速。成年人的心理和生理方面比较成熟和稳定，他们是社会的中坚力量，承担着繁重的社会职能。老年人进入衰老过程，其某些生理、心理功能都日益衰退，再加上社会角色、社会地位的改变，退休和体弱多病，都要限制老人的社会活动。由于狭小的生活圈子、孤陋寡闻，必然引起孤独感和忧郁，从而出现社会性剥夺综合征。

人的行为也要受到机能状态的影响，例如，残疾的人，某一器官的功能被剥夺，导致社会实践受到一定的限制，易出现孤僻、多疑、自卑、固执和忧郁等。

人对外界事物和自己总抱有一定的态度，并产生相应的体验，这就是情绪。情绪多伴有生理变化，引起植物神经及神经内分泌机能的变化。

性格是一个对自己、对生活环境和对其他人所持的一种相对稳定的态度及与之相适应的习惯和行为方式。故一个人的人格特点可以从一个人的生活方式、行为习惯、人际关系、工作作风、情绪特点和具有的特殊能力中反映出来。在临床上，可以从人的疾病行为中反映出来。例如，A型性格的人热情、情绪易波动、动作快速、急躁、好胜等。

在人类行为和医学中涉及行为与健康和疾病这一命题的重要的学说或理论有：行为理论、精神分析理论、人本主义理论、心理生理理论、应激学说、生物反馈原理及医学模式转变等。

1. 行为理论 此体系包括 Pavlov 的经典条件化理论、Skinner 的操纵条件化理论、Watson 的学习理论、Wolpe 的交互抑制和系统脱敏理论及 Bandura 的社会学习理论等。行为理论主要诞生在实验室，是通过精心设计的实验方法对动物行为进行定量观察，然后从获得的大量统计数据结果中抽象概括出来的，它认为当前的现实环境因素对行为具有决定性的影响。建立在行为理论基础之上的各种行为疗法正被广泛应用于行为医学的临床实践中。

2. 精神分析理论 此理论认为人类的各种行为主要受内在本能活动的驱使，与一些潜藏在内心深处的无意识矛盾冲突、冲动、欲望等有关，即认为行为是内在心理活动的外部表现。代表这一理论流派的学者所采用的研究方法主要是自由联想以及分析梦和日常生活中的某些失误等，侧重探讨人的本能、需要、动机、情感、无意识以及人格等深层心理问题，强调童年早期的经历和心理创伤对成年后行为的影响。在精神分析学家看来，行为问题也并非简单的行为偏离正常轨道，而仅仅是无意识内心冲突的表征，只有揭示这些冲突，行为问题才能得到根本的解决。

3. 人本主义理论 人本主义理论认为，一种综合性的、积极向上的、发展和有前途的行为理论，必须考虑行为内在的、固定的决定因素，也包括外在的、环境的决定因素。仅仅客观地观察人的行为是远远不够的，也必须研究人的主观，考虑人的感情、欲望、需求和理想。不能只看到了相互竞争的一面，却对与竞争同样普遍的合作视而不见。Maslow 认为，驱动人类行为的是人类自身的由遗传和本能所决定的基本需要，并提出人类有五种基本需要，即生理需要、安全需要、爱与归属需要、尊重需要和自我实现的需要。如果低一级需要得到满足，就意味着个体追求高一级需要的开始。这是一种自发的心理机制，每个人与生俱来就具有自我实现和自我完善的潜在能力。有些人之所以出现一些不健康、不成熟或不适应的不良行为，是因为某些环境因素的影响，压抑和扭曲了自身固有的自我实现、自我完善能力。在一种平等的气氛中，启发和诱导病人正常发挥自我实现和自我完善的潜能，就能通过病人自身的主观努力来消除症状，使心理需要与外部环境重新达到平衡。

4. 心理生理理论 现代心身相关理论认为，来源于外界环境或躯体自身的各种刺激能激发大脑的信号活动。首先，个体将立足于自己生活的文化背景，结合知识与经验及既往经历，根据自己价值观念、内在需要等对这些信号的意义进行评价，从而激发一定的情绪活动 。那些符合自身心理生理需要的刺激，将引起愉快、满足等良性情绪反应；相反就会引起个体烦恼、沮丧、愤怒、敌意、挫折感等不良情绪反应。一般而言，良性情绪具有增进一般健康状况的作用,而不良情绪将促使个体动用自己的应付资源进行调节,以适应新的变化。但是,如果个体的心理生理所储备的应付资源不能缓解刺激所导致的紧张,不良的情绪反应过分强烈或持久,就会通过一系列与情绪反应相关联的生理过程,如神经系统尤其是自主神经系统、内分泌系统、免疫系统等中介环节,引起某些组织、器官功能的损害,导致生理心理疾病。可见,信号活动在激发个体心理活动的同时,也影响其生理过程。在心理生理疾病的发生发展过程中,社会心理因素起着扳机作用,它激发一定的认知活动和情绪反应。一般来说,社会心理因素对机体各系统、组织或器官均可产生一定的影响,但这种影响不是均衡的,那些具有素质弱点或称素质易感性(vulnerability)的系统、组织或器官最容易遭受损害。

5. 应激学说 应激(stress)一词由 Cannon 于 1925 年首先提出。他观察到当机体遭受寒冷、缺氧和失血等生理有害刺激时,将出现战斗或逃跑(fight or flight)的反应。此时,交感神经系统紧急动员,出现心率增快、心搏加强、支气管扩张、瞳孔扩大、血糖增高、凝血机制增加及全身血液的重新分配等生理反应,他将这种反应称为紧急反应(emergency reaction),其目的是为了使机体恢复内稳态(homeostasis),而内稳态被视为健康的象征。首先对应激进行系统研究的 Selye 认为,应激是指机体针对外界刺激的非特异性反应,即不论外界刺激的性质如何,机体总是做出大致相同的反应。他将这种反应称为全身适应综合征(general adaptation syndrome, GAS),并认为 GAS 一般要经过三个阶段。在警告期,机体出现适应性反应但未达最高水平,若刺激源不能及时去除,则进入抵抗期。此时机体动员全部防御机制抵御有害刺激。若获得的全部防御手段仍不足以代偿受损的功能,则进入衰竭期,出现适应性疾病(adjustment disease),严重时可导致死亡。他还指出,GAS 的特征是肾上腺皮质活动增强,胸腺和淋巴组织萎缩,胃和消化道黏膜出血及溃疡。

Mason 和 Lazarus 等进一步发展了 Selye 的学说,认为 GAS 并不是物理刺激源的直接结果,而必须通过一定心理过程的中介,强调应激不仅取决于外部刺激的特征,而且还取决于个体对应激情境的认知评价和应对过程,并指出当遭遇某事件时,个体首先判断该事件是否对自己构成威胁。而这一判断,除了决定于事件本身的性质、强度、持续时间等有关因素外,还与遭遇事件的个体的人生经验、性格特征、认知特点、应付方式以及当前所处的环境有关。显然,一个对某人构成威胁的事件,对另外的人不一定构成威胁。在某一时间、某一条件下构成威胁,并不一定在任何时间、任何条件下都构成威胁。

精神应激可以改变一个人原有的健康的生活方式和行为模式,如一个有严重婚姻问题的人,可能沉溺于酗酒之中而不能自拔,从而导致一系列包括行为问题在内的健康问题。这里精神是因,适应不良行为是果。另一方面,适应不良性行为又可能使个体遭受更多的精神刺激。例如,当那个因婚姻问题而酗酒的人变成一个酒鬼后,又可能因为过度饮酒而影响他履行一个丈夫和一个家庭成员应该履行的责任,而这又会进一步恶化婚姻关系,使他感受更多的精神压力。在这里适应不良性行为是因,精神应激是果。因而,精神应激与适应不良性行为之间,存在着恶性循环的相互影响。

6. 生物反馈原理 自 1967 年开始,Miller 在将操作条件反射原理应用到训练动物控制内脏生理活动的实验研究中注意到,动物接受光刺激时,除产生一些外显的行为反应之外,还可以观察到一些内脏活动的改变,如心率、呼吸、脉搏、皮肤温度等的变化,这些内脏活动的变化是随机出现的。其中有些是动物对光刺激的反应,有些则是生理过程在正常范围的波动。这时如果以某一种内脏反应如心率为控制指标,在受到光刺激后出现心率增快或减慢时,给予动物食物强化,久而久之,动物就会逐渐学会见到光刺激便改变心率以得到食物。这样,通过操作条件反射过程,动物就学会了自主地控制心率。通过同样的方法,他还使动物学会了随意控制血压、肠管蠕动、尿液生成、皮肤温度等多种内脏活动过程。这样将无关刺激(如光刺激)与非条件刺激(如食物)相结合,训练对原先不能随意控制的内脏活动进行随意控制的过程,称之为内脏学习(visceral learning),它构成了生物反馈治疗的理论基础。

在生物反馈治疗中,借助于仪器的感受、放大或转换,可以将人体内部的一些不受意识支配或不被觉察的内脏生理活动,如皮肤温度、肌张力、血压、心率和心律、胃肠平滑肌收缩,以及脑生物电活动等信息,以声、光、仪表指针或监控装置显示的符号、数字等信号形式,连续不断地直接反馈给被测试者,使其能随时觉察到自己体内的某些生理过程的动态变化情况,并根据这些反馈信息有意识地调整自己的活动,从而使这些原本不受意识支配的生理活动在一定的范围内受到有意识的调控。这一过程就是生物反馈。目前生物反馈技术已成功地应用到冠心病、心绞痛、高血压、心律失常、紧张性头痛、支气管哮喘等躯体疾病，以及焦虑症、忧郁症、睡眠障碍等躯体或心理障碍的治疗之中，并取得了一定的疗效。

7. 医学模式转变的概念 医学的对象是人，把人视为一种生物体，从人的生物性质，如解剖、生理、病理、生化等出发，去探讨疾病的原因、预防和治疗方法，这种医学理论及实践体系称为生物医学模式(biomedical model)。但人不仅具有生物性，更重要的是具有社会性。人体不单纯是内脏器官组织的总和，生命也不能简单地还原成一堆有机或无机的分子和原子。人不仅是一种生物体，而且是有复杂心理活动、生活在一定社会环境中的人。

正因为如此，人类健康就不仅是身体没病，而且还要求身体、心理和社会适应三个方面状态良好。

人类疾病也不仅是细胞、组织、器官的病理过程，而且是人与自然、心理和社会环境相互作用的一种表现。因而在病因方面，要重视生物学因素对健康和疾病的影响，但也不能忽视社会心理应激因素的作用。在病理方面，不仅要了解病理生理、病理生化及病理解剖等，而且还要分析与健康、与疾病有关的病理心理过程。在治疗学方面，既要重视药物和手术等躯体治疗手段，也应重视心理治疗和社会干预。在康复方面，既要强调改善病人的躯体功能，也要重视社会功能和心理功能的恢复，关心病人的社会适应与生活质量问题。在预防方面，既要致力于避免和消除遗传因素、致病微生物、环境污染等对人类的危害，也要大力发展心理咨询、行为指导及危机干预工作，以减轻心理应激过程中所造成的不良影响。总之，在医学理论研究和医疗实践过程中，应全面了解病人的生理、心理和社会适应状况，既要重视疾病，也要重视患病的人。这种把人的生物性和社会性有机地结合在一起，对与健康和疾病有关的生物、社会和心理因素进行综合考察的方法论和医学理论框架，就是所倡导的生物-心理-社会医学模式(biopsychosocial model)。

在医学模式转变的过程中，WHO(1990年)鉴于当前各种慢性非传染性疾病是多发病、常见病，而其共同病因都是人类的不健康的行为习惯和生活方式，而提出把生物-心理-社会医学模式的三个因素当做全息或整体来认识健康和疾病的问题。现代医学用信息论观点，把生物、心理、社会医学模式提高为整体医学模式(holistic medical model)，即从提高人类的生物、心理、社会素质，养成健康行为习惯和生活方式的整体不能分割的素质上保持健康。整体医学模式强调，大量慢性非传染性疾病的危险因素与人的行为和生活方式密切相关，临床治病过程中也出现越来越多的行为问题。因此，预防疾病已经由第一阶段的环境卫生，经第二阶段的个人卫生，转向目前阶段的个人行为卫生，即通过改变不良行为、建立健康行为来预防疾病。所以，行为医学必然与心身医学、社会医学、医学心理学、康复医学等学科一起，为医学教育、医疗实践和医学科研工作提供了现代科学的观点、方法和技术，以适应当前医学发展的需要，成为现代医学不可缺少的重要组成部分。

(二) 行为的生物学基础

人类行为是从长期的生物进化发展而来。生物的发展是按照达尔文的进化论规律，缓慢地由低级向高级发展。促使生物进化发展的动力是来自环境的复杂变化，如气候、水质、食物和天敌，以及种群内部的竞争和拥挤。这些对生存和发展有影响的任何条件有了变化，都要影响行为，使生物逐渐改变和完善发展其机能结构，不论是形态结构，还是功能活动，都是愈来愈复杂，愈来愈精巧，以此才能适应其生存的内外环境的变化。

行为的生物性包括栖息地选择性、种群聚集和群居性，以及种群的调节、迁徙行为。如人类的家乡观念、安土重迁和叶落归根的生物习性。

人类的行为除受社会生活支配和环境的影响外，某些行为是要受遗传因素影响的，如与素质有关的行为和某些疾病行为便是如此。每一个染色体上的基因，可能对特定的行为表型起作用，是由多基因参与来影响人类的行为。例如，儿童的恐惧反应、遗尿、梦游、严重咬指甲等行为，在单卵孪生同胞弟兄中，都比双卵孪生同胞弟兄多一些。精神分裂症、躁狂抑郁症、先天性痴愚等的病态行为表现，更与遗传有着密切关系。人们常谈论的长寿家族和癌症家族，都说明了遗传对子孙后代的健康和疾病行为的影响。其他如子女的性格、兴趣、爱好、生活习惯，无不受亲代遗传因素的影响。当然，也不排除子女与父母朝夕相处中，对父母行为的学习和模仿，这也是人类行为的特点。

引起行为的因素不管是来自外环境或内环

境，一切行为均有其产生的生理基础。如生物节律，即生物钟现象；神经系统对信息的整合性，以及受神经内分泌的调节和控制作用等。各种本能行为都是生理行为。

（三）行为的人类学基础

人类学是一门研究人类的起源、进化、发展、种族的形成和区分，以及物质生活、精神文明、社会结构和意识反应的科学。人类具有动物的自然属性，但是人与动物有着本质的区别，人类具有社会属性，这是人类从动物获得质的飞跃，进化为人类的根本原因。人能劳动，有语言、有抽象思维，会制造生产工具。人类从动物状态分离出来，是同人类所创造的物质文化分不开的。文化人类学就是研究人类物质文化与精神文化的起源与发展规律。

群体是人类生存和社会进步不可缺少的条件。群体间的联系，除了有赖于生活资料的保证外，血缘关系更是重要的联系因素，以血缘为媒介联系的氏族社会便由此形成了，人类的早期，多为母系氏族，后来才出现父系氏族。在氏族内有统一协调的纪律约束和长幼之间的辈分礼节，老人受尊敬，且是氏族内部有支配地位的人物。

人类在原始社会时，在大自然面前自感渺小、软弱，因此崇拜自然。社会进一步发展，便转入对祖先的崇拜。

人类的医疗、保健行为，可从文化人类学和体质人类学的研究中发现其来龙去脉。对人类化石及考古的研究，可以知道人类从茹毛饮血的生活方式，进步到用火加工食物来熟食，以及驯化野生动物为家禽家畜、耕种作物，改变了仅吃野生动植物为生的习惯，大大增进了营养，减少了疾病；人类的体质也随之发生了变化，颅腔增大了，身高增长了。人类从群婚制、族内通婚，到认识“近亲结婚，其生不蕃”的道理，都为人类的优生学提供了人类发展的历史依据。人类在渔猎时代的原始社会，尚未有医疗职业的分工，治疗疾病的职务由部落族长担任；并伴有如跳神、拍打等一套疗病行为。到了农牧社会后才有医者，使用较为合理药方和医疗技术。由原始社会遗留下来的疗病行为则由巫医继承。到 16 世纪，西方由于过分迷信文艺复兴运动带来的物质文明和科学进步，致使纯生物医学模式行为在医疗实践中泛滥，忽视社会心理因素对人类健康和疾病的影响。20 世纪以来才开始把心理学知识应用于医学中，重视对心身医学的研究，逐步认识到社会、心理因素对人类健康的影响，从而促使医学模式的转变，树立生物-心理-社会医学的新模式。把心与身、集体与环境、心理与生理等统一起来，更加全面地阐明了人类的健康与疾病行为。

（四）行为的生态学基础

生态学是研究生物与其生存环境之间相关的科学。这种生存环境包括无机环境，即气候、土壤、空气和水；有机环境，即生物种属内部和不同种属之间的关系；人为环境，即人类活动给生态环境造成的影响。

人类社会的发展进入工业化时代，这本来是人类文明进步的表现，工业化给人类带来了巨大的物质财富。但是，由于人们缺乏生态学知识，盲目地开发财富，而忽视了对生态环境的保护，造成人类自己惩罚自己的恶果。工业化带来的三废污染了空气、水和土壤。滥伐森林、盲目开垦土地，造成植被破坏，致使土地盐碱化或沙漠化。不合理的水利建设，妨碍了鱼类的回游繁殖，使渔业资源减少，不少鱼类濒于绝种。不合理施用化肥、农药，造成农作物害虫孳生，蛙类、蛇类减少，鼠害成灾。大量抽取地下水，造成不少城市建筑下沉等。

负离子对杀灭细菌、病毒有效，并能改善代谢功能，消除疲劳、紧张和烦躁情绪，对安眠和降低血压有效。可是在大城市的居室里，每立方厘米仅有 40~50 个负氧离子，而森林、山区、海滨则可多达 3000 个。我国北方干燥、寒冷，南方温湿，寒冷可引起体温调节功能高度紧张，交感神经兴奋，全身毛细血管收缩，导致血压升高，故高血压患者的患病率在北方有增高的趋势。

生态环境也影响人类的行为模式和心理状态。一般说来，居住在寒带地区的人，由于严寒，生产不发达，社会发展缓慢，其人的性格刚毅、耐苦，但保守、拘束；热带地区植物生长茂盛，易于维持低水平的生活，人们易于满足，热情奔放、好歌舞；而温热带地区有良好的生态环境，经济、文化发达，人的进取心强，有良好的社会分工和合作。如按地域分，山区因交通不便，人们之间少来往，故其性格偏于保守但热情好客，其生活艰苦，又具有坚忍不拔、吃苦耐劳的精神。平原地区土地肥沃、生产发达、社会进步，重视文化、教育和商业交往，故交往中重礼仪，好社交，崇尚竞争。沙漠地区环境枯燥，人们易产生神秘的玄想，故沙漠地区多为宗教发源地。

工业化给人类带来污染，都市化人口过分集中，造成拥挤、工伤和交通事故增多，噪声、生活

笔记栏

和工作的快节奏,复杂的人际关系,处处充满了竞争。这些因素都会引起人们的情绪紧张、焦虑、易激怒和慢性疲劳。在高层建筑的套间中生活的人,尤其是老人和病残者,常感到忧郁和孤独;而高血压、心脏病、神经官能症和一些心身疾病是工业化社会较常见的文明病。

(五)行为的社会学基础

社会学是研究人所生存的社会结构、社会关系、社会现象与社会生活。人类的行为多是从社会生活中表现出来,这些都是人类行为的最大特点。社会结构的健全和稳定,生产关系是否适应,经济发达与否,各阶级或阶层之间的紧张关系,社会风尚和习俗都要明显地影响着人的行为。

社会化是人类从具有生物属性的自然人经过社会实践,转变为社会人的飞跃过程。人类从降临人世起,就开始学习如何与周围人建立联系,如何使自己的行为完全按照社会公认的准则行事,使自己的行为符合该社会的文化特点和道德准绳,具有实用的社会价值。社会化是通过与人的交往、联系、劳动、生产、语言、文字的交流和模仿与学习来完成的。社会化是一个终生过程,活到老,学到老。一旦个体的社会化过程受到阻碍,在儿童则出现精神发育迟滞,成人则出现社会性适应不良综合征、人格缺陷或某些与社会文化有联系的综合征。另外,社会结构健全与否,关系到人类的行为。

二、行为医学的形成与发展

21世纪以来,随着科学技术和人类文明的发展,科学体系发生着激烈的变化,以应对各种新的挑战。由于有了关于人的行为研究的三次思潮的科学理论基础,再加上行为科学的高度发展和医学科学本身的需要,行为医学就应运而生了。尤其是20世纪50年代以来的肿瘤、心血管疾病、各种意外伤害的急剧增加,而传统的生物医学对此又"束手无策",更是对行为医学的诞生和成长起到了催化剂的作用。

美国生物学家L. Birk首先使用行为医学这一名词。他曾用生物反馈技术研究关于哮喘、癫痫、紧张性头痛、雷诺病等的治疗问题,并收到良好的效果。随后关于行为医学学科发展的讨论十分活跃,先后有许多著名的心理学家、行为科学家、医学家纷纷展开研究。他们提出,行为医学是行为心理学的原理和技术在医学、健康、疾病领域的系统应用。把行为医学内容概括为两个方面,一是把实验行为分析技术(行为治疗、行为矫正等)用于临床,包括用于对躯体和生理功能异常的评价、预防、治疗和管理;二是开展与疾病和卫生服务有关的行为功能分析性研究。

1977年,在美国耶鲁(Yale)召开了有史以来第一次行为医学大会。这标志着行为医学的正式诞生,并提出了行为医学的暂行定义,即"行为医学是研究和发展关于行为科学中与生理健康和疾病有关的知识、技术,以及把这些知识、技术用于疾病的预防、诊断、治疗和康复的科学领域"。次年举行了第二次会议,总结了行为医学研究的成果,讨论行为医学的发展,交流关于心身医学及行为医学的研究成果。会议认为,心身医学是由生物医学与心理学结合发展而来的,主要研究关于疾病的病因学、病理学等基础医学方面的问题。而行为医学则是以行为科学为主体,结合具体医学问题发展起来的。心身医学与行为医学两者相互补充,相互协作,共同完成健康、疾病对医学提出的要求。会议重新修正行为医学的定义为:"行为医学是一门关于把与健康、疾病有关的行为科学技术和生物医学科学技术整合起来,并把它用于疾病的诊断、预防、治疗和康复的边缘学科。"自此以后,行为医学在美国很快进入繁荣时期,许多持异议的行为医学专家逐渐从原则上统一到行为医学大会的旗帜下。1990年成立了行为医学研究会,每年举行年会进行学术交流和探讨。1992年出版了《行为医学杂志》。在短短的十几年实践中,行为医学不仅在美国迅速发展,而且很快扩展到世界各地。

总之,行为医学的产生和发展的历史根源概括为以下几个方面:

(1)传统生物医学的局限和医学面临的新挑战。由于大量非传染性疾病的威胁,使传统生物医学几乎陷于困境。而行为科学的迅速发展和巨大成就为人们解决这类问题提供了新的可能的方法、技术和理论。行为科学和医学的结合,导致行为医学的诞生。

(2)科学体系大动荡。学科高度分化,同时向着高度分化和综合,且以综合为主的方向发展,进一步促进了这一结合。

(3)卫生服务费用的急剧上涨,促使公众、政府及科学工作者对疾病、公共卫生、行为卫生等产生极大兴趣,国家政府愿意大力支持行为医学研究。

(4)大批有远见卓识的科学工作者及有关的科学家的积极努力。他们在各自的实践中深

笔记栏

深体会到，医学离不开行为科学。医生、病人、疾病、病因、病理乃至正常的健康生活，均可从行为角度展开研究；现代文明社会带来的紧张刺激和不良生活方式等问题的答案也主要应由行为医学来做出；大量临床和预防医学事实表明，若能科学应用行为医学知识和技术，会给人类带来极大的效果和益处。

（刘克俭　顾瑜琦）

第三节　行为医学的学科体系、任务及方法

行为医学是在多门发展较为成熟的学科体系基础上，通过交叉渗透，迅速成长起来的新兴边缘学科。行为医学将要综合应用生物、心理、社会等诸方面的有关技术，从行为入手，针对医学面临的主要健康和疾病问题，从病因、病理、诊断、治疗、预防等方面展开研究，为防治疾病、增进健康和提高人类文明水平服务。

一、行为医学的学科体系

行为医学的学科体系发展较快，新的分支不断形成，如行为遗传学、行为流行病学、行为毒理学、行为神经学、行为病理学、行为免疫学、行为生物学、行为测量学等。但最基本的学科体系至少包括以下方面。

1. 本能行为（instinctive behavior）　行为首先是建立在人的生理活动基础上的，各种生理需要是推动行动的最初和最基本的动力。人生下来就具有一些本能性的行为，这是属于生物遗传性的无条件反射，它构成了其后一切行为发生的基础。基因的复杂性决定人类行为的多样性，遗传除了决定人的基本生理结构特征外，还决定了一系列的行为形状和倾向性。

2. 健康行为（health behavior）　是指人体在身体、心理、社会各方面都处于良好状态时的行为表现。它带有明显的理想色彩，即现实生活中像这样行为十全十美的人几乎是没有的，人们只能以渐进方式去接近它。况且，伴随着时空的变化，人在新的环境中还会不断有新的心理冲突和社会适应问题产生，故健康行为的内涵也会有变化。健康行为的重要性在于它能使人养成健康习惯，不断增强体质，维持良好的心身健康和有效地预防各种因素引起的疾病。目前对于健康行为的研究已受到人们的普遍重视，研究人员试图通过对健康行为的系统研究，揭示其行为活动的特征、形成、发展和巩固，掌握和预测人的健康问题，促使人们按照健康的生活方式活动，从而达到预防疾病、促进健康，使人类正常发展的目的。

3. 异常行为（deviant behavior）　为了提高人类的生活质量，促进健康水平，必须重视人类异常行为的预防与矫正。行为正常与异常是相对的，凡是由于人们的行为损害了自身的健康或生命的行为，就应当视为异常行为。研究异常行为就是要阐明疾病的有关行为表现和不同人群的健康危险行为的特征、产生、发展、巩固、转变的原因和机制。

4. 行为评估与干预　通过观察、实验、测验、调查等方法，达到描述行为、解释行为、预测行为和干预或控制行为的目的。比如研究发展一整套测量、评价各种行为的方法和技术，包括现场调查、实验室技术等，作为认识人的行为的技术工具；研究和发展各种群体和个体行为干预技术，以矫正不良行为，巩固有利行为，针对具体的医学问题，把行为医学的知识、原理、技术、方法正确地运用到医学实践中去。

二、行为医学的主要任务

行为医学涉及群体健康和个体健康的所有行为。行为医学的任务是随着行为医学本身学科发展和医学实践客观需要的变化而不断发展变化的。结合行为医学的科学体系可以看出，行为医学有如下五大任务：

（1）从行为入手，揭示人的生命活动本质和规律。

（2）研究对付各种疾病的行为手段和技术，包括诊断、治疗、预防和康复，满足公众的需要。

（3）通过健康教育和其他措施，把行为医学知识告诉公众，促使人类行为朝着文明、健康、和谐、美好的方向发展。

（4）把行为医学的思想、原理、技术、方法等推广到整个医学领域乃至社会。

（5）不断发展、完善行为医学自身，包括基本理论、原理、技术、方法，吸收引进相关学科的知识技术进行熔炼，逐步完善自身科学体系。

（一）研究影响健康的各种行为

行为是影响健康的重要因素之一。行为医学的首要任务就是要揭示影响健康的各种因素，研究健康的行为方式，并探讨对危害健康的不良

行为的矫正方法与技术。

人的行为中存在各种危害健康甚至导致各种疾病发生的随机因素，有许多生活事件是人们无法控制的，例如天灾人祸、意外伤害、环境污染等。人们的不良卫生习惯是长期形成并固定于人们行为模式中的，如异常的摄食行为，可以引起神经性厌食、神经性呕吐、贪食、肥胖、酗酒、吸毒和滥用药物；异常的防御行为，可以引起焦虑、恐惧、攻击、好斗和自杀；异常的性行为，可以出现阳痿、性冷淡和性变态；不规则的起居可以引起睡眠障碍等等。

（二）研究行为及其和疾病发生的关系

行为在疾病发生、诊断、治疗、预防、康复全过程都起重要作用。正确理解各种行为及其与疾病的关系，要像理解人的生物发育那样理解人的各类行为及其发生机制，理解心理病理过程，用社会学理论、精神分析理论、认知理论、人本主义理论等来解释各种正常及异常行为、现象并进行防治。医学正经历着转变，行为因素正日益影响现代人类的健康和决定现代多发病的发生，单纯从生物因素来考虑健康和疾病已显得很片面，单纯用生物学方法诊断、治疗、预防疾病已控制不住疾病的发展和蔓延。只有理解人类行为才能进行综合防治现代社会多发病和常见病。

（三）实施健康教育与健康促进

健康教育是通过有计划、有组织、有系统的社会活动和教育活动，促使人们自觉地改变不利于健康的行为和影响健康行为的相关因素，以达到减轻或消除健康危险因素、预防疾病、促进健康和提高生命质量的目的。

健康教育是行为医学的重要任务之一，其核心问题是促使个体或群体改变不健康的行为和生活方式，尤其需要建立一个对健康行为的支持性环境。一个成功的健康教育实施应达到“知、信、行”。

健康促进是健康相关行为和相关因素以及教育、组织、经济和环境支持的一个总称。健康促进比一般的健康教育可提供的工作空间更为广泛，而且将健康行为支持性环境的建立放到了相当重要的位置。《渥太华宪章》中指出：“健康促进是促使人们提高、维护和改善他们自身健康的过程。”其中还提出健康促进策略要点包括制定健康的公共政策、营造支持性环境、强化社区活动、发展个人技能及调整卫生服务方向。

（四）研究医患互动行为关系，提高医疗保健水平

行为医学要研究个体的求医行为、遵医行为和医疗行为。因为疾病会对人的行为造成极大的干扰，妨碍着患者的正常生活、工作等各种活动，使患者表现出特定的患者行为特征。由于疾病带来身体和心理方面的痛苦，患者会被迫地或自愿地改变日常的活动规律。由于疾病已经成为患者关注的中心，寻求医疗帮助行为便成了患者的普遍行为。由于患者的求医行为和遵医行为是在医患行为互动中实现的，提高遵医行为并防止在遵医行为中出现偏差和误导是医疗行为履行的责任。现代医学的核心问题是医患关系。因为现代疾病只有在建立良好医患关系的基础上才能有效预防，患者才会执行要求严格的医嘱，改变生活习惯和不良行为而进行综合治疗。那种不把病人当作人来看待，而把病人单纯当作病来对待，是不会搞好医患关系的。因此，运用人际交往技术和交谈技巧，能将医学科学和艺术进行结合、医学知识和人性进行结合，掌握行为诊断的科学定量化方法，正确诊断和综合防治多源性现代疾病，全面提高医疗保健水平。

三、行为医学的研究原则与方法

行为医学的性质和任务决定了行为医学的研究方法。当人们对其行为有了科学的认识、分析、预测和控制时，人们才能对自己的行为规律有所认识，才能自觉地根据人类行为的规律性进行正确导向，也才能在改造客观环境的实践中改造自己。

行为医学的研究必须坚持辩证唯物主义的方法论，并以此为研究行为医学的理论指南。只有这样才能遵循正确的研究原则，掌握科学的研究方法。

（一）行为医学的研究原则

1. 客观性原则 从人与自然、社会环境的相互关系出发，控制和改变一定的外部条件，观察行为的变化状况，探讨行为发生的规律，切忌采用主观臆断或单纯内省思辨的方式。

2. 实践性原则 行为对客观现实的反映是能动的，是在社会实践活动中进行的。离开社会实践活动就谈不上人的行为，脱离社会实践的行为医学研究是苍白无力和无意义的。

3. 发展性原则 行为医学研究不同个体的行为发展以及不同环境和教育条件下的行为变

化，从而揭示行为的发生、发展规律。

4. 因果性原则 科学就是要弄清事物之间确定的因果关系，虽然引起人的行为变化发展的因素是多方面的，但行为和其他任何现象一样，都是服从和符合因果规律的。

5. 系统性原则 用系统论来考察行为变化，把人的行为作为一个开放的、动态的系统，既要对人的行为进行多方位、多层次的系统分析，又要对各种行为及其形成因素的相互关系进行整体的研究。

（二）行为医学的研究方法

1. 观察法（observation method） 常用的行为医学研究方法。要求观察者有目的、有计划地对个体或团体的行为活动进行仔细观察与记录，根据记录结果进行分析综合，判断个体心理行为活动的特点和规律。

观察法可分为自然观察法和控制观察法。在自然情境中进行观察记录，称为自然观察法。其要求观察者让被观察对象在尽可能近乎“自然”的情境里活动，进而观察记录其有关的全部行为特征，以达到观察目的。这种方法常用于对典型的异常或病理行为的早期描述和系统处理，是一种最基本的方法。在预先设置的情境中进行观察的称为控制观察法。观察过程不单纯是记录所目睹的事实材料，更重要的是要对所获资料进行分析，并从中总结出心理活动及行为的规律。

观察法适用于各种心理行为异常的研究。通过一段持续性观察积累了大量连续性资料后进行分析，可找出心理行为变化与发展的一般规律。记录务必同观察与时俱进，切忌做概括性或描述性记录，更不可事后追记，必须边观察边记录实情。录像、录音等现代观察记录设施不仅可避免肉眼观察和手工记录的不足，还可以大大减轻观察者的现场工作负担。为确保观察和记录的准确性和可靠性，必须尽可能保持观察对象心理行为活动的自然特性，做到不使观察对象发现自己被别人观察而影响观察效果。

自然观察法的缺点是条件不易控制，有可能观察不到计划设计要求观察到的行为活动内容，而且一次活动的表现也存在偶然性，因此，必要时应进行多次或与其他研究方法相结合。由于观察的功能所限，观察结果只能提供事实而不能说明原因，极大地限制了观察性研究的应用范围。但由于使用方便，有经验者若能善加运用，仍然可以获得有价值的资料。

笔记栏

2. 实验法（experimental method） 指根据一定的理论假说，在严格控制各种有关因素的条件下，对研究对象施加目的性实验干预，以研究了解其作用的方法。

实验法要求严格控制条件，通过实验者系统地操作自变量，观察应变量随自变量改变而受到的影响，以探讨自变量或应变量之间的因果关系。如果掌握了两种变量的因果关系，以后在处理同类问题时，单凭其前因即可预测其后果，亦可预测控制条件对被试者心理活动或行为的影响。因此，实验法能克服观察法的缺点，并在操作上积极主动，结果精确。实验法在研究工作中因控制条件的要求不同而区分为实验室实验法和自然实验法。

实验室实验法是指在备有实验装置的实验室中进行的实验法。此法之优点是可严格控制条件，并可确保在控制条件不变的情况下重复进行多次实验。

自然实验法是在控制某些条件的情况下，在自然环境和社会环境中进行的实验法，优点是实验研究与日常生活活动相结合，既科学又经济、方便，结果也符合实际。

3. 模拟法（simulation method） 由于实验法往往成本较高，且还要受到伦理道德观念的限制。因此，大多数实验研究都在动物身上进行。由于行为医学的目的在于改变“人”的健康状态，这就决定了行为医学的研究在目前还不能建立在以人为主的基础之上。又由于人的行为与动物相比，其差异程度远远大于人的细胞与动物细胞的差异。因此，行为医学可以采取模拟研究，以克服实验研究的困难。

所谓模拟方法，是在一定的理论假设和大量的观察和实验的基础上，通过周密设计、布置之后，在实验室里模拟外界可能发生的现象之后，观察其发生的结果如何的研究方法。比如，可通过计算机技术模拟多种交通危险情境，让司机在模拟机上操作，进而观察他们在碰到和处理这类危险时的行为心理等方面的健康状态的改变。还有一种抽象模拟法，它是根据已揭示的不同行为现象之间的数学规律，在计算机上进行模拟实验的方法。

（刘克俭　王明旭）

第四节　行为医学与相邻学科的关系

（一）行为医学与心理学

心理是行为的内在问题，行为是心理的外在

表现,心理改变行为。但两者有不同点。

(1) 行为医学与心理学的起点不同。通过行为研究心理仅是一个侧面,同时还要研究引起行为的其他因素,如生理(男女行为之别)、文化(文化水平不同对行为的影响)、地理(不同地区、民俗的行为)、气象(冷暖、干湿、风力不同对行为的影响)、经济(贫富)等多种因素。

(2) 行为医学治疗目的不是重建人的人格,而是解除影响病人正常功能的因素。

(3) 行为医学治疗技术突出,如行为塑造、放松训练、系统脱敏、正负强化等。

(4) 行为医学强调学习理论,建立操作性条件反射。

因此,只能说行为与心理有密切的关系,一个由内向外,一个由外向内。

(二) 行为医学与心身医学

心身医学研究心理与躯体的相互关系,关注了心理冲突的价值,对于疾病的病因、病理主张从心理的情绪应激理论来研究。心理与生理、病理之间的内在联系,如长期紧张、恐惧或焦虑,通过一系列生理改变引起高血压,长期稳定的高血压与心理因素关系密切者称为心身疾病。从行为医学角度认识原发性高血压,心理应激仅是一个方面。不良的行为习惯,如吸烟、嗜盐、长期静坐、打麻将等都是其病因。因此,行为医学与心身医学无论从患病因素、发病机理、治疗、预防、康复等方面都不相同。可以说两个学科密切相关,互相补充,相互支持,是两个密切有关的兄弟学科。

广义的心身医学不是指一个学科,而是强调医学各科都应该从心和身两个方面去探讨的一种模式。狭义的心身医学是指研究心身疾病、身心障碍等心理应激、个人易罹素质、社会环境等因素在人体内相互作用所致的功能和器质性疾病。

心身医学的研究范畴包括心身疾病、身心障碍、神经症以及其他心身现象。

1. 心身疾病 有关心身疾病的概念、特征、范围、分类、流行病学、发病机理、诊断、治疗、护理、预防等都是心身医学研究的范畴。

2. 身心障碍 身心障碍是指罹患躯体疾病以后出现的继发性心理障碍。持广义观点的学者认为,心身医学是以心理为中介进行心身整体机制的研究,研究可以是双向的,包括心身疾病,也包括身心障碍。

3. 神经症 这是一组与心理社会因素有关的躯体功能性改变,不存在器质性病理基础。根据我国的疾病分类标准,神经症主要包括忧郁症、焦虑症、疑病症、强迫症、癔症、神经衰弱、其他神经症(如书写痉挛、颈肌痉挛等职业性神经症和躯体化障碍等)七类。神经症是否属于心身医学范畴,尚有不同意见。从广义的概念出发,凡是与心理社会因素有关的躯体病变,无论是功能性还是器质性的,只要不属于精神病范畴,都应属于心身医学的范畴。因为"人有病,不仅表现在某个器官、组织或细胞上,更重要的是表现在人的整体上"。

4. 其他心身现象 广义地说,在疾病的发生发展过程中,凡由心理因素和躯体因素相互交织作用而产生的心身现象都应属于心身医学范畴。心理应激引起的躯体化症状,表现为心因性头痛、心因性胸痛、心因性腹痛、心因性运动障碍,以及咽部异物感等。

由此可以看出心身医学存在着如下的基本特征:

(1) 心身医学是医学的一个重要的分支。

(2) 心身医学的研究基础包括遗传学、神经解剖学、生理学、生化学、心理学及社会学等。

(3) 在临床研究和应用中涉及内、外、妇、儿、泌尿、皮肤、五官、麻醉、康复、口腔、护理等各个学科的诊断、治疗、康复和预防手段。

(4) 除传统治疗方法外,还需包括心理咨询、心理治疗、行为治疗以及生物反馈治疗等手段。

(三) 行为医学与性医学

性医学与心身医学、行为医学有很大的相关和交叉,但各有不同的一面。如性功能障碍,行为医学着重研究阳痿的行为问题,如同性恋、不洁性行为等异常性行为。心身医学着重研究心理应激引起的性功能障碍等。总之,行为医学与相邻学科在学科定位、概念、研究内容、方向和治疗等方面各自不同,各具特点,既不能混同,又不能截然分离,应准确把握各学科及各自相关的学科建设与发展,相互支持、相互促进。

(刘克俭　顾瑜琦)

第五节　行为医学研究概况及展望

行为医学自20世纪70年代在我国兴起,立即被医学界及人们所重视。我国于80年代成立了中华医学会行为医学分会,建立了行为医学专业队伍。行为医学的预防保健和临床专科相继建立,行为医学专业学科的研究和应用已接近国际先进水平,为人民群众的身心健康做出了积极的贡献。

一、我国行为医学发展状况

行为医学作为一门交叉性学科,具有应用范围广、覆盖面宽、生命力强的优势,愈来愈被医学家们所重视。行为医学的研究成果推动了我国医学事业和学术思想发展的事实日益被承认。

目前,行为医学已发展形成了行为流行病学、行为预防学、行为病理学、行为诊断学、行为治疗学、生物反馈学、医学行为学、医学行为管理学等分支学科。行为类型、生活方式和情绪应激的致病作用,烟酒和成瘾物质对健康的危害与戒除措施,心身疾病和身心障碍的防治已广泛开展。认知行为疗法、应激疗法、生物反馈疗法,以及行为矫正法、松弛疗法、厌恶疗法、脱敏疗法等技术在临床诊疗、疾病预防与控制、心理卫生、行为干预、健康教育、社区卫生服务等领域里已广泛应用。

我国行为医学研究表明,占全人类疾病的57.6%以及我国死亡人数78.8%的前三位死因心脑血管病和肿瘤中的45.7%都与人们的自身不良行为和不科学的生活方式、生活习惯密切相关。不健康的行为造成的慢性病已成为城乡居民死亡的主要原因。

仅以吸烟行为统计为例:目前我国约有3.5亿人吸烟,2000年由吸烟导致的死亡人数近100万人。2002年我国男性吸烟率为66.0%,女性为3.08%,5000万名青少年吸烟,55%的妇女和儿童每天都遭受被动吸烟。

由烟瘾等行为引发的高血压、心脑血管病、肺癌等相关疾病发病率居高不下。由酗酒、肥胖、少运动及饮食不当、营养不平衡、生活方式不良导致的慢性病严重地威胁着人们的健康,其引发的高血脂、高胆固醇、高血糖、高黏血症、高尿酸症等成为占人口总数70%亚健康人群的同一病因。

性行为异常引发的性变态疾病、艾滋病、心理障碍、人格障碍、紧张情绪、高负荷及不科学的现代生活方式引发的精神病、神经症、意外伤害、自杀也日趋具有成为高发病的势头。以急躁、固执、快节奏、易冲动为特征的A型行为模式者较B型行为模式者的冠心病患病率高3.12倍。C型性格者癌症的发病率高于其他人3倍。日摄入钠盐6g左右者,高血压的患病率为5%,而日摄入15g者为15%;长期负性情绪、忧郁、低沉易诱发癌症或自杀倾向。反之,纠正不良行为,建立健康行为也能促进健康,降低发病。

总之,我国行为医学的基础研究、应用研究已普遍展开,在防治疾病、促进健康等工作中已经取得了一定的成就。当然,行为医学的研究还需要医学各学科、行为科学、心理学、社会学、管理学工作者的通力合作,才会有更大的发展。

二、我国行为医学的研究成果

(一)主要研究成果

学会成立以来有力地推动了我国行为医学的研究和发展,并在以下几个方面取得成果。

(1)影响心身健康的外界刺激因素的研究。

(2)行为类型、心理特征、社会因素和生活方式、危险因素与疾病发生、发展、预后关系的研究。

(3)行为医学基础理论生理应激和心理应激状态及其相互关系。

(4)行为医学治疗学临床应用的研究。

(5)行为预防医学在疾病防治、健康教育、行为干预、社区卫生服务等中的应用研究。

(6)行为医学在医院管理、医学行为、医学伦理学方面的研究。

(7)行为医学基础教育和继续教育的研究。

(8)中医行为医学理论和技术的应用研究。

(9)心理卫生咨询服务的研究。

(10)心理护理、行为矫正应用的研究。

(二)在学术方面取得的进展

1. 行为因素对高血压病、心脑血管疾病、糖尿病、肿瘤、溃疡病等心身疾病的发生发展预后的影响研究 生活习惯,不良行为,饮食结构,精神压抑,紧张事件刺激,宣泄障碍,个性心理特征等人群的发病率、死亡率都明显高于对照组。

2. 行为类型与疾病的相关研究 A型行为人群的心脑血管疾病发病率3倍于B型人群,提出行为干预的重要性。

3. 有关心身疾病和神经症与生活质量的研究 生活工作节奏的加快,竞争的激烈,导致青少年心理素质的培养发育不协调,造成神经症、精神病发病率的上升,提示加强精神卫生、心理咨询工作的重要性。

4. 患躯体疾病后合并各种心理行为障碍的

研究　大量的临床实践和行为流行病学的调查分析表明，患者均会产生不同程度的心理障碍，心脑血管病患者发生抑郁、焦虑、紧张、恐惧、疑虑等行为障碍占55.3%，而且直接关系到预后。提出这是医疗护理中必须重视的环节。

5. 性行为医学的研究　异常的性行为和对性的无知都能引起性功能障碍，同性恋和性放纵造成性病的传播给社会造成危害。行为医学指导人们正确认识性的自然发展和心理规律，对异常性行为进行行为矫治和开导是十分必要的。

6. 成瘾行为的研究　有害物质的滥用和成瘾不但严重危害个体的心身健康，而且造成许多家庭和社会问题，行为医学认为有害物质成瘾主要是人们对精神应激所采取的一种应付方式，是一种社会适应不良行为。有害物质包括烟、酒等社会"认可"的物质，海洛因、可卡因等非法物质，医疗用药（安定类、巴比妥类）。这种成瘾行为是一种习得性不良行为。大量的文献和实践表明，我国在戒除成瘾行为的疗法和经验研究上取得了明显的成果。

7. 医学心理咨询的应用研究　心理咨询技术引入行为心身医学应用以来，引起了医学界的瞩目。近年来全国各省市综合医院普遍设立了心理咨询、心理疾病专科。建立心理咨询服务中心，开设热线，开展儿童、青春、老年、肿瘤、危机干预等多项服务，对普及心理卫生知识进行认知疏导，控制情绪做了大量的实践。有报道指出一组1035例心脑血管病患者定期进行心理咨询和行为干预者2年随访，其死亡率为0.9%，而对照组高达4.8%，干预组明显低于对照组。

8. 开展行为疗法的应用研究　通过学习可以建立操作条件反射，训练建立一种正确的习得性行为，可以代替心身疾病患者已形成的"错误的习得性行为"，从而消除心身症状和疾病。目前我国临床各种行为疗法不仅应用于精神病专科，而且广泛应用于综合医院的各临床科室，对治疗神经症的心身疾病起到明显的疗效。

9. 生物反馈学的研究　生物反馈训练疗法是行为医学的一种重要的治疗手段。目前我国研制并应用临床的肌电、皮温、心率等各种生物反馈仪的自动程度、性能、灵敏度、训练技术逐年提高，大量应用于治疗心身疾病和神经症、瘫痪肢体康复训练、麻醉前训练等，取得显著效果。

10. 行为医学在健康教育、预防领域中的应用研究　目前我国行为医学已广泛应用于健康教育，以改变人们的不良卫生行为和行为类型，推广行为医学知识（普及知晓率），建立健康行为评价体系，提高生活质量（质量评估），并针对几十种常见疾病发放健康教育处方。近年来我国广泛开展的社区卫生服务中，以对非传染性慢性疾病、常见病、多发病的防治为重点。广泛开展健康普查，建立健康档案，进行健康管理，进行行为因素调查、行为诊断，并依此扩展社区卫生服务的项目。从个体的三级预防到群体大样本的监测，采取各种行为干预措施，消除不良因素的影响，显示行为医学的地位和作用。

11. 我国行为医学的理论技术向普及和提高方向发展　行为医学及心身疾病的研究向综合医院的各临床学科发展，覆盖了预防、医疗、保健、康复、健教各领域并向广大医务人员及群众普及。

三、我国行为医学发展及展望

近十多年来，我国行为医学的发展为今后行为医学的发展奠定了良好的基础。但是，行为医学是一门年轻的学科，尤其在中国其历史还只刚刚开始。从宏观上讲，社会主义初级阶段的长期性决定了我国社会经济和社会阶层成分的复杂性，行为医学不仅需要解决传统的医学问题，而且会面对不断出现的新的行为医学问题。就微观而言，心血管病、肿瘤、意外死亡、不良生活方式等在影响我国人民的健康、疾病、死亡等方面起着重要作用。对付这些问题，行为医学更是很有价值。另外，在独生子女、计划生育等事务中也有很多行为医学问题。因此，行为医学具有重大现实意义和科学价值，它不仅有助于卫生服务以较少的成本带来较大的健康和社会效益，而且十分有利于推动精神文明建设和医学科学自身的发展。迅速引进、建立、发展行为医学是我国医学领域的一件刻不容缓的大事。

行为医学是在资本主义文明基础上发展起来的，既有其科学的一面，也有其不科学的一面。因而在引进和发展行为医学时，我们主张采用"为我所用"的原则，不仅吸取其精华，而且进行进一步加工提炼，不断发展，形成有特色的中国行为医学专业学科，并力图在继承的基础上不断发展创新。因而建立我国行为医学的过程，也是研究、创造、发展的过程。

1. 牢固结合实际　在引进各种有关理论、原理、技术、方法的同时，结合具体实际问题消化吸收，然后进行利用、创造、发展。比如关于自杀问题，就要结合国人的行为特点，在引进外国理论方法的同时，提出针对性的理论和方法来，不能直接套用。

2. 中医中药是我国卫生事业的特色 行为医学与中医药的理论技术相结合，既是继承、挖掘和发展中医在行为医学方面的领域，也是发展我国行为医学的需要。

3. 行为医学向更深层次发展 更加广泛的领域拓展，结合多学科渗透，充分发挥行为医学在为人民健康服务，为社会主义现代化建设服务中的作用方面有更广阔前景。

4. 重视行为医学基本技术和方法的应用 如行为测量技术的原理、方法，行为干预的原理、方法，以及有关的科学思维方法和技术。牢固掌握有关技术和方法，才能在医学领域里发挥其作用，并把理论转化为效果和效益。

5. 注意把群体和现场研究与实验室研究结合起来 通过实际观察到的现象，要善于将其抽象为模型，同时设法在实验室里再现出来。进而分析掌握其内在规律，解决各种新出现的行为问题。

6. 加强行为医学服务 心理卫生、心理咨询等行为医学方面的服务会更促进医学模式的转变。健康教育内容的增加，社区卫生服务项目的扩充，说明行为医学社会有需求，服务有市场。

7. 行为干预研究 指行为干预及生活方式等危险因素与非传染性慢性疾病的关系研究。行为干预措施的落实，是提高人们生活质量，纠正不良行为、不卫生习惯重要有效的预防手段。

8. 行为类型研究 行为类型心理因素与心身疾病相关性研究，以及应激状态、身心障碍的研究可望深入。各种心理行为针对性治疗、心理护理要向各级医院推广，要向医护人员普及，要提高其使用率，增强临床医疗质量和效果，提高生命质量。

9. 行为医学应用研究 行为医学历史不长，没有很多现成的东西，要善于把继承性应用与创造性应用结合起来，在实践中不断促进行为医学的发展。行为医学同行应团结起来，发展学科，培养骨干，普及知识，积极做好行为医学学会的各项工作，继续发挥学会学术交流，推动我国行为医学专业学科的发展，做出更大的贡献。

（刘克俭　顾瑜琦）

思考题

1. 何谓行为医学，学习它有何意义？
2. 行为医学产生的理论基础有哪些？
3. 行为医学在医学科学体系中的地位？
4. 行为医学有哪些相邻学科？
5. 我国行为医学的发展与展望如何？

第 2 章 人类行为

第一节 人类行为的发展

有史以来，地球上生存过的人不计其数，但却没有任何两个行为相同的人。通过研究分析发现，虽然人的行为各不相同，但从总体来看，人类行为发展在时间上是有其规律的。人的行为发展首先表现出一定的阶段性。对于这种发展阶段性，不同的学科有着不同的看法。传统的生物学观点把行为发展分为八个阶段，即胎儿期、婴儿期、幼儿期、儿童期、青春期 、青年期、成年期、老年期。心理学把人的发展分为胎儿乳儿期、婴儿期、幼儿期、童年期、青年期、成年期和老年期。社会学则分为婴儿期、童年期、青春期、青年期、成年期。无论是生物学、心理学，还是社会学，关于发展的分期均是从外在现象入手，总是与时间年龄挂钩，且带上明显的生物学色彩。因此，发展分期不应以时序年龄为参考系，而应以反映行为发展内在的、根本的阶段性特征，以发展的行为本身的基本特征来划分。

一、行为发展的基本过程

根据以上观点，行为发展可分为四个阶段，即被动发展阶段、主动发展阶段、自主发展阶段和不断完善阶段。

被动发展阶段指生命早期，主要靠遗传和本能的力量驱使为主完成行为发展的阶段。这一阶段，人的行为发展与动物相去不远，易于训练，时间约在 2.5~3 岁之内。此阶段是已形成本我的不断期，可很好地训练人的基本行为，是顺利完成身、心、社会发展的最基本的准备阶段。

从 2 岁半至 3 岁起，在人的行为发展历程中很快表现出主动性来。具体表现为，总爱说“不”，总爱显示自己的力量，特别易受激。从社会上讲，这是形成自我的关键期。这一阶段持续时间很长，直到能独立在社会上生活为止(约在 3~16 岁之间)。在此期间除完成自我发展之外，也为自主发展阶段做准备。

当人认识到自己，即开始学习调控自己时，便进入到行为的自主发展阶段。本阶段通过对自己、环境和社会的综合认识，来调整自己的行为发展，从而建立起与自己相适应、也与周围相适应的行为定型，通过自主发展，形成较为完善的超我。自主发展阶段持续时间较难确定，一般可以“成人”作为终止点。

时代、环境和社会的改变以及个人存在状况的改变，迫使人不断调整自己的行为，以求得最佳适应，这就是行为发展的最后不断完善阶段，此阶段约持续一生。

当然，发展阶段的划分只是相对的，而且常在某一阶段存在多种发展内容并存的情况。另外，这种共同的发展过程也存在着很大的个体差异。

二、行为发展的基本内容

人类行为发展的基本内容包括解剖结构和功能发展、心理特征和能力的发展、社会特征和能力的发展三个基本方面的内容。

解剖生理结构和功能发展是一切发展的基础，其发展主要受遗传控制。常见的发展规律有三：首—尾发展规律，即头颈部在先，下肢在后；中心—外周发展规律，即躯干先发展，四肢后发展；整体—特殊发展规律，即全身的、总的大系统优先发展，而局部的、特殊的、小型的部位的发展在后。

在身体发展的同时，心智和社会方面也发展起来。心智发展主要包括语言和智能两个方面。社会方面的发展主要包括个人社会化、自我、他人和环境观念的形成。心智与社会发展离不开大脑的作用。

人的语言发展包括基本语言发展和专业语言发展。人之所以有别于动物，除了其语言能力之外，更主要的是有超乎于一切动物的智能，其中包括概念、抽象、判断、逻辑、思维、想象、数字等。心智发展使人由动物性变为高级生物性人。然而，要使人真正由生物人转化成社会人，还需要社会行为发展。社会行为发展是通过社会化来完成的。人通过社会交往、社会学习、模仿等产生自我、他人、社会的概念，形成道德规范、价值观、人格，产生利己和(或)利他行为等。

笔记栏

三、行为发展的动因

人的行为是在大脑皮质控制之下，由本我、自我和超我三部分为主体构成的一种内在联系（结构）来实现的。这里所谓的本我，按弗洛伊德的说法，叫做“一口利己欲望和本能沸腾的大锅”。本我是人的一切行为冲动的源泉。成年人的本我实质上是一个由各种行为冲动元（本我元）构成的本我元库。而一个本我元就是一个能启动并控制一种行为的，且相对独立的特殊结构复合单元。本我中的本我元包括两大部分，一部分是由于进化和选择而保留下来的，用于维持生存所必需的、几乎是等同于动物的本能的本我元。这些本我元主要启动和控制吮吸、抓握、寻求、爱抚、觉醒、睡眠、生殖活动等本能行为。另一部分则是通过后天的作用，在人发展到一定水平时，不断地学习和“固化”而形成的。由此可见，人的行为发展，首先应是本我元的扩充和固定。每个人因遗传和生活经历的不同形成了各自独立的本我结构。有人的本我可能以低级欲望为主，而有人的则可能以高尚的驱力源为主。当然，有的也可能是善恶均等。不过，从理论分析可以推知，人群中本我结构的内容在善恶轴上应呈正态分布。

自我和超我是一种通过后天学习而建立起来的，能对行为的可行性做出判断的机构，具体体现为一个人对自己的行为的判断和控制能力。自我主要负责行为的非社会条件的判断；而超我则主要负责行为的社会条件的判断。从本我元库中复制的信息只有通过自我和超我的关卡，才能形成有效的行为冲动，进而表现出显现的行为。

明白了上述行为原理，也就很容易理解人类行为发展的主要驱动力量，即动因。人类行为发展的主要动因包括几个方面：①外界环境（包括社会环境和各种自然环境条件）是行为发展的根本动因。人的一切行为都是为了应付一定的环境条件改变而发展起来的。②主观的生理、心理、社会需求是行为发展的内在动因。同处一个相同环境中的人，其行为也千差万别，这在很大程度上取决于个人需求的差异。③外界对某种行为的肯定与支持，以及内在的由于该行为而获得的满足与快乐是行为丰富发展的又一动因。某一种行为，只有得到了外界的一贯肯定和支持，并确保自身得到益处，这种行为才会以一种固定的程式驻留在本我元库之中备用。④外界对某种行为的否定与限制，以及内在的由于该行为而遭受到痛苦与挫折是发展自我与超我的根本力量。只有通过主观的失败和痛苦、外界的否定与限制，才能不断地强化自我、超我的行为判断能力，保证一个人行为的健康发展。

四、行为发展的基本条件

如果说动因是行为发展的推动力，那么条件就是行为形成发展的营养素。影响行为形成和发展的条件甚多，但主要的有四个方面，即遗传因素、环境因素、学习因素和行为发展钟。

（一）遗传因素

人的行为是遗传决定还是环境决定，一直是争论的焦点。遗传通过基因传递，把人类长期进化所保留的优点继承了下来。遗传基因的稳定性决定了人类行为的延续性。而遗传基因的突变决定人类行为的不断发展性。基因的复杂性决定人类行为的多样性。遗传除了决定人的基本生理结构特征外，还决定了一系列行为趋势或称行为性状和倾向性。遗传通过基因表达来行使遗传控制行为发展的功能。通过基因突变、整合、选择及生殖，实现遗传基因自身的发展。从一定意义上讲，今天的遗传基因实际上是过去长期环境作用在人类的积极优势积累。可以说遗传是人所经历的环境的最精密的印记，犹如树的年轮对自然界发生的东西的记忆一样。也许有一天可通过认识人的基因结构的演变，从根本上揭示人类的进化发展及相伴随的真正的环境变化。

通过研究表明，智能也是可以遗传的。比如有人通过对老鼠进行迷津学习的实验，然后把聪明鼠和笨鼠单独进行交配，而对照组不加选择。到第九代时，通过选择的“聪明”鼠中最笨的，其能力也相当于未加选择组中最“聪明”的。这充分显示了行为的遗传作用。研究还发现，并非这些走迷津时聪明的鼠一切行为都聪明，笨的一切行为都笨。这进一步证明学习能力遗传的特异性。还有人对狗做实验，也证明行为有一定的遗传性。人的行为遗传性可从同卵双胞胎行为相近，以及染色体 XXY 男性进攻性行为和反社会行为比一般正常男性高出 2～3 倍的事实得到证实。

（二）环境因素

环境是行为发展的外部因素。若以受精卵

作为人的生命开端,则影响行为发展的环境分为产前环境和产后环境。以往人们只注重产后环境对行为发展的影响,近年来同样也重视产前环境。

针对环境因素对人行为发展的影响来分类,环境内容包括生理、心理和社会三方面。若从生命本体而言,环境又有内、外之别。环境在行为发展过程中的作用主要包括两个方面,一是刺激、诱导各种行为的发生,丰富、发展人的行为的本我、自我和超我,亦即刺激、营养人自身的发展,这称之为环境的营养作用和发展作用。这种营养包括物质营养和精神营养。其次是协助实现日常的各种行为,包括提供刺激、接受行为反应等。日常的一切行为均是针对环境中某种改变而进行的,而人的一切行为均发生在环境中。因此,环境既是日常行为的激发者,又是其接受者。环境对行为的这一作用为环境的功能作用。另外,环境对人的行为还有选择作用,包括生物学选择和社会文化选择。

人在出生以前的环境可分为三个基本层次,一是子宫内环境或曰小环境;二是母体环境,即大环境;三是整个外界环境,即宏观环境。小环境主要是保证生命的物质营养,而大环境则兼顾生物、心理,甚至社会营养。母体的心理状态、所处的社会环境等对胎儿行为发展有重要影响。

出生之后,作为生命个体,直接置身于宏观环境之中,各种影响更为直接,也十分重要。在行为发展过程中,各种环境刺激是必不可少的。行为发展不仅要求刺激的环境因素内容丰富,而且要求有一定的强度和持续时间。大量研究证明,在人的发展过程中,即使遗传正常,若缺乏足够的刺激,其发展出的行为种类是稀少的,速度是缓慢的,敏感性是低下的。只有足够的环境刺激,才能让人发展出丰富的本我、强力的自我和敏锐高尚的超我,培养出良好的行为。还有研究表明,人的智力约 1/3 由环境决定,1/3 由遗传决定,1/3 由其他非特异原因(包括后天学习)等决定。

(三)学习因素

学习是行为发展的重要条件,有了遗传和环境,若不通过学习,至多也只能实现屈指可数的几种本能行为。而无穷无尽的社会、心理行为都必须通过学习来实现。学习过程包括行为的识记、认识理解、练习(强化)、动力定型、个体化和再创造。

行为学习的方式主要有被动模仿(无意识模仿)、主动模仿(有意识模仿)、强迫模仿(即按规定训练)、启发式教育、自我教育。

1. 被动模仿 主要指日常生活中一些社会习俗、惯常行为对处于行为发展阶段的人的无意的影响而使之不加注意便学会的那些行为的学习。如乘车排队,一个从未排过队的人到车站看别人排队也就自然地排上了。

2. 主动模仿 指对一些大家都羡慕或崇敬喜爱的行为的积极模仿。如看见某人的言谈举止高雅、大方、风度翩翩,大家都有意识地去效仿。

3. 强迫模仿 指按照规定的行为式样来强迫学习,如部队的军事行动训练即属此类。

4. 通过教育来学习行为 主要指行为的习得首先需经主体对该行为的全面认识、理解之后,再去练习和实现的行为学法。通过教育机构学习的启发式方法,自己独立思考学习的则为自我教育式。

日常生活的行为多通过模仿实现,而一些专门或复杂的高级行为则多通过教育学习来实现。行为学习还有一个学习内容的选择性问题。由于遗传和早期生活的影响,每人的本我构成内容不同,因而由本我复制出的冲动的内容差异很大。有的对文学感兴趣,有的对数学感兴趣,有的对艺术感兴趣,有的对金钱感兴趣。如果你适应这种兴趣,则本我中这一成分会更加牢固,更加充实,今后也就有更强的驱动力去实现感兴趣的行为。因此,行为学习过程十分注意这一点。当然,照顾兴趣的同时,也要考虑道德规范和客观可能性。

(四)行为发展钟

行为发展的另外一个重要因素就是行为发展钟。有些学者不用发展钟,而用成熟度一词,意义与此相同。行为发展钟可理解为从生命开始到生命结束整个生命获得周期中不同阶段的行为规范或行为模式。这就像时钟上刻的不同时间刻度一样,人一生的行为发展都依据这一时钟进行校正。也就是说,人发展到某一阶段应具备哪些行为才算成熟。若还未成熟,则进行行为调整,以达到成熟的标准。

在出生前和出生初期,人的发展主要由本能控制,以完成生物学行为发展为主,稍大些之后,心理需要明显增强,但仍无生活独立性,无很大危害他人的欲望和能力,因而主要实现身心行为发展,对道德规范行为发展可不顾。此后,人便开始按社会道德规范来调整自己的行为发展。

到青春发育成熟，便会依据个人理解的社会规范，发展相应的恋、婚、孕、产行为。作为子女，产生尊老行为，作为父母产生爱幼行为，作为强者产生怜弱行为，作为弱者产生求助行为。如果一个人的行为与上述规范不一致，他便经常拨动自己的行为发展钟，与社会的时钟相对应，以确保社会行为的正常。因而，发展钟起到了调节、控制行为发展的作用。在一定条件下，发展钟还能激发某种新行为，抑制某种不当行为，保持某些行为。

需要指出的是，虽然行为有发展钟，但此钟的弹性很大。针对不同的个体，若以其时序年龄为界，则不同阶段的行为年龄有很大的重叠。这是因为人的行为发展和改变过程都是比较缓慢的。当然，这种缓慢也是有益的。若太快，则人随时都会处在紧张状态之中，这是不利的。

（刘克俭　方　亚）

第二节　摄食行为

机体为个体生存、保障身体各器官的功能和从事各种活动的能量需要所进行的寻食、进食、消化、吸收等各种有关活动，称为摄食行为（feeding behavior）。

随着人脑发育的进一步完善，人的摄食行为除了是一种本能和最基本的动机之外，人类摄食行为受到高级大脑认知活动的控制，与动物的摄食行为有了极大的区别。例如，人类已能定时进餐、进食，讲究烹调，有一定的进餐工具等。更重要的是，由于人类有摄食的共同需要，要满足此种需要就应与他人合作，只有与他人合作后，才可使摄食的需要得到满足。

人类摄食行为的模式，受到文化的深刻影响，或者其本身是一种文化的体现。不同文化的人群，其摄食行为可有很大的不同，如有用筷子、刀叉和手作进餐工具。在同一文化背景下，由于亚文化结构的不同，其摄食习惯也有很大的差异。文化的发展，可使某些摄食习惯被改造、废除或提高。例如，生食的习惯，由于容易致病，有的地方已被废除。但另一些地方，由于加强了检疫，以致出现返归“生食”现象。另一方面，由于社会劳动条件的不同，人们对特殊食物的要求与劳动者的健康密切联系起来，如在高温下对水分需求的增加，航海中增加维生素 C 等。于是特殊的饮食要求，成为某些人群的特征之一。

笔记栏

由于某些食物或药物被人们认为有某种特殊的意义，因此，在不同的文化及亚文化结果中，派生出对食物的不同态度。例如，“口忌”和“滋补”等。这些观念的出现，标志了人类摄食行为已超越了基本生存目的范围。但人们通过摄食行为的改变，以求解决心理平衡问题的同时，便出现了特有的一些病征，如肥胖病等。

不同职业、不同社会劳动需要会影响人的摄食行为。重体力劳动者、运动员、文娱工作者等，由于工作环境的特殊、劳动条件的特殊及工作性质的不同，所需热量、营养成分、特殊食品要求、摄食行为模式等均有不同。

饮食心理和生理研究结果表明，凡符合在一定特殊文化背景下所形成的味觉标准的食物，都能刺激人的消化液分泌，引起旺盛的食欲。这种对食物色味好恶的摄食方式，已给健康带来不利的影响。特别是心理因素对摄食行为发生巨大影响。例如，人们应付紧张的办法，通常是以多食行为对紧张进行反应，并取得心理平衡。实验观察也证明，紧张强度与进食量呈正相关。这样，紧张—多食—肥胖，以致高血压、心脑血管病、糖尿病便会发生。一些女性出于对身材苗条、健美的考虑，甚至出现厌食症。

社会因素对摄食行为的影响是明显的。如社会对食品的观念，时尚认为高胆固醇食品是肥胖症、冠心病的祸首，那么低脂食品便会应运而生。为了追求味鲜，餐馆活鱼、活虾生食作为“高尚”的标志。不同社会地位的人进餐的方式、食品种类、烹调方法都有很大的差异，听音乐、表演、侍者一道道上菜而品尝者有之，手抓食物而求生存者亦有之。在现代社会中，人们为了追求新异、刺激，应付紧张、交际而产生一种社会心理，即满足心理需要的摄食欲求，超过了满足生理需求和生活需求的摄食欲求。

（顾瑜琦　林贤浩）

第三节　防御行为

人类对危及生命的损伤刺激通过生理反应以避开，对动机受阻产生的挫折、心理冲突而导致的心理不平衡，通过应对、心理防御机制，以摆脱心理紧张并取得心理平衡和心身安全感，此类活动均称为防御行为（defence behavior）。

人和动物一样，对危及其生命安全和引起疼痛的任何刺激都会出现回避反应，而人类的防御行为则更为复杂。在一个不断变化着的社会中，人们不可能毫无失误地适应社会的变化。因此，失败或挫折几乎是不可避免的。当然,失败或挫折的原因,除了自然环境、社会环境等外在因素外,还有个人的能力、生理条件、动机冲突等内在因素。但是,人们的生活经验也同时证明了,并不是每一个受到挫折的人都会发生适应不良综合征。这是由于处于生物发育最高阶段的人脑,具有许多复杂的功能,其中之一,就是人们具有特殊的心理防御机制,而这种防御机制是除人以外的一切生物所不可能具有的。

缺乏一定强度的挫折容忍力的个体,在遭受挫折后可出现立即反应和长期反应。立即反应属于一种比较原始和简单的心理防御行为,其表现形式有攻击、冷漠、幻想、退化和固执等。此反应虽然能使受挫的心情得到暂时的缓冲,以使短时的心理平衡得以保持,但是并不能从根本上解决有关挫折的许多问题。既不能使造成挫折的动机得到满足,更不能因此使客观存在的外界条件发生改变。有时,挫折后的立即反应,甚至会增加出现挫折的机会。因此, 在人类长期的生活实践中产生了另一种被称作对挫折长期反应的心理防御行为,也可称为适应方式(对挫折情境的一种反应),但由于它在性质上是属于防御的(自我防御,使之不受焦虑等的侵害),是一种防御机制,也可称为防卫方式。一般提到防御机制时,通常即指对挫折后的长期反应。

防御方式的使用目的有积极和消极两种。前者为提高个人的自尊,后者为减轻或躲避焦虑。但都具有自我欺骗的色彩,而在使用时又逃不出两种形式,即否认和伪装。

挫折后长期反应(即防御机制或防卫方式)的基本性质,虽均为避免或减轻因挫折而产生的焦虑,但在行为表现上,却因挫折的性质与个体人格的不同而有不同的表现方式。具体可归纳为:

1. 文饰作用 即对于自己的失败找理由加以解释,来提高自尊和减轻个体焦虑的目的。

2. 表同作用 体受挫折后,可崇拜某一有名气的成功者,并认为此成功者在当年也曾有过与受挫折者相同的遭遇,进而甚至可模仿成功者,或以成功者为自己学习的榜样,以致促进自我优良品格的发展。

3. 代替作用 个体为了自尊,可将不符合社会标准的动机巧妙地加以改造,使之成为符合社会标准的动机。同样也可以将可能会导致彻底失败的某种活动改变方向,而用另一种会取得成功的活动代替之。

4. 投射作用 个体将自己身上不为社会道德所容忍的缺点投射到别人身上,从而达到在潜意识水平上维护自尊的目的。例如一个待人刻薄的人,如果他自己也承认这一点,则他很难自尊。因此,他将此缺点投射于另一个人身上,认为别人才刻薄。这样,当发现自己有点刻薄时,也就不认为是什么缺点了。投射作用的性质与文饰作用相同,都是以某种理由来掩盖自己的缺点,但利用文饰作用的个体,常常是知道自己的过失,从而找理由为自己辩护, 但利用投射作用的个体,则常常不承认自己有什么令人厌恶的缺点,而在潜意识的作用下反噬他人。

5. 压抑作用 或称动机性遗忘,个体通过生活经验的教育,知道自己一方面要尽量避免失败,另一方面还应将引起痛苦的经验排除于个人记忆或意识之外,此种作用为压抑。凡不为社会接受的冲动,如任其发展,必然会遭受失败或挫折,这就会引起焦虑。个体为了保护自己,就不得不动用压抑机制,将冲动抑制。但此种冲动并不因压抑作用而消失,不过是压入潜意识之中,再用其他方式加以转换或表现。

6. 反向作用 正常时人们的动机与行为总是一致的。但在自我防御时,行为向与动机相反的方向行进。

从以上可见,个体在社会适应过程中,为了避免失败或挫折,而导致个体受到更强的心理损伤,从而有各种不同形式的防御行为出现,其目的在于维护个体的自尊和自信,对个体发挥防卫作用。但是,应该强调指出的是,个体在应用这些防御方式的时候,会逐步促进个体形成某种解决问题的态度或习惯。这些习惯或态度,有其积极的一面,也可能有其消极的一面。

长期受"中庸之道"、"修身养性"、"宽容"、"忍让"等传统文化影响,造成中国人特有的应付方式。容忍是最常见的。如"小不忍则乱大谋"、"和为贵"。随着社会的发展,精神、物质文明的建设,社会道德、伦理和个人文化、心理修养的提高,人类的防御行为也必将发展、变化,以更好地适应文明社会。

(许崇涛　张　颖)

第四节　性　行　为

从解剖和生理的观点看,由于生物体生殖腺的不同和性激素的差异而有雌雄之分。雌雄之交媾,称为性行为。交媾的结果是子代的繁殖,此乃属于种族得以延续的本能活动,其神经控制在丘脑下部的灰结节。成熟的动物,与性行为有关的内分泌腺的功能活动呈周期性变化，这些内分泌腺所分泌的激素也呈周期性变化，从而出现动情期，多在每年春天出现性行为。

但是，在谈到人类的性问题时，则绝对不能容许与动物等量齐观，而应当将其看做一种相当复杂的生物社会现象，是生物力量和社会力量共同作用的产物。虽然人类的性行为有如动物本能活动的一面，也如动物一样是人类繁殖生育的基本需要，但是，在人类的许多行为模式中，没有什么比性行为更具敏感性，更易受到社会文化和传统道德的监督。

人类性欲受到社会和个人信念的强烈影响，而它们本身又给个人信念和行为二者以强烈的影响。有人认为人类性行为是一发育过程，一种个人的经验和一种行为经验。有人则认为性欲是一个人的人格的基本部分。总的说来，它不但是一个男人或一个女人的性行为，而且是涉及一个人与另一个人及其环境的关系。它是一生中的长期生命过程，既涉及生物，也涉及心理社会和道德后果问题。人类性欲表现为六个水平：①自主水平，此时性的冲动是无意识的；②生物感觉水平，如视觉和听觉，甚至嗅觉引起的性刺激；③情感水平，如对异性美的欣赏、爱慕可以引起性冲动；④智力水平，理智的判断控制着性冲动，在对异性和当时的情境未掌握充分的资料分析结果之前，不轻率做出性行为的决定；⑤哲学、道德、宗教水平，与意识、价值系统、人-社会约束力等因素紧密相关；⑥自觉意识水平，是涉及人类性欲和爱情的最高水平。人类性欲可通过机械的性活动和激素的性作用表现出来，也可通过精神升华的性联系表现出来。

由于人类性欲的社会属性，使人类性别分化除了有生物学标记外，还要有心理学标记。而且正是由于人类性别分化的心理基础，给人类性问题的研究提供了广泛的前景。性行为在人类具有高度的社会性。正常的性行为得到社会支持和法律的保护，是健康的表现。不正当的性行为会受到谴责，影响身心健康。

由于性的生物属性和心理属性的复杂性，以及社会对性生理发育的各种影响，即使是性别的生物学标记完全正常的个体，也并不是就可以顺利地完成性心理的发育过程。严重的性心理障碍，可视为一种病态而需要进行诊治。

一、性行为的生理学基础

笔记栏

人的性行为是受意识支配、在脑和内分泌调节下进行的。脑的某些区域受刺激或损伤时可影响性行为。关于性的生理反应是指从性刺激起或从性唤起到性高潮，再回到原初生理水平的机体的生理反应，又称性反应周期。Master 和 Johnson 记录了正常人性交时的生理反应，发现性的生理反应有以下规律：①人类对性刺激的反应并不局限在外阴部、乳房、生殖器，而是波及全身各部，如皮肤潮红、肌张力增高、血压升高、心率变快、呼吸急促等；②性交反应周期可分为四个主要阶段，即激惹兴奋期、平台期、性高潮期和恢复期；③最大的变化发生在外生殖器和乳房。

（一）女性的性生理反应

女性的性兴奋的第一信号发自乳房。乳头竖立、勃起、肿大、乳腺皮肤潮红。竖立是由于肌肉收缩，肿大是由于乳腺血管扩张，血流量增大并使皮肤发红。乳腺体积可较性交前增大 20%～25%。阴蒂是女性产生快感的器官，相当于男性的阴茎。在兴奋期，阴蒂头、杆体积均胀大，但在性高潮时阴蒂肌收缩，体积回缩，可减少体积 50%。大阴唇在兴奋期时向外向上移位，这是由于大阴唇充血；恢复期时则回位。小阴唇在平台期时体积增大，颜色变为红色、葡萄酒色。Master 命名为“性皮肤”。性欲高潮时红色消退。阴道在刺激后 10～30 秒内即在兴奋期内有液体分泌，阴道壁开始滑润，分泌物来自静脉丛的扩张；内阴道在兴奋期时松弛、扩大，子宫颈体向阴道侧凸出，阴道长径增长 3cm，宽度增大 4cm；外阴道扩张较小。阴道颜色变为深红色，充血，外口减小。性高潮期时阴道节律性收缩（间隔 1 秒，5～15 次），为一次性高潮。恢复期时，充血停止，于 3～4 分钟恢复到原先大小及位置。

（二）男性的性生理反应

男性性生理反应受心理因素影响很大。它既能产生性快感，又能阻抑全部性反应。所以，男性性交失败造成苦恼，主要为心理性。男性性兴奋的第一个信号发自阴茎，性兴奋早期阴茎勃起，1 分钟内完成。阴茎勃起即海绵体血管充血，受大脑控制。因此，心理因素影响勃起，并可随意控制。勃起时，阴茎内血容量可达 100ml 以上，内压达 13.3kPa 左右；长度由静息时的 7.4cm±1.0cm 增长到 13.08cm；周径由 8.17cm 增加到 10.8cm，体积增加数倍。平台期时阴茎射精前有液体分泌。高潮期射精，阴茎节律性肌收缩，尿道后部也收缩。恢复相早期阴茎充血减少50%，并对任何性刺激不再发生勃起反应，称绝对不应期。恢复相晚期阴茎恢复静息状态大小，可接受刺激再发生勃起。再次勃起，再次性交，并再次射出精液，可反复多次。射精后如阴茎在阴道内，海绵体充血可维持一定时间，充血状态消失较慢；如将阴茎从阴道内拔出，则充血状态消失很快。

（三）男、女性反应特点

男性对视觉、嗅觉性刺激敏感，性兴奋发动快，带冲动性；女性对触觉、压觉性刺激敏感，性兴奋发动很慢。为了达到性和谐，男方应多做爱抚动作。男性性反应发展快，很快达到性高潮而射精；女性发展缓慢，女性性高潮1～2次。为适应女方性高潮，男方应抑制射精，即在射精前分泌黏液时应停止动作，射精感觉消失后再恢复动作。男性性反应恢复快，女性则慢。

二、性行为的心理学基础

性行为是由于性刺激而引起。提高视觉、听觉、嗅觉和躯体性感区的触压觉而引起性交欲望和性情感的刺激。但在人类，这些刺激只有进入意识水平才能成为性刺激，主要为心理刺激。性欲是指由大脑特定部位兴奋而产生的一种性的欲望，促使一个人寻找或接受性的体验和特殊感知觉。性欲可由幻想、意念、性刺激而引起，条件允许可产生性行为，不允许则被压抑。

在性行为的心理学方面较为重要的是性动机、性满足、性和谐。性动机，是指个体投入性活动并导向性高潮、性满足的心理性动力，它是由性需要（性欲望）、性刺激引起的。性交后达到性高潮不是性满足。因性高潮是生理过程，性刺激引起子宫、阴道等肌肉节律性收缩即完成；而性满足是高级心理过程，是指通过性行为引起的一种超肉体感觉之上的心灵上和情感的享受，它只发生在相爱的情侣之中，性交只是性爱的手段和内容，而不是目的，性爱的目的是性满足。性和谐是指在正常性活动中两性双方相互配合，以达到双方性满足的协作模式。性和谐的基础是双方的性需要和爱情深厚。如果只有一方有性需要，又没有爱情基础，则是不会产生性和谐的。

总之，人类性行为不同于动物。动物性激素在血中含量达到一定水平，或电刺激丘脑下部灰结节交媾中枢即可产生性行为，说明动物性行为主要由生理刺激引起。人则不同，血中性激素水平超过阈值数倍并不出现性行为，性行为主要受社会、心理因素制约，即人类性行为的第一个特征是受社会、心理、意识支配。由于电影、电视的性暴露镜头，目前早恋、性早熟的现象已出现，这也证明社会对性行为的明显影响。第二特征是性行为的压抑性。由于各种紧张、生活经济困难、焦虑、妊娠性畏惧、居室紧张、传统道德约束、节欲、养生等心理因素而使性行为受压抑。第三特征是心理的专一性，受社会道德、法律制约，性爱是专一的、自私的，保持着家庭的幸福与美满。

三、性行为的误解

关于性行为，目前常见的错误观点有如下几个方面。最多见的是手淫。所谓手淫，是在性欲刺激下，用手刺激性器官以达到性高潮和心理满足。据Master报道92%以上的男性有手淫。我国统计女大学生有手淫行为者占17%左右。心理学家认为，手淫不会引起性功能障碍，也不会引起生理、心理的异常。男性通过手刺激阴茎腹侧面、龟头，或强烈运动阴茎，导致阴茎勃起、射精、性高潮。许多男性把精液看做人的精华，害怕丧失精液影响健康。其实，每次射出精液2～6ml，其中90%的液体来自精囊液、前列腺液和尿道球腺的液体，它们生成极快，只有10%为精子，精子约经24小时多一些时间即可生成。所以，手淫不过度是绝不会损伤健康的。但过度手淫使阴茎过度充血，射出精液可不含或含少量精子，同时因性欲意识过强影响学习、工作，是会损伤心身健康的。女性的手淫方式多样化，有的刺激阴蒂穴部、阴道、耻骨、大腿内侧面，有的刺激大、小阴唇，直到产生高潮停止。女性手淫特点多为使用工具。不用手而借助工具达到性高潮者，称为广义的手淫。女性过度手淫可致会阴部、子宫、阴道持续充血，加上情欲意识过强，也会影响工作、学习、夫妻关系等。总之，不过度的手淫是正常的生理、心理现象。目前有人用手淫方法治疗性冷淡、缺乏性高潮、早泄、阳痿、阴道痉挛等性功能障碍症。

其次是关于生殖器大小与性交效果。许多人认为阴茎越大，则男性的性交行为越强烈、性快乐亦越大；并认为阴道小、容纳不下阴茎会影响性快乐产生，阴蒂过小或在性交行为中得不到刺激时会妨碍女性性快乐等。这些看法经生理研究证明是错误的。Master等研究认为，性交效果、性快乐产生与阴茎大小无相关性。性快乐的产生与双方性欲要求、心理放松、双方配合、感情融合相关性大。小的阴道可以扩张，可以分娩婴儿，故可以容纳大的阴茎，并能提供很敏感的感觉，以使双方都会产生极好的性乐。

另外，许多人认为早泄是过于激动的结果，是无法控制的，这种看法是错误的。因为男性性快乐前，在射精前几秒钟，每个人都会从尿道口分泌 2~3 滴液体，这不是射精，与此同时会感觉到即将射精。所以，每个男性都在射精前几秒钟得到即将射精的信号，在得到即将射精信号后，每个男性都可随意控制自己的射精。如停止性交，待射精前感觉消失后再继续性交即可避免过早射精（早泄）的发生。

（刘克俭　顾瑜琦）

第五节　睡眠行为

睡眠是一种有规律、重复、可逆转的生理状态。它是人类基本行为的重要部分之一，是生命过程中的一个重要生理现象。人大约有 1/3 的时间是以睡眠的方式度过的。合理的睡眠，对于一个健康的身体是不可缺少的，它是保持和恢复健康的先决条件，睡眠的好坏对身体的健康有很大的影响。睡眠的需要量因年龄而异，年龄愈小所需时间愈长，老年随之减少 。

一、睡眠行为的生理机制

关于睡眠产生的机制，以往曾提出过各种学说，如体液学说、睡眠中枢学说、大脑皮质抑制扩散学说、神经介质学说等。这些学说更多的是基于实验性研究，缺乏实际的论证。近年来采取多种生理指标对整夜睡眠进行研究，发现从觉醒到睡眠有一定的阶段和周期。睡眠并不是一个平静的被动过程，而是由一系列主动调节睡眠周期所组成的。概括起来可分为两种时相，即非眼快动睡眠和眼快动睡眠。整个睡眠过程是由两个时相交替出现、循环反复进行的。睡眠是一个主动过程，它是由特定的中枢进行调节，并与某些神经介质的代谢活动有关。梦是人类所必需的生理活动之一，也是使人感到神秘的问题，是觉醒-睡眠周期必不可少的一环。梦主要发生在眼快动睡眠期。研究发现，在此期被叫醒的人中，有 73% 的人可清晰地回忆梦境，特别是在眼快动数秒后期醒来的比早期醒来的更清晰易记；而在非眼快动睡眠时被叫醒的人中，却只有 7% 的人能记得自己曾经做过梦。如果眼快动睡眠后又进入非眼快动睡眠 8 分钟之久才醒，梦的记忆则完全消失。梦境内容易受记忆、周围环境、个人生活体验，以及内脏刺激的影响，如听到滴水声，可梦见下雨；饥饿时睡觉，可梦见进餐等。据观察，梦游、夜惊、遗尿、打鼾等，常发生在非眼快动睡眠期。

睡眠是一种很自然的生理活动，有其一定的规律，它既有被动性，即非睡不行，又有主动性，也可以在某些条件下主动控制。人的心理状态对睡眠发生着重要影响，如情绪与睡眠的关系最大。当工作紧张、抑郁、烦恼时，睡眠的需要量增加，而且主要是眼快动睡眠（repid eye movement，REM）的增加，且多梦；相反，轻松、愉快、无忧无虑的人则睡眠需要量减少。人格也影响睡眠量，外向乐观的人睡眠量多；而内向、多思虑的人睡眠量少。精力充沛、进取心强、雄心勃勃、作风果断的人，一般比缺乏自信、优柔寡断的人睡眠量要少。人的生活习惯如“动力定型”，对规律性睡眠、觉醒交替是很重要的。养成定时入睡、定时起床的人，生活习惯很规律，便会形成条件反射性入睡，即形成“动力定型”。一旦因打破“动力定型”便会失眠。有人对失眠者进行 MMPI 测定（明尼苏达多项人格测定），发现失眠者有共同的心理特征：抑郁、焦虑、紧张，患者有疑病症特征，即过分关心自己的健康。这充分说明人们的心理活动是影响睡眠行为的。此外，睡眠行为的好坏也影响人的心理活动。经常失眠的人注意力不集中，记忆力下降，易激惹、情绪不稳定，思维迟钝，工作和学习效率降低。

由此可以看出，正常规律的睡眠对保持心身健康是很重要的。从剥夺睡眠的实验研究也可看出，长期严重失眠将导致心身疾病的发生，对人体健康是不利的。有人对 90 岁以上的 125 位老人进行长寿原因的调查发现，睡眠正常是长寿的原因之一。

常见的睡眠行为障碍有：失眠、睡眠过度（包括发作性睡病）、睡眠窒息综合征、梦游、夜惊等。

二、失眠及其治疗

睡眠与健康的关系历来受到人们的重视。睡眠障碍，尤其失眠是人人都经历过的，经流行病学研究表明，15%~30% 的成年人中有睡眠质量问题。失眠与人的心情紊乱明显有关，睡眠的质和量所造成的头晕、记忆力下降、精力不足，又加重了个体的紧张、烦躁，学习、工作效率的下降，如此恶性循环不仅影响人们的健康生活，而且也是多种躯体疾病、精神障碍、意外事故和死亡率的高危因素。近年来对睡眠、失眠的生物学基本过程，以及失眠者的特征的研究有了重要突破。

（1）了解到睡眠并不是脑神经细胞的完全抑制，而是改变其活动方式。即某些部分处于失活状态（休息），而另一部分却被激活（处于活跃状态），它是大脑皮质的一种主动调节、重新组合，以及整顿的过程。通过睡眠，使机体各器官组织修复、重新积累能量，保持健康。此观点有利于解释梦和灵感。

（2）认识到松果体腺——大脑深部第三脑室后壁上豆粒大小的小腺体所分泌的激素（褪黑素）是属于内分泌系统中的一员。它是机体内的钟表和日历。它向大脑和全身传递一天中的时间（控制着人的昼夜生物钟），而且对人体的几乎所有系统都有重要作用，影响着机体生命的进程。所谓人体的昼夜生物钟，就是人到一定的时间就要睡眠，一定时间就会醒来的生理过程。褪黑素的分泌白天少、晚8点开始增多，按24小时有规律地进行。而褪黑素在婴儿期分泌最多，婴儿的睡眠也最充分；青春期它的分泌开始下降，自35岁后松果体开始萎缩。因此，老年人的睡眠减少并非需要减少，而是能力的减退。为此，睡眠结构、睡眠质量、睡眠后复原是反映人脑正常节律活动功能的最重要的指标。

（3）失眠症患者与睡眠正常者，在人格认知活动、情绪表现方面均存在很大差异。失眠症不单单是一个生理紊乱，同时还是一个心理紊乱的过程。故WHO将睡得安稳作为心理健康的指征。人们在抱怨失眠带来的疲劳和痛苦时，这里既有生理紊乱的效果，也有心理紊乱的效果，有时是很难区分的。所以，心理治疗对改善失眠症状，减轻患者的痛苦是非常必要的。

（一）失眠的原因

失眠的原因较多，其中有生理因素、心理因素，也可能多种因素并存。以下包括一过性失眠（日常生活中的正常现象）与长期失眠的原因。

1. 情绪紊乱 占失眠原因的35%～44%。如应激性生活事件、精神紧张、焦虑、抑郁等均可引起失眠，但对于长期失眠者虽然开始造成失眠的原因已经消除，目前的失眠多是由于担心失眠而造成的恶性循环。

2. 生理因素 随年龄不同睡眠的需要也不同，幼儿12～20小时，青壮年7～9小时，老年人5～7小时。个体也有差异，即有所谓的长睡眠者和短睡眠者。

3. 躯体因素 疼痛、瘙痒、咳嗽、喘息、夜尿、吐泻、进食问题等躯体不适或某些躯体疾病（内科疾病、睡眠窒息、夜间肌阵挛等）。

4. 环境因素 生活习惯的改变、更换住所、声音嘈杂、光线刺激、时差综合征（含跨时区的旅行、突然的夜间作业、轮班作业等与太阳不同步的工作）。

5. 生物药剂因素 咖啡、浓茶、中枢兴奋药（利太林、苯丙胺）、戒断反应（口干、心慌、久久不能入睡）、安眠药成瘾。

6. 松果体因素 近年来研究发现，失眠者40%为老年人（其中35%被诊断为失眠症）是由于大脑中掌管睡眠“生物钟”的松果体老化、分泌减少，致使睡眠能力减弱，表现为入睡困难、深睡眠期减少、夜间醒觉次数增多、早醒、常感睡眠不够、白天有疲乏感伴有短暂小寐。中青年的失眠也可因松果体内分泌紊乱所致。

7. 中医观点 失眠症分为心脾两虚、阴虚火旺、心胆气虚、痰热内扰、肝郁化火、淤血阻络等证型。

8. 其他问题 白天睡眠过多、白天生活的影响、自幼不良睡眠习惯（作息无规律、躺在床上胡思乱想）、遗传及个性特征等。

（二）失眠者具有的临床特征（国际疾病分类标准ICD-10）

（1）主诉或是入睡困难，或是难以维持睡眠，或是睡眠质量差。

（2）这种睡眠紊乱每周至少发生3次，并持续1月以上。

（3）日夜专注于失眠，过分担心失眠的后果。

（4）睡眠量和（或）质的不满意引起明显的苦恼或影响了社会及职业功能。

（三）失眠症的诊断标准

失眠症是指持续相当长时间的对质与量不满意的状况。不能以统计上的正常睡眠时间作为诊断失眠的主要标准。对失眠有忧虑或恐惧心理可以形成恶性循环，从而可以使症状持续存在。如果失眠是某些精神障碍（如神经衰弱、抑郁症）症状的一个组成部分，不另诊断为失眠症。诊断标准如下：

（1）以睡眠障碍为几乎唯一的症状，其他症状均继发于失眠，包括难入睡、睡眠不深、易醒、多梦、早醒、醒后不易再睡、醒后感不适、疲乏或白天困倦。

（2）上述睡眠障碍每周至少发生3次，并持续1个月以上。

（3）失眠引起显著的苦恼，或精神活动效率下降，或妨碍社会功能。

（4）不是任何一种躯体疾病或精神障碍症状的一部分。

由以上依据看出失眠症指的是一种原发性疾病（即原发性失眠），而由于躯体及精神的障碍所引起的睡眠问题则称为继发性失眠。

（四）失眠症的严重程度判断标准

失眠症是一个庞大的症状，且约有15%～35%的成年人有睡眠问题，包括睡眠质量差、睡眠时间短、睡眠效率低等情况。在日常生活中可反映为入睡困难（长于30分钟）、睡后醒来再入睡时间超过30分钟；睡眠效率（睡眠时间与躺在床上时间之比）低于85%；睡眠干扰每周发生3个或更多的夜晚；短期失眠症可能持续1～4周，慢性失眠症可能持续1个月以上；夜间梦多、早晨感到疲劳、体力恢复不够、整个白天的低能量。在睡眠时间的需要上个体差异很大，即有所谓的长睡眠者（8h）、短睡眠者（6h）。如此，如何评价睡眠的质和量是睡眠科学研究的重要课题。

1989年Buysse等编制了匹兹堡睡眠质量指数（Pittsburgh sleep quality index，PSQI），将睡眠的质与量有机地结合，不仅可以评价人的睡眠行为和习惯，也适用于睡眠障碍患者、精神障碍患者的睡眠质量评价和疗效观察。

（五）失眠者的认知行为特征

1. 失眠前多有应激性生活事件 如人际关系问题、对环境变化的适应不良、对学习工作艰苦、担心等所造成的紧张。但演变成失眠症是其人格弱点起了重要的影响作用。

2. 失眠者的人格特点 MMPI（明尼苏达多项人格测定）倾向为抑郁、神经衰弱、对应激刺激是一个内向反应（内在的心理冲突、表达愤怒困难、自责、压抑），不是外倾与发泄。常伴随躯体的转化症状（疼痛、不适感）。

研究认为失眠可能是一个内化心理冲突的结果，这些未解决的内化心理冲突导致情绪唤醒，依次在睡眠期间生理活动加强，睡眠随着慢性情绪唤醒和生理活动加强而发生。

MMPI的结果与年龄有关。认为在如何对待失眠并调整失眠的过程中，年轻失眠症患者与中老年患者所采取的认知行为模式是不一样的。面对失眠，年轻患者主要表现易烦躁、紧张、神经过敏和强迫思维。中老年患者则表现失望、精神运动停滞等认知特征。

（六）认知、情绪特征

1. 缺乏睡眠感 对睡眠状态及时间的错误估计，即多导睡眠脑电图、肌电图记录他们进入浅睡眠，而失眠者报告根本没睡，或睡眠时间短于记录；睡眠正常者的报告与记录相似或长于记录。

2. 焦虑与失眠呈正相关 失眠者的唤醒水平高、抑制水平低于常人。然而，经常抱怨者的夜间总睡眠时间并不比不抱怨者短，抱怨者白日的痛苦实际上与头一天晚上在床上因入睡困难的焦虑状态有关。有人发现，患者上床后的焦虑状态越高，维持时间越长，对入睡潜伏期和总睡眠时间的偏差就越大，第二天患者的焦虑、抑郁情绪以及躯体不适感也就越重。

正如，有报告发现：用放松训练等方法降低上床后的焦虑水平，可以提高对入睡潜伏期和总睡眠时间的估计准确性，并使患者感到睡眠得到明显改善，尽管他们的总睡眠时间并无明显的变化。

另外，对于在上床后易产生焦虑的失眠症患者，减少在床上醒的时间，提高睡眠的效率也可改善患者白天的痛苦症状。用SAS测查发现，失眠症者的焦虑水平明显高于健康人，但低于焦虑症者；其情绪体验项目分普遍高于健康人；其躯体症状分（植物神经系统功能亢进）低于焦虑症者，与健康人无明显差异。

3. 对睡眠的错误认识 既然入睡时间长，就应当早上床；晚上锻炼有利睡眠；不能午睡；每晚必须睡若干小时；失眠会损害脑神经，造成记忆力受损。

（七）失眠的治疗

目的在于恢复机体本身的正常睡眠节律，故强调以下方法的综合应用。

1. 针对原发因素进行处理（循因治疗） 评估躯体及精神症状后，医生的主要目的是根除或减轻这些症状，阻止短暂失眠发展成慢性失眠，并改善患者的生活质量。

2. 药物治疗

（1）安眠药物：目前最常用的苯二氮 类（地西泮）有促眠作用。对不易入睡者采用短效药，对夜间易醒采用长效药，可使睡眠快速得到改善，但长期服用药物，剂量需不断增大（耐药性），以至于失效，且又停不了（成瘾性）；又由于机体对它的精神依赖与躯体依赖，使突然停药时会产生戒断症状。另外,虽其毒副作用较少,但长期应用仍然会有记忆力下降、人格改变等慢性中毒症状。故单用安眠药物来治疗失眠,利少弊多,目前主张安眠药物对症治疗可以短期应用,用作认知行为矫正的过渡与临时补充。

(2) 中医辨证施治:“不寐”多由情志不舒、心肾不交、阴虚火旺、痰阻内忧等所致。治疗以补养心脾、滋阴降火、宁心安神、化痰清热、舒肝泻火、活血化淤等。

(3) 睡眠保健品:1993 年美国开始兴起 Melationin(褪黑素、松果体素),大有取代安眠药的趋势。1996 年我国开始定 Melationin 为保健品。因它是人体调节睡眠的生理物质,不仅可诱导自然睡眠,又可提高睡眠质量。一般由 0.5mg 开始服,2~3 天渐增 0.5mg 寻找自己的合适剂量,年轻人 1~2mg,老人 3~4mg 即可,待良好睡眠习惯形成后可再渐减用量,直到停用。对安眠药有依赖者应在渐增松果体素的同时渐减安眠药,一般经 2 个月可以完全停用安眠药。

(八) 认知治疗

认知治疗是非药物治疗方法的心理行为治疗方法之一。

1. 帮助稳定情绪 睡眠是人体的生理需求,是机体的一种本能反应,但它又受心理因素的明显影响。故帮助稳定情绪,提高处理应激反应的能力,改善情感表达和对生活事件的应对方式,改善人际关系等,使之心情平静了自然能入睡。

2. 认识到建立良好睡眠卫生习惯的重要性 觉醒-睡眠又是人体的自然规律的行为。这就需要建立良好的行为模式来维护。

3. 要明确床是为睡眠而准备的 形成躺在床上就是睡眠的意识,而不要躺在床上做其他事,待困倦才闭眼入睡。

4. 建立积极的心理暗示 一旦躺在床上就应有一个合理的期待,即明确地告诉自己我要睡了,我会睡得很好,我明早 6 点半会醒来。长期这样做,机体的生物钟就会对准。

5. 纠正心理误区 失眠者对睡眠的不合理信念和态度是使症状持续存在和心理痛苦的中间环节。

(1) 一上床就怕睡不好,越想越睡不好,这是对失眠的焦虑、恐惧心理,必然形成更睡不着的恶性循环。

(2) 既然入睡时间长,就应当早上床睡觉。入睡困难的焦躁、辗转不安,便更难于入眠,成为顽固性失眠的原因。

(3) 每天 8 小时以上的睡眠。人本来就有长、短睡眠之分。不同时期的睡眠需要也不同,况且睡眠时间的长短不能作为判断失眠严重程度的标准。

(4) 没有必要每晨计算昨夜的睡眠时间,以免形成不良的心理暗示,加重不适感。即已醒来就应该开始工作、活动,晚上再睡。

(5) 对造成失眠原因的错误分析,时间长了,“顽固性”的失眠无法纠正。这否认了睡眠是人们的“本能”需要,任何人都具有自然睡眠的能力,只要排除干扰因素,都是可以恢复的。

(6) 过分夸大失眠对身体、记忆力所造成损害,由于失眠而什么事情也做不了。

(7) “既然失眠,就不能有午睡”,这也是心理误区之一。其实午间的少寐有助于情绪的稳定和疲劳的恢复,有利于夜间的睡眠。

(8) 失眠时必须用数数、注意呼吸等许多方法使自己入睡,其实如此努力会产生焦虑,更难以入睡。

(九) 认知行为治疗

认知行为治疗是非药物治疗方法的心理行为治疗方法之二,即不良的睡眠习惯行为矫正法。

1. 放松治疗 失眠即源于皮质的不适当的兴奋(警觉水平过高)所致,旨在于增加人们自我控制放松能力的所有放松方法与生物反馈放松训练均能促进睡眠。事实也的确如此,国内外的许多报告已得到证实。白天的放松练习可使机体整体的紧张焦虑水平下降,有利于夜间的睡眠。睡时的放松体验以及“我能睡好”的积极心理暗示,都明显有助于睡眠质量的提高。目前,常用的放松法有三线放松功、渐进性放松、自主训练、想象训练、深慢的腹式呼吸等,效果都很好。对顽固性失眠者和难以维持和难以集中注意力者,可应用生物反馈放松训练逐步提高他们的放松能力,疗程大约 2 个月。

2. 睡眠的健康教育 注意睡眠卫生,养成有利于睡眠的行为习惯及合理的期待。

(1) 定时作息,规律的作息时间,使机体内脏活动有节律,准确的生物钟活动会使精力充沛。经常进行体育锻炼,有利于情绪的稳定与睡眠,但不要在睡前 3 小时内剧烈锻炼。减少白天的睡眠时间与不睡眠时在床上的时间。入睡前 4~6 小时不要服用咖啡、吸烟、饮酒等含兴奋剂的物质。入睡前避免过饱和饮液体过多。

(2) 良好的睡眠环境,睡眠时避免干扰、噪声、强光线,温湿度要适中、卧具应舒适等。

(3) 正确认识睡眠是人体的生理需要(昼夜节律),平静的心情有利于睡眠。

3. 刺激控制法 在于建立有效的睡眠条件反射,以减少难以入睡的挫折感。适用由于有利于睡眠的活动而影响正常入睡者。具体方法如下。

(1) 感到困倦欲睡时才上床。不在床上做与睡眠无关的事(如,看电视、看书),但性爱有利于睡眠不在此禁。

(2) 如果15~20分钟内不能入睡或早醒后难以重新入睡,则到另一房间昏暗的灯光下做无兴趣的事,待困倦后再上床入睡(注意不要开亮灯)。若有必要,一夜可以多次重复此过程。

(3) 每天早晨要按时起床,醒后不要计算晚上的睡眠时间。

(4) 减少白天的小寐时间。

4. 限制睡眠治疗 这是美国、日本时兴的解决顽固性失眠的方法。为的是缩短患者在床上的时间,使其在床上的时间尽量接近所需睡眠的时间,即以提高睡眠效率为目的。

睡眠效率=周平均睡眠时间/周平均卧床时间×100%

应使睡眠率保持在80%~90%。当睡眠效率低于80%时,就需要减少在床上的时间(但每晚不能少于5小时),午间允许有小睡,特别是在治疗的早期阶段。此法是通过减少就寝后觉醒时间,造成一个轻度的睡眠剥夺以提高睡眠效率。刚开始时持续睡眠会有困难,在实践一段时间以后,躺在床上但醒着的条件联系被取消,睡眠效率会逐渐提高。

在做此治疗前要完成2周睡眠记录(记录就寝、起床时间,睡眠的时间与质量,就寝时间及数量,饮酒、锻炼、用药情况),分析影响睡眠的生活方式。

5. 矛盾意向法 睡眠者因为对睡眠不好的焦虑抑制了睡眠。如果让他放弃对入睡的努力,保持长时间的觉醒状态,结果焦虑将得以缓解,入睡便易于进行。具体做法是:反正睡不着我就不睡了,躺着休息一下也可以解乏。此时对自己脑海中的胡思乱想也就能听之任之了,不心烦了,反而能渐渐入睡。有人将此法当作一种缓解焦虑的认知重构技术。

(十) 非药物治疗的其他方法

笔记栏

非药物治疗的其他方法有针灸、按摩、药浴、脑电同步化治疗仪、光治疗[照度3 000 lx~5 000 lx(勒克斯)]、磁疗法、飘浮疗法等。

三、嗜睡与觉醒障碍

(一) 嗜睡症

嗜睡症(hypersomnia)是指白天睡眠过多或睡眠发作,或醒来时达到完全清醒状态的过渡时间延长的一种睡眠障碍。这种睡眠障碍并非由于睡眠量的不足所引起,也非发作性睡病及其他神经精神疾病所致,常与心理因素有关,并严重影响患者的工作、学习、生活及社会功能。

1. 临床表现 嗜睡症的主要表现是白天或夜间过度的睡眠,无法用睡眠不足来解释;或者表现为睡眠酩酊状态,即觉醒后仍出现短暂意识模糊现象。此种睡眠紊乱每日均会出现,持续时间一个月以上。脑电图检查为正常睡眠脑电波,心率及呼吸节律增快,且伴有抑郁痛苦的情绪。

同为睡眠过度的病症,嗜睡症要与发作性睡病相鉴别。研究发现,发作性睡病伴有REM睡眠障碍,且有明确的遗传因素。在发作性睡病中,通常伴有一种或多种附加症状,如猝倒、睡眠麻痹、入睡前幻觉等;睡眠发作是无法抗拒的;夜间睡眠是片段的、缩短的。而嗜睡症白天发作次数较少,但持续时间较长;病人常能阻止其发生;夜间睡眠通常是延长的,醒转时,想要达到完全的觉醒状态相当困难。此外,利用"睡眠潜伏期重复测定法"(the multiple sleep latency test, MSLT)也可进行鉴别。

2. 嗜睡症的干预

(1) 心理治疗:由于过度嗜睡给患者日常工作、学习、生活以及社会交往带来严重影响,造成患者精神上极大的痛苦,因此需要给予心理上的支持。同时要详细了解并分析嗜睡症发生的原因,激励患者同疾病做斗争的勇气和信心,充分调动患者的主观能动性,挖掘其自我认识和自我矫正嗜睡症状的能力,逐步改造个性缺陷,培养良好的睡眠规律,以达到治疗疾病的目的。有些患者是由于心理应激带来精神过度紧张,造成生活及睡眠节律紊乱,从而引起嗜睡症状,因此,应让患者学会应对生活压力的技巧,同时辅以疏导疗法、松弛疗法,方可取得较好的效果。

(2) 药物治疗:嗜睡症确切病因未明,故药物治疗主要是对症处理。可适当应用中枢兴奋剂,如利他灵、苯丙胺、匹莫林等,以小剂量开始,症状改善后及时停药。

（二）睡行症

睡行症（somnambulism）又称梦游症，是睡眠和觉醒现象同时存在的一种意识改变状态。这种睡眠障碍并不少见，发生率约为1%～6%，多见于儿童，又以男孩更常见。儿童的睡行症始于5、6岁，多数患儿每周发作一次，少年期后常自行消失。起始若迟于8～15岁，频度高于每周3次者多不易自愈，其发作常迁延至成年期。近年来的睡眠实验室研究证明，睡行症不是发生在梦中，而是发生在NREM睡眠的Ⅲ～Ⅳ期深睡阶段，通常在夜间睡眠的前1/3段起床、走动，呈现出低水平的注意力、反应性及运动技能。

1. 临床表现 睡行症发作的人突然从深睡中睁开眼睛，表情茫然，目光凝滞，起身离床，在室内外走动，并可从事较为复杂的活动，行动显得迟缓和呆笨，行为缺乏目的性，口中可念念有词，但口齿不清，答非所问，无法交谈，难以唤醒。持续几分钟至半小时后，又倒回床上继续睡觉。次晨醒来，不能回忆夜间发作经过。有的儿童并不下床活动，只是做一些简单、重复、刻板、无目的的动作，往往1~2分钟后又入睡。睡行症在脑电图上表现为突然发生的每秒1～3次高波幅同步性δ波，持续10~30秒，最长可达50秒，重复出现在第Ⅲ～Ⅳ期睡眠波形的背景上。此种波形提示，睡行症可能与大脑皮质的发育延迟有关。

2. 睡行症的干预

（1）心理咨询：向家属及患者解释该病的特点及发生原因，解除其心理负担，避免因偶然出现的睡行行为而引起焦虑紧张的情绪，致使睡行症状加重。并说明，只要发作次数不多，一般无需治疗，但发作时应注意看护，防止意外发生。对正在发作的患儿应将其唤醒或将其引到床上。告诉患者平时应培养良好的睡眠习惯，日常生活规律，避免过度疲劳和高度紧张，使睡眠节律调整在最佳状态。

（2）药物治疗：睡行症并无特异治疗药物。若发作次数不多时，一般无需药物治疗。对于频繁发作者，可短期晚睡前服用长效催眠药物，以延长浅睡眠，缩短深睡眠，使睡行症不易发生。

（三）睡惊症

睡惊症（sleep terrors）也称夜惊症，是出现于夜间的极度恐惧和惊恐的发作，伴有强烈的语言、运动形式及植物神经系统的高度兴奋。多发生在4～12岁的儿童期，发病的高峰年龄为4～7岁；据调查，睡惊在儿童中发生率约为3%，男多于女，有遗传倾向；发作频度一般为数日或数周一次，进入青春期后逐渐消失。

1. 临床表现 在夜间入睡后的前1/3阶段突然惊叫、哭喊，表情惊恐，双目凝视，意识模糊，并出现心律加快、呼吸急促、全身出汗、面色苍白、瞳孔散大等自主神经兴奋症状。发作时，对旁人的问话、劝慰无反应。醒后也不能回忆夜间发作过程。每次发作持续约1～10分钟。夜惊发作时，脑电图上由NREM睡眠的第Ⅲ～Ⅳ期深睡波形转变为类似醒觉波形，可考虑是因大脑发育造成的觉醒机制缺陷。家系调查显示约50%的患儿有家族史，说明该症与家族遗传有关系。作为诱因，心理社会因素在睡惊症的发生上有着直接关系。考试成绩欠佳、学习压力较大、亲子关系紧张、父母吵架时受到惊吓、在学校受到别人欺负、睡前看了恐怖电视等，均可成为精神刺激，导致夜惊发生。成年期起病的夜惊常发生在重大生活事件之后，心理刺激因素可使发作加频。

2. 睡惊症的干预

（1）心理咨询：详细了解患者发生夜惊的具体原因，分析其是否存在深层次的心理问题及家庭问题，解释该症发生的机制，对于平素内向、胆小、孤僻的儿童，应鼓励其多交友，培养自己勇敢、独立的性格；同时指出睡惊症的发作与生长发育有关，会随着年龄的增大逐渐消失，以解除患儿及家长的心理负担；并使其了解该症发作时，父母的惊慌失措将会使发作加重和延长，因此应保持冷静，做好安全防范措施。

（2）放松治疗：睡惊症往往与精神过度紧张有关，精神的过度紧张导致大脑中枢睡眠觉醒机制紊乱，发生此症。因此，运用渐进性放松训练，配合音乐治疗，可取得较好疗效。

（3）药物治疗：一般来说，对偶发者无需治疗，只要解除心理诱因，减轻心理紧张，其症状会自行消失。对于发作频繁者，可短期服用地西泮、苯巴比妥等，有报告应用丙米嗪效果也较好。

（四）梦魇

梦魇（nightmares）又称梦境焦虑障碍（dream anxiety disorder），是在夜间睡眠的后半段时间内出现的，为焦虑和恐惧所占据的梦境体验，事后个体能够详细回忆梦境内容，且梦魇体验十分生动，其内容通常涉及对生存、安全或自尊的威胁。该症儿童、成人都可发生，以儿童较为常见，约半数发生于10岁之前。

1. 临床表现 梦魇是一种极度恐怖性的梦

境体验，发生时常有以下特点：①发生于醒与睡之间的状态，即似睡非睡、欲醒未全醒的朦胧状态；②相同或相似的令人恐惧的梦魇内容反复重现；③梦境逼真，异常恐怖，其程度超过恶梦，其体验介于梦与真实之间；④发作时的感觉就像全身被铁丝捆上了一样，想动动不得，想说说不出，几经挣扎，才完全清醒过来；⑤醒转后迅速恢复定向，能清楚回忆梦境体验，心有余悸，伴有心跳加速，面色苍白或出冷汗。

梦魇常发生于 REM 睡眠期，多集中在夜间的后半段。发作后可依然入睡，一般不会带来严重后果。

日常生活中出现的恶性刺激，可造成患者心理紧张、焦虑、恐惧，引发梦魇；过度劳累、身体不适也可导致梦魇；某些药物可抑制 REM 睡眠，如三环类药物，若突然停药可引起反跳，也易出现梦魇。

2. 心理干预

（1）支持性心理治疗：梦魇本身不会给人体带来伤害，但是反复发作且内容固定重复，则会使人精神十分痛苦。因此，可运用支持性心理治疗，详细了解该症发生的原因，向患者及其家属解释该症与心理社会应激及躯体因素有关；在排除躯体诱因的基础上，针对患者存在的心理问题，给与心理行为指导，疏泄其因梦魇造成的内心紧张与苦恼，解除患者的心理负担，以缓解梦魇症状。

（2）行为治疗：近年来，人们研究使用行为疗法来控制并消除梦魇，收到一定的效果。针对梦魇的行为疗法有主题梦境控制法和梦魇脱敏法：①主题梦境控制法。著名心理学家 P. Garfield 经过长年研究，发明了梦的控制技巧，并在其著作《创造性的梦》中进行了系统的论述，主要方法是：在入睡前将自己所有的注意力集中于希望梦见的主题，直到入睡时都要想着这个主题；将做梦的意图编成一个简单的句子，反复进行自我暗示；学会指导和把握自己所做的梦。通过系统反复的训练，就可有效地控制自己的梦。②梦魇脱敏法。由于梦魇的内容多是相同或相似的，因此在每次发作之后尽可能的重温梦魇的内容，并讲出来、写下来。反复多次之后就可以达到脱敏的目的，梦魇的情节不再引起焦虑和恐怖，梦魇也就自然消退。

（李　哲　刘克俭）

第六节　疼痛行为

疼痛（Pain）是一种包括感受、知觉和情感的复杂体验。疼痛通常是身体损伤的信号，又具有明显的感觉性质、情绪和动机成分。国际疼痛研究学会（IASP）将其定义为："疼痛是一种不愉快的感觉和情绪方面的体验"。"疼"含有生理上的感觉，"痛"即情感上的体验，因此说，疼痛具有三个维度，既感觉性质维度、情感性质维度与评价性质维度，后者是指个体评价疼痛轻重或严重程度的倾向性。

疼痛是伤害性刺激作用于机体时产生的一种复杂的生理、心理反应，常伴有负性情绪活动和机体的防卫反应。因而疼痛也是人体避免或去除伤害的一种信号。但同等强度的伤害性刺激，对不同的人，甚至同一个人在不同时间都会产生不同结果，其主观体验及伴随的各种反应，常与周围环境、机体状态、心理活动的不同而有显著差异。

一、疼痛的分类

根据疼痛性质可分为：①刺痛；②灼痛；③钝痛。根据疼痛的持续时间分为：①短暂性疼痛；②急性疼痛；③慢性疼痛。根据疼痛的程度分为：①微痛；②轻痛；③甚痛；④剧痛。根据疼痛的病因分为外周性痛、中枢性痛和心因性痛。根据疼痛的部位分为皮肤痛、躯体深部痛、内脏痛和牵涉痛等。

二、疼痛的特点

疼痛与冷、热、视、听、触、压等感觉不同，它不仅是一种感觉，同时也是一种情绪和情感体验，具有以下特点：

1. 疼痛刺激的多样性　引起疼痛的刺激范围很广，不像其他感觉刺激那样专一，机体的各个部位都有痛觉感受器，可接受任何一种刺激，如物理的挤压、刺割、烧灼、冷冻、化学的酸碱、毒素的刺激等。只要刺激达到组织损伤的程度，就能引起疼痛。

2. 疼痛表现的复合性　疼痛且常与冷、压、温觉等其他感觉并存，构成复合的感觉，如隐痛、刺痛、烧灼痛、酸痛、牵涉性痛等，因此有多种多样，不像其他感觉那样容易分化。

3. 疼痛的痛知觉、痛反应属性　疼痛这种复杂现象具有两种成分，即痛知觉（pain perception）和痛反应（pain reaction）。痛知觉是指对疼痛的感知，依赖于病因刺激的性质和强度，也依赖于大脑皮质对此的感受。疼痛的反应，总与不愉快的情绪发生单极联系，并有回缩、逃避、反抗的行为反应以及相应的生理变化。

4. 疼痛的个体主观性 疼痛是自己主观的、高度个体化的经验，不能被其他人验证。因此，疼痛被视为一种心理事件，而不是躯体事件。

三、疼痛的机制

迄今为止，尚无任何一种学说能全面合理地解释疼痛发生的机制，各类学说均是着重对疼痛本质的某个侧面进行阐述，而不能完整地解释疼痛发展的整个过程。关于疼痛产生的机制，具有代表性的学说有：

1. 特异学说 特异学说（specifity theory）的理论依据是建立在特殊神经概念基础上，认为皮肤的特异性感受器受到疼痛的刺激后，通过相应的不同神经纤维和传导束到达各个中枢而引起痛觉。该学说对疼痛的生理特点阐述较为清楚，但关于痛觉信息传递神经元的解剖和生理特征缺乏科学证据，即未能证实痛觉传导系统在中枢神经系统和外周神经中所具有的相应的特殊组织结构以及痛觉感受器的解剖特异性。

2. 刺激增强（积聚）学说 又称之为强度（调整）学说，认为感觉器官受过度的刺激即可导致疼痛，即当刺激逐渐增加或积聚到一定水平方可诱发疼痛。此后又证实，每当感觉刺激达到足够的强度，都可导致痛觉。如眼、耳是视觉和听觉器官，但受过强刺激时（强光、噪音）也可诱发痛觉。

3. 型式学说 型式学说（pattern theory）的主要论点在于，产生疼痛的神经冲动具有特殊的型式痛觉，无特殊的感受器，而是非特异性感受器受到超强刺激或病理状态下非伤害性刺激的反应总和，其结果是向中枢发放大量冲动，具有时间和空间上特定的组合构型，总输出超出了临界水平，最后在中枢整合而成为疼痛。此学说是在刺激增强（积聚）学说的基础上发展起来的，其核心是把刺激强度与中枢对痛觉信息的调整作用看做是疼痛产生与否的决定性因素。由型式学说又派生出4种学说：周围型式学说、中枢调整学说、感觉交互作用学说和疼痛的情感学说。

4. 疼痛第四学说 疼痛第四学说（the fourth theory of pain）的核心是将特异学说与精神因素相融合。认为疼痛的识别与其他感觉（如触、温觉）的识别一样，具有特殊结构功能和识别特性，借助于较简单较原始的神经感受和传导机制即可完成。而疼痛反应则包括复杂的心理因素，涉及个体认知功能的复杂的生理心理活动过程，受既往的体验、文化和各种心理状态的影响，并以此使个体反应性痛阈差异相差甚远。

5. 闸门控制学说 闸门控制学说（gate control theory）认为疼痛的产生决定于刺激所兴奋的传入纤维种类和中枢的机能机构特征。细纤维兴奋可以打开“闸门”让疼痛神经冲动通过，粗纤维兴奋则使“闸门”关闭，疼痛性冲动受阻。

四、疼痛行为的心理因素

疼痛不是纯生理感觉，认知、注意、意志、情绪等心理因素，在一定程度上影响着疼痛的发生和对疼痛的评价。

（一）影响疼痛行为的主要心理因素

1. 认知对疼痛的影响 对疼痛的信念、评价，以及应对策略的正确与否都对疼痛的发生、发展及表现形式产生重大的影响。认知对疼痛的影响，并不是由于认知直接作用于疼痛本身所引起来的，而是通过以下方式起作用。

（1）正确认识疼痛的原因、疼痛的机制和疼痛的后果，可以消除患者的恐惧心理和紧张情绪，免除患者的焦虑。因为恐惧、紧张、焦虑会使患者的唤醒水平提高，使疼痛加重，通过耐心解释，扭转患者的一些错误看法，可以祛除加重疼痛的心理因素，从而达到减轻疼痛的目的。疼痛的产生与个人对疼痛原因的认识和评价至为相关，如战场上受伤的战士，当他看到有的人比他的伤势更重，甚至目睹战友们在战斗中倒下了，这些情景会使他忽略自己的伤痛。

（2）有些疼痛是由于机体内部的不良“习惯”造成的。如肌紧张性头痛和慢性腰背痛，一般认为和局部肌肉长期不适当的痉挛有关；分娩疼痛的加重与产妇不适当的肌肉收缩有关。通过教育和训练，可以使患者的肌肉放松，从而减轻疼痛的程度。

（3）将疾病的原因、发病机制和病程、预后，向患者进行充分的解释，并列举一些成功战胜疼痛的事例，这样做可以增强患者战胜疾病的信心和勇气，同时也给被试者以暗示。信心、勇气和暗示这些因素在止痛中的作用虽十分重要，却又常常被一般人所忽视。暗示、信心和勇气有可能使大脑产生内啡肽，这种物质的止痛作用远远大于吗啡，因此认知治疗疼痛十分有效。

2. 情绪和疼痛 任一感知都和情绪相联系。疼痛也是一种感觉，它总是和消极的、不愉快的情绪相联系,并且常伴随逃避行为。实践证明,积极、愉快的情绪使人们对有害刺激的敏感性降低,对疼痛刺激耐受性升高。因此,不容易感到痛;消极的情绪状态对疼痛的感受性增加,痛阈降低,如焦虑、抑郁、烦躁、不安等情绪状态下,可以加剧疼痛。凡是能降低焦虑的方法,都可以降低疼痛。抑郁状态的患者常常主诉躯体或内脏的不适与疼痛。同时,疼痛持续时间越长,病人越可能变得抑郁、恐惧、激惹。近来的研究表明,关键的问题是为什么而焦虑,与疼痛有关的焦虑增强疼痛,而与其他事件有关的焦虑则抑制疼痛。恐惧心理会增强对疼痛的反应。严重的情绪应激还常引起一些疼痛性病理改变,如偏头痛;甚至在没有病理性器官疾病存在的情况下,严重或持久的情绪应激也可以使旧的疼痛复发,还能引发新的疼痛。

3. 注意集中 对疼痛的感觉与人的注意力集中的方向和程度密切相关。临床观察发现,如果把注意力集中在自己的器官或组织上,则疼痛就会更加剧烈,而增强后的剧痛又会进一步使人的注意力集中在疼痛的部位上,如此形成恶性循环。相反,分散病人的注意力,就能减轻疼痛。一位杰出的女演员,有强烈的关节疼痛,但当舞台音乐响起时,关节痛便顷刻间消失。一般地说,用分心的方法缓解强烈或持久的疼痛效果较差。如果对某一事物注意过久,也会产生疲劳而降低效果。

4. 社会学习 儿童时期疼痛的经验对以后疼痛的感知、耐受发生着很大的影响。儿童受轻伤时,父母若泰然处之,该儿童成人后便会对疼痛的耐受增强,感受痛阈也提高;反之,则会对疼痛敏感,耐受痛的能力降低。动物实验已获证实,幼犬隔离饲养到成年,这些狗对各种有害刺激缺乏正常的反应,会用鼻子反复去嗅触点燃的火柴而不退缩,故而易受伤害。

(二)心因性疼痛

1. Couvade 综合征 也称作"父做假娘",这种情况一般发生在原始部落当中。其具体表现是当孕妇临产时,男方卧床绝食,妻子镇静地进行分娩时,丈夫却在呻吟不已似乎痛得很厉害,目的是要把恶魔引开,以便保护妻子和婴儿使之不受伤害。丈夫具有妻子分娩时通常所体验到的那种疼痛。这种疼痛显然是由于社会文化因素的作用。

2. 幻肢痛 幻肢痛是指肢体被截除之后,患者像未截除一样感到它的存在。例如切除上肢的人可能诉说,有一种患侧的拳头被握紧的感觉,像是指尖戳进手掌里一样难受。肢体切除者中大约 1/3 的人有这种奇怪的症状。这种症状一旦出现便很难消除,采用外科手术的方法,如神经切断术,或者在肢体的水平将脊髓的背根切断,甚至切断脊髓本身,常常只能使患肢痛的症状部分得到缓解。虽然幻肢痛的病因至今尚不清楚,不过这种症状当中包含有经验的成分。因此,幻肢痛显然不是由于物理、化学因素的直接伤害造成的。

3. 转换性症状 Merskey(1968)描述了两种纯粹由心理因素引起来的疼痛,一种是由于幻觉引起来的疼痛,例如精神分裂症患者可能报告说身体某部位疼痛,而这个部位并没有器质性的伤害;另外一种是癔病的转换性症状,即患者心理防御机制在躯体上的一种表现。第二次世界大战期间,有一些士兵突然失明,有的肢体瘫痪。研究者们认为这是由于患者惧怕战争,通过"失明和瘫痪"来保存自己的一种手段。Merskey 认为有些疼痛是癔病患者的转换症状。

(三)影响疼痛行为的其他因素

1. 文化背景 文化背景及民族不同,对疼痛行为有着强烈的影响,最明显的差异是对疼痛的耐受。如白人比黑人对疼痛的耐受高,而黑人又比亚洲人对疼痛的耐受强。

儿童对疼痛的表现没有性别差别,但由于家庭的教育和社会环境的影响,男孩在疼痛时常表现顽强、勇敢、不怕痛和不爱哭;而女孩则允许较充分地表达情感和疼痛行为。在一些民族的礼仪、习俗、信仰及宗教仪式等影响下,对疼痛产生明显不同的行为表现,更是屡见不鲜。佛教徒剃发为僧时,用香火头烧灼其头皮以成戒疤,僧人能毫无痛苦表情地耐受头皮的剧痛。在印度人的某些宗教仪式中,如在音乐伴奏下舞蹈后,献身者登台,在燃烧着的煤道上行走,这时虔诚的信徒即使有了严重的肉体损伤也会表现得十分坦然。造成疼痛的耐受差异的原因很复杂,可能与对遗传、文化观念、认识评价等有关。

2. 人格因素 性格、气质影响对疼痛的反应态度。如外向性格的人对疼痛的耐受性要比内向性格的人大。自尊心强的人常表现出较强的疼痛耐受性。具有疑病、敏感、抑郁、癔病性人格特征的人对疼痛很敏感。

3. 年龄和性别 相同的伤害性刺激在不同年龄的人群中所引起的疼痛程度及其表现形式

有所不同。例如刀割损伤皮肤,在成年人经过包扎后继续从事工作,一般不在乎这种损伤,在儿童则不同,他们经常夸大疼痛,总想唤起父母及旁人的关注和同情,并对这种损伤过分注意和担心,甚至表现出忧虑和恐惧的情绪;痛阈在男女间无区别,而耐痛阈男性高于女性。

五、疼痛的测量

(一)口述性疼痛测定

口述性疼痛测定即受试者采用语言表达方法描述其受各种刺激以后的感觉体验,根据被测者的口述结果研究人员进行疼痛评价。根据检测方法依赖的参数不同,又可以分成:①刺激依赖法:使用此方法时,疼痛反应是一个设定的不变量,引起各种痛反应的刺激强度的大小,才是要测定、用来进行统计分析的疼痛评价具体数值。②反应依赖法:与上述方法相反,这里刺激强度是固定不变的量,疼痛评价依据这些固定的刺激所引起的不同痛反应。

1. 刺激依赖法 此方法可以确定人体的痛阈、痛耐受阈和其他引起一个特定程度主观感受的刺激强度。

痛阈(pain threshold)是被测者能感受到痛觉时的最小刺激强度。痛耐受阈(pain tolerante)是指被测者所能耐受某一痛刺激的最长时间或所能耐受最强痛觉时的最大刺激强度。痛阈与痛耐受阈之间的各种强度刺激与所引起的痛觉之间的关系可用"轻度"、"中度"和"严重"的不同描述。痛耐受阈可以选用一些较强的痛刺激如缺血、冷刺激法检测。

刺激依赖法具有快速有效的特点,其提供的结果用刺激强度这一物理单位表示,而不是用疼痛的心理学单位表示。其缺陷在于痛阈、痛耐受阈等结果易受心理倾向性的影响,而且在痛耐受阈检测时,对一种不愉快刺激的耐受力,并不能与痛感觉的耐受力相等同。

2. 反应依赖法 根据被测者所使用的语言表达形式不同,这些反应可以分为:①分散的数字或语言类比量差。②连续的反应形式(VAS)。③心理物理学测试如大小估计和交叉匹配方法等。

(二)非语言检测

非语言检测系人体受到疼痛刺激后,除了表现为用语言描述他们的切身感受外,还会导致一些行为变化如脸部变化、受刺激的肢体活动受限和生理功能变化,如血压脉搏变化和大脑皮质电活动改变等。

1. 行为测定 疼痛刺激可以引起动物出现舔刺激部位、翻滚、跛行、尖叫等行为变化。同样,人也可以因受痛刺激而出现一些行为变化。

2. 生理测定 当人躯体的某一部位受到疼痛刺激时,在大脑皮质的相应体表感觉区可以记录到电活动的变化。表现为心率、血压、皮肤电位以及皮肤温度改变。所以,利用这些生理指标的变化来反映被测者所受的疼痛程度。

(三)疼痛特点和性质的评价

临床疼痛研究中,对疼痛性质的分析是很必要的。不同的疼痛性质描述有助于疾病的诊断。因为不同脏器的疼痛,其性质是不完全相同的,表现为绞痛、刺痛、胀痛和放射痛等不同形式。从对疼痛部位和性质的不同描述中,可以推断出引起疼痛的可能生理机制,以利于准确诊断和对证处理。判断疼痛的持续形式的变化和对首次治疗的反应,对治疗方案的制定和实施,具有一定的指导意义。另外,疼痛对患者日常生活的影响程度,对疼痛强度的评价也具有补充作用。

(四)行为测定

疼痛患者经常表现出一些行为和举止变化,这些行为举止的变化程度可以间接地反应患者当时的疼痛程度。因此,行为测定可以为临床疼痛评估提供一些客观的辅助依据。但是,行为测定不能替代其他直接疼痛评价方法,因为它只是间接评价形式。

六、疼痛的心理干预

对于器质性疾病或外伤性疾病因素引起的疼痛,心理治疗虽非治本之举,但可以起到减轻和缓解疼痛症状,减少镇痛药剂量减轻其毒副作用,提高慢性疼痛病人的生活质量的目的,为病人提供心理慰藉。对于心因性疼痛,使用心理治疗,实为最适合并行之有效的方法。

1. 认知疗法 认知可以改变患者的焦虑或抑郁的情绪。临床证明,凡能减轻焦虑、紧张、抑郁、恐惧情绪的心理措施,都可能有效地减轻疼痛。为此,医护人员首先要耐心倾听病人对疼痛的诉述,给他们以充分宣泄表达的机会,充分理解病人的心情、对疼痛性质的认知及他们产生焦虑、恐惧、抑郁的原因。其次,要同情、尊重患者,建立信任、合作的医患关系，在充分信任、接纳的基础上，向患者解释其病情、疼痛的原因及规律，并以身心统一的观点解释心理因素可引起或加剧疼痛，也可减轻和消除疼痛。再次，教育患者采用抑制法、分心法、行动转移法、释放压抑的情绪转移法和自我调控法等改变消极的情绪为积极的、乐观的情绪而减缓疼痛。

2. 暗示和催眠疗法 通过增进和改善人的心理状态，调节人的行为和机体的生理机制，达到止痛的目的。疾病带给患者的痛苦、医院环境、疾病性质的消极自我暗示和病人间相互暗示，都可对痛阈、耐痛性、疼痛认识产生特殊影响。所以用积极暗示和催眠疗法可治疗疼痛。一般来讲，越是心理素质差的人，越容易接受暗示，尤其是负面的心理暗示。暗示性强的人较容易进入催眠状态，也就是容易接受暗示疗法。

3. 行为疗法 行为学派认为疼痛、焦虑和恐惧都是患者通过学习而获得的行为。病人通过诉说疼痛而得到很多“好处”，如可以不工作而休息，可以得到家人和同事的关心和照顾。这些“好处”便成为一种奖励，通过强化而加强了疼痛性操作条件反射。所以可用行为疗法来治疗疼痛，医护人员，经过细心观察，发现并去掉所有强化患者疼痛行为的因素，并对病人忽视疼痛的行为予以奖励，对其原有重视疼痛的行为不予理睬，重新塑造忽视疼痛的行为，最终使患者的疼痛行为消失。

4. 生物反馈疗法 生物反馈治疗是在行为疗法的基础上发展，通过训练病人学习、利用反馈信息，调整或控制自身的心理活动，以达到治疗疾病的目的。人体内各种活动是由自主神经系统支配，个体是不能随意控制的，生物反馈疗法是借助仪器，使病人感知平时觉察不到的自身生理变化信息，予以记录，经放大处理，显示出来，使病人用意念去控制如肌电、皮肤电、皮肤温度等生理变化，使之恢复正常，消除由此产生的疼痛。如紧张性疼痛、偏头痛、背痛、腰痛等，效果较好。

5. 转移注意力 疼痛患者都有白天疼痛较轻，夜间疼痛较重的体会，这便是白天事多分心，而夜间注意力集中在疼痛部位的结果。所以用分心法转移注意力可减轻疼痛。三国时代关公刮骨疗毒时与马良下棋便是转移注意力以止疼的方法应用。看电视、听音乐、与好友谈话、打牌、游戏、跳舞、散步等都是转移注意力的方法。

6. 脱敏疗法 对有恐惧心理的疼痛患者可用系统脱敏疗法。如恐癌性疼痛，应让患者多接触已治愈的癌症患者，以减少其顾虑、恐惧心理，而减轻疼痛。

（林贤浩　刘克俭）

思　考　题

1. 人类行为发展的基本过程？
2. 影响行为发展的条件有哪些？
3. 人类有哪些基本行为表现？
4. 何谓摄食行为，受哪些因素影响？
5. 如何理解防御行为？常见的防御行为表现有哪些？
6. 性行为的心理学基础？
7. 什么是睡眠行为？如何防止发生失眠？
8. 怎样正确认识疼痛行为？

第 3 章　健康行为

健康行为的重要性在于它能使人养成健康习惯，不断增强体质、维持良好的心身健康和有效地预防因心理行为因素引起的疾病。现实生活中具有十全十美行为的人几乎是没有的，人们只能以渐进的方式去趋近它。人在不断变化的环境中还会有很多新的心理冲突和社会适应问题，因此健康行为的内涵也处在不断发展变化之中。目前对于健康行为的研究已受到人们的普遍重视。人们试图通过对健康行为的系统研究，揭示其活动的一般规律，掌握和预测人的健康问题，敦促人们按照健康的生活方式活动，从而达到预防疾病、促进健康，使人类正常发展的目的。

第一节　健康行为的概念

（一）健康的概念

对健康概念的全面理解，有助于人们树立健康意识，形成良好的健康行为。有关健康概念的研究是一个古老的课题。在人类漫长的历史发展中，人们始终在关注并努力去阐释这一问题，但至今都无法得出一个满意的答案。长期以来人们一直认为没有病就是健康。到了 20 世纪上半叶生物医学模式也仅是从生物学一个维度给健康下定义，即躯体器官生理功能正常，细胞没有损伤便是健康。WHO（1947 年）首先提出三维的健康定义："健康是一种躯体上、心理上和社会上的完满状态或完全安宁（complete well-being），而不仅仅是没有疾病和虚弱。"尔后又于 1978 年 9 月召开的初级卫生保健大会上重申了这一定义，并将其写入《阿拉木图宣言》中。显然，这一健康概念大大超出了疾病的范围，把人体的健康与生物的、心理的和社会的关系紧密地联系起来，丰富并提高了人类对健康促进的认识，促进了健康向三维方向发展。为了更好地解释健康的含义，WHO 有关健康的最新定义则是在三维健康的基础上补充了"道德健康"的内容，认为一个人只有在躯体、心理、社会适应以及道德四个方面都健康，才算是真正的健康。WHO 关于健康的定义把健康概念从人的生物性扩展到其社会性，把人的身心、家庭和社会生活的健康状态均包括在内。在这一新概念中，生理的健康水平与心理、社会适应和道德品质是相互依存、相互促进的。生理健康是物质基础，心理健康与良好的社会适应是在生理健康的基础上发展起来的。

健康是人的一项基本需求和权利，也是社会进步的一个重要标志和潜在的动力。它要求人们重视健康的价值，树立"人人为健康，健康为人人"的正确观念，指出健康不仅是卫生部门的责任，而且是全社会的共同责任，所有部门都要把自己的工作和人民的健康联系起来，努力维护和增进人民健康，促进社会发展，为实现人人享有健康的宏伟目标共同努力。

为了更好地解释健康的含义，WHO 同时颁布了衡量健康的十项具体标准：①有充沛的精力，能从容不迫地担负日常生活和工作；②处事乐观，态度积极，勇于承担责任，不挑剔所要做的事情；③善于休息，睡眠良好；④应变能力强，能适应外界环境的各种变化；⑤能抵抗一般性感冒和传染病；⑥体重适当，身体匀称，站立时头、肩、臂位置协调；⑦眼睛明亮，反应敏锐，眼睑不发炎；⑧牙齿清洁，无缺损，无疼痛，牙龈颜色正常，无出血；⑨头发有光泽，无头屑；⑩肌肉丰满，皮肤富有弹性，走路轻松。

从健康概念的演变上可以看出，健康不是一个静止不变的概念，其内涵总是不断地被发展着、丰富着，是一个动态发展着的概念。WHO 提出的健康的"完满状态或完全安宁"是人类健康的理想状态，也是人类追求健康的奋斗目标。

总之，随着科学进展、生产发展、社会进步，人们对健康的意识、追求愈来愈明确、全面、科学，这将有力地促进人类健康、长寿和社会和谐。

（二）亚健康的概念

亚健康即指非病非健康状态，这是一类次等健康状态（亚即次等之意），是界乎健康与疾病之间的状态，故又有"次健康"、"第三状态"、"中间状态"、"游离（移）状态"、"灰色状态"等的称谓。是处于疾病与健康之间的一种生理机能低下的状态，亚健康状态也是很多疾病的前期征兆，如肝炎、心脑血管疾病、代谢性疾病等等。亚健康人群普遍存在六高一低，即高负荷(心理和体力)、高血压、高血脂、高血糖、高体重、免疫功能低。

细究之，亚健康是个大概念，包含着前后衔接的几个阶段：其中，与健康紧紧相邻的可称作"轻度心身失调"，它常以疲劳、失眠、胃口差、情绪不稳定等为主症，但是这些失调容易恢复，恢复了则与健康人并无不同。它约占人群的25%～28%。

这种失调若持续发展，可进入"潜临床"状态，此时，已呈现出发展成某些疾病的高危倾向，潜伏着向某病发展的高度可能。在人群中，处于这类状态的超过1/3，且在40岁以上的人群中比例陡增。他们的表现比较错综，可为慢性疲劳或持续的心身失调，包括前述的各种症状持续2个月以上，且常伴有慢性咽痛、反复感冒、精力不支等。也有专家将其错综的表现归纳为3种减退：活力减退、反应能力减退和适应能力减退。从临床检测来看，城市里的这类群体比较集中地表现为三高一低倾向，即存在着接近临界水平的高血脂、高血糖、高血液黏稠度和免疫功能偏低。

另有至少超过10%的人介于潜临床和疾病之间的，可称作"前临床"状态，指已经有了病变，但症状还不明显或还没引起足够重视，或未求诊断，或即便医生做了检查，一时尚未查出。严格地说，最后一类已不属于亚健康，而是有病的不健康状态，只是有待于明确诊断而已。因此，扣除这部分人群，也有不少研究者认为亚健康者约占人口的60%。

国内外的研究表明，现代社会符合健康标准者也不过占人群总数的15%左右。有趣的是，人群中已被确诊为患病，属于不健康状态的也占15%左右。如果把健康和疾病看做是生命过程的两端的话，那么它就像一个两头尖的橄榄，中间凸出的一大块，正是处于健康与有病两者之间的过渡状态——亚健康。

(三)健康行为的概念

健康行为(health behavior)是指人们为了增强体质和维持心身健康而进行的各种活动。可以说，所谓健康行为就是一切有利于健康的行为，它是一种理想的行为模式，其内容随着人们对健康本质认识的深化而不断丰富着。

对于如何界定健康行为这一概念，学术界长期以来存在着不同的认识。这些观点可归纳为四种。

(1)健康行为是指朝向健康或被健康结果所强化的行为。

(2)健康行为是指自觉健康的个体为增进健康或预防疾病而采取的行为。

(3)健康行为是指个体的与维护健康、康复或健康促进有关的行为，既包括外显的活动、行为方式和习惯，也包括其内在的心理特征和过程，如性格、情感、动机、信念及其认知活动。

(4)健康行为是指个体在躯体、心理、社会适应诸方面均处于良好状态时的行为表现。

行为学理论认为，人的健康状态如何可通过其行为表现出来，同时，人的行为又会对自己、他人和社会健康产生影响。通常，这些行为是可观察、可测量的。根据行为学原理，健康行为的含义包括以下几个方面：

1. 健康行为是个体身、心、社会各方面均健康时的外在表现 例如，躯体健康在行为上的表现应是：反应灵敏、精力充沛、活动自如、善待自己；心理健康在行为上的表现应是：情绪活动张弛有序、思维言语符合理性、意志坚强豁达乐观、意识清晰精神正常；社会健康在行为上的表现则是：人际良好关系协调、工作学习效率较高、环境适应随遇而安、行为符合社会常模。从统计学角度分析，其行为强度应处在常态或正向水平之上。

2. 健康行为是指其行为产生能对自己、他人、家庭乃至整个社会的健康带来有利影响的行为 人们追求健康，是为了达到某种目的，如延长寿命、保持工作能力、享有更强健的体魄等。健康行为就是为了保持和达到这种良好的健康状态而实施的。其行为指向应有利于健康，至少不会对各方面健康带来不利影响。

3. 健康行为是指个体行为的善感变性 人类所处的自然环境、社会环境总是在不断地发生着变化，这就要求环境中的个体能及时、准确地感受到外界环境发生的改变，并相应调整自己的行为，做出适度反应以适应其变化。

总之，所谓健康行为就是一切有利于并体现出健康的行为。从某种意义上讲，它是一种理想的行为模式。也就是说，现实生活中具有十全十美行为的人几乎是没有的。人们只是为保证自己和社会健康而设定了行为努力的方向和奋斗的目标，并以渐进的方式去接近它。况且，时事变化，人的身心也会随之而改变，新的环境下又会产生新的健康问题，因此，健康行为的内涵也会处在不断发展变化之中。

(四)健康促进行为的概念

健康促进的提出是社会进步、医学发展的结果，也可以说是医学模式转变的结果。过去认为健康促进是帮助人们改变生活方式，从而达到理想健康状况的学问,它是个体对自己的饮食、锻炼及其他与生活方式有关的习惯、行为的选择,并有适应和改变的能力;也是个体的行为和生活方式,在很大程度上可直接影响健康。WHO 对健康促进的定义是"健康促进是促进人们维护和提高他们健康的过程,是协调人类与环境之间的战略,规定了个人与社会对健康各自所负的责任",从而概括了健康促进行为的范围和目标。

健康促进行为是个体或群体表现出来的、客观上有利于自身和他人健康的一组行为。对日常生活中的各种健康促进行为,有一定的判断标准,其主要依据为以下五大基本特征:

1. 有利性 行为表现有益于个人、他人和整个社会。如不吸烟、不酗酒等。

2. 规律性 行为表现保持恒常的规律。如起居有常、饮食有节等。

3. 同一性 行为与内在心理活动协调一致。没有冲突或表里不一致的表现。

4. 和谐性 个体行为表现有自身鲜明的个性,又能根据整体环境随时调整自身行为。

5. 适宜性 行为强度有理性控制,无明显冲动表现,且该强度是对健康有利的。

(五) 健康行为的分类

健康行为的分类有多种,可从不同角度对其进行分类。

1. 根据行为主体的多寡 可将健康行为分为个体健康行为和团体健康行为。

(1) 个体健康行为:个体作为行为的主体,其行为的目的旨在避免疾病保证自身健康的一切活动。如合理饮食、不抽烟、不酗酒等。

(2) 团体健康行为:是指社会群体或团体作为行为的主体,其行为目的旨在增强大众的体质保证公众健康的活动。如利用媒体开展健康宣传、定期健康普查、预防接种、加强社区卫生服务等。

2. 根据行为表现的可观察性 可将健康行为分为外显的健康行为和内隐的健康行为。

(1) 外显的健康行为:可直接观察到的有利于健康的行为,如饮食的定时、定量、定质;充足的睡眠;保持正常体重;适度的娱乐与欣赏等。

(2) 内隐的健康行为:需要通过间接手段(如晤谈、行为测量)才能了解的有益于健康的行为,如情绪体验快乐、人际关系和谐、人格健全统一、生活应对积极等。

(顾瑜琦　刘克俭)

第二节　健康行为的理论与建立

健康行为是人们从事的任何保持和促进当前健康的活动。在影响健康的四大因素(环境、遗传、生活方式与习惯、卫生医疗服务)中,近一个世纪以来人们的日常行为方式(即生活方式与习惯)所起作用日益引起全世界的重视,这是因为人们的日常行为非常相似地在影响致命性疾病和慢性疾病的发展。如果人们能采取促进健康的行为,可以明显降低大多数疾病的发病率和死亡率。人类健康面临的最大挑战不是别的,而是人类自身的不健康行为和生活方式。

个人的生活方式包括许多行为,它们是导致疾病和伤害的危险因素。例如,吸烟、酗酒、滥用药物、毒品、高脂和高蛋白饮食、饮食过量和体重超重、体力活动缺乏、不安全行为(如不遵守交通规则)、性乱等。许多人已经认识到这些危险因素并改进自己的行为以保护健康。

世界卫生组织提供四大健康行为是:不吸烟,饮酒不过量,锻炼身体和平衡膳食。世界卫生组织专家强调,只要做到这几点,目前的死亡人数可以减少一半以上,人们的平均寿命可以多活 10 年。

一些国家的实践证明,通过对国民进行健康教育、改变生活方式可以大大降低"现代文明病"。Belloc 和 Breslow 曾对美国加利福尼亚近 7000 名成年人进行了为期五年半的行为干预研究,鼓励人们日常生活采取促进健康的行为。这些行为主要包括:每晚睡眠 7~8 小时;每日早餐;不吃零食;保持正常体重;经常运动;适量饮酒;不吸烟。研究结果发现,其中健康行为与人的健康状况和预期寿命呈正相关:个体采纳的健康行为种数越多,健康状况越好,预期寿命越长。譬如,若被采纳的种数是 3,预期寿命为 22;若采纳 5 种,预期寿命是 28;若至少采纳了 6 种的话,预期寿命则达 33。因此,对于人们因为不健康的生活方式而引起的疾病,在其预防、控制的问题上,不能仅靠少数医学专家,更要靠具有科学文化知识的人民大众。在医学模式发生了根本变化的今天,WHO 号召医务工作者,在医治人们疾病的同时,应该把科学知识告诉人们,以帮助人们建立起健康的生活方式。

人类的健康行为不是天生就具备的,多属后天的习得性行为。健康行为的建立在很大程度上依赖于一些促动性的因素,这是因为健康行为实施时通常会令人不愉快，且需要坚持较长的时间才能看到其效果。因此，当人们健康时，往往意识不到付出的效果和健康行为的必要性，只有在受到某种疾病的威胁时，人们才会意识到其行为的重要性，然而此时那些令人愉快但不健康的行为往往已成为一种难以改变的习惯了。因此，应开展全民健康教育，普及卫生科学知识，帮助人们树立正确的健康观念，建立文明的、科学的、健康的生活方式及其健康行为。

一、健康行为的理论模式

健康行为的建立，需要理论的指导，相关理论能帮助解释和预测健康行为的演变、分析内部影响因素对行为的作用、探索行为改变的动力和过程，以及帮助评价健康行为在健康促进的作用。目前，国内外研究健康行为理论可分为5类：

1. 综合性理论或模式　如生态模式（ecological models）。

2. 个体水平理论或模式　包括知信行模式（knowledge, attitude, belief, practice, KABP），健康信念模式（health belief model, HBM）、阶段变化模式（stages of change model）、理性行为理论（theory of reasoned action）和计划行为理论（theory of planned behavior）。

3. 人际水平理论　如社会认知理论（social cognitive theory, SCT）。

4. 群体水平理论　包括创新扩散理论（diffusion of innovation）。

5. 健康教育工作过程理论　如格林模式（precede-proceed）。

以上理论是一系列概念、定义和命题的有机结合，它通过确定变量间的关系表达对事物或情形的系统见解，用以解释和预测事物或情形。概念是构成理论的要素，是理论的主要组成部分。模式则建立在多种理论的基础上，用以帮助理解在特定时空条件下的特定问题。一项实际工作往往不只运用某一种理论或模式，因为没有哪一种理论或模式能适用于所有的情况。根据关注的对象的不同和关心的行为类型的不同，需要应用不同的理论或同时运用多个理论。

（一）健康行为生态模式

该模式认为，健康行为的发生与发展受到多个水平、多个方面因素影响，这些因素或水平间存在相互联系，而人的行为与环境是相互作用的。图3-1可以帮助理解行为的生态模式的具体情况。

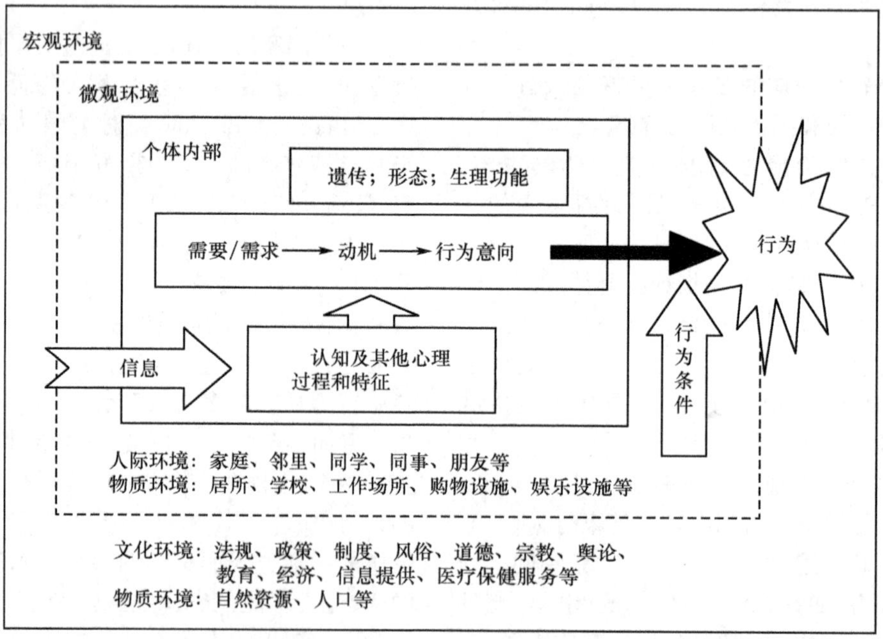

图3-1　健康行为生态模式示意图

（二）健康信念理论模式（health belief model, HBM）

健康信念理论产生于上世纪50年代初的美国。当时在一些城市实施一个预防肺结核，组织成年人定期做X光透视的卫生项目。政府免费提供服务，透视场所设在居民区附近，非常方便。但出乎意料的是，很多人不去透视，以至于政府的这一举措未达到预期效果。于是,美国公共卫生部请心理学家帮助解决这一问题。心理学家 Hochbaum 接受了任务并对 1200 名成年人展开了调查,了解人们对参加 X 光透视的愿望,包括他们对肺结核易感性(susceptible)的信念以及对早期透视益处(benefit)的信念。调查显示:有以上两种信念(即相信肺结核的易感性,也相信早期检查的益处)的人群中,有 82% 的人至少在调查期间做过一次 X 光检查;没有这两种信念的人群,仅有 21% 的人去做过 X 光检查;有易感性信念而无有益性信念的人群中有 64% 的人自觉去做透视;仅有有益性信念而无易感性信念的人群中只有 29% 去透视。Hochbaum 由此得出结论:人们去透视的行为主要取决于两个相互影响的变量,即知觉到易感性和知觉到益处的信念。相比较而言,知觉到易感性这一变量的影响力则更强。这项研究为健康信念理论模式的建立和发展奠定了良好的基础。

1. 健康信念理论的内涵 该理论是综合了行为主义的操作性条件反射理论与认知理论而形成的。操作性条件反射理论认为,行为的后果决定其发生的频率。而认知理论则强调主观期望的作用,认为行为结果的强化主要通过影响主观期望而产生重复行为,并不是直接影响行为。健康信念理论就是在这些理论的基础上,逐步形成了一个解释健康相关行为的理论体系。健康信念理论模式强调个体的主观心理过程,即:期望、思维、推理、信念等对行为的主导作用,并认为人们要接受医生的建议而采取某种健康行为或放弃某种危害健康的行为,需要具有以下几方面的认识。

(1) 知觉效能(perceived efficacy)

1) 知觉到易感性(perceived susceptibility):是人们对自己感染某种疾病的几率的个人评估。它包括人们对医生诊断的信任程度以及自身已患过并已恢复后,再次患病的可能性。其尺度取决于个人对健康和疾病的主观知觉。有人担心自己会生病,也有人则认为他们对疾病具有很强的免疫力。一般人们认为,疾病发病率高,流行范围广,易感性也就大,因而对此种危害关注的也就多。而对遥远的(如年轻人认为吸烟致肺癌要到 60~70 岁才发生)、可能性不大的危害不予关注。个人会对这些事实进行评价,做出主观判断,形成主观信念。如何使他们形成对疾病易感性的信念往往是健康教育成败的关键。

2) 知觉到严重性(perceived severity):认识到严重性是对疾病后果的主观评价以及引起的相关情绪情感上的变化。首先是对疾病引起的临床后果的评估,包括疼痛、残疾、死亡等。另外,这是对疾病引起的社会后果的判断,包括对目前家庭的影响、工作机会的丢失、整个家庭的情感上的痛苦等。并由此产生害怕情绪。对疾病能否采取预防行为,知觉到严重性是很重要的因素。如普通感冒与非典型性肺炎两种疾病,人们往往更热衷于对后者的积极预防。

(2) 效果期望(outcome expectations)

1) 知觉到益处(perceived benefits):仅仅认识到危害性、严重性还不够。只有意识到自己用在摒弃危害健康行为上的代价(如时间、负担、毅力)确实能换取到预防效果,即行为的有效性时,人们才会采取行动,并有明确的行为方式和路线。它包括个人对于某些行为的代价的评估,对该行为成功的可能性的评估。例如有的人具有患冠心病的家族史,本身又存有很高的危险性,即使有严重的心脏病的发作后,仍不愿意改变自身的生活习惯,他认为放弃自己的生活方式的代价比死亡的危险要大得多。

2) 知觉到障碍(perceived barriers):包括权衡某一行为的代价与可能的收益的代价,即利益的分析。例如,吸烟者也许会感到肺癌的危险性,同时他们本身也存在患病的危险性,因此,认为戒烟是值得的。但是,戒烟时将出现各种症状令人痛苦;戒烟也许导致体重增加;也许会失去烟友间的友谊等等,这些都会对戒烟造成障碍。除此之外,有些预防行为可能花费太大或比较痛苦,或与日常生活的时间安排有冲突、不方便等。人们对采纳促进健康行为的困难的认知是使行为巩固持久的必要前提,应该实事求是地指出,让人们了解到这些困难与障碍,并帮助人们逐一克服。

(3) 效能期望(efficacy expectation)

1) 自我效能(self-efficacy):即对自己的能力有正确的评价和判断,相信自己一定能通过努力成功地执行一个导致期望结果(如戒烟)的行为。

2) 善于寻找其他可借助的力量,如教育、年龄、家庭成员和团体帮助等,以间接帮助实现效果期望和效能期望等,从而影响行为。

综上所述,健康信念模式在产生促进健康行为、摒弃危害健康行为的实践中大致有以下过程:首先,充分让人们对他们目前的不良行为方式感到害怕(知觉到威胁和严重性);其次,让人坚信一旦他们改变不良行为会得到非常有价值的后果(知觉到效益),同时清醒地认识到行为改变中可能出现的困难(知觉到障碍);最后,使人们感到有信心、有能力通过长期努力改变不良行为(自我效能)(图3-2)。

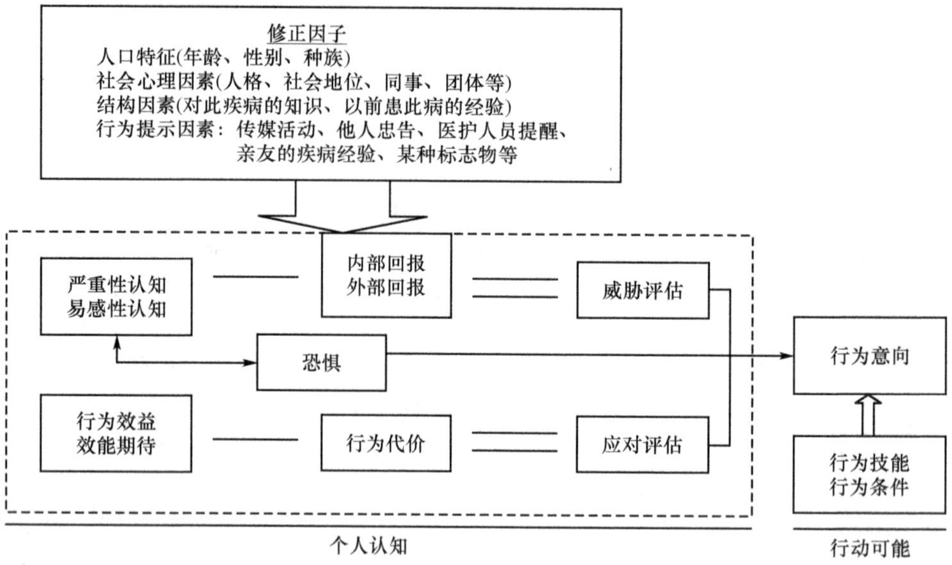

图3-2 健康信念模式示意图

(引自:D. Gochman. Handbook of Health Behavoir Research. New Your:Plenum Press,1997)

(三)阶段变化模式

阶段变化模式将变化解释为一个连续的、动态的、由5个阶段逐步推进的过程。该模式注重个体内在因素,并认为人们修正负向行为或者采取正向行为,实质上是一个个人决策过程。此决策过程包括十个认知和行为步骤。

1. 行为变化阶段(satates of change) 以戒烟为例,行为变化通常需要经过以下5个阶段:

(1)无转变打算阶段:处于该阶段的人,没有在未来6个月中改变自己行为的考虑,或有意坚持不改。对象可能是还没有意识到自己的行为存在问题,也可能是以前曾尝试过改变,但因失败而觉得没有能力来改变。这两种情况下,对象可能避免想到或提到其目前所具有的疾病危险行为。

(2)打算转变阶段:处于该阶段的人打算在未来(6个月内)采取行动,改变疾病危险行为。对象已经意识到自己的行为问题,也意识到行为改变后的好处,但同时也意识到会有一些困难与阻碍,在好处与困难之间权衡而处于一种矛盾心态,对象常常停留在这个阶段,不再继续前进。

(3)转变准备阶段:进入此阶段的人将于未来1个月内改变行为。这种人在过去一年中已经有所行动,并对所采取的行动已有打算,例如参加一些有关课程或购买所需资料等。

(4)转变行为阶段:在此阶段的人,在过去的6个月中目标行为已经有所改变。行动往往被视作行为改变,但在行为阶段变化模式中,不是所有的行动都可以看成行为改变。对象行为的改变必须符合科学家或专家的判断已达到足以降低疾病风险的程度。以吸烟为例,减少吸烟量并非处于转变行为阶段,完全不吸烟才意味着这一阶段。

(5)行为维持阶段:处于此阶段的人已经维持新行为状态长达6个月以上,以达到预期目的。对象努力防止旧行为复发,但其已比较自信,不易再受到诱惑而复发旧行为。

处于行为转变不同阶段的对象无疑有不同的需要。因此,根据其特点和需要,应采取不同的措施。

2. 行为变化过程(processes of change) 该模式认为行为改变中的心理活动包括了认知层面及行为层面。

(1)认知层面:包括提高认识、情感唤起、自我再评价、环境再评价、“自我解放”和“社会解放”6个方面。

(2)行为层面:包括反思习惯、强化管理、控制刺激和求助关系4个方面。

对以上10个方面心理活动的认识有助于帮助对象从一个阶段过渡到另一个阶段,最终成功养成和促进健康行为。例如,在第1、2阶段,应重点促使思考,认识到危险行为的危害、权衡改变行为的利弊,从而产生改变行为的意向、动机;在第3阶段,应促使做出决策,尽快开始改变危害健康的行为;在第4、5阶段,应改变环境来消除或减少诱惑，通过自我强化和学会信任来支持行为改变（图 3-3）。

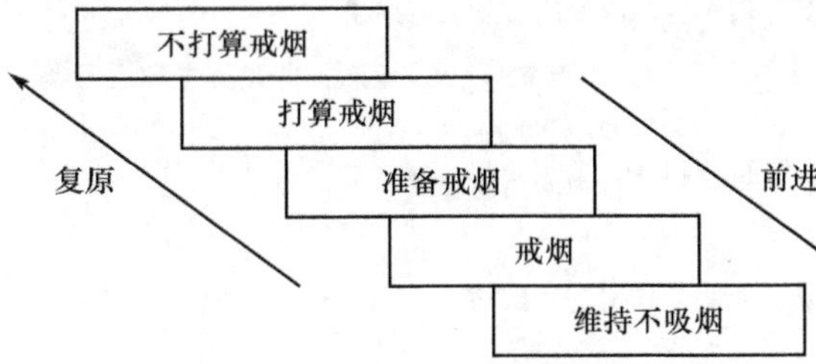

图 3-3　行为改变阶段模式示意图

（四）社会认知理论

社会认知理论（social cognitive theory，SCT）是一种综合性的人类行为理论，即个体在特定的社会情境中，并不是简单地接受刺激，而是把外界刺激组织成简要的、有意义的形式，并把已有经验运用于要加以解释的对象，是行为、个人、环境三者之间交互作用所决定的行为方式。因此，社会认知理论又被称作交互决定论（reciprocal determinism）。

1. 交互作用　交互作用因素包括人的思想、情绪、期望、信念、自我知觉、目标和意向、生物学特性与人的行为等。例如，人决定自己的行为方式与方向，反过来所采取的行为又会影响自己思想和情绪。环境和个人特性的双向作用表现为人的期望、信念和认知能力的形成和改变要受到环境中社会因素与物资因素的影响。环境和人的行为之间也有双向交互作用，人是其环境的产品和生产者。人的行为将会决定他们暴露于环境的方式，而行为又被环境改变（图 3-4）。

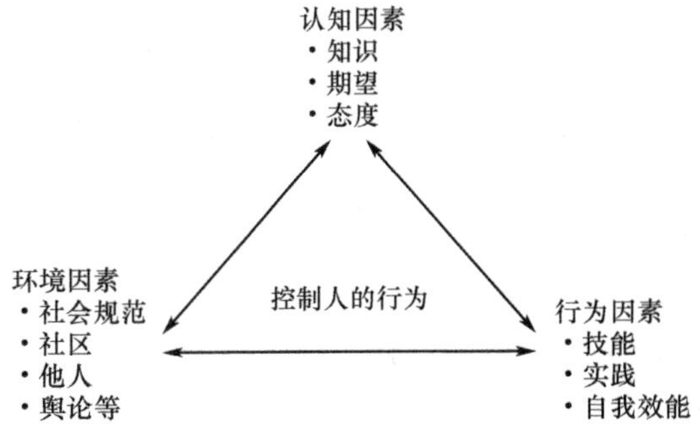

图 3-4　个人-行为-环境交互影响示意图

2. 观察学习　社会认知理论对个体通过观察来学习，了解社会环境，进而形成行为做了系统的说明。例如，通过模仿过程可形成自己的行为。大量的心理学研究结果表明，人类的大多数行为都是通过观察学会的。观察学习必须有以下条件：第一，必须引起对象的注意，才能使其接受有关的外界刺激加以学习；第二，对象要将观察的行为保持在记忆中，以便在一定的情境中加以模仿；第三，对象需具备言语和动作能力，才能模仿一定的行为；第四；对象要有适当的动机，才能促进学习的效率。

3. 自我效能　自我效能是社会认知理论的核心内容，它对行为的形成、改变至关重要。所谓自我效能是一种信念，即相信自己能在特定环境中恰当而有效地实施行为。自我效能以多种方式影响人们的知觉、动机、行为及其效果，也影响环境。

4. 情感　情感的控制也是行为形成和转变的重要因素。在行为形成和改变的过程中会出现一些情感性问题，包括心理性的防御机制。例如，表现出否定新行为、美化旧行为倾向；畏惧学习新行为，不愿改变旧行为；或者感到紧张，有压力等。

5. 环境　环境对人们健康行为的形成中有非常重要的作用。环境要通过人的主观意识或情境起作用。当人们意识到环境提供了采取某行为的机会时，人们可能克服障碍而形成该行为。如当工作场所禁止吸烟，员工戒烟成为风尚，其中的吸烟者就容易克服种种困难而戒烟。环境也通常是个人或人际间行为互动的结果，家庭成员间相互影响形成的习惯性行为是重要实例。

6. 强化　行为的强化有助于行为的巩固或中断。强化理论认为行为发生与否及其频度同行为前件和行为后件有关。强化通过改变行为后件使行为反应发生频度提高的技术。强化可分外部强化和内部强化，外部强化一般通过他人的反应或其他环境因素来实现，内部强化来自个人的经验或自身的价值观（表 3-1）。

表 3-1　社会认知理论的概念、定义及应用

概念	定义	应用
环境 environment	客观存在的外部因素	提供机会和社会支持
情境 situation	个人对外部环境的理解	修正错误概念促进健康规范
行为能力 behavioral capability	执行特定行为的知识和技能	通过技能培训促进主动学习
结果预期 outcome expectation	预期的行为结果	模拟健康行为的有利结果

续表

概念	定义	应用
结果期望 outcome expectancies	对待定的行为结果的价值的判断	展示行为改变的有意义的结果
自我控制 scof-control	对朝向目标的行为或行为实施的个人调节	提供目标设定、决策、问题解决、自我监督和自我奖励的机会
观察学习 observational learning	通过观察其他人的行为和结果而形成自己行为的过程	提供目标行为的角色模式
强化 reinforcements	对行为的应答,可进一步增强或减弱该行为发生的可能性	促使自我奖励和激励
自我效能 self-efficacy	个人对实施某特定行为并克服困难的信心	通过能确保成功的小步骤来开始行为改变;寻找该种改变的特点
情感性应答反应 emotional coping responses	个人处理感情刺激的策略和战术	提供处理紧张和解决问题的培训,包括实践针对因情景而起的情绪的应对技能
交互决定论 reciprocal determinism	在个人、行为和环境的动态交互影响中形成行为	考虑促使行为改变的多种因素,包括环境改变、技能和个人变化

(五) 格林模式

格林模式将行为和生活方式的影响因素分为倾向因素、强化因素和促进因素三类,并指出了“三类影响因素-行为-疾病-生活质量”间的逻辑关系。将格林模式的逻辑思路与各种行为理论相结合,用以指导调查研究和建立健康行为项目的计划、实施、评价,有助于取得最佳实践效果(图 3-5)。

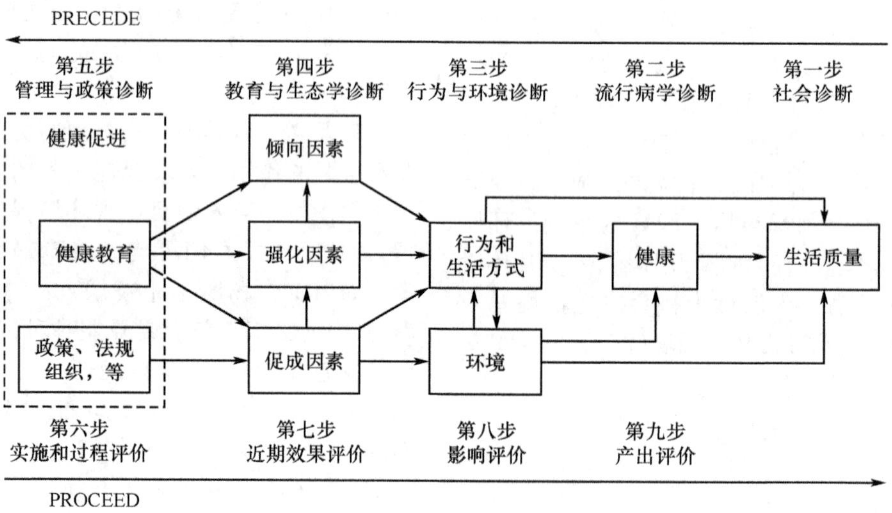

图 3-5 格林模式示意图

二、健康行为的建立与促进

(一) 健康行为的建立

1. 树立健康信念是健康行为建立的前提 健康信念(health belief)是指个体对自身健康的追求、认识、期望和标准,即欲达到的目的。根据健康信念理论模式,个人信念的调节直接影响到对危险因素的感知和采取对抗疾病的行为。即认识到危险是真实存在的,同时也应看到通过努力改变不良行为将会得到非常有价值的结果,只要积极主动的改变自身的生活方式,采取必要的预防行为,就会对自身的健康有益。因此,当让吸烟者具备不吸烟的健康行为时,首先要使其建立“烟对健康威胁”的信念,具体包括:①基本的健康价值观的信念,即珍惜生命重视自身健康;②有关吸烟易导致肺癌等多种疾病的信念;③有关肺癌等疾病严重性信念,如认识到肺癌的严重性、发展及预后、对生命构成的威胁、给人带来的痛苦等,使其产生恐惧。其后是“建立不吸烟的健康行为可以减少肺癌威胁”的信念,具体是:①使其确信不吸烟可有效预防肺癌发生,产生戒烟有益的信念;②使其了解戒烟并非容易的事情，不吸烟会令人不愉快，但戒烟的获益显然超过吸烟的好处，戒烟虽有困难，但借助一定的方法就能达到戒烟的目的。最后还要让吸烟者确信只要方法正确，自己有能力戒除烟瘾。

2. 社会学习与条件反射理论有助于健康行为的建立 对于已成习惯的行为要想改变，仅有认识和态度的变化是难以奏效的。时常在转变信念与态度的同时，还需通过社会学习及条件反射理论帮助其建立健康行为。如儿童阶段正是好模仿，建立健康行为的关键时期。周围人的一言一行常是儿童模仿的对象。因此，要培养儿童的健康行为，长辈们首先要以健康行为起做出榜样。若青少年已出现不健康行为，如吸烟、厌食等，可令其观察长期吸烟或严重厌食所带来的恶果，同时借助系统脱敏法、厌恶疗法、标记奖励法等行为治疗方法消除其适应不良性条件反射，建立起适应性条件反射，通过强化、消退、奖励、惩罚、行为塑造等手段，来建立健康行为，消除其不良行为。在治疗的整个过程中，还应让被治疗者制定计划，并以日记的方式，记录自己每日不良行为发生的次数、地点、时间、条件、方式以及自己治疗时的感受等，启发其领悟，并通过比较，发现进步，以增强治疗的信心。这一切均应在治疗者的监督、指导下进行。

此外，对于那些“明知故犯、知而不行”者，根据其具体原因，有针对性地采取强化行为干预措施。例如，许多人明知吸烟有害，仍终日烟雾缭绕。其中，有些人是难以割舍长久的个人嗜好；有些人是担心无法承受改变吸烟行为须付出的艰苦毅力和恒心；有些人担心独自戒烟会招致团体的排斥；更有些人心存侥幸，认为自己身体好，每天少吸几支无妨。对不同类型者除分别采取干预措施外，借助外力如政策法律、经济和组织手段、公众场合秩序、公众舆论等，也能加速态度和行为的转变。

3. 建立健康行为要选择适当的场所 健康行为的建立是一个系统工程，专业性强，并非一朝一夕就能轻松完成。要在心理学家、行为治疗专家和临床预防工作者共同组成的预防治疗中心、学校、自我服务性机构、康复中心的帮助下，通过专业的技术、理论指导，来建立健康行为。

（二）健康行为的表现

健康是人的一项基本人权，健康也是平等的社会目标。健康行为主要表现在采取主动积极地增进健康的行为和遵从医嘱的行为等。具体来讲，日常的健康行为主要包括：充足的休息与睡眠、合理膳食、适度运动、积极应对、愉悦心情、注重保健等。

1. 充足的休息与睡眠 人在长时间从事各种活动之后常会发生疲劳。疲劳是机体营养成分消耗，代谢产物乳酸等物质增多时的表现，也是机体需要调整与休息的警戒信号。通常情况下，体力或脑力劳动速度越快、强度越大、持续时间越长，越易产生疲劳。为了消除疲劳，恢复充沛的精力，保持健康，就需要积极的休息与放松。即使在没有明显劳动的情况下，人体的各器官也需要休息，以促使其互相协调，保持其生理功能的正常发挥。否则，长期处于过度疲劳的人，极易引发“慢性疲劳综合征”。该综合征表现出复杂的心身障碍现象，严重地影响着患者的工作与日常生活，是现代社会最普遍的一种亚健康问题。因此，繁重劳动之后，紧张工作之余，不但要及时休息，充分休息，而且还要善于休息。

消除疲劳充分休息的方法有多种，可从以下几方面做起：

（1）劳逸结合：“一张一弛，文武之道”，无论是过度的紧张与疲劳，还是过于悠闲与无所事事，均不利于大脑及神经系统的调节功能，造成机体各系统功能紊乱。因此，要使紧张与松弛、工作与休息有机地结合起来，才能有效地保持健康状态。

（2）起居有序：根据人体生物钟的节律，保持良好的生活规律与习惯，对于维持身心活动长久不衰具有积极作用。若违背生物节律，日常活动处于无序状态，则极易产生疲劳。

（3）生活节奏适当放慢：现代社会竞争压力较大，无形中使得人们的生活节奏加快，常常导致其身心疲惫，易患各种疾病。因此，在处理工作和生活问题时，要从容不迫，量力而行。

（4）时常变换活动方式：长时间单调重复一种活动，人容易产生疲劳。通过变换活动的方式，可以协调机体各部分的活动，调节大脑皮质兴奋与抑制的过程，以保持机体稳定的动态平衡，使身心得到休息与放松。譬如，脑力劳动时间久了，头昏脑胀，干点体力活就可使头脑清晰；坐着工作时间长了，会腰酸背痛，起来走动走动，也能有效缓解腰脊疲劳。利用工作之余随自己的兴趣爱好开展各种有益活动，如听音乐、练书法、下棋、钓鱼、郊游等，不但能消除疲劳，还能使生活充实，精神愉快。

（5）保证睡眠：睡眠是最彻底的休息方式。睡眠研究证实，充分而有效的睡眠，可消除疲劳，恢复和调整体力，增强机体的新陈代谢，提高机体免疫力，保护大脑皮质，促进脑发育，保证有效的信息加工等。睡眠时间的长短不是衡量睡眠好坏的唯一标准，在某种程度上，睡眠质的高效性则更为重要。

2. 合理膳食 营养状况与人的身心健康密切相关。无论是营养不良，还是营养过剩，抑或不良的饮食习惯，都将有损人体健康，成为主要致病因素之一。例如，营养不良易导致贫血；营养过剩又是肥胖病、糖尿病、心脑血管病等的主因之一；食盐摄入量过多易患高血压；喜食过热食物的人食道易发生癌变等。据调查，南非犹太人的肠癌发病率是非犹太白人的四倍，其原因主要与犹太人的高脂饮食习惯有关。因此，要想健康生活，就必须实行合理营养平衡膳食（balanced diet）。所谓平衡膳食，即膳食符合个体生长发育和生理状况，饮食中应含有机体所需要的营养素。

具体而言，合理膳食必须符合以下几项条件：

（1）饮食多样化：为了获得全面的营养，在饮食方面要粗细搭配，肉、鱼、蛋、豆制品和蔬菜合理搭配食用，坚持饮食多样化，不偏食。这样既可保证机体多种营养的需要，又可防治某些疾病。

（2）饮食因人而异：饮食要与人的生长发育的不同阶段和不同的生理状况相适应。儿童、青少年时期正是生长发育迅速、代谢旺盛的时期，所需要的能量、蛋白质和多种营养素相对比成年人要多。老年人的饮食要少而精为原则，注意供给优良的蛋白质，减少动物脂肪的摄入。妇女在妊娠与哺乳期各种营养素均需适当增加，尤其是蛋白质、维生素以及钙、铁等微量元素的补充。

（3）饮食结构要合理：按照人体所需的七大营养成分的比例，让食物中的有效成分均衡地进入人体，以补充身体消耗的成分。

（4）饮食调节适宜：根据所处的生活和工作环境不同对饮食进行必要的调整。如在高温环境下，应供给较多的无机盐、淡盐水和充足的蛋白质。

（5）饮食要规律：提倡一日三餐、定时定量。早餐食量应占一天总食量的30%～40%，中餐占40%～50%，晚餐则占20%～30%。

（6）烹调方法要合理：食物的烹饪既要考虑易于消化吸收，又要尽量减少营养成分的损失及卫生问题，如尽量少食油炸、熏烤、腌制食品。

3. 适度运动 生命在于运动。适度的体育锻炼可以增强体质，防病治病。研究发现，经常运动可增强机体各系统、各器官的功能。如增加心脏储备功能，保持血管弹性；增加肺活量，改善呼吸系统功能；提高消化吸收能力，增进食欲；增强机体的免疫功能；促进肌肉、骨骼发育，推迟骨关节、肌肉的老年性变化；调节情绪，提高人对紧张刺激的耐受性与反应性，改善神经系统功能等。坚持锻炼还可控制体重，防止肥胖。

运动锻炼时要做到以下几点：

（1）选择适宜的运动项目：可根据年龄、性别、健康状况以及自己的兴趣爱好等特点，选择适宜的运动项目，并坚持下去，形成良好的运动习惯，不断提高锻炼效果。

（2）要循序渐进：在难度上、强度上都应由小到大，逐步提高，逐渐适应，不可操之过急。

（3）要持之以恒：各种运动都是在长期的、不间断的锻炼之后才能获得应有的效果。因此，要想达到理想效果，最好是天天坚持锻炼，至少每周不能少于三次。每次运动应达到最适运动量。如慢跑、做操等小运动量的活动时间应持续30分钟以上；大运动量项目的时间也应控制在15分钟以上，否则难以达到目的。

4. 积极应对 积极应对（coping style）是一种在个体身上逐渐发展起来的、针对紧张刺激可能出现的结果所做出的一种积极反应。它是在现实生活中逐渐培养起来的，对可能的生命和健康的威胁在头脑中形成预兆，然后针对预期结果而做出积极反应的一种能力。

人生活在现实环境中。随时都可能遭受外界环境中紧张刺激因子的侵袭。紧张刺激因子作用于人并为人们所感知时，人体就会出现一系列紧张反应，包括全身性生理的改变、心理的变化以及行为的种种表现。适度的紧张刺激，可提高人的警觉水平，促使人们做好准备以适应和应付环境的挑战；若紧张刺激长期作用于人或刺激强度过大，超出了个体的适应和应付能力，便会成为一个重要的致病因素，导致人体发病。因此，学会积极应对可有效地消除不良影响，维护和促进健康。

提高积极应对能力的办法是：

（1）多在生活中磨炼自己：一帆风顺中长大的人，往往应对挫折的能力差，一遇困难就会惊慌失措。而艰苦环境中摔打出来的人，具有着较强的“自然免疫力”，多能抵抗强烈的社会刺激。因此，多参加活动，多经受锻炼，这种能力就会逐渐提高。

（2）加强系统培养教育：人的一生毕竟是短暂的，当人穷其一生历经坎坷，具备丰富的人生经验时,已至暮年。因此,培养积极应对的最好办法是通过科学系统的培养教育。一方面要求整个教育的知识体系和培养方法多元化,一方面要加强全社会的健康教育活动,让人们认识到人自身是建立积极应对方式的重要前提。

(3) 努力提高个人的基本素质:良好的素质,如强壮的体魄、坚强的个性、丰富的文化知识,是积极应对能力形成和发展的基础。

5. 愉悦心情 科学研究与生活实践表明,积极快乐的情绪,可促进机体各部分功能协调,提高人体抗病能力,是获得健康的动力与保证。可是,现实生活中由于各种因素的作用,人们会体验到痛苦、焦虑等消极情绪。消极情绪若不妥善处理,可严重影响人的身心健康。因此,努力培养乐观情绪和对情绪作适当的调控是保持健康的重要方面。所谓调控情绪,即是要使情绪有适当的表现、宣泄或疏导,只对不适宜的情绪加以控制,使个体保持一份愉悦平和的心境。

培养良好的情绪可从以下几方面着手:

(1) 培养幽默感:幽默可给人带来欢乐,也会使自己变得轻松。更重要的是,幽默感是化解紧张的最好的武器,可使窘迫的场面在笑声中消逝。有幽默感的人容易建立良好的人际关系,适应社会的能力强。

(2) 善于从不同角度看问题:"横看成岭侧成峰",任何事物都有多个意义不同的方面,如果我们仅从一个角度看问题,容易钻牛角尖。一旦我们跳出圈外,看到事物的其他层面,立刻会使我们豁然开朗,精神大振。

(3) 积极寻找快乐:生活中能否体验到快乐,并不完全取决于客观环境如何,有时人的主观态度更具影响力。要学会从生活中寻找快乐。尤其面对艰难的环境时,我们虽不能改变现实,但是乐观的态度可以使我们不讨厌现实,这样才能面对现实、接受现实,并充分运用智慧和能力,更好地解决面对的问题。

(4) 学会情绪的合理表达:当人处于情绪郁闷、焦虑、痛苦、冲动状态时,一味地采用压抑、逃避、抑制等方法调解,并不能很好地化解情绪,有时还会引发其他问题出现。因此,不妨痛哭一场,将郁闷的情绪发泄得淋漓尽致;更可通过培养兴趣,如运动、倾谈、记日记、听音乐、出外旅游等方式来冲淡情绪,使情绪有所表达、宣泄或升华。

6. 自我保健 健康行为一个重要的内容就是自我保健。自我保健是生活中人们最常使用的对于疾病所采取的预防措施以及自我发现、自我治疗和对慢性病的自我管理行为,也是维护和促进健康的有力举措。现代社会中,由于不少疾病(尤其是一些慢性疾病)都有许多可供选择的治疗方法,加上医学治疗疾病的局限性和一些人对医疗保健不满意等因素,使得更多的人开始关注生活方式对健康的影响,越来越重视有关健康问题上的个人责任。而自我保健的自发性和自我管理的特点正符合了人们的这一心理需求,因此愈来愈被人们所接受。常见的自我保健方式有:预防接种、定期查体、健康咨询、遵从医嘱、改变饮食结构、戒除不良嗜好、培养健康的生活方式与习惯等。

三、健康行为的影响因素

通过对健康行为的研究发现,有数百种因素能潜在地影响特定的健康行为。宏观来讲,健康行为的建立与遗传素质、生理状态、心理活动、自然与社会环境等诸多因素均有密切联系。其中,心理、社会文化方面的因素更是其主要的变量。

根据诸因素所起作用,可将其分为倾向因素、促成因素和强化因素三大类。

(一) 倾向因素

倾向因素一般是先于行为的因素,往往指那些能引发行为的动机、愿望或某些诱发因素,主要包括个人或群体的知识、信念、态度、价值观等。

1. 知识 知识是产生行为的必要条件,其作用是持久的。要想建立大众的健康行为,首先要进行健康知识普及教育,让人们了解该做什么,怎么去做,以起到积极引导作用。但是,知识的增长并不总是伴随行为改变,也可出现"明知故犯"、"知而不行"等现象。明知吸烟危害健康,却仍有许多人在吸烟。

2. 信念 信念是指人对某一现象或某一事物存在确信无疑的看法。如"我相信吸烟是有害的"。人一旦有了对某种行为的信念,就会促使其采纳相关的行为。

3. 态度 态度是指个人对客观现实所持有的一种肯定或否定的心理倾向,表明了一个人对现实中的人或事的爱或憎,常以好与坏、喜爱与讨厌、积极与消极加以评价,具有一贯性和一致性等特点。态度的产生是建立在信念的基础上,但比信念对行为的影响力大。这是因为知识、信念、行为三者间只存在因果关系,没有必然性。在信念确立以后,如果没有坚决转变态度的前提,实现行为转变的目标照样会招致失败。因此,转变态度对于健康行为的建立是极为重要的,如“我相信吸烟有害,我要戒烟”。

4. 价值观 价值观是建立健康行为的最重要的信念和标准。它是指一个人对周围事物的是非、善恶和重要性的评价。如幸福、自由、自尊、诚实、健康等,在不同人的心目中占有不同的地位,并有轻重主次之分。这种轻重主次之分的排列也就构成了人的价值体系。价值观与价值体系构成决定了人们的态度及行为。绝大多数人都很珍惜自己的健康与生命,并以此作为处理问题的最高准则。但是,个人的价值观与行为相矛盾的情况并不少见。如有人不愿为了保持健康而摒弃一时的享乐和自我放纵,不愿为预防疾病而忍受不便。“今朝有酒今朝醉”的现象比比皆是。

(二)促成因素

促成因素指的是促使某种行为、愿望、动机得以实现的因素,包括人力、技能、资源(如保健设施、医务人员、诊所等)、社会环境影响力(如医疗费用、交通工具、个人保健技术、行政重视与支持、法律法规、相关政策等)或计划执行中的障碍等因素。

(三)强化因素

强化因素是指激励(或减弱)行为发展的因素,主要来自于社会支持(如社会风气、大众传媒等)、同伴的影响以及领导、家人及保健人员的劝告,也包括人们对行为后果(实质性的奖罚等)的感受。这种感受主要有三种类型:社会效益型,如被社会承认或推崇;生理效益型,如通过体育锻炼身体变得健美;心理效益型,如矫正A型性格等。

(刘克俭　李建明)

思　考　题

1. 什么是健康?健康的标准有哪些?
2. 何谓健康行为,有哪些基本特征?
3. 如何建立和发展健康行为模型?
4. 健康行为保持和巩固的基本条件?
5. 健康行为的培养原则?

第4章 异常行为

人的行为既是健康状态的反映，同时又对人的健康产生巨大的影响。异常行为是指在偏离社会和个人健康所期望的方向上所表现出的相对明显、确定的各种行为。首先，这种行为与社会和个人的健康期望不一致，亦即指该行为对健康有危险性。

长期以来，医学只注重内在遗传和外界自然、社会环境对人健康产生的有利和不利影响，较少注意把人的行为对健康的影响作为一个专题来研究。虽然在临床和预防医学实践中，人们已注意到了一些行为问题，但未能引起足够的重视。由于受多种因素的影响，行为科学、心理学、社会学等一直未能得到很好的发展，因而对行为与健康问题的研究甚少，这是封闭式的传统医学思想，也给医学的发展带来障碍。

从行为问题的角度看，可把行为与健康的影响分为自我健康影响、他人健康影响和环境健康影响等方面。行为的自身健康影响主要通过心理（精神）和物质两方面实现。心理方面是指在完成行为过程中，行为本身造成的心理负荷超载以及行为未达目标的心理挫折等造成的不利健康影响。行为影响健康的物质方面主要是指通过行为摄入不利健康的物质，如吸烟、酗酒、摄入动物脂肪过多等。也有因行为方式本身不健康的原因，如用水泡饭吃等。行为的他人影响也是通过精神（心理）和物质（物理）两方面中介的。个人的行为是构成他人心理社会环境的重要成分，因而个人的行为通过社会相感和心理相感，对他人的心理情绪和社会特性产生巨大的，甚至难以估量的影响。个人的行为也会给环境带来污染，进而影响他人的健康。至于行为的社会影响主要包括群体行为构成的社会风尚、风俗习惯、社会精神面貌等，这些既是群体健康的表现，又会进一步影响个人健康。因此，无论是对群体还是个体，可通过对其行为表现的观察、记录和评价来估计个人或群体，甚至社会的健康水平。而且根据异常行为中的特异成分，可以确定问题的性质进行诊断或治疗。

第一节 习惯行为

习惯行为（habit behavior），是指日常生活中习以为常的行为。习惯行为的重要特征在于其动力定型和程序化，即不需要耗费很多心智和体力就可以完成。如进行吃饭、喝水、刷牙等习惯行为时，这些行为大脑不需要进行思考，兴奋水平较低，所需的心理负荷很小。但是，尽管程序化的个体行为习惯不需要思维的关注，但是整个行为却是整合个人健康观念和态度的结果，反映了个人的健康观念和态度。

个人习惯行为是个人生活方式的组成部分，个人的各种习惯的总和进一步构成了一个人的社会生活方式。生活方式是指在一定环境条件下所形成的生活意识和生活行为习惯的统称。生活方式是整个社会心理环境的重要成分。一方面，个人的习惯行为和生活方式对周围人的心理行为产生强烈的影响；另一方面，社会群体行为所展现的社会风尚、风俗习惯、健康价值观和社会精神面貌等也潜移默化地影响个人行为习惯和生活方式。

习惯行为和生活方式与健康有直接联系。无论个人还是社会群体的习惯行为和生活方式，规律的生活和良好的习惯对健康都具有维护和促进作用，而不良的 习惯行为则直接或间接地维护人体健康甚至会导致疾病和死亡。因此，可通过观察、记录和评价习惯行为来评价个人、群体和社会的健康水平，根据不良习惯行为的特异性确定其对健康影响的程度。

一、习惯行为的特征

从对健康影响的角度，习惯行为具有下列特征：

1. 经常性和规律性 习惯行为的发生是经常和规律的。习惯行为通常间隔一定时间出现一次，并具有一定的频次。如饮食不规律和隔三差五的暴饮暴食等不良饮食习惯，由于经常发生相对来说也是一种规律的不良习惯。

2. 潜袭性 很多习惯行为是在无意识的状态下发生的，并且长期习惯行为对人健康的影响是一种缓慢渐进的过程。因而，对于习惯行为产生的影响，个人通常很难及时发现。

3. 累积性 习惯对健康的促进和销蚀都是

笔记栏

长年累月不断累积的结果，不良习惯行为如果不能及时改变，常会产生严重后果。

4. 可塑性 不良习惯行为可以通过行为训练等手段得到改变，从而形成新的有利健康的行为习惯，其对机体的不良影响也可以通过机体的代谢和自我调节，得到逐渐恢复；当然，当损害发生到严重程度时，逆转和恢复健康的可能性也就很小。

5. 泛影响性 习惯行为对健康影响无特异定位，常常是对机体的很多器官和系统都有影响。最终，常因不同个体细胞、器官、系统脆弱性的不同而出现不同的疾病症状。

二、习惯行为对健康的作用

1. 加重心理负荷 不良习惯行为的个体更容易产生挫折感和压力感。

2. 增加摄入有害物质的机会和途径 习惯行为通过长期慢性摄入有害物质影响健康。特别是摄入一些有蓄积作用的物质，对健康产生难以估量的影响，而且这种影响是潜在性的，易被人们忽视。

3. 影响社会适应性 习惯行为可以影响个人在社会中的地位和形象，进而影响个人的社会适应性。不良习惯行为能够降低个人应对应激和紧张情况的能力。

4. 增加对致病因素的易感性 习惯行为通过增加个人对致病因素的易感性，进而危害健康。

（*石武祥　张志群*）

第二节　不良嗜好行为

不良嗜好行为是不健康或对健康造成不良影响的行为。不良饮食行为、吸烟和酗酒是最常见的不良嗜好行为。

一、不良饮食行为

饮食是人体摄取营养和能量的主要来源，因此，饮食行为与健康密切相关。不良饮食行为的长期存在即不良饮食习惯，会导致机体营养摄入的不均衡和有害物资在体内的堆积，从而直接和间接引起许多疾病。

饮食习惯是人最主要的生活方式之一，并且个体饮食习惯的形成与家庭和群体的影响有关。因而，饮食习惯的不科学不仅与个体的健康有密切关系，而且也关系到群体的健康状况，不良饮食习惯的广泛存在是导致机体营养失衡和一些疾病高发的重要因素。

从原始人的茹毛饮血到现代人追求的“低热量的清淡饮食”，经历了漫长的岁月。在这期间，生产方式与科学技术发生了翻天覆地的变化，一是表现在利用科学技术开发更多的食品，如现代发达国家为减少心血管疾病的发生，发明了不含碳水化合物的人造糖与不含动物脂肪的人造黄油，为开发儿童智力而研制的儿童益智食品等。二是表现在一些食物的禁忌或偏爱。不同的饮食习惯使得一些食物备受青睐，而另一些食物则被打入冷宫。这在营养学及心理学上都对人产生很大影响。

流行病学调查结果表明，世界摄入盐多的国家，如中国、日本、朝鲜等，其脑卒中发病率最高，占死亡原因的第一位或第二位；而非洲和太平洋群岛上土著民族食盐很少，则很少发生脑卒中。我国的三个高盐食地区，即山东胶东半岛、浙江沿海地区和甘肃河西走廊地区，其脑卒中发病率在国内最高；而食盐较少的地区，如广东、南方一些地区，脑卒中发病率相对较低。因此，WHO 提出脑卒中应通过改变高盐食的行为进行预防，才能有效控制的战略措施。有些国家通过立法以减少食盐量，如规定所出售的食品均要标记含盐量，并进行少吃盐有益健康的宣传。

移民流行病学研究表明，不同国家和不同民族有不同的饮食习惯，其肿瘤发病率也有差异。日本的胃癌发病率是美国白人的 8 倍，而结肠癌的发病率则相反。

茶与咖啡属于当今世界上最主要的两种天然饮料。因为咖啡中含有较多的咖啡因，茶中含有较多的茶碱，故这两种饮料都能兴奋神经、刺激血管、加速心跳，能诱发心脏病。美国学者研究发现，一个人每天喝 5 杯以上的咖啡，其患心脏病的可能性要比不喝咖啡的大 2 倍。咖啡还能诱发膀胱癌。

在过去绝大多数的妇女是用自己的乳汁喂养孩子的。可今天的情况却大不一样，一些年轻的母亲因为种种原因，不用自己的乳汁喂养孩子，而是采取了人工喂养婴儿的方式。据统计，近年来母乳喂养率低于 20%，这是一个非常危险的数字。对婴儿来说，无论从营养角度来看，还是从增强免疫力方面着想，母亲的乳汁无疑是最理想的“粮食”。人工喂养一般以牛奶为主，将牛奶与母乳比较，牛奶中蛋白质的含量虽然比母乳高，但母乳中含的多半是容易消化的乳蛋白。牛奶中含的多半是能在婴儿胃中凝成块的不易消化的酪蛋白。牛奶中的乳糖含量只有母乳的2/3，并且属于甲型乳糖，有促进大肠杆菌生长的作用，容易引起婴儿腹泻。牛奶中含脂肪量与母乳相似，但其脂肪颗粒较大，容易引起消化不良。牛奶中含铁较少，不能满足婴儿发育对铁的需要。母乳中含有的"抗体"，牛奶中根本就没有。正是由于这些原因，不良的喂养方式或行为，导致"人工喂养综合征"。其表现为，婴儿体重增加缓慢，面色苍白、浮肿，肌肉松弛、消瘦，毛发萎黄、稀少，食欲不振，便秘或腹泻，容易感冒发热和感染。

我国传统上有浓厚的"食不厌细，脍不厌细"（即食物越精细越好）的饮食行为。但从健康角度来看，这种饮食行为则受到严厉的挑战。因为精细的食物"宠坏"了人们的牙齿与胃肠，患龋齿及结肠癌的人越来越多。据WHO资料表明，龋齿已被列为世界上第三种最主要的疾病，仅次于冠心病和肿瘤，也被视为现代文明的"标志"之一。龋齿的发生与食物的精细程度密切相关。粗糙食物对牙面的机械性摩擦与清洗，在某种程度上有抑制龋齿发生的作用。现代食品日益精细，使牙齿的运动量大大减少，不利于对牙体、牙周组织的生理刺激，导致牙齿和颌骨出现"功能性退缩"，从而大大降低了抗龋能力。结肠癌的患病率虽然远不如龋齿那么高，但它是致命的疾病，较粗的食物含膳食纤维较多，刺激肠的蠕动，加速粪便从肠腔排出，减少粪便中致癌因子与肠道的接触机会，有利于防止便秘和消化道肿瘤，特别是结肠癌的发生。

（一）常见不良饮食行为及其危害

不良饮食行为是不符合健康规律，对健康造成不良影响的饮食行为、嗜好和习惯。其中饮食质量、数量以及进食过程等因素是饮食行为中影响人体健康的主要因素。常见的不良饮食行为包括：

1. 饮食无规律 主要指不按时就餐，饥一餐饱一餐；或者不吃早餐，而晚上则大吃一餐补回来；还有滥吃零食、蔬菜和水果食用量偏少等。

2. 挑食与偏食 挑食与偏食等不良行为普遍存在，特别是生活条件优越的人群。喜欢的就拼命多吃，不喜欢的就少吃或不吃。挑食和偏食的最直接后果就是机体营养摄入不均衡。

3. 多食行为 多食导致的能量摄入超标是肥胖的主要因素之一。多食通常与进食过快有关，进食速度快容易在不知不觉间摄入大量食物，造成营养过剩而导致肥胖。

4. 不良嗜好 食物中既有营养成分也有对健康不利的成分。不良嗜好会导致对健康有害或具有潜在不良影响的成分长期过多摄入并在体内堆积，从而诱发疾病。

5. 饭后缺乏运动 饭后立即剧烈运动，固然不利于消化和健康。然而饭后缺乏运动也对健康有着不良影响。饭后缺乏运动主要表现为饭后立即工作或休息。饭后立即工作，使得血液主要流向大脑，不利于食物的消化或吸收，容易引起消化系统疾病。而饭后就休息尤其是晚饭后，机体代谢减慢，活动量减少，没有足够的活动来消耗多余的能量，易造成营养过剩，产生肥胖。

（二）不良饮食对健康的危害

不良的饮食习惯与消化系统疾病有密切关系。此外不良饮食习惯所致的营养不良、营养过剩同样也会引起其他疾病。

1. 消化系统疾病 食物中有害物资的摄入会引起消化系统疾病，甚至诱发消化系统肿瘤

2. 营养不良 如有些人只吃精细加工的米面，这种米面由于过度加工而含铁元素较少，因而机体对铁的摄入量也降低，长期下去可出现缺铁性贫血。

3. 心脑血管疾病 长期大量高糖、高脂肪等高能量的膳食，会造成营养过剩，使过剩的营养转化成脂肪，引起脂代谢紊乱，导致肥胖。同时伴随高脂血症、动脉硬化、冠心病、脑血管意外和内分泌紊乱等疾患。

4. 恶性肿瘤 不良饮食除诱发消化系统肿瘤外。还和肺癌、乳腺癌和前列腺癌等恶性肿瘤的发病有密切关系。

（三）不良饮食行为的干预

对不良饮食习惯行为的干预主要包括改变错误的营养价值观念和建立健康的行为习惯。

1. 加强营养知识教育，提倡科学饮食 注意饮食的规律性，避免不吃早餐和暴饮暴食。使机体的血糖水平和能量代谢处于稳定的状态，保证日常生活和工作的顺利进行。

2. 控制饮食质量，戒掉不良嗜好 选用能保持食物营养价值的烹饪方法；注意不吃或少吃高盐食品；改善传统的食物储存方式和改变不良的饮食条件。

3. 注意饮食结构的营养均衡 遵循科学的膳食原则，养成平衡膳食、荤素多样、粗细搭配、营

养丰富、比例均衡的健康饮食方式和饮食习惯。

二、吸烟行为

吸烟(smoking)是人类社会普遍存在且由来已久的行为。我国是吸烟大国,据调查,15 岁以上男性人群吸烟率 69.7%,女性人群为 11.2%,每日被动吸烟 15 分钟以上者多达 39.8%。吸烟的人群中大多数是青少年,男性在 24 岁前开始吸烟者占男性吸烟者的 75% 左右,女性 24 岁前吸烟者占女性吸烟者的 50%,并且青少年吸烟者人数还在不断增加。

(一)吸烟的由来

从发现人类吸烟距今大约是 500 年的历史。我国古代人是不吸烟的。烟草传入我国,约在 16 世纪末,明朝万历年间(1573~1620),最早译音叫"淡巴枯",大约是在明朝末年改用烟草名称。据史学家研究认为,烟草是通过菲律宾、南洋、日本经朝鲜传入我国。到明朝崇祯末年,吸烟盛行。到清朝,此风更盛。从此,客人来先敬烟,后敬茶,已成世俗。明、清医药学家已观察到烟草对人体的毒副作用。如《滇南本草》中记载,烟草"令人烦乱,不省人事……"《本草汇言》记载"偶有食之,其气闭,闷昏如死,则非善物可知矣"。中医张景岳曾说:"烟能散邪,亦必耗气",得出"烟也损人"的结论。

通过对吸烟有益、有害的认识调查看出,吸烟者的主要动机为交际、提神、镇静、解除疲劳、消遣、满足成瘾、享受、模仿时髦和习惯。例如,我国早就有"烟酒不分家" 之说,香烟可能作为人际关系的"黏合剂",以烟待客,历史悠久。亲朋好友聚在一起,你一支我一支,礼尚往来。求人办事,联系工作,"烟开路,酒搭桥",用烟作媒介,就变得"灵活"多了。即使不相识,递上一支烟,顿时可以天南海北地侃起来。这些吸烟行为是为了满足社会交际的需要。又为精神调节的需要,在电影、电视里常可看到这样的镜头,当某人在冥思苦想的时候,或者某人在遇到棘手问题的时候,总是不停地吸烟,似乎吸烟有助于思索,吸烟能使人精神放松。全国吸烟抽样调查结果显示,58% 的吸烟者认为吸烟能解除疲劳,42% 的吸烟者认为有助于脑力劳动,59% 的吸烟者认为吸烟是空闲时的消遣品。

(二)吸烟的危害

吸烟对健康的危害主要从两方面来实现。一是香烟中的有害物质对人体的侵袭;二是人体对烟做出的药物反应,如尼古丁能够产生一种生理依赖性。香烟燃烧时可产生 2000 多种化合物,其中有害物质也在 100 种以上。其中尼古丁、烟焦油、一氧化碳、苯并芘等刺激物和致癌物,对人体的危害最为显著。

1. 吸烟成瘾 烟草中的尼古丁是致瘾的主要成分。长期吸烟的人会对尼古丁产生耐受,如第一次吸烟时只吸 1~2 支就会感到不适,而一个经常吸烟的人可能一天要吸 40 支才会感到不适。如同药物成瘾一样,尼古丁成瘾会出现头痛、出汗、失眠、消化不良和易怒等稽延性戒断症状并反复复吸。此外,尼古丁的成瘾性,也会导致吸烟者吸入更多烟草中其他的有害物,加剧对健康的不良影响。

吸烟成瘾癖是受生理依赖性、心理依赖性、耐受性提高三者共同影响所致。烟瘾者对烟的心理精神依赖性是指对瘾物的渴求。生理躯体依赖性是指瘾物对吸烟者的脑、神经系统作用后产生的生理变化,以致必需此瘾物持续地在体内存在,才能避免发生特殊的被称为戒断综合征的反应,从而产生对烟的依赖性。烟的生理依赖性决定于烟中所含的尼古丁。尼古丁可兴奋神经肌肉系统中的烟碱样受体(N_1和 N_2受体)。N_1受体存在于主要支配心血管系统的交感神经节神经元上和主要支配胃肠道、泌尿系统、呼吸道的副交感神经节神经元上。N_2受体存在于骨骼肌的终板膜上。吸入尼古丁(即烟碱)或吸烟 7 秒钟即达脑,兴奋 N_1受体,引起心率增快,血管收缩,血压升高,肾上腺髓质释放 Ca,胃肠道蠕动加强,胃酸及消化腺分泌;兴奋 N_2受体,引起四肢、躯干骨骼肌肌力增强、紧张性升高,引起呼吸肌收缩加强,肺通气量增多。Ca 分泌入血,可兴奋 α 及 β 受体,进一步加强上述作用,Ca 作用于脑中 α_1受体,引起精神运动活动增加,作用于脑中 α_2受体可起到镇静作用。所以,吸烟者吸烟后可以提神、镇静、解除疲劳,自觉情绪振奋、肌力增强,久之成为生理依赖性。生理依赖性是心理依赖性的基础。吸烟者为满足吸烟后的提神、镇静、解除疲劳的生理作用便渴求吸烟。如 90 分钟不吸烟,便会产生戒断综合征,出现全身无力、难受、烦恼、易激动,重者甚至出汗、肌肉抽搐、发抖、呼吸困难、迟钝、失眠、胃肠障碍、注意力分散、判断力障碍等症状。

2. 对呼吸系统影响 烟草燃烧释放的大量刺激物会使支气管黏膜受损,出现咳嗽、多痰以及呼吸短促等症状。有害刺激物的长期接触就会引起慢性支气管肺炎、肺气肿和肺源性心脏病等慢性疾病。

3. 神经系统影响 尽管吸入的尼古丁具有中枢神经兴奋、提神的作用，但是吸烟后会发生短时头晕，注意力不集中，影响学习和工作。长期吸烟会使大脑的记忆和思维能力受到影响。

4. 心血管影响 尼古丁会增快心跳速率，引起末梢血管的收缩，尼古丁的长期摄入则易致心肌血管疾病，也与心血管病的发病率增加有关。

5. 恶性肿瘤 吸烟最大的危害是引起癌症。烟草中的焦油、苯并芘等刺激物是多种恶性肿瘤的元凶。吸烟的人与不吸烟的人相比，发生肺癌的危险性大 8～12 倍，喉癌的危险性大 8 倍，食管癌的危险性大 6 倍，膀胱癌危险性大 4 倍。而且吸烟量越大、吸烟史越久，这些癌症的发病率就越高。

6. 其他影响 妊娠妇女吸烟影响胎儿健康，如吸烟妇女的新生儿体重较不吸烟妇女的新生儿平均体重低 20.0g，婴儿猝死者增多，吸烟妇女的乳儿期死亡率较不吸烟妇女的高 20 倍，并具有生理发育迟缓、智力发育缓慢、情绪发育障碍等。吸烟还带来劳动时间丢失。如每天吸烟 2 包者，平均 15 分钟吸一支，经常离开工作场所，这样将丧失工作时间 57%。从经济效益来看，与吸烟相关疾病死亡造成的损失远远高于烟草销售收入额。另外，丢烟头还可引起火灾。据统计，失火原因中近 1/3 是烟头引起。更重要的是吸烟的烟雾还毒害不吸烟者。研究发现，不吸烟者暴露在烟雾中时，心率增快，血压升高，血中 CO_2 含量增高。调查发现，被动吸烟者患病率是完全不接触烟者的 1.6 倍。健康的被动吸烟者也易患与烟相关的疾病，如肺癌等。

（三）吸烟行为的干预

吸烟行为的形成是操作性条件反射建立的过程。烟中所含尼古丁的物质是非条件刺激物，它们入血引起非条件反射性效应。条件刺激物是吸烟的操作性动作，吸烟操作过程不仅可解除尼古丁水平下降所引起的戒烟综合征，即负性强化作用，也可出现正性强化作用，如提神、兴奋等。吸烟操作动作这一条件刺激与烟中尼古丁等物质入血的非条件刺激效应结合，即为强化。经多次、长时间操作与强化，即成为习惯或建立并巩固了吸烟行为。因此，戒烟成功必须从改变行为，即取消原有的操作性条件反射着手，成功的关键在于不强化。因为，强化是建立任一行为的关键。

戒烟的行为疗法可分五步：第一步，增强戒烟动机，写出吸烟的不良后果；不改变的后果，对家人、对自己的影响；第二步，保持记录，每天吸烟支数、吸烟时间、吸烟场所、什么心境下想吸烟，以找出产生吸烟行为的扳机点、吸烟程度及规律，即对自己的吸烟情况进行调查；第三步，制定计划，明确具体目标，如计划在 1～3 个月内完全戒除，每天、每周逐渐减少的香烟数目，达到目标的奖赏办法，家人支持监督计划；第四步采取行动，在调查、制定计划的基础上开始改变吸烟行为，如采取回避扳机点，以新行为取代旧行为，用厌恶疗法来取代吸烟，调动意志力和克服困难，取得家人和友人的支持与监督等；第五步，维持新的不吸烟行为，并巩固下去。

尽管戒烟是一种可行的通过改变行为来预防疾病的方法，然而最好的预防还是在吸烟习惯形成之前就停止吸烟。目前，常见的吸烟干预措施有：①大力宣传吸烟危害，减少社会吸烟人口；②营造无烟环境；③限制烟草供应和宣传等。

三、酗酒行为

人类饮酒的历史几乎与人类文明史同样久远，酒早已是生活和文化的重要组成部分。我国文化传统是无酒不成宴，不醉不成礼，灌酒之风盛行。酒是乙醇，其分子量很小，能穿透人体内任一组织细胞膜，对所有器官发生影响。医学上曾用酒作为止痛剂、麻醉剂、兴奋剂、消毒剂、溶剂，都取得了满意的效果。酒可提供能源，有营养作用。

酒的心理作用有：①可作为镇静剂，可抗焦虑，解除人的烦恼；②可刺激感觉，增强兴奋而抗忧郁；③可解除人的抑制力，使胆子壮大，发出豪言壮语；④大量的酒可解除人的敌意，化敌为友；⑤酒能帮助人从事紧张的和艰巨的任务，但也损伤人取得成功的能力，常以失败告终；⑥酒可帮助睡眠，但这种睡眠是不能得到最佳休息的；⑦酒可通过解除人的抑制和焦虑，提高兴奋性而增加性欲，但太多的酒又使性活动能力失败。酒能刺激消化道，产生食管炎、胃炎和胰腺炎。酒可损伤肝脏产生肝硬化。酒损伤脑功能，使脑萎缩。酒可引起溃疡病、冠心病和各种癌症。酒是致畸因子，酗酒的妇女或围生期饮酒的妇女常发生胎儿畸形。酒也损伤精子，而使胎儿痴呆。

酒中的乙醇等物质对细胞有一定的毒性。酒在肝细胞中氧化成乙醛，进而生成 CO_2 和水，要消耗肝细胞内很多酶蛋白质,久之便会产生脂肪肝、肝硬化和肝癌。酒损伤心肌细胞使心肌纤维化,引起心肌炎。酒对脑细胞也有急性抑制作用和慢性毒作用。急性饮酒当每100ml血液中含有乙醇50mg时,则出现微醉。含100mg时,可见话多、欣快、情绪不稳、吐词不清、共济失调、瞳孔中等散大。含150mg,可见兴奋、吵闹、攻击行为、瞳孔散大、眼球震颤、复视。含250mg,呈木僵。含400mg,出现昏迷。含600mg以上,则死亡。若为心理素质不良,或有过脑外伤、癫痫、脑动脉硬化的人,急性酒精中毒时出现谵妄状态,有意识障碍、错觉、恐怖性幻视、幻听,患者在幻觉的支配下,可出现冲动性行为,伤人或自杀。慢性酒精中毒的人常发生脑萎缩,或酒精中毒性精神病、肝硬化、脑卒中、糖尿病、心脏病、畸胎、癌症等。酒也是成瘾性物质。酗酒的人对酒会产生生理性依赖性和心理性依赖性。

四、致胖行为

肥胖(obesity)是由于机体长期热能摄入大于消耗,多余的热能转化为脂肪在体内积聚,导致体内脂肪过多、体重过重的一种病理状态。临床诊断肥胖症的标准是超过标准体重的20%。肥胖是影响健康的危险因素。调研报告指出,肥胖不仅本身对健康有损,而且通过高血压、高血脂、糖尿病、动脉硬化、胆囊炎、关节炎、冠心病、肥胖性心肺综合征和一些癌症损伤人体健康。此外,肥胖还增加手术的危险性、麻醉的危险性和分娩时的危险性。美国报道,肥胖症可缩短寿命,提高死亡率。如超重20%的人,其中有67%的死亡率提高。临床观察也证明,体重与血压成正比,体重每增加1kg,收缩压相应升高约30Pa。肥胖严重者由于膈下脂肪沉着,增加呼吸负荷,导致长期低氧血症,表现为缺氧、紫癜、睡眠时出现潮式呼吸、白天嗜睡、多饥多食,晚期可出现右心衰竭等肥胖性心肺综合征。

肥胖是很复杂的问题,引起肥胖行为的因素涉及社会、生物、心理诸因素。肥胖主要是人体内脂肪细胞数量的绝对增多和脂肪细胞体积增大的结果,其主要因素有遗传因素,早期儿童的膳食计划和饮食习惯,丘脑下部摄食中枢和饱中枢的机能状态、情绪,个体的态度和社会环境等。

(舒柏华　石武祥　刘克俭)

第三节　异常行为矫正

由于习惯行为本身的特点及对健康影响的性质,决定了不良习惯行为矫治的困难,但可从以下几个方面考虑。

(一)培养良好的习惯

一定的生活方式主要是由人的后天生活经历所左右。由于生活方式改变的难度较大,故最好的途径就是设法使人的生活方式在其形成过程中就十分注意考虑其健康影响问题。幼儿园、中小学阶段是生活方式形成的主要阶段,要特别注意采取教育培养措施。在培养儿童、少年的生活方式和行为时,除了从社会方面引导外,还需教他们辨别其生活方式和行为是否有益于个人和社会的健康。

(二)营造良好的社会生活方式

利用传播媒介和社会、行政、法律、经济等手段,造成良好的社会生活方式,既有利于克服不良行为,也为下一代发展提供了良好的宏观和微观环境。大家知道,无论是克服不利于健康的生活方式,还是建立培养有益于健康的生活方式,环境因素都起着巨大作用。人的生活行为绝大多数都是自觉和不自觉地按照环境所提供的行为模型来完成的。而环境的这种行为模型作用既可通过具体的行为来体现(即人们所看到的,且自认为是可接受的他人的行为),也可通过行为概念来实现(即在内心里认为什么样的行为是可接受的)。因此,可以同时从这两个侧面入手,充分发挥环境的行为模型作用,改善公众的生活方式,进而提高人群的健康水平。

(三)采取积极的行为治疗措施

在习惯行为矫正过程中,必要时对习惯行为应采取积极的行为治疗措施。比如,对于冠心病患者,若同时伴有喜食咸食、高动物脂肪饮食和高碳水化合物饮食等习惯,则应在治疗冠心病的同时,进行生活方式的矫治。否则,再好的"医疗技术"也是徒劳的。

(方　亚　刘克俭)

第四节　成瘾行为

一、成瘾概念

成瘾(addiction)是指个体不可自制地反复

渴求从事某种活动或滥用某种物质，虽然明知这样做会对自己或已经给自己带来了各种不良后果，但仍然无法控制。

随着社会生活的变化和成瘾研究的发展，研究人员发现人的某些特定行为能像药物那样让人产生强迫性的依赖感，进而欲罢不能。因此，成瘾的内容也相应拓展为药物成瘾（drug addiction）和行为成瘾（behavioral addiction），后者也称为非物质成瘾和过程成瘾。

药物成瘾的形成与药物的中枢神经系统有关，包括传统的药物成瘾和烟草、酒精滥用等；而行为成瘾的机理则和行为本身的精神效应有关，除了常见的网络成瘾、赌博外，购物、偷窃、洗浴等行为也能让人上瘾。

成瘾行为是一种额外的超乎寻常的嗜好和习惯性，这种嗜好和习惯性是通过刺激中枢神经而造成兴奋或愉快感而形成的。

二、成瘾的原因

成瘾行为也是一种习惯。犹如其他习惯一样，成瘾行为也是一种后天学到的行为。成瘾行为的形成有尝试与试验、初尝甜头、将成瘾行为作为处理困境的手段、用成瘾行为维持正常生活这几个阶段。成瘾的形成是多因素所致，社会因素、心理因素、生物因素都与致瘾有关。它们之中任何一种因素的存在，都可以使成瘾的发生率显著增加，但如果只存在其中的某一种因素，并不一定导致成瘾，是否成瘾还取决于综合因素的影响。

对成瘾机制的探讨一直是医学界关注的热点，目前形成了许多学说，取得了可喜的成绩，但仍然未完全搞清楚，许多问题还是“雾里看花”。但是，关于成瘾有一点已形成共识，即只有亲身参与某一活动或使用某一物质，并从中体会到乐趣的时候，这种活动才有可能重复出现，活动的执行者也才有可能产生继续从事这一活动的渴求和冲动。近年来研究结果表明，成瘾是一种伴有意志或道德缺陷的自我伤害性疾病，与遗传因素密切相关，呈家族聚集倾向，并与某些特定的基因有关。成瘾行为是一种非常复杂的脑疾病，是由生物、行为和环境（包括社会）因素共同作用引起的。

成瘾者在成瘾的初期，往往出于好奇、模仿、解闷、追求享乐等原因而使用致瘾源，人们把这种行为看做是不良行为，但是一旦成瘾，他们的行为完全受致瘾源的支配，甚至彻底丧失理智。现代医学研究证明，这是成瘾后其脑的功能发生了诸如受体亲和力、递质释放、氨基酸代谢等成瘾性变化，并且脑的结构也发生了改变，如受体构象、递质耗竭和囊泡变性、萎缩甚至消失。这在乙醇、二醋吗啡（海洛因）和可卡因依赖者和动物模型中得到证实。因此可以认定吸毒、酗酒、赌博等是不良行为，而成瘾则是脑的高级神经活动障碍，且反复发作性的顽症。

以药物成瘾为例，成瘾的病因有以下几方面。

（一）社会因素

首先是成瘾药物的供应。成瘾药物实行工业化生产，使质量提高、产量增加、成本降低。毒品的高额利润，促使一些人铤而走险，毒品走私网的高效率，又使打击毒品走私的困难增大。

其次是成瘾药物的需求。随着社会竞争的激烈，传统的道德和价值观近于解体，有相当多的人无法面对失学、失业、下岗的现实，这是潜在的成瘾后备军，即高危人群，他们很可能放弃奋斗目标，到药物中寻求安慰与逃避。医护和药剂人员易获得成瘾药物，也可成为好发人群。

成瘾物质的供应和需求互相促进，具有巨大的潜力，于是全球的药物成瘾的增长势头至今难以遏止。在成瘾过程中生物学因素是基础，心理学因素能促进成瘾，现代社会的畸形发展使成瘾现象空前增多。但是，药物成瘾明摆着是火坑，却有如此多的人主动往里跳，一些心理健全、事业有成者也睁眼往里跳；而高危人群中却也有不少人躲过灾难、悬崖勒马，这里还有许多未知因素需要去探索。

家庭负面影响、不良的同伴榜样、情感紊乱及行为问题这四个因素与青少年药物使用和滥用有最显著的关系。学习的早期形式之一是模仿，模仿学习的最早对象往往是家庭成员。如，儿童、青少年首先看到父母、兄长使用药物，并从他们那里得到使用药物的知识。家庭矛盾，单亲家庭的过分保护、放纵、虐待等都是滥用药物的危险因素。

同伴的影响和社会压力也与成瘾有关。开始使用药物的年龄往往发生在心理发育过程中的易感期——青少年期，他们在同伴的压力下，加上社会辨别能力较差，同时又缺乏自信、自尊，很容易成为吸毒者。

从现代生活方式与健康的角度出发，吸毒具有四种成因学说。

1. 社会成因说 只要世界上存在毒品生产

土壤和贩毒现象就会有吸毒泛滥。世界著名社会学家 Wolff 指出，要预防吸毒和成瘾，要从毒品管理做起，彻底铲除和打击贩毒集团和贩毒者。

2. 人生观成因说 人生观成因学说指成瘾者认为感官上的享受是人生的目的，试图通过毒品自我陶醉，尽情享乐。因此，心态不健康是吸毒成瘾的社会心理基础。消除成瘾倾向的本质是做好心理健康教育工作。

3. 化学成因说 化学成因学说指成瘾者认为一个人只不过是一些化学物质的组合，如果一个人要想得到幸福，他需要做的一切只不过使身体的感官愉快而已。吸毒就是在这种错误引导下发生的。他们认为吸毒可以摆脱不满足和绝望的肉体感受，结果反使自己跌入了精神饥饿的深渊。

4. 毒品解脱说 有些人之所以吸毒，是因为他们企图在毒品中找到消除这种灰心失意情绪的办法，相信毒品能解决他们个人的一切问题。毒品解脱说导致削弱或消除自己存在的毁灭主义。他们向毒品求助以忘掉自己的存在，是信奉虚无主义哲学的必然结果。

药物依赖可分为躯体依赖性和精神（心理）依赖性，但各类药物又有所不同；如鸦片类、巴比妥类、苯丙胺等极易产生精神依赖，也有较强的躯体依赖性，而有些药物只引起精神依赖而不引起躯体依赖，如尼古丁、四氢大麻酚及麦角酸二乙胺（LSD-25）等。

阿片依赖是一种脑疾病，其依据是无论具有何种不同的文化、种族及社会经济背景，患者都具有同样的病程、体征及症状；长期戒除后仍具有强烈的复发倾向；对阿片类的渴求，包括不顾严重的社会后果继续自身给药，但同时又表现出强烈的停药愿望；连续用药后大脑出现病理生理学改变。各种成瘾行为与阿片依赖有着许多的共同点，所以说成瘾行为必然也是一种脑疾病。

（二）心理因素

1. 个性研究 依赖型人格的人更容易成瘾。依赖型人格的人无主见、意志薄弱、缺乏自信、缺乏自尊、往往需要他人替他做出决定。有时即使勉强决定去做某事，也要反复声明自己无能为力，再三要求他人予以帮助才能把事做成。缺乏独立生活的能力，对他人产生强烈的精神依赖，长期需要一位坚强、能干、果断的人陪伴并支配其生活，否则就很有可能沦落到无依无靠甚至难以生存的地步。具有依赖型人格或具有这种人格倾向的人是非常容易成为药物依赖者的。而一个人一旦成为药物依赖者，他就很容易发展成为依赖型人格，而且对于依赖型人格的药物依赖者，戒药是异常困难的。孤僻、焦虑、情感紊乱、好奇心、冒险性、好冲动、无自我调节或自我控制力等性格的人与药物使用和滥用行为高度相关。青少年药物使用和滥用与精神病理学密切相关，人格特点与社会环境（或压力）相互作用可导致与药物使用或滥用高度相关的精神苦恼和抑郁。

研究者发现，具有反社会性，情绪调节差、易冲动，缺乏有效的防御机制，追求即刻的满足的人易染毒瘾。有些人也提出了成瘾人格的概念。虽然目前对于人格与药物依赖之间的关系尚无前瞻性的研究结果，但是有研究发现各种药物依赖者具有不同的个性问题。例如，吸毒者的个性问题包括反社会性、情绪调节能力较差、易冲动、缺乏有效的防御机制、追求即刻的满足、缺乏社会责任感、缺乏羞耻感、伦理道德扭曲等。而酒精依赖者常表现为伦理道德和义务感消弱、自我控制能力降低、自私自利、说谎、不知整洁和缺乏羞耻感，为了获得满足可不顾家庭生计和妻儿生活，甚至不择手段行骗、偷窃、乃至抢劫，人际交往中常容易与别人发生冲突等。至于是这些个性问题导致了药物依赖，还是药物依赖导致了个性改变，或者两者互为因果，这还有待于学术界的进一步证实。

2. 心理动力学派的观点 心理动力学派指出，药物成瘾者要从药物中寻求“快乐”的感觉，以使得自己心里踏实，适应环境。研究发现，成瘾者的自我调节能力有缺陷：对于生活中的诸多威胁缺乏警惕，如对药瘾的严重后果视而不见；当遇到困难时不善于冷静处理，摆脱困境；追寻人格发育史，发现他们大多未曾得到父母恰如其分的爱护，缺乏自尊心、责任感、理想和抱负，有过多的愤怒、仇恨、自暴自弃，感觉不到世界的美好。成瘾者的情感承受能力也有缺陷，不善于言语表达，缺乏沟通，依赖性很强，但是又找不到合适可靠的人，只有把自己的情感封闭起来，一旦承受不了失去控制，就破罐破摔。所以，成瘾行为也是一种自我伤害性疾病，伴有意志或道德缺陷。

弗洛伊德曾经指出，对成瘾者而言，吗啡充当了其性满足的替代品，除非重建正常的性功能，否则戒断后的复发在所难免。Rado 称药物滥用是一种自恋障碍，是“对天然自我结构的人为的破坏”。当药物作用减弱后，用药者的抑郁情绪便会再度出现，与用药引起情绪高涨形成鲜明对比，个体自然会产生强烈的用药渴求。此时，自我成了药物的奴隶，只好继续用药。一般认为，“阴盛阳衰”的家庭（即家庭中以母亲为主，而父亲处于被动地位，缺乏阳刚之气）易于培养出滥用药物的子女。也有人认为，滥用者在童年早期大多经历了对所爱对象的失望，主要的表现为处于恋母期的儿童对同性别的家长感到失望。许多滥用者采用注射法，这象征着他们愿意退行到胎儿期，从而与母体联系更紧密。Savitt 认为，药物滥用者大多性欲缺乏。他发现，多数滥用者都可引出潜在的乱伦欲望，用药使性欲受到抑制，使其进一步退行到前生殖器阶段，只视哺乳及进食为第一需要。

3. 行为主义理论者的观点 行为学习理论认为，人们首次使用成瘾物质后，体验到的成瘾物质所带来的欣快感、焦虑的缓解、戒断反应的祛除成为阳性强化因素，通过奖励机制促使人们再次重复该行为，直至成瘾；而停用成瘾物质所引起的戒断症状又是一种阴性强化因素或负性强化作用。戒断症状、痛苦体验的出现是一种惩罚，为了逃避这种惩罚，成瘾者只好继续使用成瘾物质，强迫觅药。除了成瘾物质的强化作用外，社会因素也有强化作用，如参加吸毒团伙，臭味相投，取得了情感上的交流，合谋干违法勾当取得了经济效益。吸毒的环境、工具等都会强化成瘾行为。布瑞恩（Brien）等（1988）以人为研究对象进行了科学的观察，发现药物滥用者不仅承认有的情景会诱发自己对毒品的渴求感及一定程度的戒断症状；而且有些人还可按各因素对自身的影响程度对其进行排列。研究者发现，那些从小就开始饮酒的人有一些共同的特点，如存在从儿童期向青春期的过渡障碍等。从学习理论我们可以看出，“心瘾”的形成是通过操作式条件反射等执行的联合型学习过程。刚开始吸毒时，毒友、吸毒环境、烟具等刺激都是一些无关刺激，吸毒时则伴随这些刺激产生独特的欣快感。长期吸毒后上述无关刺激与欣快感反复同时出现，变成了条件刺激，吸毒者表现为吸毒成瘾后一见到毒友、吸毒环境、烟具、注射器、矿泉水后立即条件反射性引起对吸毒时的欣快感的回忆以至于产生强烈的觅药渴求。由于上述操作式条件反射是通过长期反复操作、通过激活大脑内源性奖赏系统来完成的。同时，大脑皮质可有局部增厚，因此，这种“心瘾”可谓是“刻骨铭心”的。

4. 其他理论研究者的观点 研究发现，有许多行为和生活方式如反社会行为、儿童早期的进攻性、较差的学校教育、较差的学习成绩、较差的社会责任心、较低的信仰及其他问题行为都与青少年药物使用和滥用高度相关。初吸时间绝大多数在青少年时期。因为青少年心理发育不健全，易受周围环境影响和蛊惑，且对失败等意外打击承受能力较弱。好奇空虚，被利诱是青少年吸毒的主要原因。吸毒成瘾者多不能主动适应社会，与社会疏远，性格多变无常，表现为自私，以自我为中心，对周围环境不满，不信任他人，人际交往缺乏道德感，多表现出偏执型和反社会型人格。女性吸毒人员依赖性强，自我控制能力差，缺乏自尊、整体感、信任感和义务感。

张昌勇等研究者通过认知电位 P_{300} 检测出海洛因依赖者的电生理变化特点，显示海洛因依赖者存在认知功能障碍。戒断治疗选择药物时注意避免用影响认知功能的药物，同时可将此变化作为海洛因依赖诊断的参考指标。

Kandel 的闸门学说提出了药物使用和滥用本身也是有一定的发展过程的一个阶段发展模型：第一期或体验合法药物期，即青少年使用合法药物如啤酒或葡萄酒、香烟等。此期社会和环境影响如从同伴、父母和媒介得到的认可药物使用信息最重要；第二期或使用大麻期，即体验使用温和的非法毒品（如大麻）。此期与对大麻的喜爱程度、同伴使用大麻、参与其他不良行为等因素关系更为密切；而第三期或使用非法毒品或所谓的硬性毒品期，即使用和滥用纯度更高、毒性更大的非法毒品。此期与父母关系差、精神苦恼、重度大麻使用、同伴和父母使用毒品、不良行为等危险因素关系密切。开始使用合法药物的时间越早、年龄越小，以后产生药物依赖和滥用的可能性越大。因此，有效地预防或推迟青少年开始使用合法药物，将能大大地降低他们以后使用非法药物的可能性。

（三）生物学因素

人们对大多数药物（主要是除了酒精和尼古丁以外的精神生活物质）的成瘾进行了研究，比如对阿片类药物的成瘾，人们提出了三类主要假说，包括内稳态理论、受体理论和综合理论。腺苷酸环化酶（AC）、环磷酸腺苷（cAMP）、5-羟色胺（5-HT）、去甲肾上腺素（NE）、多巴胺（DA）系统等在阿片类耐受性、依赖性、戒断综合征及药物犒赏效应中起重要作用。越能产生愉悦感觉的药物，越易成瘾。

内稳态理论：此理论试图用经典内稳态理论来解释躯体依赖的成因。Himmelsbash（1943）提出，吗啡直接作用于下丘脑，启动其对吗啡存在的代偿反应，并使其随着用药的继续而加强。这种长期适应导致机体对吗啡的需求并产生内生性适应反应以保持内稳态的平衡。但Himmelsbash并没有指明原始平衡是如何破坏的，吗啡的哪些作用引起以上反应。

受体理论：早在脑内阿片受体发现之前，就有人提出受体模型的推测。他们认为耐受性的产生是由于阿片受体数目和亲和力改变。当长期给予阿片类药物时，阿片受体的数目就会减少，于是需要更大剂量药物达到原有的作用。有三种解释，去敏假说认为，耐受性的发生缘于阿片受体亲和力下降；下调假说认为，阿片受体数目减少是耐受性发生的原因；上调假说认为，耐受性是由阿片受体数目增多引起的。但实验结果表明，虽然发现脑组织中及其他简单研究对象中有阿片受体数目改变，但却未发现与耐受性和依赖性密切相关的变化。

综合理论：Smith和Lob将内稳态理论和受体理论综合起来提出，长期被阿片类药物处置的动物会合成一种抑制性分子，该分子能与阿片类受体可逆性地结合进而防止其与受体激动剂结合。此时，就需要更高剂量的药物去结合受体以达到原有作用。这种抑制分子就是内源性阿片肽，它可能通过竞争性地与阿片受体结合点结合并与阿片受体的其他部位结合改变其对阿片受体激动剂的亲和力。

个体差异也可以导致成瘾性的差别。对于不同的个体，产生依赖和耐受性的物质剂量有很大的差异，有些人很快成瘾，另一些人却对药物不十分敏感。

总之，药物滥用和依赖是上述因素相互作用的结果，笔者认为，药物的存在和药理特性是药瘾的必要条件，但是否成为“瘾君子”与个体人格特征、生物易感性有关。而社会文化因素在成瘾中起到了诱发或阻抑的作用。成瘾行为的形成除了体验成瘾行为或药物带来的愉悦体验之外，许多人是为了排遣自己的情绪困扰或逃避生活中的难题。

三、成瘾的控制

成瘾疾患的治疗应针对形成成瘾行为的生物、心理、社会因素综合治疗。致病源是发病的原因，成瘾人格（变态人格、孤独人格和依赖性人格）是发病的基础，社会因素是发病的条件。

戒瘾（abstinence）的基本原则是控制致瘾源、切断成瘾的条件、保护易感人群，坚持成瘾监测，预防复瘾发生。通过监测确定成瘾人群变动趋势和分布，以便开展调查研究，对成瘾疾患进行预测预报，提出控制和预防成瘾的措施，并了解措施执行情况，评价防治效果，从而达到控制或预防成瘾的目的。

（一）控制致瘾源

控制致瘾源最关键的是高度封闭，消灭致瘾源，如杜绝毒品等的来源。然而，在改革开放的时代，不可能继续闭关自守。同时，一些致瘾源如计算机网络等还有积极的一面，正面效应非常大，也不可能被消灭。还有一些成瘾行为与社会依赖有关，而关于社会依赖问题，无法做到完全脱离，只能做到有效的监督。

（二）切断成瘾的条件

切断成瘾条件的最好方法，就是避免与致瘾源的接触机会或强制与致瘾源分离。

成瘾是一种习得性不良行为，因反复企求奖赏和逃避惩罚而形成操作性条件反射，可用厌恶疗法来矫正成瘾行为，改变强化刺激的性质，将原来的奖励变为惩罚，使成瘾不但不能产生欣快效应，而且相反产生令人痛苦的体验，这样逐步达到切断成瘾的目的。

对于物质致瘾源，采取减少供应、减少需求和减少危害的措施；对于精神致瘾源，可采取杜绝、减少或有限制的与精神致瘾源接触的办法，同时，加强心理保健工作。

（三）保护易成瘾人群

易成瘾人群就是高危人群，不同致瘾源的高危人群不同，如毒品成瘾的主要高危人群是低文化、高收入的群体和男性青年；电子游戏成瘾的高危人群是中小学生。应加强对高危人群的健康教育，提高抵抗致瘾源的能力，优生优育，提高人口素质，提高心理素质，预防成瘾行为发生。一旦成瘾，应积极科学地戒瘾，促进康复。

（四）坚持成瘾检测

成瘾检测是指及时检测某一致瘾源的分布动态，调查其各方面影响因素，以便及时采取有效控制措施。检测工作内容包括长期系统的资料收集，资料分析和进行情报交流等。

（五）预防复瘾发生和三级预防体系

人类的行为大部分是通过后天的学习而获

得的,适应不良行为是错误学习的结果。通过一定的技术手段,并加强训练,人可以弃除不良旧习,重塑一种新的健康的行为方式,预防复瘾发生。

一级预防的目的在于避免问题的发生,即降低发病率,其主要对象为正常人群,即预防和阻止正常人成瘾,争取防患于未然,其主要方法是加强宣传教育,普及致瘾源预防知识,堵住致瘾源的供应渠道。

二级预防的目的有两个,其一是对重点高危人群的宣传教育,使之了解成瘾的危害,不受致瘾源的侵袭;其二是对成瘾者做到早发现早处理,帮助正在成瘾者停止使用致瘾源或缩短滥用时间,逐步防止复瘾。

三级预防将成瘾带来的严重疾病或有害行为的危害性限制或减轻至最小程度,重点在减少和防止静脉注射毒品所带来的血液传播性疾病,特别是艾滋病。提高并保持个体的社会功能,促进成瘾者康复和回归社会。

总之,各种成瘾行为都属于偏常行为,这些偏常行为曾经是社会问题,现在也逐渐转变为医学问题。无论是物质成瘾,还是精神成瘾本身均属于医学问题,本质是一种脑疾病,因此成瘾者应该接受现代医学的诊断治疗。现代医学模式出现了深刻的转变,成瘾疾病的治疗与控制需要实行科学的、整体的、动态的综合治疗方案,在治疗、康复、预防各种手段融合中求得突破。

(杜文东　陈新山)

第五节　网络成瘾行为

互联网现已成为一种大众信息传播与交流手段,迅速渗透到人类生活的各个领域,影响和改变着人们的生活方式,给我们的生活带来了便利。但是,由于过度地和错误地使用互联网,“网络成瘾”已成为一种新的社会问题,给人们的生活、学习和工作带来各种严重的破坏性影响。

一、网络成瘾的概念

网络成瘾(internet addiction)是指在人和计算机交互的过程中产生的对网络的特殊嗜好或迷恋,并由此而产生心身依赖现象。具体表现为成瘾者难以控制的网上漫游、聊天、游戏等网络行为。严重的网络成瘾行为会导致网络成瘾综合征(internet addiction disorder, IAD)。

随着电脑的普及,网络技术的高速发展,这种成瘾行为现象日益增多。网络成瘾者大多数是青少年,他们把时间和精力花费在网络的虚拟世界中,无心学习、工作和正常生活,给个人、家庭和社会造成了严重的不良影响。

二、网络成瘾的特征

网络成瘾作为一种成瘾行为,既具有成瘾行为的共同特征,又有其自身特征。概括起来,网络成瘾具有以下几个主要特征:

1. 痴迷状态　成瘾者沉溺于网络活动,其思维、情绪和行为都被上网活动所控制,在无法上网时会体验到强烈的渴望,一旦上网就会出现时间失控,往往欲罢不能,难以自拔。

2. 欣快感与虚空状态　上网成为成瘾者应付环境和追求某种主观体验的一种策略。通过上网成瘾者可暂时摆脱现实的焦虑,体验到一种因自我错位带来的欣快感和解脱感,获得一些安宁、逃避甚至是麻木的效果。

3. 耐受性　成瘾者的上网乐趣必须通过更多的投入程度或是更长久的上网时间才能获得原来程度的满足。

4. 戒断反应　当成瘾者被迫停止上网时,会产生挫败的情绪体验,出现注意力不集中、心神不宁、焦躁不安以及颤抖、乏力等症状。甚至有可能采取自残或自杀手段、危害个人和社会安全。

5. 与现实的冲突　由于对网络过多的精力与时间的投入,成瘾者无暇顾及现实生活由此引发一系列矛盾冲突,如家庭矛盾的增多、社会活动减少、工作学习无法完成、个人的其他兴趣丧失等。

三、网络成瘾的类型

网络的内容和功能多种多样,网络成瘾是个很广的概念,涉及一系列不同的行为问题和冲动控制问题。由于个人的不同特质,网络使用者会受到不同网络功能特性的吸引,产生不同的网络成瘾类型。常见的有以下几类:

1. 网络色情成瘾　成瘾者主要是通过浏览网上的色情文字、图片、动画、电影或进行色情聊天达到性满足。

2. 网络交友成瘾　成瘾者经常通过 MUD、聊天室等进行网上人际交流,并将精力全部投注于在线关系的建立,而忽视了现实环境的人际交流。

3. 网络交易成瘾 成瘾者不可抑制地一再上网交易，将大量的时间、精力和金钱用于网上购物、网上拍卖或网上赌博等活动之中。

4. 网络信息收集成瘾 成瘾者强迫性的从网上查找和收集那些不太需要的信息，甚至是无关的或无用的信息，为此而花费大量的时间，致使工作效率下降。

5. 计算机游戏成瘾 成瘾者不分昼夜沉迷于网络游戏而不能自拔。

四、网络成瘾对健康的影响

长期过度的留恋于网络生活，致使成瘾者身心发生较大变化，给健康带来隐患。

1. 躯体障碍 由于网络成瘾者上网持续时间过长，睡眠节律紊乱，致使大脑神经中枢持续处于高度兴奋状态，引起体内一系列复杂的生物化学变化，导致植物神经功能紊乱，内分泌失调，免疫功能降低，诱发种种疾患，如胃肠神经症、紧张性头痛等。此外，长时间敲击键盘可引起腕关节综合征；长时间注视电脑显示屏，可导致视力下降、眼痛、怕光、暗适应能力降低等；长时间僵坐在电脑前，可出现腰背肌肉劳损，脊柱疼痛、变形等。

2. 心理障碍 对网络的精神依赖是成瘾者最突出的表现。这种依赖性表现在对网络操做出现时间失控，陷于其中，难以自拔。一旦停止上网，便会产生强烈的渴望与冲动。注意力不能集中和持久，感知与记忆能力减退，逻辑思维活动迟钝；情绪低落、消极悲观；缺乏生活的兴趣和动机，丧失自尊和自信。回到现实中的痛苦情绪和自我否定的体验，促其再次回到网络中以逃避现实。

3. 行为与人格障碍 成瘾者日常行为表现以沉溺于网上色情、网上游戏、聊天室等网络活动为主。为此而忽视现实生活的存在，不愿担负其应有的社会责任与义务。更有甚者，为达到上网的目的，骗钱索财，违法乱纪，造成个人品行方面的问题，严重者与吸毒者的人格丧失、自尊丧失有类似之处。

4. 对日常活动的影响 其影响主要反映在成瘾者现实人际关系的消退与恶化以及工作效率的下降。

五、网络成瘾的形成过程

（一）网络成瘾的形成因素

任何成瘾，均需具备两个要素，致敏原与易成瘾者。致敏原是指能使成瘾者产生强烈的欣快感和满足感的事物。在网络成瘾中，致敏原即是指网络本身。网络本身一些固有的特性与人的成瘾特质相结合，将会造成某些个体对网络活动的痴迷，使其深陷其中而难以自拔。

1. 网络的致瘾特性 由于网络本身的特性较为符合人性的某些要求，为人性的发展提供了展现的平台，因此能致人成瘾。其中最能致瘾的特性有四个，①新异性和变化性：网络内容的丰富多彩，变化多端，无不给网民们随时以新鲜、奇异的感受，极大地满足了人们追求刺激喜欢探险的心理。②可操作性：互联网以多种形式给其用户以授权，使其通过对计算机的操作增加影响遥远的政治、商业和娱乐世界的体验，可满足其控制欲。③隐匿性：在网上不仅可以匿名，而且还可以隐匿性别、年龄、种族和社会地位，即所谓的“身份丧失”。社会地位不再起作用；人们可以说自己想说的话，不需要过多的掩饰；人们还可以在游戏中或者聊天室编造一个假身份，从而尝试不同的生活。因此，网络能带给人平等感、自由感。④网络的“去抑制性”（disinhibition，Kiesler et，1984；Joinson，1998）：所谓“抑制”，在心理学研究中指的是个体行为受到由社会规范内化为其内心准则而形成的自我意识的约束，对社会情景维持一定的焦虑水平以及在乎他人的评价等种种现象。“去抑制”则是指上述抑制性的减弱或不复存在。个体在网络的隐匿虚幻世界中，更容易表现出行为的去抑制性特点，如无须顾及其行为是否符合社会规范，无须在乎自己在他人心目中的形象，其人格特征及相应的弱点则可尽情表现，等等。正是网络的“去抑制性”这一特点，使个体深藏在潜意识中的不为正常社会意识所允许的各种需要和愿望得以满足，因而网络便成为那些不堪现实生活重负的个体的“心灵避难所”。网络的“去抑制性”也是网络致瘾最根本的特性。

2. 易成瘾者的成瘾特质 并非所有的上网者都会成瘾，网络仅提供了成瘾的可能性。是否成瘾，取决于成瘾者自身的某些特质。

（1）生物学成瘾特质：网络成瘾可能与遗传、神经递质及大脑愉悦中枢有关。①遗传：成瘾的原因蕴含在遗传编码中。②神经递质：成瘾行为与六种不同的神经递质有关。包括γ-氨基丁酸（GABA）、乙酰胆碱（ACh）、去甲肾上腺素（NE）、多巴胺（DA）、5-羟色胺（5-HT）、β-内啡肽。其中DA是一种与愉悦和兴奋相关联的物质，它能平衡乙酰胆碱，刺激愉悦中枢，调节情绪,影响认知过程,抑制催乳素分泌,在成瘾行为的产生中起主要作用。上网获得的兴奋会使大脑中的DA水平升高,所以上网者就会反复上网,以求DA带来更多的愉悦和兴奋。③大脑愉悦中枢:持续上网带来的兴奋与愉悦,可刺激大脑愉悦中枢兴奋,在与多巴胺相互作用下激活共同的犒赏机制,使网瘾行为强化。

(2)成瘾的心理社会因素:与网络成瘾的生物学研究相比,其心理层面的研究相对多一些。心理学家、社会学家为此做了大量的工作。某网上调查发现,很多网瘾患者以前曾是酗酒者或其他物质的上瘾者,其中52%的被调查者承认他们正在进行针对酗酒、化学药物依赖、强迫性赌博或长期暴饮暴食的治疗计划。调查还发现,很多网络成瘾者在接触网络前就有严重的情感和精神问题,其中54%的被调查者曾患过抑郁症,34%的人患有焦虑症,还有一些人长期存在自卑心理。卡内基-梅隆大学以及匹兹堡大学的研究均显示,网络成瘾者往往具有下列人格特点:喜欢独处,敏感,倾向于抽象思维,警觉,不服从社会规范等。另外,很多研究者还从更广泛的心理社会角度对网络成瘾者作了一个特征性描述,认为这些人的一般特点是:①孤独;②焦虑;③厌烦;④沮丧;⑤对外表缺乏信心;⑥对婚姻不满;⑦与工作有关的压力;⑧财政问题;⑨抵抗其他嗜好;⑩有限的社会生活。正是基于人格、不良情绪和不良的生活方式的影响,网络成瘾者更愿意选择上网来摆脱现实的烦恼和作为人格缺陷的补偿,并不断地给自己一些合理化解释来为其上网行为辩解,继续心安理得地持续他们的上网行为。

(二)网络成瘾的形成机制

操作性条件反射理论认为,如果行为(如上网)出现时总能产生某种刺激结果(网络带来的满足感或减轻痛苦),则个体就会通过增加行为的频率来获取这种结果。在这里,刺激结果成为一种奖励物,对行为本身起强化作用。网络对于成瘾行为的形成是通过正负强化机制实现的。

1. 网瘾行为的正强化(positive reinforcement)机制 正强化是指个体行为的结果导致积极刺激(正性奖励物)增加,从而使该行为增强。正因为网络能给上网者更多的快乐体验与感受,如能在游戏的成功中获得物质上的奖励,产生增强自信和自我肯定的认知和体验,能得到在现实中无法实现的满足等,从而促使上网者产生冲动,通过增加上网的频率、延长上网的时间,以不断追求这种愉悦的感受。这种短暂的极度满足的状态与成瘾性化学物质使用时的状态相似。

2. 网瘾行为的负强化(negative reinforcement)机制 负强化是指个体行为的结果导致消极刺激(痛苦和不快)减少,从而使该行为增强。虚拟的网络世界可使人暂时忘却现实社会的种种矛盾和痛苦,减轻现实生活的压力与重负;长时间的网络生活又使上网者的现实社会适应功能受损,促使其再次回到网络中去,网络带来的兴奋和成功的体验使上网者对现实的苦恼、无助、失控感和无价值感一扫而光。一旦成瘾,就会对网络产生心身依赖。上网者为减轻网络成瘾戒断反应所带来的痛苦,只好停留在网络中。由此可见,对于这些网络使用者来说,上网已发展成为对付应激、挫折、精神痛苦的唯一手段。这时网络对成瘾行为起到了负强化作用。

在网络成瘾行为的产生、发展和维持的过程中,从网上不断地获得良好感觉和愉快体验的正强化在其初期阶段起着主要作用,而逃避痛苦,远离烦恼的负强化在成瘾行为的发展和维持中则起着重要作用。这种正性与负性的双重强化作用,形成一个恶性循环,使成瘾者深陷其中,难以自拔。因此,要改变成瘾者的上网习惯,就要打破这种恶性循环,并在两方面做工作,才能真正达到戒除网瘾的目的。

(三)网络成瘾的形成过程

在对网络成瘾者的调查研究中发现,网络使用者从入门到上瘾有三个明显的阶段(Kimberly Young,1996):

1. 参与(participation) 网络使用者开始接触电脑,在网上拥有一个身份。在随后的几小时或几天之内,开始对其中的一个应用过程特别感兴趣。

2. 替代(vicariousness) 在几个星期或几个月之内,网络使用者已完全沉溺于网络社会,网络成为其生活中一个无法抵御的替代品。

3. 逃避(avoidance) 网络使用者频繁的上网,而且时间越来越长。他们在网上会感到平静、安宁和快乐,可以逃避现实,回避痛苦。此时,他们显然已经形成对英特网的依赖,陷于其中,无力自拔。

六、网络成瘾的鉴定与干预策略

(一)网络成瘾的鉴定

网络成瘾症(IAD)是一种心理疾病,在对此症的诊断上应持审慎态度。由于导致网络成瘾的原因是多方面的,因此在临床诊断时也应该从多角度、多侧面进行综合分析。

1. 痴迷于网络的程度 可从每天的上网时间、上网内容及上网行为等方面加以判断。可了解上网者是否有持续的网络强迫行为;网上的日常活动内容对学习、工作和生活是否有意义;每天上网时间是否过长,以至于严重影响了个体的工作与休息,等等。

2. 耐受情况 根据个体是否需要不断增加上网频率延长上网时间才能维持一定的满足感的获得来判断。

3. 戒断症状 根据个体在被迫不能上网时是否产生烦躁不安甚至悲观绝望等消极情绪体验和植物神经紊乱体内激素水平失衡的生理反应来判断。

4. 心理变化 根据其情绪、认知以及人格等是否改变来判断。在情绪方面,个体只有在网上才能体验到放松、兴奋和自信等积极情感,而在现实生活中则体验到的是压抑、焦虑和无助;在认知方面,个体会产生"我是一个失败者"等错误的灾难性的认知模式;在人格方面,个体变得更加孤僻、冷漠、抑郁、退缩,自我认同感迷失(即分不清网上身份与现实身份,甚至搞不清自己是谁)等。

5. 社会适应情况 表现在①生活事件:了解个体生活中是否发生重大事件,如工作学习压力大,家庭矛盾激化,且与其频繁上网呈时间上的相关性。②社会适应能力:了解个体是否出现对现实生活不适应的情况,如人际关系恶化,学习能力减弱,工作效率降低,生活质量下降。

6. 意识尚可 有自知力和定向力,甚至个体会为自己的过度上网行为感到不安和焦虑。

(二)网络成瘾的干预措施

根据网络成瘾的特点,针对其成因采取以下有效的干预措施。

1. 心理咨询(psychological counseling) 对网络成瘾者进行心理咨询的主要任务是:①针对成瘾者现状指出问题所在,使成瘾者承认并正视这个问题,意识到其行为的危害从而主动寻求帮助。这是关键性的第一步。②帮助成瘾者分析其成瘾的诱因,使其了解并正视上网是为了逃避什么或者想从网上获得什么。③对于成瘾者目前生活中的困境给予理解,并从精神上以鼓励和支持,使其树立战胜困难的信心。④鼓励成瘾者学会与家人、朋友沟通,参加相关的团体或协会,并从中获得与网上同样兴趣的满足。⑤使成瘾者了解并学会困境中如何寻求家人和社会的支持与帮助。⑥告诫成瘾者在恢复的过程中要注意防止复发,即使出现反复也要对自己有信心和耐心,一旦有所进步就应该进行自我鼓励。同时要让成瘾者不断回顾上瘾的原因来更好地提醒自己。⑦疏泄和调整成瘾者的焦虑、抑郁等负性情绪。⑧让成瘾者了解一些惯常使用的上网借口,不再给自己寻找上网的理由。

2. 时间管理技术(time management techniques) 针对成瘾者无节制的上网时间,应通过提高成瘾者的自我效能感和给予适当的限制,帮助其发展一种积极的应对策略来取代消极的成瘾行为。具体做法是:①估算上网时间,了解上网习惯;②反向行事以打破原先的上网习惯;③培养有趣的或有意义的活动以替代上网;④使用闹钟、定时开关等外部手段来督促和提醒成瘾者按时下网;⑤制定合理的短期矫正目标,便于对其行为进行监督和控制。

3. 警示卡(reminder cards) 让成瘾者在一张卡片上分别列出减少上网时间的五个好处和网瘾所引发的五个问题,随身携带。每当面临上网与否的选择时,拿出卡片来提醒自己,以此约束其上网行为。

4. 家庭治疗(family therapy) 家庭其他成员的理解、支持与帮助是成瘾者摆脱网瘾的最有力的资源。通过家庭治疗让成瘾者及其家属做到:明白网络具有强烈的致瘾倾向;减少对成瘾者的责备;认真倾听成瘾者的感受;与成瘾者进行良好的、开放式的沟通与交流;鼓励成瘾者培养对现实生活的兴趣与爱好;与成瘾者共同制定行为契约,监督其逐步摆脱网瘾。

5. 团体治疗(group therapy) 将有相同兴趣或类似症状的成瘾者组织在一起,交流各自的经验和体会,寻求精神的慰藉和帮助。

此外,对于出现严重精神症状的患者应结合使用抗精神药物治疗。

(张红静　许崇涛)

第六节　自杀行为

现代社会中,自杀(suicide)已成为人类的十大死因之一。WHO的统计资料表明,世界上每年约有80万人死于自杀,是第5位的死亡原因,仅次于心脑血管疾病、恶性肿瘤、呼吸系统疾病和意外死亡。2000年全球自杀死亡的人数为100万,全球总自杀死亡率为16/10万;而近45年来,全球自杀死亡率增加了60%,自杀是15~44岁人群的首位死因。我国每年至少有25万人自杀死亡、200万人自杀未遂。由此可见,自杀既是一个严重的社会问题,又是一个重要的公共卫生问题。

一、概念与意义

(一)自杀的概念

自杀与人类文明同时开始,《不列颠百科全书》提出,迄今尚没有不存在自杀的社会。人类学提出可信的证据显示,原始人群即有自杀,至少在4000年前,已有自杀遗书并于今年在埃及被发现。中国公元前278年,屈原自沉汨罗江而死,楚霸王项羽在公元前202年死于自刎。

《不列颠百科全书》将自杀定义为"有意或故意伤害自己生命的行为"。美国心理学家Schneidman(1975)的定义为"自己引起、根据自己的意愿使自己的生命终结的行为"。法国著名社会学家Durkheim(1897)认为自杀是"由死者本身完成的主动或被动的行为所导致的直接或间接的结果"。从这些定义来看,他们对自杀有不同的理解。前面两个定义认为自杀是一个主动的过程,主要根据行为的目的或动机来定义自杀。如果个体没有杀害自己的目的或动机,就不能称之为自杀。有意识障碍的病人通常对自己的行为失去了控制能力,如在病房里,把窗户看做是门而从窗户"走"出去导致死亡,这不能称之为自杀;根据一般的观点,意识是人类独有的心理活动,因此除人之外的动物的自我毁灭现象也不应该称为自杀;一个人为了另一个人的安全而奋不顾身,如果他不知道自己的行动会带来致命的后果,这种情况也不是自杀,因为他在主观上还是尽力避免这种后果的;那么,不爱护自己身体的人,最终导致了健康的损害,也不能算是自杀。

Durkheim则反对根据行为的目的或动机来定义自杀,他提出,当一个人在做出危险的举动并确切地知道这一举动的通常后果时,就可以说他是在自杀。他明确指出,一种行为不能以行为者所追求的目的或动机来定义,因为相同的行为体系可以在不改变性质的情况下使用于许多完全不同的目的。例如,一位为了挽救自己战友或部队的战士,他采用了主动献出自己生命的方式,他的动机显然不是想逃避自己应该承担的社会责任,这和一般的自杀死亡者不一样。但根据Schneidman的定义,他也是根据自己的意愿使自己的生命终结,那么,他算不算自杀呢?另外,许多自杀者在采取自杀行动之前,对是不是要结束自己的生命并不肯定,许多自杀的结果是自杀实施者一时的冲动行为,他本身的目的可能不一定是要结束自己的生命。例如,一个农妇和丈夫吵架,一时冲动,说要死给丈夫看,随手拿起一瓶农药就喝了下去,造成死亡。从一般意义上讲,这肯定是一种自杀行为,但这位农妇的动机可能是要挟,而不是真正想结束自己的生命。作为自杀的研究者来说,很难发现自杀者在实施自杀行为时的动机,因此,很难从研究中找到支持性证据来说明从动机或目的的角度来定义自杀的科学性。

Durkheim认为,不爱惜身体而最终损害了健康的行为方式和真正的自杀相比,除了死亡的可能性小一些之外,在结果上并没有很大的区别。因为两种行为的执行者都是在知道行为后果的情况下,仍然从事威胁甚至结束生命的行为,可预料的结果对他们的行为没有制止作用。他甚至认为,一位死于过度辛劳的学者,日常行为也构成了一种萌芽状态的自杀,尽管在理论上不能将这些情况与"完全的、纯粹的"自杀混为一谈,但它们之间的紧密联系绝不应该被忽视。

分析以上两类不同的定义,我们发现争论的焦点在于是否要考虑结束自己生命的行为实施者的动机或目的。根据Durkheim的定义,可以完全不考虑行为者的目的。有学者就把诸如吸烟、酗酒、吸毒、性淫乱和赌博等危害健康的行为,称之为"间接的自我毁灭行为"或"慢性自杀"。因为这些行为或多或少符合Durkheim的定义,只是程度不同而已。按照Durkheim的定义,还可以把自杀行为扩大到更多的人群。例如,从事高危体育活动、喜欢冒险的人,尽管在主观上他们会尽量避免致命的后果,但他们对可能会出现的后果是有认识的,那么,他们的行为也是自杀行为吗?而且,如果完全不考虑行为者的目的来对自杀进行定义,容易把自杀的概念泛化,也让人很难准确地去把握自杀。综合分析以上三种关于自杀的定义,作者认为,根据德语"Selbstmord 杀死自己"来定义"自杀是一种有意地杀死自己的行为"是相对比较准确的。

在统计工作中,自杀一般被分为两类,自杀死亡(committed suicide)和自杀未遂(attemped suicide)。自杀未遂泛指自杀未达到结束自己生命的状态,包括决心自杀但未成功以及缺乏自杀

笔记栏

意念而蓄意自伤(deliberate self-harm)。从心理学和精神病学的角度看,自杀和自杀未遂是不同的:自杀者有结束自己生命的决心,而自杀未遂者没有;自杀者虽有不同的心态和原因,但死亡的念头是坚决的;自杀未遂者往往是为了获得同情、发泄不满,表示抗议或达到某种目的,死亡的意愿并不是很强烈。但越来越多的流行病学的研究结果表明,简单地把自杀划分为自杀死亡和自杀未遂不太合理。自杀意愿在自杀死亡和自杀未遂中有许多交叉重叠之处。一个有强烈死亡意愿的自杀者可能因为采取的方法不对,或是自杀时及时被人发现而没有成功,在一般统计中就归于自杀未遂者;但追踪研究发现,这些有强烈自杀意愿而自杀未遂的人,后来自杀死亡约占10%。还有许多研究表明,一些蓄意自伤的人死亡意愿虽然并不强烈,但重复出现的比例很高,最终有1%~2%的人自杀死亡,大大高于没有这类行为的普通人群。因此,从预防自杀的角度,不管自杀意愿的强烈程度如何,都应作为自杀来对待。而且要把那些已有自杀意愿但没有采取实际行动的情况也列入自杀之中。根据研究结果和学者建议,美国国立精神卫生研究所自杀预防研究中心在1974年的一次学术会议上,把自杀行为分为三类:自杀意念(suicide idea)、自杀未遂和自杀死亡,这种分类方法也得到了大多数学者的认可。

自杀意念是指有寻死的愿望,但没有采取任何实际行动。这种自杀的特征是还没有付诸行动。但这种自杀有很强的冲动性,常常在不可预料的情况下,因为某些事情而促使自杀行为的实施。

自杀未遂是指已经发生了有意毁灭自己生命的行为,但没有导致死亡。这种自杀比自杀意念向着自杀结果更进了一步,已经付诸行动,但因为某种原因没有成功。

自杀死亡是指采取了故意毁灭自己生命的行为,并导致了死亡。

其实,在自杀意念到自杀未遂或自杀死亡之间,还存在一种情况,可以称为决定自杀。即有自杀意愿,并选择了自杀的方法和时间,或者写好了遗书,准备好了后事,只是还没有采取实际的行动。这种情况比仅仅有自杀意念的情况要危险得多。

(二)自杀行为的意义

自杀行为不仅仅是标志着个体生命的结束,作为社会环境网络中的一个结点,每个人的自杀都会给社会环境网络带来波动。

1. 自杀对环境的影响 自杀死亡者和自杀未遂者除本人痛苦之外,还有更多的周围人在情绪和生活上受到长期和严重的影响。

作为一种意外悲剧,自杀死亡者和自杀未遂者都会给他们的家人、亲友造成极大的痛苦。Constantino(1993)等发现,配偶对自杀死亡的反应最沉重。自杀死亡者的配偶中有许多出现躯体不适、愤怒、羞愧社会隔离和抑郁等消极情绪,有的甚至会产生自杀意念,出现自杀未遂甚至自杀死亡等,这又会引发下一步的连锁反应。台湾作家三毛自杀后对许多热爱她的读者带来了巨大的打击,香港艺人张国荣的自杀也给他追星族留下许多痛苦。Cleiren (1993)等研究了自杀、车祸和长期疾病不治这三类死亡对居丧者的影响,结果发现,自杀对居丧者的长期适应方面影响最大。

自杀还使未亡人产生罪恶感,认为是自己平时做得不好,才招致亲人的自杀。年幼儿童会认为是自己的原因导致爸爸或妈妈自杀,这种负疚感会形成一个很沉重的阴影,一直影响着他们的生活。有的家庭成员会因为对死者自杀的原因认识不一致,出现相互埋怨、相互指责的场面,引起家庭纠纷。如果自杀死亡者曾经求助过自己,仍然出现了自己不愿意看到的结果,这往往会给心理卫生工作者造成极度的痛苦、悲伤和失败感,甚至对自己或工作前景失去信心。

在我国,有相当一部分女性的自杀是由家庭纠纷所导致的,这种自杀死亡往往会引起两个家庭甚至更多家庭(如家族)的冲突,死者亲属或族人往往兴师问罪,发生不可控制的局面,破坏社会安定,造成财产损失。

2. 自杀对社会的影响 自杀首先影响的是整个社会的人口寿命,Weigand 和 Pholps(1990)报道,美国1980年自杀和他杀死亡为51147人,使男性的预期寿命降低了0.705岁,女性的预期寿命降低了0.261岁。

自杀还给整个社会造成了比较严重的经济影响,自杀死亡人数的增加,势必造成人力资源的损失,尤其是年轻人的自杀死亡造成的损失更大。根据世界银行全球疾病负担研究(WBD)的结果,1990年在中国,自杀是第五位最重要的公共卫生问题;在中国女性中,自杀构成的影响大于传染病、癌症或心脏病。除了直接用于自杀死亡者和自杀未遂者的服务所花的开销之外,由于自杀死亡中的主体是15~44岁的人群,他们不能再对社会做出贡献,不再为社会创造经济价值。如果用每年生产力的丧失来评估，估计自杀的总体经济损失水平大约占疾病引起经济负担的2.5%。

除了降低人口预期寿命、加重社会经济负担，自杀还会给社会政治带来一些影响，如中东地区的自杀式报复行为。这些包含了政治动机的自杀对这些地区的政局发展造成的影响是难以估量的。自杀率在一定程度上还反映了某一社会道德风尚的好坏、社会制度的稳定与否。

二、自杀的心理学特征

（一）自杀者的心理特征

自杀者是否存在共同的心理特征呢？这是自杀研究者们很关心的一个课题，如果找到共同的心理特征，就可以在人群中进行早期发现和早期干预，从而减少自杀行为的发生率。学者们对自杀者的心理特点进行了如下概括：①对全社会特别是对周围人群有深刻的敌意，看问题往往只看到问题的阴暗面；②缺乏决断力，犹豫不决，没有主见；③从思想上和感情上把自己与社会隔离开来，社会交往少；④认识范围狭窄，采取非此即彼和以偏概全的思维方式，不能采用变通的方法来解决问题，在挫折和困难面前不能对自己和周围环境做出客观的评价；⑤行为具有冲动性；⑥情绪不成熟，神经质。但是，大多数学者不赞成这些特征是自杀者特有的“自杀个性”，这些特征在其他人身上尤其是人格障碍和神经症病人身上可以看到。

（二）自杀的动机

自杀的动机资料大多来自于自杀未遂者的事后回忆或自杀死亡者留下的遗书，从这些资料的描述来看，自杀者的动机是多种多样的：摆脱痛苦，逃避现实，实现精神再生，通过死后进入天堂以获得人世间得不到的温暖和快乐，牺牲自己使别人过得更为幸福，惩罚自己的罪恶行为（现实的或想象的），保持自己道德和人格上的完美，作为一种表达自己困境、向外界寻求帮助和同情的手段等；有些服毒自杀者甚至说自己只是想“好好睡上一觉”。

Farberow（1968）将所有自杀动机分为两类：人际动机（interpersonal motivations）和个人内心动机（intrapersonal motivations）。人际动机通常见于年轻女性，自杀未遂者多见。持人际动机的自杀者企图通过自杀行为，使其他人有所行动和（或）改变别人的态度和感觉。如年轻女性自杀者通过自杀的行为促使丈夫改变对她和家庭的感情，有更多的时间和感情投入到家庭中来。因此，这种自杀行为可以看做是一种影响、说服、操作或改变、支配别人行为或感觉的方法，其对象往往是其配偶、情人或与自杀者关系非常密切的其他家庭成员。也有极少数人把想操纵或影响的对象泛化到其他人，甚至是社会。还有用自杀行为来表达自己的内疚感和对别人的歉意者，但很少见。个人内心动机常见于与其他人失去联系的老年人，主要目的在于表达不能满足自我需要所遭受的压力和刺激。这种人由于年老体衰，社会联系不断丧失，强烈地感到孤独、生活没有多少意义。持个人内心动机的自杀者通常对生和死的选择没有什么矛盾，死的愿望比较坚决，成功的可能性也较大。

（三）自杀的心理学理论

心理学从个体水平来解释自杀，重点研究心理发展过程和自杀的关系。自杀的心理学理论主要包括：

1. 心理动力学理论 在Freud看来，自杀是由一种主要来自个体无意识层面的原发性内部冲突所致。Freud将人的根本的生命能量称为伊特（id），伊特又可进一步分为希生本能和希死本能。希生本能无论从群体角度还是从个人的标准出发，都是保存人类。希死本能和佛教语言中的还无主义（nirvana principle）基本一致，指将自我当作虚无而解脱，即人自觉从尘世烦恼中解脱出来，以达到最终的“无”为理想的佛教精神。Freud认为自杀是希死本能占上风所致。希死本能处于支配地位时，对以前是爱恋着的、现在痛恨着的客体的强烈的、攻击性意向的内向投射，使个体感到对自己充满愤怒和敌意，其结果就产生抑郁，继而自杀。

还有一些精神分析学家认为，自杀者从小就不善于表达自己对别人的敌意和愤怒，形成了强烈的自卑感和依赖个性，这种人的理想自我和现实自我之间存在着明显的距离。因此，他们企图通过自杀行为求得精神上的再生和重新构造自我。但这类假设带有很大的随意性。

2. 学习理论 主要在美国形成的功能主义和行为主义学派，发展了自杀的社会学习模式。人类行为的学习理论给自杀行为的理论解释提供了依据，Frederick和Resnick（1971）提出了自杀的学习理论，但他们的理论认为自杀行为是一种单纯的习得。Bandura（1977）提出了社会学习理论,对他们的理论进行了修正,因为人类具有思维、信念和期待等复杂的心理活动,不可能用单纯的习得来完全解释人类的自杀行为。社会学习理论认为,虽然社会结构、无意识冲动和神经化学物质会影响一个人的学习、感觉和行为表达方式,但行为是有动机的,没有证据表明像自杀这样复杂的行为只是由遗传所决定,因此不应用学习理论就不可能充分理解自杀行为。目前学者们的确发现有一些支持学习理论的证据,如父母及家庭其他成员或关系密切的朋友有过自杀行为,个体的自杀可能性较常人大;电影、电视、小说中主人公的自杀行为也有人模仿。用社会学习理论也可以解释医生群体的高自杀率,医生经常接触病人,了解各种有效的自杀方法,当他们遇到苦恼而无法摆脱时,就通过日常观察学习到的方法自杀。

3. 人本主义心理学的观点 人本主义心理学家认为,良好的生活应该是有意义的,个体能够发挥出自己的潜能。相反,自杀者选择自杀行为的原因是他们认为不能实现发挥自己的潜能,生活变得没有意义。

三、自杀的成因

自杀的原因包括心理因素、社会因素和生物学因素三个方面。

(一)生物学因素

医学界往往把自杀与精神和躯体疾病联系起来,甚至有一些精神病学家认为所有自杀都可以看做是精神疾病。有许多研究发现自杀者与精神疾病存在密切关联。Robins 等(1959)的研究发现,在圣路易斯 1956 至 1957 年间自杀死亡的 134 人中,有 94% 患有各种精神疾病,其中 68% 为复发性情感障碍,23% 为慢性酒精中毒。Miles(1997)总结了 149 篇研究文献,发现影响个体自杀的疾病中,内源性抑郁占 15%,神经症性抑郁占 15%,精神分裂症占 10%,阿片类成瘾占 10% 或更多。有研究还发现,抑郁症患者的自杀率是普通人群的 26 倍,15% 的抑郁症患者最终死于自杀;男性酒瘾者自杀率比一般男性人群高 75 倍,7% 的酒瘾者在出院 5 年中死于自杀;大约有 10% 的精神分裂症患者死于自杀;此外,吸毒者、人格障碍和神经症患者的自杀率都比一般人群的自杀率高得多。自杀未遂人群中,有 35% ~ 79% 被诊断为抑郁障碍,Silver(1971)等报告 80% 的自杀未遂者在自杀时可以诊断为抑郁症。

虽然持泛精神病学(pan-psychiatry)观点的学者认为自杀纯粹是病态心理所致,应该接受积极的医疗救助。但许多精神病学家并不接受这种泛精神病学的观点。他们认为,将自杀行为完全归因于精神疾病存在两个方面的问题:一是在做病史回顾时准确性的问题。简单地回顾病史,而没有和病人交谈,没有对病人做精神状况检查,诊断的准确性无法保证。二是诊断标准的问题。在目前的抑郁症诊断标准中,几乎都把自杀行为作为重要标准之一。而自杀行为本身,不论是否为精神疾病所致,均伴有个体悲观、失望、对外界事物缺乏兴趣等抑郁情绪。因此,将自杀行为及其伴随的状态作为诊断标准,来对自杀者进行诊断,抑郁症的发病率自然很高,但这实际上是一种“循环论”的逻辑错误。我国有学者调查发现,100 例自杀就诊者中只有 10 例符合精神疾病的诊断标准。因此,把自杀的原因主要归结为精神疾病肯定是有失偏颇的,需要进一步科学地研究,明确自杀和精神疾病的真实联系。

除精神疾病之外,Roy(1989)报道在自杀死亡者中患有各种躯体疾病者占 25% ~ 75%。躯体疾病患者自杀的原因,可能与疾病导致的难以忍受的疼痛和因为没有治愈的希望,导致患者产生绝望情绪有关。Dorpat(1968)等发现 70% 的自杀者在死时患有各种慢性疾病,41% 的自杀者以躯体疾病为直接起因。

近年来有研究者开始研究自杀未遂或自杀死亡者的生物学改变,试图寻找自杀行为的生物学特征。有研究发现自杀者脑干 5 羟色胺下降,尿 17-羟类固醇升高,脑脊液 5-羟吲哚亮氨酸降低。Rochwell(1978) 等发现生物节律的紊乱可能是自杀的特征之一。Asberg (1976)提出,脑脊液 5 羟色胺代谢产物 5HTAA 数量的减少是自杀的预警信号。但是,这些研究的结果需要进一步的证实。

(二)心理因素

面对同样的困境,遭遇相同的变故,有人能够从容应付,坦然面对,有人却走上了自杀的道路,这说明自杀和个人的心理素质关系密切。根据应付理论,人在危机处境中,可以使用自己拥有的各种资源来克服面临的困难,维持心理平衡。如果个人心理素质不好(自尊心过强、对挫折的忍耐程度差、适应能力差、有比较多的消极认知、心胸不够开阔、未树立正确的人生观、缺乏精神支柱等),则往往在面对困难时,没有仔细

笔记栏

思考,容易由一时冲动驱使而导致自杀。

根据社会心理学的理论,个体心理水平包括社会联系和自我。社会联系差,与人疏远的人在遭受挫折时容易选择自杀。Dublin(1963)指出,离婚和守寡者的自杀率最高,而已婚者自杀率最低。Lester(1993)复习有关文献发现,与正常人群相比,自杀者大多来自破裂的家庭,与父母的关系疏远。自杀少年的父母对孩子经常责骂、呼叫和体罚,孩子感到与父母疏远。自我的内涵包括自尊和自我评价。Neuringer(1974)报道自杀未遂者以否定态度评价自己,对别人则予以肯定的评价。自尊心低的儿童往往有较高的自杀观念和自杀未遂。

从认知心理学的角度,自杀者和非自杀者在心理控制感方面也有很大差别。自杀者一般有比较强的外在控制感,认为任何事情都是命运和外在力量控制的,他自己无法控制事件的发展和结果。

(三)社会因素

1. 人口统计学因素

(1)性别:在西方国家,男性是自杀的风险因素,城市和农村自杀死亡率均是男性高于女性,发达国家男性自杀率至少是女性的3倍。中国是世界上唯一一个报道女性自杀率比男性自杀率高的国家,在我国女性自杀率比男性高25%,这一差异在农村女性中更为突出。1990~1994年期间,我国城市女性的自杀死亡率是10.65/10万人,农村女性则为38.77/10万人;同时期城市男性的自杀死亡率为9.89/10万人,农村男性为27.48/10万人。

(2)年龄:自杀的群体主要集中在15~44岁人群和65岁以上老年人,而老年人的自杀死亡率又是最高的。自杀在14岁以内儿童比较少见,10岁以内更为罕见,10~14岁人群的自杀率每年为1.1/10万人。15~24岁阶段自杀率达到每年10.63/10万人,25~34岁年龄组自杀率为22.41/10万人,35~44岁年龄组的自杀率为18.19/10万人。中国64~75岁老年人的自杀死亡率为47.8/10万人,美国同年龄组自杀死亡率为18/10万人。

(3)教育水平:教育水平与自杀率呈负相关,文化教育水平低的人自杀率高于文化水平高的人。教育水平与自杀方式也有关,低教育水平者的自杀行为具有较强的冲动性,自杀方法多为投水、自缢和服毒。

(4)职业:自杀见于各种职业,但医生、作家自杀率较高,医生容易得到自杀工具,作家笔下多悲剧人物,容易对人生产生厌倦。我国农民自杀率也非常高,这与农民受教育少、精神生活不充实有关。

2. 家庭因素 家庭矛盾中夫妻不和第三者插足、经济问题、家庭纠纷等很容易造成自杀;因家庭矛盾而自杀的以女性多见;此外,在一些农村还存在父母包办婚姻的情况,这种包办也会酿成子女自杀的悲剧。家庭中父母给孩子的压力过大,管教过严,容易使孩子选择以自杀的方式来抗争。

3. 恋爱婚姻问题 恋爱受挫自杀者在男性和女性中都比较常见,经常有新闻报道有青年人因为失恋而自杀,或是因为恋爱过程中出现吵架时选择自杀。婚姻中的感情纠葛很容易引起争吵,导致冲动性自杀。

4. 人际关系 人际关系问题在也是将人推上绝路的一个重要问题,“人言可畏”,特别是两性问题,容易让人无法忍受,并选择自杀的方式来表示抗议。领导、同事、同学之间关系不协调,导致很深的矛盾,在日常工作和学习中遭受人身攻击或处处失意,也很容易招致自杀。

5. 失业和考试失利 在改革开放的过程中,失业也是自杀的危险因素。长期找不到工作,失业在家的人有较高的自杀风险。导致自杀的原因除失业外,其他因素如身体欠佳、难以胜任重活、学非所用等会进一步加大自杀的风险。考试失利是学生中比较常见的自杀原因之一。每年暑假高考发榜后都有一些学生自杀,其中有一部分受到较大的家庭压力。也有的并不存在家庭压力,而是目睹周围同学都上了大学,产生了强烈自卑,因而选择自杀行为。初中升学考试以及一些其他重大考试的失利也会让一些学生选择自杀。

四、自杀的预测与预防

自杀的预测和预防工作近年来在许多国家和地区都得到开展,政府也非常重视,许多国家都成立了危机干预机构,期望能够及早预测、早期干预,防止自杀行为的发生。

(一)自杀的预测

近几十年来,国内外有许多学者不断探讨如何评估自杀的危险性,如何预测个体是否属于自杀的高危人群,并提出了一些评定自杀危险性的定量和定性指标。

1. 自杀意愿 自杀意愿是指一种持续性存

在的想结束自己生命的心理活动。在自杀风险评估中首先要评估个体的自杀意愿是否强烈。目前,国外有一些学者编制了评估自杀意愿的自我评定工具,可以用于自杀风险评估。

2. 自杀计划 自杀计划是在自杀意愿的基础上进一步发展的心理和行为活动,如果个体制定了自杀计划,靠近自杀的风险就进一步加大。在评估自杀计划时,要注意以下内容:①自杀计划的周密性;②自杀的方法的可行性,如个体对自杀工具的了解程度和选择性,自杀方法的致命性;③自杀场合的选择:选择不容易被人发现的地点者自杀死亡的危险性大,如果自杀计划是选择公共场所或其他有可能被被人发现的地方,自杀者的获救机会比较大,自杀意愿的强烈程度相对也小一些;④自杀时间的选择:选择夜深人静时自杀的人,自杀意愿很强烈,自杀死亡的危险性高。

3. 自杀动机 自杀动机是导致个体自杀的心理动力,在一定程度上也反映了自杀意愿的强烈程度。如果个体的自杀动机是个人指向的,即个体对生活完全失去兴趣、悲观厌世、企图通过自杀逃避困境或实现自己人格完整等,这种动机的产生没有多少内心冲突,死亡的愿望比较强烈,自杀成功的可能性也比较大。如果个体的自杀动机是外部指向的,即个体企图通过自杀行为去影响、说服、操纵、改变、支配、报复某个人或某些人或某个社会,自杀意愿的强烈程度相对低一些,自杀死亡的危险性也相对小一些。

4. 未来安排 如果自杀者对身后事都进行了周密安排,有遗嘱或遗书,开始和亲人、朋友告别,就要特别警惕他们的自杀危险性。这些安排说明个体不是一时冲动产生自杀意愿,而是经过理性的思考,危险性比较高,自杀死亡的可能性也比较大。

5. 自杀未遂或自我伤害 如果个体近期内有过自杀未遂或自我伤害的行为,其再次自杀的可能性就相当大。如果个体发生了自杀未遂行为,要从以下几个方面进行评估:①了解自杀未遂的原因和自杀的目的;②了解自杀意愿的强烈程度,为了达到死亡的目的他采取了什么步骤,已经进行到什么阶段;③当前是否有自杀危险,是否会进一步发生自杀行为;④是否有精神疾病的存在,许多自杀未遂者有精神症状表现,其中有一部分存在抑郁症或其他精神疾病,需要有专科医生的诊断评估;⑤确定什么样的帮助对自杀未遂者最合适,也最容易被他们所接受。许多病人愿意接受咨询或其他帮助,但也有一部分自杀未遂者拒绝接受任何帮助,而这其中有相当一部分存在精神疾病,可能需要强迫治疗。有一些国家,所有自杀未遂者都列入了国家自杀研究规划,均需住院,以便进行评定。对这些自杀未遂者的陈述不能过分相信,比如癔症患者往往描述非常凄惨的自杀情景,但他们之中很少有人真正愿意自杀;相反,抑郁症患者可能否认自己有严重的自杀意愿,但他们往往在预谋周密的自杀计划,执着地选择死亡。

(二)自杀的预防

自杀的预防包括一级预防、二级预防和三级预防。

1. 一级预防 主要是预防个体自杀倾向的发展,也可以理解为防止引起致命后果的行为。主要包括以下内容:①精神疾病患者的治疗:精神疾病患者是自杀的高危人群,如能及时有效地治疗,可以预防这些疾病所导致的自杀;②自杀高危人群的认定和自杀预测:自杀高危人群包括抑郁症、酒精中毒、物质滥用、老年人、单身、躯体疾病等,需要对这些高危人群进行评估,及早发现自杀倾向;③提高人群的心理素质:提高社区人群的心理健康水平是预防自杀的第一层次。可以采取普及心理卫生常识、针对学生群体的心理卫生课、建立社区心理咨询和心理保健系统等措施来提高人群的心理素质;④普及有关自杀的知识:要在社区采取各种形式开展自杀知识的宣传和教育,使人们了解自杀,懂得识别基本的自杀危险信号,对有自杀意念或自杀未遂的人能够采取同情而不是歧视的态度;⑤关闭出口:目的是减少自杀工具的近便性和可用性,对可能导致自杀的药物如安眠药、精神药品进行处方限制,对农药进行管理,对武器进行严格管理,减少煤气的使用等。这些措施可以减少自杀者工具选择的便利性,从而预防自杀行为的发生。

2. 二级预防 指对处于自杀边缘的人进行早期干预。可以从以下几个方面开展工作:①建立危机干预机构:其功能是对处于困难的人提供各种支持性的服务,如热线电话、面对面咨询、书信服务、网络咨询等都可以给处于心理危机中的人提供帮助。这些干预方式也有可能帮助个体渡过自杀危机,恢复正常生活。②加强医疗急诊服务:发现自杀或蓄意自伤者应尽快送至急诊救治,这样会减少自杀死亡率。

3. 三级预防 对曾经有过自杀未遂的人需要三级预防,三级预防的措施主要是危机干预和精神疾病的积极治疗。预防自杀未遂者再次出现自杀行为的重要步骤是进行危机干预。危机干预的第一步是做出危机评定。通过与病人自己、病人家属或其他相关人员交谈，评定自杀的危险性，估计目前的心理和社会功能障碍，做出精神疾病和内心冲突的判断，分析为什么病人的应付机制或预防机制失败，注意病人的人际关系和社会支持的来源，掌握病人以前处理心理危机的方法。然后，根据病人的不同情况，采取支持、行为治疗和认知治疗等心理治疗方法。在危机干预过程中要特别加强病人利用个人资源和社会资源的能力，帮助提高他们应付危机的技巧。许多自杀死亡和自杀未遂者都伴随精神疾病，因此要提高一般人群对精神疾病的知识，让他们早期发现和识别自己或周围人的精神疾病，并及早诊治。与此同时，要加强对自杀未遂者的精神疾病的诊治，采用住院或留院观察等形式积极救治自杀未遂者的精神疾病，打消他们的自杀观念。

（陈树林　刘克俭）

第七节　致意外行为

意外事故出乎于人们意料之外，对个人和社会都带来了巨大损失和灾难性的后果。纵然意外事故引发的原因千奇百怪，无所不有，有的能水落石出，有的永远也是个问号，但有一点是肯定的，即许多意外事故是由于意外肇事者的行为问题。我们把这种肇事者个人能引起 事故发生的行为称之为致意外行为。

致意外行为有三类：第一类是病理性的，即致意外行为是由于某种疾病，如感知觉障碍性疾病、运动障碍疾病等；第二类是生理性的，如人的生物节律的改变，当体力、情绪、智力周期三者同时处于低潮时易致意外；第三类是继发性的，即由于情绪不稳定、急躁、饮酒、吸毒、谈话等间接原因导致行为改变而致意外。

一、致意外行为的成因

无论是驾驶运输工具，还是操纵各种生产性机器，操作者与当时的被操作对象构成了一个完整的系统。这个系统必须按预先已制定好的程序有条不紊地进行操作，整个系统包括操作环境、操作者和操作对象三个方面。每个方面都包含有多种因素，并构成了人机系统中的操作因子。致意外行为的发生就是操作者的操作因子异常所致。

通常，致意外行为有两种情况：一是操作者对其操作因子判断失误。比如，明明前面道路狭窄，车开不过去，但司机却误认为可以开过去，其结果是车翻人亡；或本来煤坑已快冒顶了，工人却根本没有发现，致使发生意外。二是肇事者本来已看到操作对象和（或）操作环境中某个操作因子不正常，但由于自信，掉以轻心，对自己应变力量估计不足，结果发生意外。例如许多年轻司机的失事。他们虽然完全估计到了自己的行为可能带来风险，但由于对自己的应变能力估计过高，最终导致事故发生。

无论什么样的致意外行为的出现，都或多或少与人的唤醒水平存在密切关系。因此，操作者的诸操作因素中，唤醒水平对意外行为的发生具有决定性的作用。唤醒水平低下，会导致感知觉和判断能力下降，行动灵敏性、果断性、力度均不够，行为协调性也差。所有这些最终均会导致行为的失误。

在没有任何特殊干扰的情况下，人的唤醒水平在群体中有一个较为稳定的分布。因此无论如何，总会有一定数量意外事件发生。拿车祸来说，道路条件不良是车祸增加的主要原因。在道路条件改善后，车祸下降了很多。但好景不长，很快车祸发生率又恢复到原来的水平。这是因为原来道路条件很差时，司机驾车都保持高度的警惕性，即有很高的唤醒水平，保证一系列操作因素正常发挥作用。这时，主观努力全发挥出来了，此时客观条件太差是车祸发生的根本原因。在道路条件改善之后，司机对该路的警觉由于条件反射的作用，还可保持一段时间，加上外界条件的改善，车祸率无疑下降。但时间一久，司机们习惯了优越的交通条件，心理警觉水平自然就下降了，车速也加快了，车祸发生率必然会上升。总之，研究致事故的行为的根本目的在于要分析引起事故的内、外在行为的改变，以期通过行为控制，来达到减少意外事故的目的。

二、致意外行为的预防和控制

（一）加强训练，保持良好的唤醒水平

唤醒水平是构成思维的屏幕。一般而言，唤醒水平与完成操作的准确、恰当呈一种曲线关系。在一定范围内，随唤醒水平增加，操作正确率迅速提高，达到一定程度时就不再升高，反而下降。这就要求在实际训练中注意利用这一规

律，为降低致意外行为服务。

一定唤醒水平的维持是耗能的，因而太高的唤醒水平很容易疲劳，且带来的效益并不很好，甚至会出现反作用。因而在训练中还要注意适当进行唤醒水平的自我调节。

（二）利用人的生物节律，进行预报和操作者管理

按照生物节律理论，利用体力、情绪、智力三大生物节律周期变化，调整自己的行为。避免低潮期行为不能集中，唤醒水平及感知觉、判断、决策异常等因素，减少意外行为的发生。

（刘克俭　陈新山）

第八节　迷信与神秘行为

在人类历史上，迷信观念对个体行为曾产生过极为重要的影响。即使在科学技术高度发达的现代社会，迷信观念仍然普遍存在于人们的认知过程中。许多迷信观念及由此产生的迷信行为和实践严重地危害人们的健康、延误疾病的治疗和康复。我国解放后在尊重宗教信仰自由的前提下，固然禁止搞迷信活动，但迷信活动从来就没有消失过。近年来，迷信活动又有所发展，特别是在广大农村地区，已泛滥成势。即使是我国台湾、香港等经济较发达地区，迷信照样盛行。因此，深入研究迷信活动存在和发展的根本原因，对于促进精神文明建设、提高人们的文化素质和健康水平，具有极为重要的意义。

一、迷信的概念

原始人群在和自然界的严峻斗争中会遇到许多不可理解的现象，如雷电、风雨、做梦、疾病、死亡等。他们对这些自然现象既不能理解，又无法控制，因而产生了恐惧、疑惑的心理，故错误地认为自己周围存在一种超自然的力量。这种力量主宰着人们的一切，只有用膜拜、祈祷或用巫术、符咒等仪式去影响它们，才能消灾降福，保证生产和生活的顺利进行，这就产生了原始信仰。原始信仰主要是对大自然信仰，如对天象、大地、山石、水火等的信仰、动植物信仰、图腾信仰、祖灵信仰等。例如，渔民出海捕捞遇到了暴风雨或大雾，他们对此类现象无法理解，便想象出有某些超自然的力量在起作用，如海龙王或海神娘娘，逐渐形成关于海的超自然信仰。在陆地上，有洪水和干旱两种相反的自然现象，都给农民带来灾难。农民不能理解为什么会这样，便想象出存在一个龙王，他专管雨量的控制，逐渐形成了关于雨的超自然信仰。人们对生、老、病、死等自然现象不能理解，便想象存在鬼神、上帝、命运等超自然力量在左右人的生命，逐渐产生关于生命的超自然信仰。同时，人们也相信，遵守一定的行为规范（如行善积德）或尊重超自然力量（如祈求、祭拜），就会得到超自然力量为人类带来丰收和平安，因此逐渐形成了各种早期的行为规范和祈求、膜拜仪式。

另一种情况则是把少见的或神秘的自然现象直接与现实生活联系起来，如认为天空出现彗星预示天灾人祸，枭鸟的叫声预示附近人家会死人、倒霉等。这样逐渐把人们生活中逆顺、凶吉、祸福、忧乐、生死等等都附会于自然力或自然物，它对人们的精神起支配作用，成为原始信仰的重要内容。其特点是对与人们生活联系最为密切的自然力或自然物如山川河流、水火日月、植物等的直接崇拜，或将它们人格化作为神灵来崇拜。

在后来的发展中，原始信仰主要有三种走向：第一是一部分原始信仰经过系统化、力量化、仪式化，逐渐形成原始宗教，最后形成现代宗教。第二种走向是部分原始信仰通过民间流传，继续发展成为各种各样的现代迷信。迷信与原始信仰在本质上并没有太大的差别，但不宜把原始信仰都称为迷信。因为当时的社会不能，也不可能正确地认识自然现象。再后来，社会生产力或科学技术有了不断发展，使得人们能够正确认识自然，证明了原始信仰是在没有事实基础的错误认知的情况下，仍继续坚持或发展关于自然现象的超自然信仰，这才可以说是真正的迷信。第三种走向是部分原始信仰与社会生活密切结合，转化为社会心理现象，形成所谓的风俗信仰或民间信仰。

迷信观念与迷信行为虽然偏离正常人的表现，但不是精神病态。虽然某些迷信的内容与精神病人表现的各种妄想一样，是完全与现实相违背的，但妄想是个人大脑病态的产物，精神病患者常常对自己的妄想坚信不疑，经验与教育无法纠正。迷信活动则是一种群众性的正常大脑的错误感知、认识与行为表现，相信迷信或从事迷信的人并无相应的大脑病态基础，能接受科学知识的教育和现实生活的检验，改变和放弃原来的信仰。

二、迷信行为的心理和社会基础

参与迷信活动的心理和社会基础一般有如下几种。

1. 消灾降福、寻求心理麻痹 通过求神拜佛、烧香叩头、驱魔赶鬼等等，乞求为自己消除灾难、带来福运、治好疾病的目的。这是迷信活动中最现实、最普遍的动机。

2. 摆脱现实、缓解精神紧张 在遇到重大精神打击，如至亲死亡、失恋等无法挽回的不幸事件后心灰意冷，悲观绝望，以迷信观念寻求解释(如“命中注定”)，通过迷信活动使自己与世隔绝，逃避现实矛盾。

3. 寻求慰藉和支持 通过参加迷信活动，信徒之间相互交流“神佑体验”与“降福喜讯”，也互相分担人间悲愁，可对信徒提供“社会支持”。符合一些弱者受挫时特别强烈的依附心理和情感需要，爱与归属的需要，安全的需要。对死者悼念的迷信活动较多，如设灵堂，表达生者对死者的怀念，可追悔生前照顾不周，从而在心灵上得到一定的慰藉，同时亲朋好友的参与对处于悲痛之中的居丧者是一种“社会支持”。

三、迷信的主要表现形式

在世界不同地区和不同发展阶段，迷信的表现形式不同，但概括起来，一般有两种：一种是直接崇拜与日常生活密切相关的自然力或自然物，如山川河流、水火日月、某些动植物等，或将自然物或自然力人格化作为神灵来崇拜；另一种是对臆想出来的、离开肉体的精灵或灵魂的崇拜。

在现代文明社会中，机械手、电脑、自动化、控制论、系统论的出现，微观与宏观世界的科学研究，迷信逐渐被科学所否定，无数的事实已使人们懂得不存在什么超自然力量。

(一) 迷信行为的基本类型

1. 传统世俗迷信 如相信某些活动、仪式、数字、自然现象、日期会带来好运气或厄运。例如许多地区认为喜鹊的叫声会带来喜讯，而乌鸦或猫头鹰的叫声会带来厄运。与西方社会中普遍认为“13”是一个不吉利的数字极为类似，许多人不喜欢数字中的“4”或“3”，因为其与“死”或“散”的发音相近；与此同时，许多人还不惜重金在汽车牌照、电话号码中谋求“8”、“9”。虽然明知它们毫无道理，却抱着“宁可信其有，不可信其无”的观点。

2. 占卜类迷信 占卜是一类极为古老的迷信形式，至今仍有遗存。最常见的形式有占卜、相面、看风水、测字及其相应的变异形式，如“合婚”、“算八字”等。所有这些形式的目的基本都在于预测吉凶祸福。

3. 禁忌类迷信 主要指禁忌、咒语、符。其中禁忌是关于社会行为、信仰活动的约束、限制观念和做法的总称，在古今中外广泛存在。其主要形式包括，对自然力或自然物的禁忌观念或行为；对鬼灵、精灵的崇拜所派生出来的关于所谓鬼、怪之类及其活动场所的禁忌；对凶吉祸福的命运的迷信派生出来的趋吉避凶观念所形成的禁忌。咒本来是一种祝词，在道教及方术流传的过程中，发展成为驱邪禳灾的口诀，转变成社会俗信时变成了“诅咒”，作为江湖术士、巫医神汉驱邪看病的念咒。

4. 祭祠类迷信 对大自然、动植物，对氏族图腾，对祖灵、鬼神的各种崇拜，都密切联系着各种祭祠礼仪和手段。认为世界上存在神仙和妖魔鬼怪，或相信生物具有超乎肉体的“灵魂”或精灵，认为它们对自然现象，特别是人类的“命运”有控制能力，能保佑或危害人的健康。

5. 人体功能迷信 以个别偶然现象为依据，认为某些人具有超乎自然的神奇功能，如相信“心灵遥感”、“未卜先知”，在“科学”的幌子下谣言某些人以超音速遁行、气功师人工降雨、外气功治百病等。

6. 个人崇拜迷信 赋予现实生活中某些权势人物以神奇的力量，不以事实和真理为判断标准，盲目地无条件地崇拜封建帝王将相与近现代某些人物。

(二) 常见的迷信行为

常见的有算命术、相术以及看风水等几种迷信行为。在我国不仅是落后的农村地区，即使在繁华的城市中心，也不时见到一些以看相、算命为职业的人为别人讲解吉凶福祸。迷信者则全神贯注，诚惶诚恐，言听计从。这几种迷信活动历史渊源流长，至今仍有市场。一方面是由于人们文化素质太低，不能识破其欺骗作用；另一方面则是这些迷信活动在一定程度上与民俗文化和人生哲理相互融合在一起，在一定程度上迎合了民众的心理需要。另外，这些迷信活动也利用了某些现代科学，更有人利用科学技术的最新成果，打着科学的招牌而进行迷信活动。

1. 算命术 算命术包括算“八字”、测字、占卜问卦等，都是利用“天干”与“地支”的概念来推测人的一生吉凶福祸。根据这种方法，一个人出生的年、月、日、时各有“天干”与“地支”相配，每项用两个字代替，四项就有八个字。根据这八个字就能推算一个人一生的命运。所以算命术又称“算八字”。占星术是以天体与星宿运行规律来推算一个人命运及人类社会命运。占卜和问卦是用拈阄、掷卦中随机遭遇的物理现象加上唯心的、任意的分析解释来推测命运。它是彻头彻尾的唯心主义产物。

2. 相术 相术是以面形或掌纹为基础来推测一个人的吉凶祸福、性格、智慧的一种迷信行为。历史上许多学者或达官贵人都相信相面术。当然也有彻底的反对者。有个别人对算命术不屑一顾，却潜心研究相术，并著书立说，强调相术的“科学性”。在西方有关相术的著作很多，如“相术论”、“功能类形学”、“骨相学”、“形态心理学”等等。其内容基本上相似，即以人的面部特征来推测性格、智慧、情绪状态等。目前学术界总的说来并不承认它的科学性，但仍有一定的市场。

与算命术类似的以面相、手相推测命运的相术，在近些年来有所发展。除了以相术算婚姻恋爱、健康寿命、前途事业等之外，更有别出心裁，从面相、手相推断一个人是否风流，甚至有无婚外性关系。有些相书大肆宣扬有某些特征的男人或女人易受性的诱惑，明显地带有黄色的说教，其不良影响应引起人们的重视。

3. 看风水 在人与环境的关系中，求得与天地自然万物的和谐，达到趋吉避凶的目的，是看风水的宗旨。强调观察自然的特征体现了风水术中的原始地理科学的认识成分，但古今中外流传的风水观念或多或少地渗透了虚构的“超自然力量”，因此具有迷信的特点。看风水的迷信行为应用场合很多，如选址建村、造屋、造坟墓等。古人认为，住宅是阴阳的枢纽，住宅是人之本，若能安居则家族昌吉，否则家族衰微。有史以来，人们建屋造坟总是要选择向阳、背风不易遭水浸的地点，但为人看“风水”的所谓风水先生总是用迷信的观念来解释他们对地点的选择。更有人对人生的某些不幸如亲人早亡，房屋火灾等现象进行迷信的解释，所谓“人背时怨屋场”。如果某人家庭人才辈出，则归因于祖宗埋了好地方。目前仍有为争“风水宝地”而进行械斗者，可见风水观念对人们有着根深蒂固的影响。

四、迷信行为的危害与控制

迷信行为造成的危害首先表现在与健康的关系。自古以来由于人们对自身命运和健康的强烈关注，求健康长寿或保平安一直是迷信观念和迷信行为的主要组成部分。

（一）迷信与健康

迷信成为一种致病原因，可导致某些文化特异性疾病（culture bound disorders）的产生。如恐缩症（koro syndrome）、着魔恐怖综合征（susto syndrome）、伏都死亡（Voodoo death）等。

迷信观念能提供一种当事人个人和及其家属能够接受的“解释”。例如，突然发生的疾病会带来受害者心理上的不确定感和焦虑情绪，他本人及家庭成员也就会出现很多难解的问题。迷信的一个作用就在于将病人的症状和体征组合成可以辨认的名称，并提示处理的方法和对预后的估计。尽管这类解释和处理不符合科学现实，但病人及其家属的焦虑和不确定感则可因此得到暂时缓解。

正因为迷信将疾病归因于超自然的东西，相信迷信的人往往在患病时不去寻求医学的帮助，即明显影响人们求助于迷信方法的治疗。用迷信方法“治病”，延误疾病的诊断和治疗。

（二）迷信行为的控制

迷信行为作为一种愚昧落后的表现，它对当今社会文化的发展与人民的生活都有不利的影响，危害社会主义精神文明建设，扰乱社会秩序和社会安定。

控制迷信行为最根本的措施是提高人们的文化教育水平，大力普及科学与文化教育，提高人民的文化素质。应借助广播、电视、报纸等各种传播媒介，揭示迷信的虚伪性和危害性，通过典型事例的报道，用说服教育的方式，逐步使大众认识到迷信的本质。依法惩治职业迷信活动者和迷信活动组织者，对迷信用品的制造和交易应予以取缔和控制。以健康的文化、娱乐和体育活动来充实人们的精神生活，积极改善农村的医疗卫生条件，及时组织对某些偶发自然现象、神秘事物的解释。

五、神秘行为

辩证唯物主义的观点认为，超自然的神秘行

为实际上是不存在的，存在的只是尚未为人们所认知的某些自然法则的表现形式。对于某些神秘行为，如耳朵识字、意念移物、言语催眠、梦有预感和灵验等，应该冷静地、客观地观察与分析。在逐步认识自然界的同时，拓宽人类自我认识的领域。

（一）巫术

经考古学家证实，远在旧石器晚期，人类便有了灵魂信仰和祖先崇拜的活动。原始社会人们的认知思维极其简单，生产力极为低下，他们生活在危机四伏、变幻莫测的环境之中。风起潮落，电闪雷鸣都会引起困惑不安。另一方面认为自然也同人类一样，是一种有意志的力量，给人类带来幸福或灾难，自然被人格化，自然的力量绝对地支配着个人。出于对这种力量的信服与幻想，人便创造出了影响自然和他人的特定方法，即巫术。最初的巫术是没有欺骗成分的，它产生于祈求和恐惧心理。当时巫术的目的主要是解决人的愿望与自然界现实之间的矛盾关系。如祈求生产丰收、人丁兴旺等。私有制出现后，巫术还指向解决人与人之间的矛盾关系。进入阶级社会后，巫师也有了阶级的分野，一部分成为奴隶主的御用巫师，大部分则分布于民间。

巫是一种原始的自然宗教，是原始部落氏族的自发信仰，没有创教人，也没有宗教组织。巫的核心是鬼神，信仰多神、诸神平等，没有至高无上的主宰。巫师是开展巫术活动的中心人物，充当人神之间的媒介。巫术是巫师施展的某种技术和手段。巫术通常有某些特点，例如有明确的目的，有一定的仪式和巫词等。

巫术是愚昧无知的历史产物，是人们幻想改变自然的行为。随着社会的发展，巫术的影响逐渐让位于宗教，宗教的影响又逐渐让位于科学。但由于社会发展的不平衡性，巫术在某些发展中国家和地区仍然很活跃。

常见的巫术有征兆和预言、占卜、祈求术、招魂术、赌咒术、驱鬼术、避邪术和禁忌术等等。无论何种巫术都是一种迷信手法，它建立在鬼神观念之上，是人对现实一种虚幻的、歪曲的反映。因此取缔这恶劣的行为是一项长期和艰巨的任务。

（二）催眠术

催眠术是指催眠师诱导被试者进入一种特殊意识状态的技术。我们称类似睡眠的特殊意识状态为催眠状态。在催眠状态中，被试者可以随着催眠师的指令产生感觉缺失或感觉增强，产生遗忘或唤起早已遗忘的经历，产生幻觉或负性幻觉（视物不见、听声不闻），或从事某种非情愿甚至对自己明显有害的事情，这是一种十分神奇而又具有吸引力的现象。近几十年来，这一古老的技术进入实验室，正在接受科学的研究和剖析。

1. 催眠的表现 催眠术可使被试者在催眠状态中出现各种躯体和精神方面的变化。不同被试者之间，既可有催眠深浅程度的差异，亦可有表现形式的不同。通常表现如下：

（1）催眠性感应：被试者一旦进入催眠状态之后，与催眠师保持着密切的感应关系。此时被试者不再具有判断能力，只是顺从地执行催眠师的一切指令。如果催眠者是一位医生，正好利用这种独特的感应关系对被试者施加影响，进行治疗。

（2）催眠性睡眠：这种睡眠类似正常睡眠，但不是正常睡眠。虽然在催眠性睡眠中也可以全身松弛、双眼闭合，甚至还有鼾声，但他却保持着与催眠师的感应关系，他能感受到催眠师的一言一行。不过催眠性睡眠可以转化为正常睡眠。

（3）催眠性躯体变化：催眠状态中可出现肌肉颤抖，甚至痉挛发作。僵硬的肌肉可支持被试者长时间维持一个不舒服的姿态，如蜡样屈曲或头部悬空。皮肤可出现红斑、疱疹和水疱。并常常出现躯体的麻木和痛觉缺失。

（4）催眠性幻觉：催眠状态下可出现各种幻觉，包括幻听、幻视、幻嗅、幻味、幻触等。幻觉可以是自然涌现的，亦可在催眠师的诱导下出现。催眠状态下还可产生负性幻觉，即对客观存在的形象与音响，视而不见，听而不闻。

（5）催眠性记忆改变：在清醒状态下已被遗忘的事件，可以在催眠状态中重新唤起，据说这是心理压抑被解除的结果。另一方面，被试者又可根据催眠师的指令遗忘亲身经历的事件。另有催眠师指示处于催眠状态中的被试者醒后某日某时去做某事，即便被试者已解除催眠状态，但届时仍去执行指令。

2. 催眠术的研究现状 关于催眠的许多理论尚不清楚。目前对催眠术的研究现状有如下几个方面：

（1）催眠的暗示性：起初靠注射安眠药才能睡的人，如果相信每次注射的都是同一种药物，那么最终可以通过注射生理盐水进入睡眠。这就是暗示作用，其实质是患者的信念和期望。大多数实践结果证实，被试者的信念和期望是催眠的关键因素。如果一个人对催眠术抱着怀疑态度的话，那么催眠师对他是无能为力的。

（2）催眠的心理性：大多数人认为，催眠与某些心理特征有关。如有人认为，一个人能否被催眠，关键在于被试者的暗示性，而不在于催眠师的技巧，而这种暗示性则是与癔症的心理素质基本相同。有研究指出，与催眠性有关的唯一心理品质是智力，智力越高，越易被催眠。

（3）催眠的绝对服从性：处于催眠状态中的被试者是否完全丧失判断能力，是否毫不犹豫地执行催眠师的一切指令，这是一个正在争论的问题。有人通过对照研究发现，被深度催眠的人会听信催眠师的指令去触摸令人恐怖的响尾蛇。因而他们得出结论：处于催眠状态中的人失去了对行为后果的判断，既可把自己置身于危险情境之中，也可做出对他人有伤害的行为。

（4）催眠的神经生理性：在催眠状态下进行脑外科手术，当医生偶然触及患者脑部的海马区域时，患者会突然觉醒。于是有人提出催眠是通过边缘系统及网状结构的功能变化影响大脑皮质的；还有研究者从催眠状态下的脑电图中发现一种“电阻塞”现象。尽管如此，对催眠现象的本质的认识至今尚无突破性的进展。

（顾瑜琦　刘克俭）

思　考　题

1. 行为与健康有何联系？
2. 习惯行为与不良生活方式的含义？
3. 常见的不良习惯行为有哪些？
4. 什么是 A 型行为？
5. 成瘾行为的形成过程？
6. 怎样看待网络成瘾行为？
7. 怎样开展自杀行为的预测与预防？

第5章 行为病理

随着社会进步和现代医学科学的发展，心理社会因素对健康和疾病的关系愈来愈重要。作为行为医学重要组成部分的行为病理学主要研究行为与社会心理因素密切相关疾病的形成、发展、转归的过程和机制，为进一步从行为医学的角度开展行为问题的控制及有关疾病的防治提供理论依据。

第一节 行为病理特点

行为医学是适应现代医学的发展，在医学模式向生物-心理-社会医学模式转变的过程中诞生的。因此行为的病理学不是局限在纯生物学因素里，而是同时从生物学因素、心理学因素、社会学因素等诸方面来考虑的。行为病理学研究以多因多果、多层次、多系统等思想作指导，力图从复杂的因果联系网中找到所存在的病理机制，而不是从简单的直线式的因果链出发考虑问题。虽然行为的许多病理学说还很不完善，但经过努力，在病理机制方面一定会有所突破。归纳起来行为病理学具有以下特点。

(1) 强调社会文化因素在疾病发生、发展和转归过程中的作用。行为病理学把人看做生物、心理、社会关系的总和，尤其注重社会文化因素的作用，始终注意把行为医学建立在传统医学的基础之上，但又不限于生物医学的结论，而是具体从社会文化因素的角度来认识疾病，寻求防治对策。

(2) 提倡用复合病因、联系、多环节、多途径等概念来指导行为研究和实践，而不像传统医学，习惯用单一病因、因果关系、单一途径等概念和思想指导研究和实践。

(3) 用危险因素的概念来代替病因的概念。危险因素指能增加发生不利事件的概率的事件，而病因是指引起疾病的原因，两者之间有联系又有区别。前者比后者更灵活，更能适用于研究和实践。

(4) 倾向于从流行病学的角度来证明假设，开展大量的、有深远影响的、前瞻性和回顾性行为流行病学研究。

(5) 常用流行病学调查与实验室研究密切配合的方法，而不是把研究停留在现场调查水平上。由现场得到的信息力求通过实验室实验和现场实验再现出来，进一步证实调查的结果。

另外，行为病理学十分重视人的认知评价、防御机制的中介作用，把它作为危险因素致病的中心环节。对认知评价、防御机制的解释也完全摆脱了生物模式的束缚，强调了早期生活体验及社会支持的作用，从而把人的防御机制与整个外界环境，特别是社会文化因素及个人行为因素等联系起来。同时，现代的系统论、信息论、控制论、突变论、协同论等理论也对行为病理学有着重要的影响，给其研究带来了新的生机和活力。

(李川云　陈　瑶)

第二节 行为因素致病途径

一、行为刺激的感知觉系统

外界一切刺激首先必须为人的感知觉系统所接收、存储、分析，进而产生感受和知觉之后，才可对人发生作用。人的感知觉系统主要由眼、耳、鼻、舌、触、运动六种感觉器官及相应神经系统组成。感官对适当的刺激发生反应，通过感知觉分析器对信息感受、处理，进而形成有意义的感知觉，并进行筛选和过滤，按其主观需要，有意或无意地去感受那些对自己有信息作用的东西，而忽视其他东西。

感知觉系统的筛选过滤作用主要通过改变注意的焦点，以及在中枢神经系统内建立感知觉时，通过大脑皮质调节来完成。而支持这种筛选过滤作用的参考系来源于个人的遗传素质、生活体验、价值观和社会道德规范等。

感知觉系统的筛选过滤作用构成了人应对各种社会、心理行为刺激的第一道屏障。行为医学要注意培养、利用这种屏障作用为保障健康服务。

感知觉系统除了屏障作用外，还有调节作用。其系统对外界刺激的调节作用主要表现在对已建立的感知觉的评价上。这种对刺激的调节起到了阀门作用，构成了第二道屏障。通过调节进一步协助其筛选过滤作用,为保障人体健康服务。当然,调节不当也会对健康造成不利影响。

二、行为刺激的脑干网状上行激活系统

脑干网状上行激活系统主要负责接收人体内外传入的所有感觉信号的非特异性感觉成分,通过处理之后投射到整个大脑皮质,以维持人的觉醒水平(唤醒程度)。觉醒水平构成了人的思维和行动的背景。在遇到强烈刺激时,网状上行激活系统特别活跃。此时,人表现得十分敏感,对很小的变化和刺激都能迅速捕捉,能很快做出反映。比如,考生临考时和考试中,病人进入手术时,常处于这种状态。长期处于这种状态对健康是十分有害的。

三、行为致病的中介系统

异常行为所致的心身反应、心身疾患、心身疾病是通过神经、免疫和内分泌系统为中介引起躯体变化的。但大多数有害刺激造成的病理损害是通过内分泌系统来中介的,其中以下丘脑-垂体-肾上腺素系统最为重要。因为该系统是人体内分泌功能的主导机关之一。垂体通过多种促激素与肾上腺素发生联系,调整其分泌激素的作用,包括糖皮质激素、盐皮质激素及儿茶酚胺类激素。这些激素具有较高的生物活性,能对人的心理情绪、新陈代谢、心血管系统活动、消化系统活动、免疫系统活动等一系列功能活动产生影响。过于持久、强烈的影响或影响的长期累积,最后必导致机体发生永久性器质和(或)功能损害。

四、行为刺激的脑总控制器

上述几种致病途径都与个体的总控制器大脑有关,人对刺激的选择性感知、主观评价、觉醒水平的调节无不与大脑皮质活动有关。下丘脑-垂体-肾上腺素系统的调节学说也说明内分泌活动受大脑调节。心理神经免疫学成果表明,许多免疫功能也受大脑的调节。脑在社会、心理、行为因素致病过程中的作用是很重要的,影响的层次也是最高的。

正是由于大脑在社会、心理、行为因素致病中的总调节作用,决定了行为医学可通过社会压力、健康教育、行为训练、行为矫正等一系列社会行为措施控制不利刺激,保护人类健康。

(陈新山　石武祥)

第三节　行为因素的致病规律

医学病理研究常常是从因果联系思维开始的,行为医学也不例外。由于因果联系的复杂性,常易使人们在研究行为与健康的关系时陷入困境。通过系统分析,仔细考察社会行为因素所致的健康效应,可发现其有一定的规律性。

一、作用泛化性

即泛影响性,是指一种行为因素可导致全身许多器官系统发生异常改变。行为因素无论如何复杂,在其侵入人体之前,总可设法将其分解,进行研究,抓住其特征,进而把握它。即便是单一的一种行为刺激,当其作用于人体后,其应答效应也会泛化。比如考场紧张,是一种单纯的行为刺激,但在其作用于人体后,就会带来神经、精神、内分泌、代谢和躯体运动功能等一系列的改变。

行为因素致病的这种泛影响性,决定了控制这些因素的综合性和复杂性。要想对付这些刺激,只采取单一的措施往往收效甚微。由于这些因素作用的泛化性,难被公众认识、理解、接受,有时甚至连专业人员也不易被说服,这就使对这些刺激的控制工作变得十分困难。但是,如能针对几种主要的行为因素采取强大综合措施并坚持到底,常可收到较为普遍的益处。

二、作用层次性

从行为因素的泛化性可以看出,这些因素影响健康的过程经历了一个由确定的单一性到不确定的多样性,然后再到随机的单一性过程。刺激一开始,人们可以确切地把握它,是噪声,还是紧张;是丧偶,还是破产。但作用于人体后就泛化了。可其作用最终还是要落在某一或某几个器官系统上。这一系列过程实际上是发生在社会、心理、行为刺激影响健康的因果联系网上。在现实生活中,因刺激强度或个人感应能力的差异,每次刺激并不一定每次都作用到终极。因而这种刺激致病表现出较为明显的层次性。

1. 初级效应　是指有害行为因素与人最开

始的直接相互作用阶段，这是作用的最浅层次。比如听到噪声，体验到了痛苦，感受到挫折等。可见初级效应主要局限在感知觉系统。这一阶段的因果联系以会聚式为主，是综合多种信息得到的一种或几种较为确定的效应。轻微的或持续时间极短的刺激一般就停留在初级水平，不再进一步深入造成大的影响。

2. 次级效应 指在引起初级作用的刺激因子已消失的情况下，由初级作用所引起的较为强烈的一系列神经、内分泌代谢方面的改变，包括心理、生理、社会等诸方面的不利反应。如强烈情绪刺激通过下丘脑对垂体内分泌功能的影响。次级反应可改变大脑皮质的唤醒水平。许多不良社会、心理行为刺激都会导致唤醒水平的提高，进而导致一系列连锁反应，并激活许多本来就很轻微的反应。因此，次级反应要比初级反应重，持续时间长，已突破危险因素作用的门户，影响到大脑皮质、脑干网状结构、神经内分泌系统等部位。

3. 三级效应 指由强烈持久的初(次)级作用导致的、在临床上可测的、有实际意义的功能性或实质性病理变化阶段。此时病损进入了相对不可逆阶段。许多心身疾病就是三级效应的结果。

（陈新山　刘克俭　石武祥）

第四节　紧张刺激与应激

一、紧张刺激应激源

紧张刺激应激源(stressor)是指那些能引起机体稳态失调并唤起适应反应的环境事件和情境。生活中主要来自三方面。

1. 外部物质环境 包括自然的和人为的两类因素。属于自然环境变化的有寒冷、酷热、潮湿、强光、雷电、气压等，可以引起冻伤、中暑等反应。还有灾难性的飓风、台风、地震、空难、车祸、洪水、战争等。这类自然灾害除了造成生命损伤，还将直接或间接地给个体或群体造成长时间的心理功能障碍，称其为创伤后应激障碍(PTSD)。属于人为的因素有大气、水、食物及射线、噪声污染等方面，严重时可引起疾病甚至残废。

2. 个体的内环境 内、外环境的区分是人为的。内环境的许多问题常来自于外环境，如营养缺乏、感觉剥夺、刺激过量等。还有身体不适等问题，如疼痛、恶心、饥饿等。机体内部各种必要物质的产生和平衡失调，如内分泌激素增加，酶和血液成分的改变，既可以是应激源，也可以是应激反应的一部分。

3. 心理社会环境 大量事实说明，心理社会因素可以引起全身性适应综合征，具有应激性，而且对生活显示出越来越大的重要性。这些应激源来自生活的方方面面，如家庭、单位、学校。霍尔姆斯和瑞赫1976年的一项关于生活事件的研究表明最常见的应激源是死亡、离婚和分居。虽然离婚和分居并不总是产生负性影响，但家庭的破裂一直是最严重的应激之一。大部分离婚或分居的家庭成员会出现情绪与生理健康状况的下降，儿童也将面对更多的适应问题。家庭中还有上下代成员之间的关系不和、子女远离家庭出现空巢现象等。来自于学校和职业场所的应激源有：与同事或上下级之间人际关系长期紧张，晋升、工资调整、奖金评定时受到挫折，工作学习负担过重，主观愿望和客观要求超过了本人能力所及的限度，对职业不满而无法改变，工作中出现差错事故受到批评处分，工作调动频繁，待业，被解雇，解除职务，退职退休。考试与升学失败，与老师、同学关系紧张，在学校受到处分，对所学专业毫无兴趣，新入校适应不良等。

二、应激反应

(一) 应激过程

所谓应激(stress)是指机体对各种内、外界刺激因素所做出的适应性反应的过程。应激的最直接表现即精神紧张。当受到应激作用时，人就会产生一种相应的反应，并在新的情况下逐渐地适应。如果不能适应这种刺激，就可能在生理上或心理上产生异常，甚至可能发生疾病。

根据塞里的应激学说，全身适应综合征包括三个阶段。第一个阶段叫警戒期，这一期又可分为休克期和抗休克期。休克期时，可出现血压下降、血管渗透性增高、血液浓度降低及体温下降等休克症状。抗休克期的表现与休克期相反。第二阶段叫抵抗期，此期人体出现各种防御手段，使机体能适应已经改变了的环境，以避免受到损害。第三阶段叫耗竭期，此期是在应激因素严重或应激持久存在时才会出现。它表示机体“能源”的耗竭，防御手段已不起作用。如果继续发展，则导致死亡。

随着应激理论的发展，70年代拉扎洛斯和

他的同事构建了应激的认知交互作用模式。认为应激只有在环境需求超过了个人处理需求的能力之时才存在。如果某人应对能力很强，应激便不会产生，即使是旁人可能把这种需求看成应付的极限。反过来讲，如果某人应对能力很弱，应激就会产生，即使是在旁人看来这种需求会轻易解决。

(二) 应激反应

应激反应是指由大脑发出的一系列调控指令，直到身体找出合适应对办法的反应。中枢神经系统会下达释放肾上腺素的命令。血液中注入肾上腺素后会引起心率加快，血压升高。通过下丘脑和垂体，大脑会使氢化可的松的血液浓度突然升高。肾上腺素和氢化可的松会促进细胞能量的产生，表现为心率和呼吸加快，心搏增强，脾脏缩小，肝糖原释放，瞳孔扩大，皮肤和内脏的血管收缩，血液由这些部位向脑部和肌肉转移，使机体处于战斗的准备状态。

此外，大脑活动的增多会提高警觉状态，但也会增加焦虑不安和恐惧。所有这些都有助于提高注意力和判断力，使身体的素质处于最佳状态，使机体制定和做出最有效的反应。

应激现象与机体处于受威胁的环境，并对此做出反应，试图适应这种环境有关。这种反应是人体的正常反应，它能使机体动员其智能和体能，最好地处理由异常事件引起的紊乱，以便找到新的平衡。应激反应完全是一种生理反应，有时也被称为“普通的适应性反应”。这种现象也可以在动物身上看到。应激反应是在物种演变的过程中形成的，目的是发展抵御危险、逃避敌人的本领。在现代生活条件下，在和平时代，应激源具有不同的性质。

三、应激机制

应激的过程中有多因素的参与，应激的基本模式可以用图 5-1 来表示：

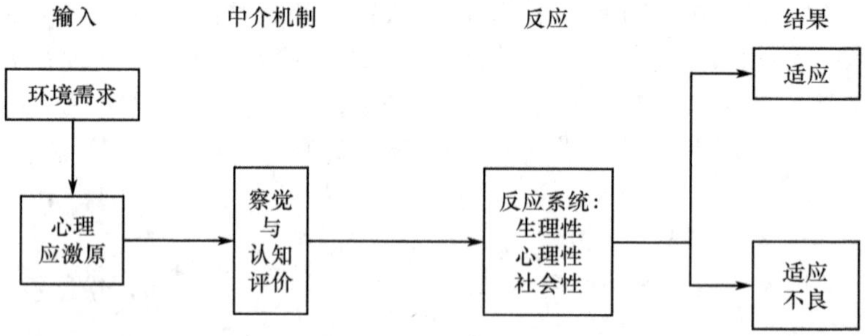

图 5-1　应激的基本模式

应激模式中的输入成分是以上提及的应激源。中介机制就是心理中介——察觉或认知评价的参与，它是决定个体对环境刺激是否引起防卫和抵抗的关键。在心理学中，它们涉及对信息处理的智力水平。这个水平既取决于气候、饮食、药物、家庭关系及特异环境等外部条件，也受遗传、既往经历等内在因素的影响。每个人都以自身的方式来察觉环境刺激，这就是各人对同一应激源会引起不同反应的原因。

拉扎洛斯将认知评价过程分为三个独立的评价：初级评价、次级评价、重新评价。在初级评价中，个体主要考虑是否被卷入某一处境中，他会问自己：“我是否有麻烦了？”然后考虑是积极的应激（eustress），还是消极的应激（distress）。积极的应激给人以力量并提高个体识别与作业的能力；消极的应激则耗费能量储备，并以维护和防卫的形式增加机体系统的负担。次级评价中，个体就要比较各种应对技巧与需求。如果应对技巧足以应付需求，就没有或只有一点应激。如果技巧缺乏，则应激就会产生。最后，重新评价过程中，个体运用新的信息或前面所做出的应对努力的反馈来核查给予次级评价的准确性。

如果察觉和认知评价认为是应激，则机体就要采取行动，做出各种适应性反应，这是一个神经、内分泌、免疫共同参与的复杂过程，但三者是作为一个整体来反应的。在应激过程中，下丘脑-垂体-肾上腺皮质轴（HPA）与交感-肾上腺髓质轴均投入应激反应。应激开始时，人体各种感觉器官将感受到的信息输送到大脑的感觉皮质，感觉皮质通过与边缘系统的联系，将这种感觉信息的“外部世界”与边缘系统主管的情绪与内驱力的“内部世界”相互沟通。边缘系统的内侧颞叶有直接（经钩束）及间接（经丘脑背内侧核）两条径路到达前额区；海马及杏仁核有弥散性的投射系统到达新皮质。还有额叶-皮质系统联系，运动前区与额前区是大脑皮质的联合区之一，运动前区参与不同感觉通道传入的信息的整合来决定行为，额前区参与运动活动中的动机性准备。另外，眶内侧及背外侧前额区与下丘脑及脑干有双向联系。因此，额叶不仅能监控下丘脑的活动而且还能调制脑干的植物性神经活动。当中枢的指令到达下丘脑，则下丘脑-垂体-肾上腺轴被激活。下丘脑室旁核（PVN）中的促皮质素释放激素的神经元合成促皮质素释放激素（CRH）分泌如垂体门脉，刺激前叶释放促皮质激素（ACTH），ACTH 再刺激肾上腺皮质使其释放皮质激素，作用于全身的效应器。另外一条通路是位于脑干的蓝斑为主的去甲肾上腺素能神经元被激活，进一步交感神经激活，释放出去甲肾上腺素（NE）入血。再就是肾上腺髓质被激活，释放肾上腺素（E）入血，作用于外周的效应器。人类在飞行跳伞，临阵作战，外科手术前，学生进入考场时都证实有两轴的积极反应，两者相互协调，共同反应。当个体能够把握周围环境，出现主动进攻与积极情绪时，去甲肾上腺素分泌增加；当个体处于情况不明，被动和焦虑状态时，肾上腺素分泌增加。另有学者发现血中儿茶酚胺含量的适当增高，可使机体进入轻度警觉状态，有利于个体提高操作速度、准确性和耐力，有利于改善一般认知功能，提高心率活动的效率。

紧张刺激因素对免疫功能的影响，其中间环节比较复杂，可以通过内分泌系统、神经介质及其他生物学机制。研究最为广泛的是垂体-肾上腺皮质轴，应激反应的典型表现为迅速释放垂体促皮质激素，继而皮质激素水平升高。皮质激素对免疫机能的改变通常是抑制作用。在应激过程中肾上腺髓质分泌的肾上腺素与去甲肾上腺素均有增加，它们对各种免疫反应都有抑制作用，肾上腺素对急性过敏反应的抑制作用尤为明显。此外在应激过程中，血胆固醇、游离脂肪酸与尿酸含量升高，它们都有不同程度的免疫抑制作用。因此在应激过程中通过各种途径，免疫功能受到抑制是一种普遍现象，它无疑使机体对于各种感染的易感增加，抵抗力降低。

（李川云　陈　瑶）

第五节　不同疾病的行为病理

一、原发性高血压

高血压是最早确立的与行为心理社会有关的疾病。大多数高血压患者找不出明确的器质性病因，属于原发性高血压（以下简称高血压）。高血压不仅发病率高，而且并发症多，是脑卒中、冠心病的主要危险因素。

（一）高血压的行为因素

心理社会和行为因素在高血压发病学中有重要的作用。

1. 社会和环境应激因素　注意力高度集中、持续紧张的工作，噪声的干扰，人际关系紧张、生活环境和方式突变，压力感大，强烈的焦虑、紧张、痛苦、愤怒以及情绪的压抑，常常是高血压病的诱发因素。流行病学调查证明，城市居民的高血压发病率高于农村，如 1980 年全国抽样调查城市与农村高血压患病率分别为 7.23% 和 3.47%。发达国家高血压患病率高于发展中国家。第二次世界大战期间，被围困在列宁格勒达三年之久的人，高血压患病率从战前 4% 上升到 64%。事实证明，社会心理压力与高血压的发生具有密切联系。

2. 不良行为因素　流行病学调查发现高血压发病率与高盐饮食、超重、肥胖、缺少运动、大量吸烟及饮酒等因素有关，而大量调查和实验研究结果证明，这些不良行为因素又直接或间接地受心理或环境因素的影响。

3. 人格因素　人格特征对高血压发病的影响是普遍关注的问题。不过，到目前为止尚未能确定高血压的特异性人格特征。具有急躁、求全、固执、保守、不轻易表露自己的思想感情、强迫性、反权威性、敏感多疑、自卑胆小、焦虑等性格特征的人，容易产生高血压病。因为这类人往往有强迫行为和不正常的专断，这类人常常有雄心壮志，好竞争、好激动，也常常感受到更多的压力，更容易处在精神紧张状态之中。

（二）高血压行为病理机制

在高血压发生中，遗传因素与心理社会因素共同起作用。Lawler JE（1981）以父代有一方是高血压的子代鼠做实验。这些子代鼠都有高血压素质，表现为边界型高血压。经过 15 周的环境紧张刺激，该组子代鼠均发展为严重高血压，较之对照组有较显著的差异。10 周后，这种诱发的高血压仍然存在。而无高血压素质的个体之所以对紧张刺激不起反应，是由于心理刺激在开始时反应性地使血压升高，但动物很快能适应。

从行为病理的角度，凡是能影响心输出量和血管紧张度的因素都能导致血压的变化。具有高血压遗传素质的人处于心理社会应激或情绪应激时，大脑皮质与边缘系统功能失调，下丘脑、垂体等皮质下血管舒缩中心功能障碍，交感神经系统过度兴奋，造成血管收缩性兴奋冲动占主导地位，肾上腺素能神经纤维释放去甲肾上腺素，作用与心血管系统β受体，使心肌收缩力增强、心输出量增加，全身小动脉痉挛，周围血管阻力增高，血压上升。Whitehead(1977)和Wood(1979)等人研究发现：恐惧、焦虑时，肾上腺素分泌相对增加，于是心输出量增加而使收缩压明显上升，并伴皮肤和肌电值增高；愤怒和敌意时，以舒张压升高为主，皮肤电阻和电位也是增高的。进一步研究表明，若焦虑或愤怒情绪外露时，血内去甲肾上腺素浓度升高，于是外周血管阻力增加，使舒张压明显上升；如有敌意情绪而强制阻抑，血内去甲肾上腺素及肾上腺素水平则明显增高。因此，被压抑的敌视情绪被看做是导致高血压的重要心理因素。开始时是精神紧张状态下的阵发性血压升高，一旦心理社会紧张刺激或情绪刺激被解除，影响血压的各项生理变化都很快自动恢复正常。但是如果心理社会应激或情绪应激强烈、持久，就会使神经、体液、内分泌等的血压调节机制遭到严重破坏而导致数月乃至数年的血压反复波动，最终形成持续的高血压。高血压的神经体液调节过程，大致可综合成如图5-2。

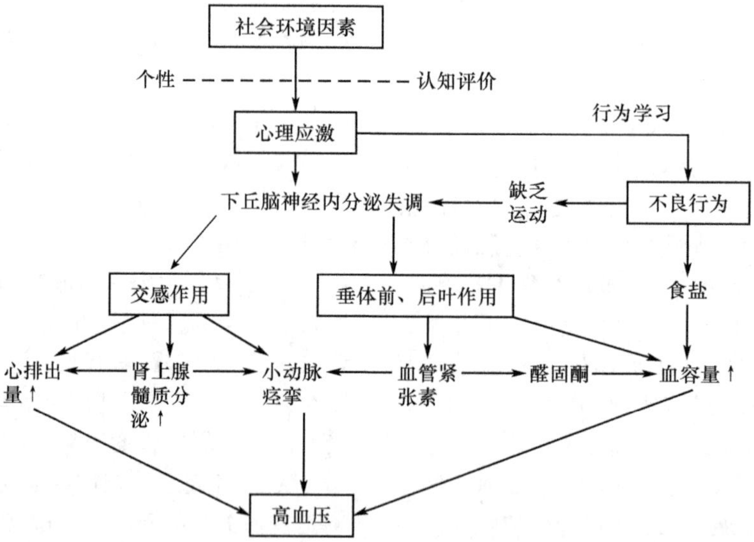

图5-2　高血压的发病机制

二、冠　心　病

冠状动脉硬化性心脏病简称冠心病，现已成为危害人类健康的首要疾病之一。其发病呈现逐年的上升和年轻化趋势。

（一）冠心病的行为因素

大量研究提示，冠心病的发生发展与许多生物、行为和社会因素有关，包括：遗传、高血压、高血脂、吸烟、肥胖、缺少活动、A型行为类型、社会关系不协调和焦虑抑郁等多种所谓的冠心病危险因子(risk factors)。这其中有的是心理社会应激因素或行为因素；有的虽不属于心理或行为的范畴，但仍间接地受心理社会因素的支配或与之有一定的联系。

1. 社会文化因素　通过流行病学研究，揭示出不同社会文化背景的人冠心病患病率有显著差异。国家间对比，中国、日本冠心病发病率远比欧美国家低，在我国，哈萨克、藏、蒙族的发病率高于当地汉族，而贵州苗族、布依族明显低于同地区汉族。现代社会高度的迁移，也是冠心病高发的原因之一。所谓社会文化迁移，指个人或人群在实际生活过程中，社会文化背景、个人地位、权力等重大转移或变化，包括社会环境的变动、职业的变更、居址的迁移、地位的升降等。著名行为医学家Syme研究发现，凡在农村长大，后迁到城市做白领工作的人，比仍留在农村做蓝领工作的人，或者在城市里长大后留在城里做白领工作的人的冠心病发生率高出3倍以上，后来Syme又通过现场研究发现，日本本土人冠心病发病率低，移居加利福尼亚的高，移居夏威夷的居中。证明日本人的美国式社会文化迁移会导致冠心病患病率的增加，且这种增加的危险不能由饮食习惯、吸烟、家族史、高血压等现象来解释，成为一个独立因素。

2. 紧张生活事件　指日常生活中发生的，导致人发生紧张刺激的各种事件，如亲人死亡、环境变化等常被认为是冠心病的重要病因之一。国外许多回顾性调查显示，心肌梗死病人出现症状前的6个月内，其生活事件明显增多。研究发现冠心病在经常处于紧张和高度注意的职业人群中发病率明显增高。脑力劳动者与体力劳动者的发病比例为2∶1。因此，紧张生活事件可增加冠心病发病或死亡。

3. A型行为模型 Friedman M等(1959)把人的行为特征分为A、B两型。A型行为类型(type A behavior pattern)的特点是好胜心强、雄心勃勃、努力工作而又急躁易怒，既具有时间紧迫感(time-urgency)和竞争敌对倾向(hostility)等特征，往往还伴有明显焦虑、抑郁的表现。相反，心底坦荡、不争强好胜、从容不迫的行为特征属于B型行为类型。西方协作组研究计划(WCGSP)在60年代对3000多名中年健康男性雇员进行了近十年的追踪观察。结果发现A型行为者在整个观察期间冠心病总发生率以及各种临床症状包括心肌梗死、心绞痛等的出现率二倍于B型行为者(图5-3)。这一研究说明，A型行为类型不是冠心病发病后出现的行为改变，而是冠心病的一种危险因素，故有人将A型行为类型称为“冠心病个性”(coronary-prone individuals)。我国近年来的研究资料也表明，A型行为冠心病发病与死亡均比B型的高出2倍以上。世界心肺和血液研究协会(NHLBI)也于1978年确认A型行为属于一种独立的冠心病危险因素。

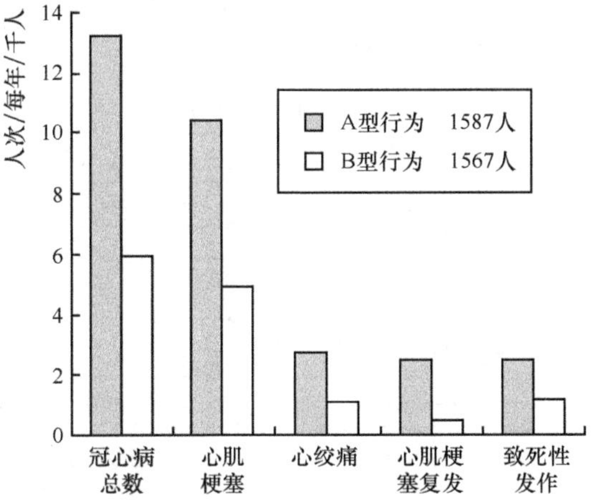

图5-3 A型行为与冠心病发病

4. 行为方式 除了A型行为类型为基础外，冠心病很大程度上还受到个人行为方式的影响，包括吸烟、过食、缺乏运动等方面。研究表明，缺乏运动的人患冠心病的相对危险是正常运动量的人1.5~2.4倍。这些行为因素通过病理生理途径促进冠心病的形成，对冠心病起着间接的致病作用。

(二) 冠心病的行为病理机制

众多的社会、心理、行为因素通过多种途径作用于人体，造成冠状动脉系统和心肌需氧量的供求比例失调，引起冠心病的发生和发作其致病途径大致有以下几种：

1. 扰乱大脑皮质功能活动 情绪行为的变化和心理冲突导致大脑对皮质下中枢的调节控制障碍——尤其对边缘系统、下丘脑、垂体，从而自主神经功能紊乱交感神经占优势状态，肾上腺素和去甲肾上腺素分泌增加，使心率增快，心肌耗氧量增加，心脏血液供求比例失调，心肌缺血发作。

2. 机体适应性应激反应作用 紧张刺激引起机体产生适应性反应，激活丘脑-垂体-肾上腺轴的复杂反应，唤醒交感神经控制下的战斗和逃跑反应。垂体后叶素分泌增加，冠状动脉收缩。同时ACTH分泌也增加，去甲肾上腺素和肾上腺素分泌增高，冠状动脉进一步收缩，心肌缺血、心绞痛发作。

3. 促进血栓形成 吸烟等不良行为方式导致冠状动脉血管内壁在一氧化碳等有毒分子作用下发生损伤；肥胖、过食、运动缺乏导致体内血脂升高，血液黏稠度增大；另外应激状态下，血中儿茶酚胺浓度升高，脂肪分解增加，产生大量的游离脂肪酸以作为原料产生能量，过剩的游离脂肪酸留在血中，进一步增加了血液黏稠度。这些因素相互作用促进冠状动脉血栓的形成，管腔狭窄，导致缺血。各种因素可综合为图5-4。

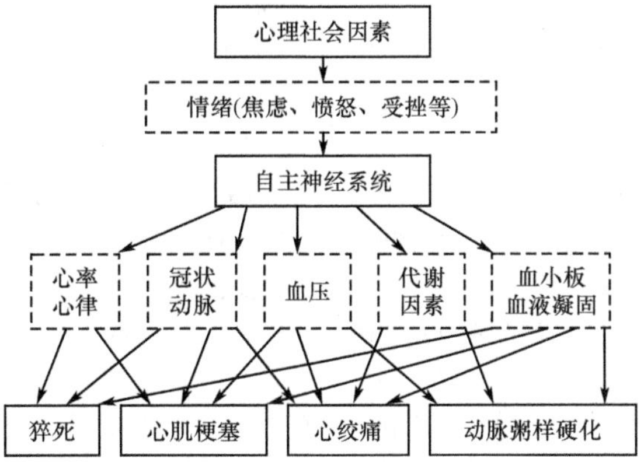

图5-4 冠心病发病机制

三、消化性溃疡

消化性溃疡主要包括胃和十二指肠溃疡。消化性溃疡的发病、恶化、复发、迁延化和防治与社会、心理、行为因素存在着密切的联系，是严重危害人们的重要疾病之一。

（一）消化性溃疡的行为因素

消化性溃疡的产生和发展可找到明确的行为学病因。主要因素有紧张生活事件、不良情绪体验和个体行为特征三个方面：

1. 紧张生活事件 人在日常生活和社会活动中每天都感受着大量刺激。有些刺激能为个人的应对能力所对付，就不会产生紧张，因而也不成其为紧张生活事件。若刺激因子超出自己对付方式或能力之外，便成了紧张生活事件。主要的生活事件有：①严重的精神创伤，特别在毫无思想准备的情况下，遇到重大生活事件和社会的重大改变。如失业、丧偶、失子、离异、自然灾害和战争等。②长期的紧张刺激，如不良的工作环境、缺乏休息、高度注意的工作性质等。通过临床观察发现，在205名初诊为上消化道溃疡的病人中，发现84%的人发病前1周内有严重的生活事件刺激，如失业、配偶死亡等等。在52名溃疡病复发的患者中得到了同样的发现，这些病人80%在症状复发前1周有严重的紧张生活事件的刺激。而当时同期人群中类似的紧张事件刺激的发生率只有22%。动物居住拥挤模拟紧张生活事件研究也证明了紧张生活事件可使所有实验动物发生溃疡病。Brady的研究也表明电击造成的警戒和逃避反应使动物形成溃疡。有学者通过实验研究和现场观察发现，受到紧张刺激而又得不到社会帮助者易发生溃疡。

2. 情绪因素 持久不良的情绪反应，如长期的家庭不和、人际关系紧张、事业上不如意等各种各样的失落感，能明显增加消化性溃疡的发病率。日常生活中，当情绪高涨、心情舒畅时，即便是清茶淡饭，也十分香甜。但当人处于消极情绪时，比如忧伤、悲痛、忧郁、烦躁、焦虑以及愤怒等时，就是山珍海味，也食之无味。这十分明显地表明了情绪对消化系统功能的影响。中医很早就指出胃痛乃“积劳积损及忧思不遂”所致。1941年Wolff HG报告对一胃瘘患者的直接观察情况，发现该患者情绪激动、焦虑、发怒或呈攻击性情感时，胃黏膜充血，胃蠕动增强，血管充盈，胃酸分泌持续升高，长时间则使充血的黏膜发生出血、糜烂；当他情绪低落、悲伤忧虑、抑郁失望、自责沮丧时，胃黏膜就变得苍白，蠕动减少，胃酸分泌不足；而在他情绪愉快时，血管充盈增加，胃液分泌正常，胃壁运动也会有所增强。

笔记栏

3. 个性与行为因素 个性特点与行为方式与本病的发生有一定关系，它既是病因又影响病情的转归。溃疡病患者，其行为多表现为孤独、自负，有明显的焦虑、抑郁、疑病、癔症倾向。病人往往有如下特点：①争强好胜，不能松弛。多数患者工作良好，有的还取得一定成就，但精神生活过于紧张，即使休息也仍不能松弛，生活之弦总是绷得紧紧的。②独立和依赖之间的冲突。具有典型的矛盾状态，病人因为寻求依赖和帮助的愿望和心情受到意外的挫折，不得不相反表现爱挑衅、自信、坚持独立和负责的态度。③情绪易波动但又惯于克制。患者情绪不稳定，遇到刺激常产生强烈的情绪反应。受挫折时特别易产生愤怒或抑郁，而他们的自制力较强，喜怒不形于色，所谓“怒而不发”。这类情绪虽然被压抑了，但却导致了强烈的植物神经系统的反应，引起疾病的发生。④过分关注自己，不好交往。表面上看他们的人际关系尚好，但这是自我控制的结果，从本身性格而言，并非外倾、热情、喜好社交者，只是由于加强了自我控制，故能维持良好的人际关系。

（二）消化性溃疡的行为病理机制

消化性溃疡，是由于高级神经机能紊乱和局部的自身消化二者相互作用的结果。行为心理因素无论其机制怎样，都是作用于这两方面造成损害因素的增强与保护因素的削弱。损害因素主要包括胃酸和胃蛋白酶分泌过多对自身组织的消化作用。保护因素主要是胃、十二指肠黏膜及其分泌的黏液的保护作用（见图5-5）。其具体的致病机制大致如下：

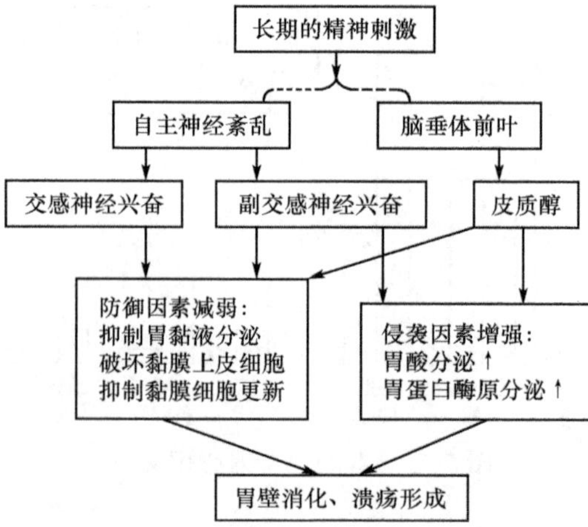

图5-5 消化性溃疡的发病机制

长期的精神紧张、情绪激动等因素影响使植物神经功能紊乱。首先通过前下丘脑-迷走神经核-迷走神经，过度刺激壁细胞和G细胞，使胃酸分泌增加；其次通过兴奋交感神经系统使黏膜血管收缩、缺血和坏死，黏膜的防御机能减弱，胃蠕动减慢，排空时间延长；其次不良刺激使大脑皮质功能紊乱，下丘脑-垂体-肾上腺轴兴奋，肾上腺皮质激素分泌增加，后者兴奋胃酸、胃蛋白酶原分泌和抑制胃黏液分泌的作用，使溃疡形成；另外由于情绪和摄食中枢均在边缘脑，加上负向情绪对整个中枢神经系统都有抑制作用，且大脑膈区和纹状体内的5-HT大大增加，使血中5-HT代谢产物儿茶酚胺增加，从而导致胃酸分泌增加，进而诱发消化性溃疡。同步放射免疫分析证实，紧张时血中β-内啡肽、儿茶酚胺及肠道内激素（促胃液素、神经紧张素、胰高血糖素）均显著增高。

朗格在对72只猫的实验中，将微电极埋入猫的下丘脑各处，将选定部分的神经组织凝固破坏，结果发现：①破坏下丘脑前部时，只能引起急性胃出血；②破坏下丘脑后部，虽也能引起出血，但更多见发生胃溃疡；③破坏下丘脑乳头体和背内侧核时，没有引起任何胃肠病变。这也证明了当下丘脑后部的交感神经中枢受破坏时，副交感神经功能亢进，能引起消化性溃疡。

临床中曾有这样的典型病例，其中一个病人因自己的母亲、姐姐等6个亲人相继去世，自己十分恐惧，害怕死亡降临到自己头上。另一个因受冤枉被告偷别人的东西入狱，成天抱怨、气恼。此二人以前均无溃疡病史。在遭受上述打击后很快出现溃疡病症状，钡餐X线检查均显示有溃疡形成和胃黏膜肥厚，胃液分析显示有卓-艾综合征样胃液分泌。通过抗迷走神经药物治疗3个月无效。后配合心理行为治疗，解除第一个患者的恐惧。第二个病人已证明无罪释放。此后两个人的症状均很快消失，钡餐X线检查溃疡愈合，胃酸分泌下降至正常水平，随访3年无复发。

由于身心相关的反馈机制，溃疡病又向大脑皮质发出不良刺激信息，形成恶性循环，使疾病复发和慢性化，久治不愈。因此，从行为医学的角度，应采取积极的对策来预防和控制溃疡病，如提高对付紧张刺激能力、注意个性培养、养成乐观情绪、景象行为模型修饰等。

四、糖　尿　病

糖尿病是由于胰岛素缺乏或相对不足而引起的全身代谢紊乱性疾病。近年来，糖尿病的发病率呈明显的上升趋势，成为严重危害我国人民健康的慢性疾病，其心理社会方面的病因也越来越引起人们的注意。

（一）糖尿病的心理社会行为因素

糖尿病的病因，大体上可概括为遗传和环境两大方面。同卵双生研究已表明2型糖尿病同病率为91%，1型糖尿病为56%。说明在2型糖尿病的病因中，遗传因素占主导地位；而1型糖尿病的发生，在遗传背景的基础上，还有环境因素的参与。其中涉及的心理社会行为因素大致包括以下几方面：

1. 生活事件应激　主要是指生活中重大的应激事件，例如，亲人丧故、婚姻危机、人际关系紧张、职称住房不满意、无辜的冤枉、诬陷、难以接受的挫折等，造成个体的情绪改变。研究显示应激可以使正常人显示糖尿病的某些症状，如血糖升高、尿中糖和酮体含量增多。Goetsch等（1990）对6例2型糖尿病患者，在自然生活环境中给予人为的应激事件（心算），结果显示在心算期间，患者的血糖水平显著增高，而且应激强度越大，血糖升高越明显，说明应激事件能引起糖尿病患者的血糖变化。Stein等（1985）对38名青少年糖尿病患者与38名患其他慢性疾病的病人进行对照研究，结果发现糖尿病组双亲去世和严重的家庭破裂的生活事件者远较对照组多，且77%发生在糖尿病发病前。还有一些研究也发现1型糖尿病患者的父母离异、丧失亲人等生活事件的发生率较高。Holmes通过回顾性和部分前瞻性调查发现，离婚与糖尿病的发生有关，也有人发现失业与糖尿病的发生有关。有资料表明，在美国的贫困人中糖尿病是常见的，美国黑人死于糖尿病者比白人高一倍多。认为黑人在政治上受歧视，生活上动荡不安以及贫困、失业等，他们经历了比白人更多的生活事件。大量的临床研究资料表明，生活事件与糖尿病的代谢控制也密切相关，一些糖尿病患者在饮食和治疗药物不变的情况下，由于生活事件的突然袭击，病情在一夜之间迅速加剧，甚至出现严重的并发症。Schiwartz等（1986）观察了他们治疗的糖尿病患者，发现其中有19名代谢控制不良者在近期有明显的生活事件。由此可见，糖尿病的发生发展与生活事件有关。

2. 个体人格因素　生活事件对疾病的影响并非直接作用，还受到个体认知评估和人格等中介因素的制约。虽然对糖尿病人的性格没有做出一个明确的界定，但是多数病人呈现多种多样的焦虑、抑郁和疑病倾向。其他研究证实，安定的情绪常常可导致病情缓解，而忧郁、紧张和悲愤等常常导致病情加剧或恶化。这些资料对于临床工作是有启发意义的。我国学者许秀锋等(1995)对82例2型糖尿病患者进行了明尼苏达多项人格调查,结果显示,无论是男性还是女性糖尿病患者,他们都具有躯体不适主诉,常以否认和压抑来处理外来压力等倾向。同时1996年,北京医科大学心理学教研室对147名糖尿病患者和112名健康人的人格特征调查也显示糖尿病患者比健康组更加抑郁。Lustman等人通过对抑郁症患者的研究表明,抑郁症患者的糖代谢的调节能力降低,可导致空腹血中胰岛素含量降低和血糖升高,表现出2型糖尿病的特征。虽然这些人格调查都是在患糖尿病之后进行的,结果很难反映糖尿病患病前所固有的人格特征,但是仍说明糖尿病与人的人格特征存在或多或少的联系。

3. 不良行为 随着现代生活结构的改变,高热量饮食、缺乏运动,造成肥胖人群数量的增加,这也是并发糖尿病的一个重要因素。2型糖尿病的发生率在过去的30年中增长了3倍,主要原因是肥胖者人数惊人地增长。体重指数等于或超过30的人其糖尿病的发生率是体重指数25或以下者的5倍。美国国家卫生研究院最近公布了一项大型临床试验-糖尿病预防计划(DPP)的最新结果:至少有1千万处于2型糖尿病高危状态的美国人,能通过改变饮食习惯和加强运动,延缓糖尿病的发生。研究显示,强化生活方式干预能使2型糖尿病的风险下降58%。这组人群每日平均进行体力活动30分钟,内容通常包括步行或其他中等强度的运动,使体重下降5%~7%。通过采用科学的饮食和运动,促进健康的生活方式,就可提高人群的健康质量,显著减少医疗费用的消耗。一个人在无糖尿病的情况下每多活一年,就意味着他能无痛苦、无残疾和无医疗费负担的情况下多生存一年。DPP的总指导斯皮尔医师说:“DPP的发现表明,我们已向在本世纪最终逆转2型糖尿病的流行病学的目标迈进了一大步。”

(二)糖尿病的行为病理机制

对于糖尿病的发病机制有很多学说,包括遗传学说、病毒感染学说、自身免疫学说等。行为因素对糖尿病的致病机制主要通过以下方式:

各种应激出现时,机体为应付各种刺激,必须做出反应,在大脑的调控下,交感神经高度紧张和兴奋,肾上腺分泌更多的肾上腺素,儿茶酚胺等激素释放入血液中,以满足大脑的调度兴奋和肌肉的能量需要。此外,这些激素还可抑制胰岛素的分泌,肝糖原分解,糖原异生,以提高血中葡萄糖的含量来满足机体应付紧急状态的需要。这种血糖升高如发生在正常人身上,事后高血糖刺激下的胰岛迅速分泌足够的胰岛素,控制血糖在正常水平。但是长期心理紧张大脑持续处于应激状态,机体内植物神经功能紊乱,内分泌失调,胰岛素的调节也变得不灵敏了,进而出现高血糖的症状,在多种因素如感染等的共同作用之下,进一步恶化,也就走向了最终的糖尿病结果。

糖尿病一直被认为是多因素作用的结果。其中必然少不了我们各种不健康的行为方式的作用。这些因素,例如:饮酒、多食、高热量饮食、缺乏运动,都导致肥胖,而肥胖与糖尿病有着必然的联系。肥胖病患者可因体型肥胖或特发性黑棘皮病产生自卑感、焦虑、抑郁等心理障碍,导致植物神经功能紊乱,促进血糖升高因素增加诱发糖尿病。肥胖者的脂肪细胞、肌肉、肝细胞等靶细胞受体数目和亲和力降低,对胰岛素不敏感,导致胰岛素抵抗,葡萄糖利用障碍。为了使代谢紊乱得到控制,胰岛B细胞代偿性分泌增加,出现高胰岛素血症。最后胰岛B细胞功能逐渐衰竭,进入恶性循环。此外,肥胖者血脂失调、心肺功能不全综合征可促进糖尿病慢性并发症的提前出现。

糖尿病有着其独特的疾病特点:①目前尚无病因疗法,必须长期对症治疗;②糖尿病的治疗有赖于病人的密切配合,常常要求病人改变多年来养成的生活习惯和行为形式;③并发症多,没有一个器官、系统和代谢过程完全免除其影响;④病情易波动,有时甚至可发生酮症酸中毒和昏迷,造成波动的因素太多,令病人感到防不胜防。这些特点对病人造成很大的心理压力,往往超出病人所能承受之范围,尤其是青少年发病,使其偏离正常的生活方式,这又导致病人出现很多新的心理和行为问题,如患者的依从性问题,这些都直接影响治疗的效果。如此恶性循环提示我们:糖尿病的控制关键在于预防,从多方面着手控制它的高发因素。

五、艾 滋 病

艾滋病全名为获得性免疫缺陷综合征(acquired immunodeficiency syndrome,AIDS),它是由人类免疫缺陷病毒(HIV,是一种反转录RNA病毒)引起的。这种病毒选择性感染人体T4细胞,导致人体细胞免疫功能破坏,最后并发多种机会性感染,最终导致死亡。然而最令人头痛的是现在还没有有效治疗艾滋病的方法。

(一)艾滋病的行为因素

从美国1981年正式报道第一例艾滋病病例以来,艾滋病引起了人们的普遍关注,将其视为可怕的魔鬼,多年的研究已经明确了艾滋病的生物学致病机制。在研究中我们还发现艾滋病的传播和发展与行为因素有着直接的关系,主要包括以下几方面:

1. 心理社会因素 艾滋病的流行有其特殊的社会根源。19世纪,英国维多利亚女皇时代的宗教性禁锢长期束缚着欧洲人的性观念,致使正当的性行为也受到压制。20世纪资本主义的崛起,自由主义的思潮影响社会人群本能地倾向于性的自由满足。同时弗洛伊德泛性论的精神分析学说也引起了强烈的社会效应,使人们错误地认为性欲的自由满足能预防心理障碍,避免神经症和精神病。另外欧美女权运动的兴起,也使部分妇女走向了追求性自由的歧途,解除了保护自身性权力的最后一道防线。加上战争、生物技术等众多因素,造就了西方性自由生活方式的流行,这些为艾滋病的传播埋下了巨大的隐患。

2. 不安全性行为 它是指引起行为人之间体液交换的性行为。我们通常所说的不安全性行为包括卖淫嫖娼、无金钱交易的非婚性行为和夫妻中一方已感染HIV或性病情况下发生的无保护性夫妻性行为。这些性行为中都有高危性伙伴的存在,如妓女和嫖客、HIV感染者。高危性伙伴还包括有过输血史的人、血友病患者、吸毒者。性行为按发生者的性别划分,可以分为同性性行为、异性性行为和双性性行为三类。其中同性恋和双性恋者艾滋病发病率最高。同性恋者中HIV抗体阳性率高达65%以上。不仅性交方式对艾滋病的流行有着很大的影响,而且性伴的数量,性伴的地区分布,性伴中有无静脉吸毒者、双性恋者、妓女、嫖客,性行为的频率以及安全套使用,都对HIV经性传播有着显著的影响。一些国家报道,艾滋病男性患者中50%左右有与异性接触史,其中异性90%为妓女。

3. 吸毒 吸毒本身并不会造成HIV感染,注射毒品也不是感染HIV的原因。吸毒者之所以是HIV感染的高危险人群,主要是因为静脉吸毒者之间共同使用未消毒注射器,造成静脉吸毒者之间的血液交换。确切地说,是共用注射器造成HIV从感染了HIV的吸毒者传播到未感染的吸毒者。并且为了求得较好的药物效果,很多静脉用药者喜欢将血液回抽进针筒,反复冲刷针管,这导致血液在针内的残留,进一步加大了感染的机会。尽管注射毒品者占人口的比例非常小,但他们对一个地区是否会发生艾滋病流行起着非常重要的作用。首先,HIV可以在注射毒品人群中很快传播;其次,他们大量滥用药物后引起躯体不适(多为紧张)增加了他们不安全性行为的可能性;同时吸毒的高消费,迫使很多少女和年轻女性为了药或钱而从事卖淫活动,这也增加了感染的机会。研究证实,伴有吸毒史的妓女HIV阳性率较没有吸毒行为的妓女要高。

4. 酗酒 酒精是世界上公认的使用最广泛的“改变大脑反应”的物质。过量的饮酒会对人体健康造成极大危害,包括消化系统、循环系统、泌尿系统、生殖系统等。酗酒并不能直接传播艾滋病,但它也是导致艾滋病传播的危险因素之一。酒精滥用往往导致性行为轻率,增加了随意性交的机会,避孕套的使用也往往被忽略。Ralph Hingson和他的同事调查了1000位16~19岁青少年,结果发现,16%的青少年有性行为,饮酒过度或使用大麻的青少年与少量饮酒者相比,使用避孕套的机会减少2~3倍,饮酒的静脉给药者与不饮酒的静脉给药者相比,前者多人共同使用同一针头及拥有多个性伙伴的机会比后者高得多。

(二)艾滋病的行为病理机制

艾滋病的三大传播途径是:性传播(通过无保护的性行为)、血液传播(输血或血制品、使用未经彻底消毒的医疗仪器或文身、穿耳孔的工具等)和母婴传播(怀孕期间、分娩时或哺乳时均有可能)。因为只有以上三种途径,才存在人与人之间的体液交换。艾滋病病毒只能借助体液才能由一个人进入到另一个人体内。人的体液有多种,如:血液、精液、阴道分泌物、乳汁、唾液等。其中以血液和精液含艾滋病病毒最多。艾滋病病毒的抵抗力较弱,一旦脱离人的体液,常温下会很快自然死亡,几乎没有再传播的可能。行为因素导致感染的关键在于它们能增加人与人之间被艾滋病病毒污染的体液相互接触的机会。同性恋引起艾滋病有两种看法,一是认为肛门性交容易导致直肠黏膜浅表损伤,精液中的HIV病毒通过这种损伤的创面进入血液循环而传染成功。另一种则认为精液中前列腺E2很多,它是一种免疫抑制剂。在正常阴道中E2是不会吸收的,但在直肠或病损的阴道内则有可能吸收而致病。同性恋者的夫妻关系较难确立,并很难保持持久,因此他们比异性恋者有更多的性伴侣,这也是原因之一。静脉吸毒的人,针管的共同使用以及血液的回抽都增加了相互间血液接触的机会。

因此,从行为医学的角度看,应采取有效的预防措施,切断行为接触式传播。如进行广泛的健康教育,把艾滋病的有关知识教给广大公众,让人们自觉地切断与患者的接触;对病人及HIV抗体阳性者进行"内标记",让他们主动不与健康人接触;节制性生活,提倡避孕套,改变不良的性行为习惯,取缔娼妓;禁止毒品泛滥,对已成瘾的人进行行为治疗处理等。

(李川云　李　哲　刘克俭)

第六节　行为免疫病理机制

社会、心理因素对人体免疫系统影响的研究在80年代中期开始蓬勃兴起,成为心理学研究的一个新课题。据统计,近10年来,约有数百篇论文从不同角度探讨了行为因素对免疫系统的影响。研究主要涉及了应激、人际关系等社会行为因素。作为免疫系统变化的指标主要有两类:一是数量型指标,指的是血样中白细胞数量的变化,主要是自然杀伤细胞、淋巴T细胞、B细胞数量的变化。二是功能型指标,包括细胞免疫功能指标和体液免疫功能指标。前者指免疫细胞的活性及增殖能力的变化,后者指免疫细胞的生成物(如抗体)的产生及变化。

研究表明,人的免疫系统像全身许多器官系统一样,受中枢神经系统的控制,同时也有一定的自主性。研究还表明,免疫系统的功能活动还可通过条件刺激来控制。至70年代,俄国学者的早期研究工作已建立起针对免疫应答经典式条件反射。他们采用以免疫抑制药物环磷酰胺为非条件性刺激(unconditioned stimulus,US),以饲饮糖精水的味觉刺激作为条件刺激(conditioned stimulus,CS),同时给大鼠上述两种刺激,经过一段时间后(3日),再单独给予CS,可引起明显的免疫抑制,表现为T细胞依赖性抗体(抗SRBC)合成减少。而对照组均无此反应,说明已建立起能改变免疫应答的行为式条件反射。以后的研究表明,同样可建立起对细胞免疫的条件反射,并可用以延长患自身免疫性疾病(红斑狼疮)小鼠的寿命。另外,条件反射也可导致免疫增强效应。又比如把某种细菌的少量感染与铃声结合,对被试者进行条件刺激处理。反复一定时间之后,撤除病原侵入,只给铃声,也可引起类似给予细菌造成的免疫细胞的活性的改变,且有向原来细菌入侵的地方富积的现象。

紧张刺激常常抑制人的免疫系统。Kiecott-Glasler等人研究了专业考试对医学院学生免疫细胞机能的影响。系列研究的结果表明:面对考试的压力,学生的各项免疫细胞应答指标如NK细胞的活性,淋巴细胞的增殖能力均有下降,而疱疹病毒的抗体数增加。近来,有人研究了丧偶后近期内生病住院的病人的血中白细胞情况,结果表明,这些病人的白细胞对PHA及伴刀豆球蛋白刺激的细胞有丝分裂作用明显受到抑制。还有人对自愿者进行77小时的睡眠剥夺实验,然后再进行免疫功能测定,结果表明,睡眠剥夺可刺激白细胞合成干扰素原。白细胞对异物的吞噬作用和对PHA刺激的有丝分裂作用均受到不同程度的抑制。长时间(数月乃至数年)生活压力对人体免疫系统的影响已引起研究者的重视。Kasel等人在美国西点军校对1000例传染性单核细胞增多症患者进行长期追踪观察,并以血中EB病毒抗体滴度作为对EB病毒抵抗力的标准。结果表明,凡学业不佳但进取心却不小的患者及雄心勃勃的患者,其对EB病毒抵抗力明显低于其他患者。70年代末三里岛基地发生了几起严重的事故。测查显示,该基地附近的居民近十年来一直处于相对较强的应激状态。Mckinnon等人研究发现:三里岛居民与作为对照组的别处居民相比,其疱疹抗体的数量明显多于后者,这一结果暗示三里岛居民的细胞免疫能力较差。Esterting(1994)的研究也基本支持了长期生活压力对人体免疫系统有持续影响的结论。

紧张刺激还与许多自身免疫性疾病有关,紧张刺激可使许多自身抗原疾病和胶原性疾病患者血中免疫球蛋白增加。Soloman等人做了较大规模的前瞻性研究表明,多种自身免疫性疾病,如溃疡性结肠炎、系统性红斑狼疮、突眼甲状腺肿等与社会、心理、行为因素均存在联系。特别是突眼甲状腺肿,其发病原因可能是因为人际关系剥夺,如父母亡故、丧偶、遗弃等原因,直接或间接地抑制了人的免疫监视系统,促使甲状腺刺激免疫球蛋白大量产生,进而促发突眼甲状腺肿发生。单卵双生子配对研究发现,类风湿关节炎患者中,遗弃儿、孤儿和社会关系贫乏者居多。积极生活事件与消极生活事件对免疫力影响的对比研究也显示:积极生活事件会导致免疫球蛋白IgA的增加,而消极生活事件会减少免疫球蛋白IgA。并且,受积极生活事件影响的这种抗体增加会持续两天时间。这个实验证实了日常生活事件对免疫系统的调节作用。并且提示人们积极生活事件有助于疾病的康复。

动物实验表明，紧张刺激可极显著地增加大鼠对B型单纯疱疹病毒的易感性和感染死亡率，且存在显著的剂量反应关系。用猫进行实验，研究恐惧对溶组织阿米巴和包膜绦虫的易感性的影响，即把猫暴露于恐怖环境中，在一定时间之后，再观察其感染情况。因为猫肠道内平时有共生的阿米巴原虫，但反复暴露恐怖环境之后，这些阿米巴原虫均感染了猫，使之发生明显感染后的表现和指征，且感染程度与暴露于恐怖的程度呈正相关，即有剂量反应关系。研究电击的可预期性和行为控制对大鼠免疫功能的影响以及糖皮质激素可能的中介作用的实验结果表明，给予大鼠不可躲避的足底电击，经过两次实验，脾淋巴细胞的转化受到抑制，cpm值降低1/3。如果每次电击前给予一个警告信号，由于可预期的事件产生的心理压力比不可预期事件小，结果脾淋巴细胞的转化受到的抑制不明显。另一实验是一组大鼠给予连续的电击，但每次电击都可以躲避。而另一组大鼠（搭档组 yoked animal）接受同样的电击，不能躲避。经过10次实验后，发现不能躲避组大鼠脾淋巴细胞转化受到抑制，而可躲避组大鼠变化不明显。这些结果进一步支持了心理因素在应激引起的免疫功能的变化中起重要作用。

各种紧张事件等因素引起免疫功能改变的机制十分复杂。交感神经与免疫应答间的相互关系暗示着一种可能，即由应激引发的交感神经系统的反应会引起免疫系统的改变。我们只对其中一小部分获得了了解。下丘脑-大脑动机控制中心的损伤会影响免疫系统的反应；淋巴细胞表面有激素和神经递质的受体，激素和神经递质可以影响免疫系统。当机体遇到应激源的时候，大脑通过下丘脑-垂体-肾上腺轴（HPA）的激活做出反应，其中包括促肾上腺激素（ACTH）的释放，它促使肾上腺分泌多种糖皮质激素，调动体内的储备转化为葡萄糖为机体提供更多的能量。现已证明，糖皮质激素能抑制由促细胞分裂素引导的淋巴细胞兴奋作用，也会导致T细胞和辅助T细胞从血液向骨髓的重新分布。在这个过程中糖皮质激素起了主要的作用。实验室研究十分有利于揭示各种应激影响免疫力的生理机制。例如，Manmck等（1991）的研究显示：应激状态下交感神经系统高强度兴奋的人往往表现出明显的免疫力变化。相反，那些交感神经系统在应激状态下不被激活的人，其免疫力的改变也微乎其微。这个结论被多次重复实验所证实。最近Bachen的实验研究试图证明这种影响的因果性。与同类实验有所不同，这两个实验均增设了一个自变量。实验组的被试分成两组，实验时一组服用安慰剂，一组服用作用于免疫细胞防止交感神经分泌的荷尔蒙药物。如果应激对免疫细胞机能的影响是通过交感神经系统传递的，那么药物组应该有效地消除由应激引起的免疫系统的改变。研究表明：药物组有效地抑制了由应激引起的NK细胞的活性与数量的变化。以上研究结果都提示我们：免疫力的改变是由应激状态下交感神经的活动引起的。交感神经系统是主要传递者的结论也为那些以体液免疫为研究对象的研究所证实。

心理社会干预对免疫系统的正性影响也逐渐被研究所证实。Fawzy等对66名癌症患者进行了为期6个月的实验研究，结果发现接受心理干预（包括应付方式训练、社会支持）的被试者NK细胞活性明显增强，免疫细胞的数目也增多。Janice Kiecolt Glaser的小组运用社会接触和放松手段对一个独立的生活中心的老年人进行干预，结果发现放松组的自然杀伤细胞显著增加，但社会接触组和对照组没有这种情况。

从上述的研究结果可见，社会、心理、行为等因素与人的免疫功能有密切的关系。社会、心理、行为因素对免疫系统的影响构成了外界危险因素致病的又一个中心环节。充分运用生物-心理-社会（BPS）的医学模式来指导行为，进一步认识和揭示这些关系将会给医学带来巨大的进步。

（刘克俭　顾瑜琦）

思　考　题

1. 行为病理的特点是什么？
2. 行为因素致病的途径有哪些？
3. 行为因素致病的规律是什么？
4. 什么是应激、应激源和应激反应？
5. 分别简述原发性高血压、冠心病、消化性溃疡、糖尿病、艾滋病的行为因素和致病机制？
6. 简述行为因素对人体免疫的影响？

第6章 行为诊断

第一节 行为诊断的理论基础

一、概　　述

诊断，是医学上的常用术语。诊断的医学意义就是对人体的健康状况和疾病进行判断。行为医学应用“诊断”一词，则是评估的意思。一般而言，凡是存在的事物都必定具有数量；凡是具有数量的事物必定可以测量。人类行为表现就像物理、生理现象一样，也是客观事物存在的一种现象；它也应和物理、生理现象一样进行测量，可以量化分析。

行为诊断就是对人类行为的一种测量、量化和描述的技术；是应用心理学技术和方法来评估人的心理状态、心理差异及行为表现，并且确定其性质与程度。不过，人的行为是极其复杂和不断变化的过程，并且对人的行为进行观察与评估本身，也使观察者的行为，受到观察者自身的态度、动机、观察方式、方法、经验的影响，所以行为评估有时难以消除主观因素的干扰。这就意味着，评估人员对他人行为进行评估时，必须具备相关的理论知识、技术、操作技能和严格的客观态度。

行为或心理评估是对人的行为问题的客观、全面的观察与测量。测量主要是为了取得事物的量，便于对事物进行比较、鉴别和评估；旨在对个体或群体行为的发生、发展和转归形成假说，为选择行为的干预策略、制定干预计划提供必要的依据。在行为诊断中最常用的技术就是行为心理测验（psychological testing）。

二、行为心理测验的基本条件

行为心理测验是一种测量技术。它所使用的各种工具，通常称为量表（scale），一般是通过慎重选择的那些能够反映人的心理行为特点的问题或任务，以标准化的方法组合编制而成的。一个有效的测验，不管它是什么类型的测验，都必须具备以下几个基本要求。

（一）标准化

标准化（standardization）测验，就是根据客观的方法和一定的步骤进行编制、使用的测验。这些测验目的明确，设计科学，对测验量表的每个项目，都是试图测量某种心理行为而进行严格的科学程序筛选和编制的。它有统一的实施手续、评分方法、解释原则。标准化测验对实施测验的环境和条件也有严格的规定。测验实现标准化的目的，主要是为了提高测验的科学性，保证测验的有效性和可靠性。

（二）常模

行为心理测验的常模（norm）是通过标准化的程序建立起来的。一个标准化测验的常模，是用来解释测验结果的依据。一个从被测验者那里所测得的分数，说明什么意义，必须与常模比较，才能了解。常模的建立首先必须确定一个具有代表性的样本群体；第二，依据试图测量某种心理行为目的精选测验项目；第三，对样本群体按标准化要求取样实施测验，并将取得的分数结果予以统计处理，求出一个有代表性的分数分配模式即其最高分和最低分是多少，各种分数所占比例。标准化样本群体的得分均数通常被视为常模参照分数。行为心理测验不同的标准化要求可以产生不同的常模。如有年龄常模、百分等级常模、标准分数常模等。测验要根据实际需要采用适合的常模。

（三）信度

信度（reliability）指的是测验的可信程度，表现为该测验稳定性水平。确定行为心理测验量表的信度常采用相关法，以相关系数的大小表示它的高低，系数越大则信度越大。也可用重测法、分半法或等值法去求得相关系数。

（四）效度

效度（validity）指测验的准确性和真实性。一个测验的效度越高，说明它测得的结果越能代表它所要测量的某种心理行为的真正特征。在行为心理测验中常要估计的量表效度有内容效

笔记栏

度、结构效度、效标关联效度等。估计效度的方法一般根据不同效度的要求采用逻辑分析法、因素分析法、相关分析法等。

三、行为心理测验的种类

行为心理测验自问世以来,发展迅速,种类繁多。广泛应用于教育、心理、医学、体育、军事、职业选择和劳动工种选择等诸多领域中。据统计,仅以英语发表的就已达5000多种。1985年出版的《心理测量年鉴》第九版,介绍了1401种。现在每年几乎都有新的量表出现。然而,临床应用的并不是很多。这些不同的行为心理测验量表,可以从测验目的、测验性质、测验方法、测试组织形式等,大致分为以下几类。

1. 测验目的

(1) 智力测验(intelligence test)以测定人的智力为目的。如比奈-西蒙量表(Binet-Simon Scale)、韦克斯勒量表(Wechsler Scale)、瑞文测验联合型(Combined Raven's Test CRT)、绘人测验等。

(2) 人格测验(personality test)。如明尼苏达多相人格调查表(Minnesota Multiphasic Personality Inventory MMPI)、艾森克人格问卷(Eysenck Personality Questionnaire EPQ)、16项人格特性量表(16PF)等。

(3) 神经心理测验(neuropsychological test)用于研究脑与行为的关系,临床上测量病人在脑病损时所引起心理变化的特点。如H-R成套神经心理测验、视觉保持测验、利脑测验、触觉辨别测验等。

(4) 特种技能测验(special ability test)用于检测人的特殊才能。如音乐、机械技巧、绘画、文书等多种特殊能力测验。

(5) 适应性行为评定。旨在评定被测人智力以及社会适应能力。如社会成就量表、智残评定量表、儿童行为量表等。

2. 测验性质

(1) 言语测验。以言语来提出刺激,被测人用言语做出反应。大部分心理测验属于此类。

(2) 非言语测验。也叫操作测验,主试者用操作或语言提出刺激,被测人则用操作来做出反应。

(3) 语言与操作混合测验。结合了上述两方面的测试内容,如韦氏三套智力量表属此类测验。

3. 测验方法

(1) 问卷(questionnaire)。文字测验中采取问答形式的测试方法,用于行为和态度的测量。

(2) 作业测验。多以图形或其他类符号形式,让被测人做出特定反应。

(3) 投射测验(projective test)。用没有结构性的或没有固定意义的测题,引起被测人的反应,借以考察其所投射的人格特征和品质的一种测验。如罗夏墨迹测验、主题统觉测验等。

4. 测验组织形式

(1) 个体测验。即主试人与被测人面对面进行的测试。诊断性测验多属此类。

(2) 团体测验。一个主试人同时对多个被测人进行的测试。教育心理测量多以班级团体进行。

四、行为心理测验的原则

1. 根据目的选择测验 任何心理测验都有一定的目的性和适用范围,都有相应的信度与效度。选用某种测验必须根据测验的需要慎重考虑,认真取舍。盲目滥用会对被测人乃至家庭、学校和社会造成不良影响。

2. 与被测人建立友好、信任的关系 在行为心理测验过程中,主试者与被测验者存在着一种特殊的关系。如果这种关系不大协调,就有可能发生两种影响测验结果的情况,一种是被测人对测验产生“阻抗”,不能合作;一种是被测人出现“测验性焦虑”,不能充分发挥其潜能水平或真实反映其心理特征。如果没有取得被测人的信任,便难于合作或无法进行,导致测试结果不准确。只有在良好的关系和协调的环境中,被测人才能最好地表现出测试反应。这对儿童少年来讲尤其重要。

3. 正确解释测验结果 所有心理测验获得的结果都是个相对数值,对此应进行具体的分析和判断,并应该做出恰当的解释。尤其对儿童少年来讲,他们是发展中的个体,其神经系统的发育有着很大的延展,不能凭一两次的测试结果轻易下定论。

4. 遵守测验道德 从事心理测验的人员应该经过专门的训练,并应该遵守有关职业的道德。主试人要充分尊重人权,与被测人平等相待,保护被测人的合法利益。在实验报告、提供证据等方面要坚持公正有据,不可用测验作为搞不正之风的手段。

5. 保密 具有两个方面的含义、一是对测验工具的保密,测验内容在施测前不能让被测人知道,否则反映不了真实结果。测验工具、测验程序、记录纸、指导语等应由专职人员保管。二是对测试结果的保密,这涉及被测人的权益和隐私,未经特殊许可,一般不能随便向他人或单位公布测试结果。

6. 资格认定 心理测验是严肃而科学的工作。据国际惯例,心理测验者应该具备大学本科以上的专业学历,并接受过严格的心理测验训练,经考核获得心理测验师资格,才能够开展这方面的工作。

五、行为心理测验过程中的要求

1. 测试场所要求 心理测验的场所(房间)应该明亮而柔和、安静,相对封闭,不宜过大空旷。墙壁和周围应尽可能少置装饰物或其他东西。使用的桌椅高低大小要适宜舒适,这些对儿童来讲尤其重要。一般情况是主试人与被测人面对面而坐实施,个别情况时可相邻而坐(90度)。要严格按各心理测验的标准要求进行施测,诸如指导语、时间控制、记分、观察记录等都要严格遵循相应的指导手册要求。测试开始后应避免他人进出测试房间。

2. 对主试人的要求 首先要与被测人建立友好信任的关系,要根据被测人的年龄、性别、性格、情绪、经历以及心理问题等调整自己的交流方式。为消除被测人的紧张情绪,开场白可由简单日常问候和生活问题开始,待被测人进入平静状态后开始正式测试。测试过程中主试人要经常对被测人表示关心、同情、友好、尊重、耐心。当对方有抵触或轻易放弃时,要设法给予鼓励,增加被测人完成测验的信心,绝不有藐视被测人的表示。

3. 善于观察和记录被测人的行为 要经常观察被测人的情绪状态、注意力集中程度,对指导语是否理解,对测验的动机如何,有无其他影响测试的外来因素等。在观察中既要做到认真仔细,又不能干扰测验的进行,对被测人的个别表现和行为应予以客观详细的记录。

4. 处理好被测人在测试中提出的问题 被测人可能由于紧张、关注、急于了解自己的结果而提出或暗示这样做对否,应该如何做,或探索性提问等。对这些都不可做肯定或否定的回答,要保持中性态度,可以说"这是不允许告诉答案的哟"、"做的方法很多,各人有各人的做法"等。

5. 对儿童测试时的注意要点 一般来讲,儿童的注意集中程度和耐心有限,根据情况可适当允许中间休息、喝水、走动、上厕所等。为保持儿童的良好动机,适时地加以称赞和鼓励是必要的。结合被测儿童的操作,适当用自然流露的话语给予称赞,如"不错,努力啊,加油"、"这是个很难的题,你再大一点才能学会"、"这个题我也做错过"等。但不要在完成每一道测题就用同一话语称赞(如,好、不错),因为同样的赞语并不能保持对孩子的鼓励作用。实施测验时要保持一定的速度和流畅性。不能无视被测儿童的提问和谈话,但要控制各分测验之间空隙的谈话。除非儿童非常不高兴或很焦虑,为保障测验的顺利有效进行,应注意交谈不能太长或话题不着边。过于催哄或试探,不但延迟检测时间,还可能使儿童焦急而影响其做出自然的反应。原则上,测试时避免家长或老师在旁边。确实认为孩子实在无法离开父母,可允许母亲或父亲一人在旁。要给家长说明个别测验的一般要求,告诫不要给孩子作任何指导或暗示。测试时可允许家长在旁边安静地阅读或做些不发出声响的活动。

(静　进　刘克俭)

第二节　行为诊断的基本程序

行为诊断包括晤谈、病历搜集、行为检测和测试、测试报告或解释等几个过程。

一、晤　　谈

晤谈是医生与来访者之间进行有意识、目的明确的交谈,它是经过深思熟虑和作好计划的过程。晤谈是动态的、诊断性的,它也包含了心理咨询与治疗的内容。通过晤谈可以获得来访者不同的信息并为之提出建议。晤谈综合了医生的经验、判断、技术、知识和个人风格。有效的晤谈需要对来访者正常与异常行为、疾病、性格、家庭、文化背景、社会经济影响等的了解,这就需要医生具备相当的沟通技巧和相关的知识背景,同时需要良好的个人素质并尽快取得来访者信任,以减轻其焦虑,使其逐渐建立自信心和解决问题的能力。

(一)移情和反移情

心理晤谈是直接而较强的人际接触,医生和来访者间可产生各种情感,即所谓的"移情"和"反移情"。一般指与来访者之间交谈时产生的下意识情绪活动。每种晤谈都有可能引起所谓的移情和反移情,熟练的心理医生一般对此很敏感，并能够洞悉互动双方的情感。

移情和反移情是精神分析学派使用的术语。移情指过去的情感体验（可能已遗忘）对一个人目前态度的影响，包括来访者对医生的反应和情感。医生的个人特质如年龄、性别、气质或风格等可引起来访者的移情反应。来访者往往把医生当作无所不知、无所不能的人，有时来访者潜意识里甚至把医生看做父母。精神分析学派认为，情感需要的满足比得到适当的治疗更为重要。值得强调的是，能够引起来访者的回忆或当他感到受到威胁时，会促进和强化移情。移情有正负两极化特征。正性移情，如来访者羡慕或将医生理想化时，来访者会在这种情感推动下产生满足感。负性移情，如来访者对医生表现出生气或敌对时，其原因可能是来访者感到失望或希望未能得到实现。这种来访者可能是抵触的、多疑的或不配合治疗。

反移情指医患交流中，医生既往的经历对他当前处理不同病人的方式上产生的影响。反移情是由来访者引起的，表现在医生身上，引起医生的反应或回忆，或它可源自医生的观点、偏见、自我想象。例如，医师将自己看做无所不知无所不能的，或过于自信时则易把来访者当作无助者一样对待。反移情可以是有意识的或无意识的。同移情一样，反移情可以是正性的（感到爱、保护），也可以是负性的（感觉威胁、烦恼）。

（二）医患沟通技巧

对医生而言，有效的沟通包括聆听、观察、说和交换信息。医生须注意来访者所说的内容和他们在怎样诉说。应关注来访者的开放性陈述、自发的主动的陈述或决定性陈述，关注其动作、表情、眼神接触、声音、语气以及家庭成员间的相互作用等。医生若能够给予时间和支持，来访者总是会详谈其感情和思想。医生的沟通技巧和会谈技术应在自然状态下有组织、有弹性地展开，而非审问式或无结构的交谈。以下是一般运用的10点沟通技巧：

1. 聆听　使谈话进行得更容易。通过言语和非言语的反馈，让来访者知道医生真的在听他地叙说。医生应通过身体语言传达兴趣和支持，如向前倾斜、双腿舒适的交叉或轻微的分开，友善的眼神接触，适当的面部表情，减少无关的手脚活动。积极倾听至少应做到对来访者话语和思想的及时反应。

2. 回应　是重复关键词和短语（用来访者使用过的词语），目的是为了强调其重要性或寻找需要澄清或详尽的细节，即对关键性的想法和情感进行重复和解释。

3. 细节　是来访者对思想和情感详细丰富的描述。医生可鼓励说“告诉我更多些”，让来访者更详细地诉说。有时短暂的沉默经常起到鼓励来访者详细诉说的作用。

4. 澄清　医生和来访者都需要彼此澄清某些叙述，以使谈话的内容清晰和准确。医生应避免使用专业术语或提供过多信息或语速过快。医生应鼓励来访者提出澄清和确定对医生的问话是否理解。疾病名称（如学习障碍或注意缺陷多动障碍）在不同的人常有不同的理解，这就需要澄清。

5. 同情　是医生对来访者思想和情感的认可和积极的反应。医生要表明对来访者真正感兴趣并做出相应的反应。同情是为探查出间接信息或背后真实信息所必须的，同情可引导出来访者的思想、意图、行为和真实情感以及来访的真正原因。

6. 对质　为的是解决明显的矛盾或不同看法。可直截了当地询问或陈述以获得更真实的答案和解释，或解决明显的矛盾。如果来访者的回答不真实或不是开放式的，医生可重复询问或改换询问方式，或在以后在医患双方感觉良好和舒适时再进行重复。对于来访者明显的矛盾回答，医生可以问：“我有些不明白，我想知道你的真实感觉是什么？你想得到什么？”

7. 解释　指对来访者的解释和启发，使来访者了解其问题所在以及他们自己的行为可能构成的影响，增加来访者对自己行为的洞察力。解释能鼓励来访者说出他的感受和想法，以便医生更好地理解相关问题。解释也能帮助来访者做出推论和决定。

8. 沉默　给来访者一定时间进行反省、整理思绪和恢复镇静，以便讲出更多内容。医生应该意识到，沉默不是浪费时间。有些来访者可能不习惯长时间的沉默，此时医生应作短暂的沉默（5～10s）即可，如果来访者适应的话，可以延长时间（如15～30s）。

9. 方式　指医生使用语言的技巧、形体语言以及个人风格，还包括如何控制谈话的速度。其目的是让来访者感到放松，以提高晤谈的质量和效果。应运用自然的、不明显的、尊重对方的方式，使来访者和医生都感到彼此适应和不感到别扭。

10. 总结　指对晤谈内容的浓缩、概括和解释。期间应注意纠正有可能的错误解释或造成误解的地方。要确定问题的先后顺序，回顾前后是否一致，帮助来访者整理思绪和情感活动。总结可以帮助来访者记忆和回想重要的信息，询问问题和提出个人看法。可在谈话过程中间歇地作总结，但常用在下结论的时候。

（三）诊断性晤谈的目的

（1）尽快而容易地确立治疗方案。这需要医患间建立信任关系和相互支持为前提，这同药物治疗或治疗协议一样重要。

（2）获得完整准确的有关资料。这包括病史、当前问题的性质、来访者的想法、感情、理解、期望和养育知识等资料。

（3）了解来访者及其家庭成员的行为、情感、衣着、一般表现、健康状况、相互作用的形式等。

（4）判断来访者和家庭的功能及应付问题的方式、能力。

（5）指导和把握谈话范围。因此晤谈过程要有一定的弹性，使来访者既能够充分表达，又能够驾驭和判别晤谈范围。

（6）让来访者正确了解医生。使他们相信医生是平易近人的，理解和同情病人的，不是在审问来访者及其家庭，不是无知和慌乱的，也不是居高临下的。这一点特别重要，因为对来访者来说，承认有行为和心理问题或与外人讨论这些问题是不愉快和困难的，甚至是痛苦的。有调查显示，约1/3来访者开始时的主诉并非是真正的问题，直到来访者及其家庭成员感到与医生接触融洽，才说出看病的真正原因。

二、病 历 搜 集

（一）一般资料

一般资料包括姓名、性别、出生年月、实足年(月)龄、学校年级、就诊日期；父母姓名、年龄、文化程度、职业；兄弟姐妹的年龄、学习或工作情况。病史提供者的姓名、与来访者的关系、对来访者了解的程度、所提供病史可靠性及联系地址等。

（二）主诉及现病史

1. 主诉 主诉是指由来访者或陪诊者主动提出的、要求解决的最主要问题及病情。此时，最好让来访者主动诉述，医生不要给予过多的提示或问询。

2. 现病史 现病史常常是诊断的关键性资料，要求重点了解以下问题：①起病形式；②症状；③起病日期及病程；④可能的病因或诱因；⑤过去求医情况；⑥起病前后的日记、绘画、作业本、成绩单及周围人的评语等均有参考价值。

（三）个人史

个人史包括生长发育史、成长情况、家庭情况、家庭成员间的关系、个人在家庭中的地位、个人爱好、学习情况、人际交往情况、性格、健康史等。还应包括病后有何种认知、行为、情绪或人格改变。

（四）

家族史包括父母、祖父母的健康情况、有无家族精神病史、父母的性格特点、家庭氛围、父母养育态度与方式、父母关系和兄弟姐妹与祖父母关系、家庭生活事件等。

（五）体格检查及神经系统检查

常规的体格检查及神经系统检查的方法，可参阅有关教科书。

三、行为检测与测试

（一）精神状况检查

精神状况检查包括两方面的内容：①直接观察：从来访者进诊室开始晤谈时，医生就应留意来访者的语言、表情、认知水平、情绪、社会行为及运动异常等表现。②个别交谈：在交谈前医生应熟悉病史，掌握必须了解的重点内容，同时通过病史了解及初步观察，能对来访者的行为特征或个别能力水平有大致了解，在交谈时才能采用适合来访者特点的方式及语言，便于来访者理解，也才能使交谈更为融洽。要特别注意观察来访者的以下情况。

1. 一般表现 如言行是否与年龄或角色相符，衣饰与年龄、性别是否相符，有无过分修饰、打扮或衣着污秽。在诊室里的表现、生活自理水平与年龄是否相称，与医生接触交谈是合作还是过分羞涩、焦虑、紧张、违拗、哭闹。有无伤人、自伤、攻击行为。

2. 意识状况 意识是否清晰，有无思睡、昏睡、昏迷，时间、地点、人物定向能力如何。

3. 认识活动

（1）知觉障碍：①错觉：种类、性质、出现时间及频度；②幻觉：种类、性质、出现时间及频度。③感知综合障碍：种类、性质、出现时间及频度。

(2) 注意力:集中还是易分心,眼神游离否,能持久还是很短暂,注意的广度。

(3) 记忆力:远记忆、近记忆及保持力。

(4) 语言及思维:①言语:语音、语调、语速、语量是否适中,流畅性,有无语言杂拌;②理解和(或)表达语言有无困难;③用姿势、手势或眼神表达自己语言的能力如何;④思维障碍:包括思维形式-如思维迟缓、思维贫乏、思维奔逸或思维破裂等,思维内容-如各种妄想等;⑤智力:应结合年龄及文化背景考虑,如对一般常识的了解、理解判断力、计算力等。

4. 情感活动

(1) 情感的性质:主要倾向是适度,还是抑郁、淡漠、焦虑、紧张、恐惧、愤怒、憎恨、易激惹、高扬、欣快或幼稚。

(2) 情感的协调性与稳定性:情感与内心体验是否一致,与外界环境是否协调。

(3) 有无病理性激情、强制性哭笑、哭笑无常或变化莫测。

5. 意志与行为

(1) 意志增强或减退,本能(食、性意向)活动的增强或减弱。

(2) 有无不自主抽动,如有,注明部位及频度。

(3) 有无刻板动作、强迫行为。

(4) 有无动作增多或减少。

(5) 有无兴奋躁动,如有,应了解其是否协调。

(二) 心理行为评估

心理行为评估包括智力测验、适应行为评定、症状评定、人格测验、特殊行为或情绪评定量表、其他认知能力测定以及神经心理测验等。有时还可以采取定式检查评定,主要指医生在检查前按不同的疾病所需要获取的检查内容而设计的详细的检查内容、工作程序、特定的环境及专用的记录设备等。还可采用录像记录来访者活动情况。这种记录有利于统计分析,故特别适合于临床科研之用。

(三) 其他实验室检查

如神经电生理、神经影像学、遗传学以及相应的生理生化检测等。以上检查应根据病情或被测者需要选择应用。

四、行为或心理测验报告

行为评估或心理测验所得结果往往是一个相对量化的数值,临床分析和解释需要特别慎重。这里以韦氏成人智力量表(WAIS)为例。为使分析系统清晰,可按如下步骤进行:

(一) 总智力(FIQ)分析

任何标准化了的智力量表都可提出一个 IQ 总数,在 WAIS 或 WISC-R、WPPSI 即是 FIQ。IQ 值常不是被测者的"真正"值,而是估计值。不过通过它可估计"真正"值在何范围内,这可通过标准测量误来计算。IQ±1 个标准测量误,"真正"IQ 在这个限度内的可信度或可能性只有 68%。±1 标准测量误的数值增大,可信度便加宽。有些标准化量表手册上列出标准测量误,可供使用。因此在报告中分析被测者的智力水平时,不能只看测得的 IQ 值,更要考虑它的可信限度。

(二) 分测验的平衡性

通过 VIQ 和 FIQ 的比较来进行分析。VIQ 代表言语智力,基本代表言语理解因素。视 VIQ 大于、等于或小于 FIQ 以及二者相差到何种程度而决定其意义。如同 FIQ 的可信限度一样,这在各量表是不相同的。但综合各套韦氏量表的计算结果来看,儿童量表 VIQ 与 FIQ 相差 12 分时有意义;WAIS 相差 15 分时 IQ 有意义。进一步的研究,还应注意各年龄组间的差异。差异的意义,主要有以下几方面:

(1) 对儿童少年来讲,父母的教育程度、职业、经济条件不同,他们的 VIQ 与 FIQ 也出现差异。据文献报告,文化程度高者一般呈 VIQ 高于 FIQ;相反,文化程度低的被测者则可能 FIQ >VIQ。

(2) 智力结构特点可能影响 VIQ 与 FIQ 差异,如言语量表中多数分测验负荷于言语理解因子;而操作量表中多数分测验负荷知觉组织因子。如果某人的智力结构中两种因素的比重不同,便影响二者的平衡。

(3) 神经心理特点不同,或大脑两半球功能不同时影响 VIQ 与 FIQ 的平衡。一般而言,言语智力与左半球(右利手)的关系大;操作智商与右半球的关系大。两种智力比重不同,可能与两半球的功能水平不同有关。这在测量学习困难或 ADHD 儿童时应特别注意。当然,脑损伤患者可能更容易显示两者的不平衡。

(4) 与智力一般水平存在关系。系一般来说,智商高者,通常显示 VIQ>FIQ,而 IQ 偏低的被测者则相反,易显示 FIQ>VIQ,但不是绝对如此。总之，在分析中要结合具体情况，进行全面分析。

（三）分测验之间的平衡性分析

一个分测验基本代表一种智力功能，分析它们的强点和弱点，便于智力特点诊断。如分测验与平均量表分的差异。即个人的各分测验与该分测验所属分量表的平均数比较，计算其偏离度。

（四）分测验内部的平衡性分析

分测验虽然属于同质项目，但具体内容仍有不同，例如"知识"和"领悟"测验都是包括几个方面的内容。由此可观察到被测者在哪一类的能力特别强，哪一方面特别弱。另外还可发现在哪一类问题上有特殊的情绪反应等。

（五）回答质量分析

计分的依据是作业结果和时间，未包括操作方式和态度。从某种意义上讲心理测验也是一种自然观察方式。所以测验者应重视对被测者接受测试时表现的观察。此外，智力测验也有投射测验的作用，可以反映人格的特点。被测者进行测验作业时，有迟缓型或冲动型等不同性格类型的差别。这些都可以反映到操作和回答质量中，应注意观察和分析。根据这些综合分析做出初步解释，即行为的假说。然后又在进一步的分析中对其进行考验和修正，同时参照其他渠道来的信息，形成概念，做出总解释。

（六）报告形式

1. 书面方式 报告中只包括对申请目的有意义的发现和建议，这种形式在被测者行为评估中较为常用，因临床所阅读的报告单，如会诊单、物理学检查报告单、生物学检查单等都是很简短的。

2. 简短描述报告 通用的报告方式，它包括如下几方面的内容。

（1）被测者说明：姓名、性别、出生年月日，教育（儿童要写明年级）、民族、职业、住址。

（2）测查场所与时间：现在用的测验名称、以往用过的测验名称和结果、时间。测查者姓名。

（3）申请理由：包括申请单位或个人所提出的特殊问题。

（4）背景信息：被测者简单病史，特别是申请检查有关的信息。

（5）观察：在被测者受试时间的行为观察，包括与检测目的有关的行为动作、情绪、仪表、体态、对检查的态度、合作程度以及接受测验中的行为。这是下结论时的重要依据。

（6）测验结果与解释：是报告的主体，所占报告篇幅的2/3以上。

（7）建议：针对申请目的，提出的建议。

（8）总结：对此报告作一简要总结。

3. 较详细的描述报告 内容是简短描述报告各节内容的扩充，发育行为儿科医生以及心理学家、教育学家欢迎这种报告。

4. 报告的标准要求 ①描述是直入的，客观的；②用词不酸涩古怪，又不公式化；③文句流畅，文法正确；④报告"扼要"，而又说明问题；⑤报告有针对性，是个体化的。

5. 书写报告的考虑

（1）一般考虑：材料的取舍无硬性规定，首先是根据申请解决的问题，其次是根据报告阅读人的心理学理论，其三是材料的可信性。选择材料的原则是个别化的，如申请解决被测者学习能力或智力水平的心理评估，目的是协助了解被测者的认知特点及其水平问题；医生申请心理评估是为协助诊断。在人格评估时，申请人的人格理论有动力学的、学习论的或现象学派的。如果用学习论来写给动力学派者阅读，此报告肯定对他无帮助。在评估过程中所获得材料，有些已有多方面的印证，这是可信的，有的是偶然的，虽然不要轻易忽略，但要慎重应用。

（2）书写各节段的考虑：首先要观察。在测验开始前和测验中的行为观察，主要目的是补充测验结果以外的信息，用这些信息来佐证测验结果的可信度以及被测者在解决问题时的具体方法和态度（如被测者的测验焦虑、遇到难题时容易放弃测验任务等）。其次，是结果与分析。在报告测验结果时，应有一些可说明问题的具体数据，特别是在能力测验时，如IQ值、MQ值等。在作结论时，除了当次直接测验结果和有佐证的观察资料外，还应用与此有关的间接资料，如以往的测验结果和平时行为表现。再次，即提出建议。这是根据测验的发现和可能性而做出的。应针对申请要求解决的问题，以及当前实际可行的条件做出建议。建议要明确具体，如果建议采取某种干预，应有干预目标，能办得到。不妨根据被测者的测试检查结果以及诊断依据，给其本人或具有影响被测者的人开启"行为处方"，提出一般家庭或生活的干预要点。最后，做出结论。简洁地回顾一下测验的主要发现（不得重复太多),结论和建议不能太冗长。

(静 进 刘克俭 李 哲)

第三节 行为诊断与评估量表

一、智力测验

智力测验(intelligence test)主要用于评估人的一般智力水平和诊断智能损伤或衰退的程度。各种智力测验的量表都是由一定数量的测量项目或作业组成的,这些项目或作业必须经过精心挑选和加工,并通过标准化的程序建立常模。被测验者的成绩按完成项目或作业数量评分计算,然后把这种以分数计算的成绩与常模相比较,便可以对被测验者的智力水平做出评估。

(一)斯坦福-比纳智力量表

此量表面世于 1905 年,最初称为比纳-西蒙智力量表,后修订改称斯坦福-比纳智力量表(表 7-1)。原版研制者根据测验项目按年龄编排的原理,提出了"心理年龄"(mental age)概念,简称为 MA。意即一个儿童如果能解答并通过 5 岁的测验项目,而不能继续解答通过 6 岁的测验项目,那么他的心理年龄便是 5 岁。如果其实足年龄又正好是 5 岁,那么智力便是正常的或属于普通的智力。如果其实足年龄已是 10 岁,那么说明他是属于智力低下的儿童。心理年龄可以说明一个儿童本身的智力水平,但它并不能表示这个儿童在同一年龄儿童中智力处于何种程度。修订该测验第一版时,引进了智力商数(intelligence quotient 简称 IQ)概念,以说明一个人本身的智力水平,并能够与同年龄的人相比,表明其在同年人中智力处于何种程度。智商的计算,是把心理年龄(MA)除以实足年龄(CA)再乘以 100。

表 7-1 斯坦福-比纳智力量表的等级分类标准

智力等级	IQ 的范围
天才	140 以上
超高智	120~140
中等	110~120
愚钝	80~90
临界线	70~80
低能	70 以下

例如一个儿童的心理年龄与实足年龄都 11 岁,其智商就是 $IQ=(11/11)\times100=100$;这表明他的智力水平为中等,与同龄大部分儿童的聪明程度差不多。

后来对上述智商概念作了重大改变,以离差智商代替了心理年龄除以实足年龄的比率智商。从大量的测验统计资料的分析来看,人群中的智商是按照常态曲线分布的,大多数人的智商在 90~110 之间。据这种分布,心理学家把智力水平分成若干等级,成为智力评估的参考依据。

斯坦福-比纳智力量表的第四版根据三个层次的智力理论建构了测验题目。第一层即所谓的一般能力(G 因素);第二层为三种主要能力:固体智力、流体智力和短时记忆;第三层则是三种特殊能力:言语推理、数量推理和抽象/视觉推理。

(二)韦克斯勒智力量表

美国心理学家韦克斯勒(Wechsler)在心理测验史上最为杰出的贡献不仅是提出了离差智商的概念,而且是编制了韦氏智力测验量表。它是由三部分组成,即韦氏成人智力量表(Wechsler adult intelligence scale,WAIS),适用于 16 岁以上成人;韦氏学龄儿童智力量表(Wechsler intelligent scale for children,WISC),适用于 6~16 岁;韦氏学龄前及学龄初期智力量表(Wechsler preschool and primary scale of intelligence,WPPIS),适用于 3~6 岁半儿童。这套量表既相互独立,又相互衔接,可以连续评定下至 3 岁幼儿、上至 70 多岁老人的智力水平。

继韦氏成人智力量表之后,韦克斯勒于 1939 年编制了韦氏儿童智力量表,并于 1974 年出版了韦氏儿童智力量表修订版(WISC-R)。国内于 1979 年修订了 WISC-R 的中国版,调整了一些项目内容及顺序,使之适合于我国儿童,称为韦氏儿童智力量表中国修订版(WISC-CR)。1984 年修订为城市和农村两套版本。

WAIS、WISC 和 WPPIS 主要由言语测验和操作测验两部分组成,每部分又包括六个左右的分测验,其中言语分测验包括常识、类同、算术、词汇、理解和背数等;操作分测验包括填图、图片排列、积木、拼图、译码和迷津等。施测时两者交替进行,两者还各附加了 2~3 个补充测验,如背数和迷津属于备用测验,不用于计算智商。当某项分测验出现失误或失败时,可替代使用背数或迷津分测验。施测时,根据指导手册的标准指导语实施,根据记分标准记录原始分数,然后根据被测儿童的年龄换算成量表分,再计算出智商。

该量表的各分测验中题目按难度递增的顺序排列，每个分测验的起始点取决于被测人的实足年龄。施测过程中，某个分测验的题目相继呈现给被测人，直至被测人做错了一定数目的同类题目为止。每道题目的做答时间有非常严格的限制，并且迅速做答有些题目会得到奖励分数。完成WPPSI和WISC-R的施测各需要50～70分钟。最新版韦氏三套测验的主要组成部分如表7-2。韦克斯勒智力量表是指韦克斯勒所编制的一组智力测验量表，包括成人智力量表、儿童智力量表、学龄前及学龄初期儿童智力量表。

表7-2 韦氏智力量表

	WPPSI-R（3~7岁3个月）	WISC-Ⅲ（6~16岁11个月）
操作项目	物件组装	填图
	几何构图	编码
	积木构图	图形排列
	迷宫	积木构图
	填图	物件组装
语言项目	常识	常识
	理解	相似性
	算术	算术
	词汇	词汇
	相似性	理解

韦氏量表测出的智力商数（IQ）平均值为100分，标准差为15分，其等级分类如下：130以上：非常优秀；120～129：优秀；110～119：中上；90～109：中等；80～89：中下；70～79：临界状态；69以下：智力落后。言语IQ和操作IQ之间的显著差异、各分测验之间的显著差异，以及因子分析后的分值可为诊断提供有益的补充信息。目前，国内还提供了该系列测验的计算机分析与结果解释，但这些解释资料应由专业心理学家予以说明或补充。

（三）瑞文测验联合型

瑞文测验联合型（Combined Raven's Test，CRT）是一种非文字的智力测验，由Raven于1938年创制。内容为标准型渐进矩阵图，共有A、Ab、B、C、D、E六个单元共计72幅图构成。每个测题由一张抽象的图案或一系列无意义的图形构成一个方阵，要求被测人从呈现在下面的6小块（或8小块）供选择的截片中选择一块正确的匹配给整体结构图片。理论上讲，瑞文测验侧重于测量抽象推理能力-类比推理，所有测题均较高地负荷于所谓的一般智力因素-G因素。矩阵的结构越来越复杂，难度逐渐递增，要求的思维操作也是从直接观察到见解抽象推理的渐进过程。该测验于80年代引进我国进行了全国常模修订，适用范围扩大到5～75岁，而且既可个别测试，也可做团体测试。测试时间约30～40分钟，指导语简便，只要在A单元开始时予说明，待被测人理解后即可施测。该量表儿童常模分城市版和农村版两套，评分为二级评分，即答对得一分，否则为0分，最高分72分。计分时将所得分数相加得到原始分，再根据儿童的实际年龄换算出量表分，最后求得Z值、百分位和智商。

由于瑞文测验具有一般言语文字智力测验所没有的特殊功能，可以在语言交流不便的情况下实施，适用于各种跨文化的比较研究，且省时省力，是大规模智力筛查的较理想工具。目前还开发编制了该测验“自适应瑞文测验计算机软件”，使这项测验更臻完善。

（四）绘人测验

1926年美国Goodenough女士首先提出绘人法可作为一种智力测验，并对此法进行了标准化。以后数十年间，许多心理学家发现儿童绘人测验（Human Figure Drawings，HFD）对儿童认知、自我意识乃至潜意识研究有着巨大潜在价值，故对原方法进行了多种评定指标的修订，其中日本的小林重雄的50分评价方法得到广泛认可和应用。1979年国内引进该测试法并作了修订和标准化。

HFD施测简便，符合儿童情趣，作为非言语测验，目前广泛用于儿童认知水平的诊断与评价。该测试法适用于4岁半至12岁儿童。施测时给儿童出示一张16开白纸、一支铅笔和一个橡皮，要求儿童按自己想象画出一个站立的人像，一般用时5~10分钟。测毕即可用小林重雄50分评分法记分，再换算出智商。

施测时须通过观察了解儿童的精细运动技能，视觉-运动空间能力、控制冲动的能力和情绪状态。观察要点有：①抓握铅笔或蜡笔：手和手腕运动是否轻松；②对称性；③线条闭合；④准确描绘；⑤变形；⑥对细节的注意（太小或太大）；⑦纸张空间的利用；⑧情绪状态，如高兴、悲哀、愤怒；⑨所绘人的特性或表现手法；⑩完成任务的坚持性。

绘图结构不良、细节不当或丢失细节、变形、潦草、随意改变构图等，都提示可能存在认知水平、视觉-运动能力、手眼协调、精细运动控制以及情绪等方面的问题。

除上述常用智力测验外，国外较著名的智力测验还有：①底特律学习能力测验（DTLA），它包括底特律初级学习能力倾向测验（DTLA-P：2）、底特律学习能力倾向测验第三版（DTLA-3）和底特律成人学习能力倾向测验（DTLA-A）；②考夫曼儿童评价成套测验（K-ABC）、考夫曼精简智力测验（K-BIT）、考夫曼青年和成年智力测验（KAIT）；③斯罗森智力测验（SIT）；④Das-Naglieri 认知评估系统（CAS）等。据称这些测验均具有较佳的信度和效度，但国内尚未引进修订。

二、人格测验

人格测验（personality test）是评估个性心理特征的一种技术。人格是一个人对内外环境的刺激所表现出来的特有方式或行为模式。因此，人格评估对于判断人的健康状况和协助临床诊断有一定的意义。目前用于测量评估人格的技术和方法可分为两类：投射技术和人格调查。

投射技术一般采用各种云图、墨迹图、指画、图片等测验评估一个人的人格特征。如罗夏墨迹图、主题统觉测验、画人测验等，都是常用的投射技术。

人格调查通常是用经过精心选择编制的一系列问题调查表，要求被测验者根据提出的要求选定适合自己情况的答案，做出反应。一般答案要求很简单，只要做出“是”或“否”的回答。人格测量是一个很复杂的问题。人们不可能找到一个接近于零的人格参照，也不可能确定某种人格单位，同时关于人格概念至今尚无统一的解释，而且各种主观因素的影响常会造成评估人格的偏差。因此，设计编制精确的人格测量工具，存在非常大的困难。

（一）明尼苏达多相人格问卷

明尼苏达多相人格问卷（Minnesota multiphasic personality inventory，MMPI）用于精神病症状调查和鉴别诊断，适用年龄范围为 14 岁以上的青少年和成人，是精神医学临床中使用频率最高的一种心理测验。

MMPI 由 10 个临床量表和三个效度量表组成，10 个临床量表为：①疑病（Hs）：测查疑病或过分关注自身健康的倾向；②抑郁（D）：主要测查抑郁心境的神经症性抑郁；③癔病（Hy）：测查与经典的转换性癔病有关的症状；④精神病态（Pd）：测查经典的病态人格特征；⑤男子气或女子气（Mf）：测查男性或女性气质差异及同性恋倾向；⑥妄想（Pa）：测查一组典型的类偏执症状；⑦精神衰弱（Pt）：测查强迫症、焦虑症及恐怖症病人的症状；⑧精神分裂症（Sc）：测查精神分裂症病人的怪异思维、情感淡漠及退缩等症状；⑨轻躁狂（Ma）：测查过度兴奋、夸大等反映轻躁狂病人的特点；⑩社会内向（Si）：是一个两维量表，测查内向和外向倾向。三个效度量表分别是效度（F）、掩饰（L）和校正分（K），反映了受试者掩饰、任意、伪装等不真实回答程度。当不能回答项目（疑问项目）超过 10 项时，说明测验结果不可信。

量表结果采用 T 分表示，并且可在 MMPI 剖析图上标出。一般某分量表 T 分高于 70 时则认为存在该分量表所反映的精神病理症状。但实际上不能只看某一个 T 分，而应综合各量表 T 分高低情况来解释。例如精神病人往往是 D、Pd、Pa 和 Sc 分高，神经症病人往往是 Hs、D、Hy 和 Pt 分高。为了表达方便，这种解释常借助编码系统来进行，即按剖析图上的临床量表顺序从左到右依次用 1～10 数字编号，这样 Hs 为 1，D 为 2，依次类推。T 分最低的量表号写在最后。各类病人通常具有各自的编码特征，例如临床上发现神经症编码常为 1237 型。分析结果时只要将受试者编码与各类病人编码系统比较，就能迅速地报告出病人的精神症状和人格特点，从而协助临床诊断。除了手工分析方法，现在还出现了多种计算机辅助分析和解释系统。

（二）洛夏墨迹图测验

洛夏墨迹图测验（Rorschach inkblot test）是现代心理测验中是最主要的投射测验，于 1921 年由瑞士精神病学家洛夏（Rorschach H）所研制，是侧重于精神动力学理论来研究人格的一种方法。所谓投射测验，通常是指观察个人对一些模糊的或者无结构材料所做出的反应，在这些反应中自然包含了个人的行为特征模式。投射测验有多种，洛夏测验只是其中一种。20 世纪 40 年代以后，洛夏测验作为人格测验在临床上得到了广泛应用。早期主要用于成年人，后来也逐渐沿用到 5 岁以上儿童。我国在 20 世纪 40 年代后期便引进了该套测验，现已有正常成人的常模。测试和分析技术比较复杂，掌握有一定的难度，费时也较多，因此目前主要应用于成人。

洛夏测验材料由 10 张结构模棱两可的墨迹图组成，其中 5 张全为黑色，2 张是在黑色和灰色图外加了红色黑迹，另 3 张全为彩色。施测时按 10 张图片顺序一张一张地交给受试者，要他说出在图中看到了什么，不限时间，尽可能多地说出来，这一阶段称联想阶段；看完 10 张图，再从头对每一回答询问，问受试者看到是整图还是图中的哪一部分，为什么这些部位像所说的内容，并记录回答内容，这一阶段称询问阶段。洛夏测验记分(编码)和解释目前主要依据美国的 Exner 的综合系统，该系统包括了大样本的儿童(5 岁起)和成人常模资料、分析的解释策略和步骤，是用于正常和病理人格的理论和临床研究的主要洛夏测验分析系统。

1. 结构总结 对前述记分成分与常模进行比较，可对受试认知模式进行概括，包括知觉的精确性、习惯性思维、歪曲观念程度，还可提示情绪调节质量、应激耐受性及应付方式(内倾、外倾、模棱两可)、自我中心程度等。对儿童，有经验的测验者可区分哪些是儿童某一发展阶段的特征，哪些是情境引发的暂时状态，哪些才是相对稳定的人格特征。

2. 顺序分析 集中评估贫乏回答，注意贫乏回答恢复的能力、组织活动变异性、流行回答等。其目的是提出有关应激源以及认知、情感或行为异常的原因假说。

3. 内容分析 受试者回答内容多种多样，但常见的只有 30 余种，通过此项分析进一步证实前面的分析结果。

4. 结果总结 即将前面分析材料再综合分析，了解受试者的心理活动整个面貌，包括个人力量、易感性、行为潜力等，重点是对提出测验申请的要求做出回答，并提出可能的治疗建议。

虽然洛夏测验结果主要反映了个人人格特征，但也可得出对临床诊断和治疗有意义的精神病理指标，主要有抑郁指数、精神分裂症指数、自杀指数、应付缺陷指数及强迫方式指数等。这些病理指数都是经验性的，但却很有作用。例如抑郁指数，对成人可帮助诊断抑郁症，对 14 岁以下儿童则只能作为先兆信号，对青少年则是未来高危因素；精神分裂症指数则对精神分裂症诊断很有帮助。

(三) 主题统觉测验

1935 年，摩根(Morgan)和姆雷(Murray)设计编制了主题统觉测验(Thematic apperception test，TAT)，当时主要是用于研究幻想。1938 年，姆雷等用它来研究人格问题，以后便把它推广到精神疾病的临床诊断及研究儿童的心理发展。

TAT 是由 29 张图片和一张白卡片组成的。图片都是含义隐晦的情景，按年龄、性别把图片组合为四套测验。男用、女用、男孩用和女孩用。每套测验 20 张，分为两个系列，各 10 张。

TAT 的使用方法是，测验者逐一向被测验者呈现图片，让被测验者按照要求对每一张图片做出回答，即根据本人的体验和想法讲一个故事，每套测验的两个系列分两次进行。测验后，测验者与被测验者会谈，了解其新编讲的故事的根据、来源，提供分析时参考。

被测验者把图片编成故事，一般都具有某种主题的想象，反映内心存在的某种观念、想法，表现出他的心情、情感、某种矛盾的冲突。所以，TAT 的作用主要是由此而了解被测验的人格倾向，因为这与他的生活经历和经验有很大的关系，在临床上使用具有一定的意义。

(四) 艾森克人格问卷

艾森克人格问卷(Eysenck personality questionnaire EPQ)由英国心理学家艾森克夫妇根据以往所编制的几个人格调查发展起来的。问卷也和 MMPI 一样，采用自我报告的形式。问卷分为成人和少年两种，前者适用于 16 岁以上的成年人。国内使用的是 EPQ 修订版，内容包括 4 个量表，即 E、N、P、L 量表，每个量表都有自己特定的含义、彼此相互独立。

E 量表表示性格的内外倾向。高分表示外向，低分表示内向。外向的人爱交际，渴望常有兴奋的事情，喜欢冒险，寻求刺激，外向发展，行动被一时的冲动所左右，喜欢实际的工作；对问题反应迅速，但漫不经心，随和乐观，喜欢说笑，好动而不踏实。内向的人与其相反，安静，离群，内省，不愿与人接触；保守，思前顾后，不凭一时冲动；生活严谨有节制，有点悲观，踏实可靠，价值观以伦理规范为标准。

N 量表表示情绪的稳定性，又称为神经质量表。高分者表现焦虑，紧张，易怒，常带抑郁，睡眠不好，有心身不适的主诉，情绪常有过分的情况，对各种刺激的反应都非常强烈，难以平衡克制，适应环境的能力较差，并常有偏见。而情绪稳定的人，N 量表的分数很低。

P 量表表示心理状态是否正常，所以又称为精神病质量表。高分者表示孤独，不关心别人；常有麻烦，在哪里都不能适应得好；可能是残忍的，不人道的，缺乏同情心，感觉迟钝；对人抱有敌意，具有攻击性；喜欢一些古怪的不平常的事情，有冒险行为。

L 量表测定被测验者的掩饰程度。

三、神经心理测验

神经心理测验是神经心理学发展的产物，它主要通过某些心理行为的测量来评估大脑功能的状况及大脑功能受损的性质和程度。在临床诊断检查中，常需要评估脑疾病病人的认知和语言能力，如失语症病人的智力状况、脑损伤病人的知觉运动能力等，一般神经病学临床常规检查难以达到目的；而各种神经心理测验可获得心理功能损伤的有关资料，为诊断、鉴别及评估疗效提供有效依据。神经心理测验大多采用操作行为或空间知觉方面的项目，经过标准化设计，以定量分析法来测验人的智力、感觉-运动技能、记忆力、言语和思维能力、反应速度等。测验量表有成套的测验，也有用于特殊需要的单项特殊测验。

（一）感觉-运动测验

1. 敲击测验　敲击测验是简单的感觉-运动测验。具体操作方法很多，有的用单敲击单点法，记录敲击速度，有的用双敲击交替法，记录节奏调谐情况及其特点等。如用双敲击法，以记纹鼓进行测验记录。测验前先让被测验者进行约10秒钟试测，然后做10次正式测验，每次约持续10秒钟；每次间隔约3秒，而前5次与后5次之间的间隔时间则为15秒。临床实验发现，精神疾病患者的分数均低于正常人。

2. 形板测验　形板测验的材料，是由若干用木块制成的几何图形和刻有相应形状的木板槽组成的。它适用于检查脑器质性损伤的病人。在视觉-运动测验中，事先将几何图形的木块按规定的顺序叠好，然后让被测验者把这些几何图形的木块迅速地放进相应形状的槽内。连续测验3次，均记录时间，求出平均反应速度，或以最快的一次做记录。正常标准是根据实验取得的标准化成绩来决定的。

若进行触觉记忆测验时，要被测者戴上眼罩，要求其先用利手，后用非利手触摸动作来完成测验项目；第二次，利手与非利手交换，重复进行；第三次，则用双手共同完成测验项目。每次均记录完成时间，以其平均时间计算成绩。最后、拿走形板，取下病人眼罩，让他回忆画出每块木块的几何图形以及这些木块图形在木板槽上的位置，检查其记忆情况。正常成人的平均时间是10.56秒，平均回忆正确的几何形数是8.17，平均回忆正确的位置数是5.92。这些数值可作为临床检查的参考。

3. 本德格式塔测验（Bender visual motor gestalt test）　主要是用于脑部损伤的探测。它由9张印有简单图案的卡片（15cm×10cm），分别编码为A和1至8。A是作为举例的样本刺激。本德编制这套测验的最初目的是试图用视觉运动的格式塔功能，检查儿童和成人的智力障碍和脑器质性损伤，有时也用于检查人格的退化、变异现象。测验时，只要求被测验者对图像1至8根据呈现顺序逐张临摹；并对其在测验过程中的态度、行为、反应等进行详细的记录，作分析参考。在评估测验结果时，除了注意被测验者临摹的图形外，还要分析图案之间的关系、空间位置、时间模式和临床背景等。该测验还有几种变式，如有加压法和记忆法。

加压法主要是给予时间的限制，使被测验者感到一种压力。加压法发现，一些只有轻度视觉运动困难的人，由于代偿功能的作用，临摹常常并不能暴露破绽，如果给予增加压力，问题便会暴露出来。此法对于一些非器质性障碍的被测验者来说，相反能提高成绩。

记忆法是将每张图案呈现5秒钟后移开，要求被测验者凭借记忆默画出来。默画后再呈现图案，让被测验者临摹一次。然后再默画一次。每张共默画三次，临摹两次，一共五次。临床研究发现，正常成人可以回忆五个以上的图案；如果不能达到这个指标，便要考虑脑损伤的可能性。

（二）记忆测验

1. 本顿视觉保持测验　这套测验是用10张画有几何图形的卡片组成；其中有的是一个图形，有的是三个图形组合起来的。测试时，将每张卡片给被测人看10秒，然后将卡片拿走，要对方把图形画出来。最后，对被测人所画的图案进行质和量的分析，质的方面主要分析有无遗漏、变形、重复、持续、翻转、颠倒、位置错位及比例失调等情况；量的分析主要根据评估这种测验的一般方式来记分。它常用于神经病学临床检查，对脑损伤病人的诊断有显著意义。

2. 配对联想学习记忆　测验要求被测验者学习三对配对联想材料：①花朵—闪光，②桌子-河流，③瓶子—木梳。呈现一次后，立即进行复查，被测者不会或记错时，立即告知正确答案。每一次呈现都要记录成绩。每套材料呈现次序是随机编排的。每对材料连续三次没有错误反应即达到标准。记分是根据达到标准之前的全部学习次数。次数越少，表示学习越快，记忆越好。因为配对材料是三对，所以最低分是 3 分。学习最慢的被测者，每对材料允许学习 30 次，因此，最高分是 30×3+3＝93 分。

3. 韦克斯勒记忆量表 简称 WMS，由 Wechsler 于 1945 年编制。可以求出被测者的记忆商数（MQ）作为评估的指标。韦氏记忆量表由 7 个分测验量表构成，即：

（1）个人的日常知识：这是一些简单的问题，是每个人都能经历到的。这些问题对于检查失语症和老年性痴呆等器质性疾病有参考价值。

（2）定向：这也是一些简单的问题，对于检查意识障碍有一定意义。

（3）计数：它包括三个部分：①从 20 倒数到 0；②背诵字母表；③以 3 计数，即每隔 3 个数往下数，如 1，4，7…，这主要是检查注意力。

（4）逻辑记忆：复述包括若干细节的两篇短文。它主要检查逻辑性材料的即刻回忆。

（5）记忆广度：顺背和倒背数字，这是一种检查注意力的方法。

（6）视觉再生：包括三张几何图案，两张简单的，一张复杂的。

（7）配对联想学习：共有 10 对配对词，有难有易，通过一定的学习后检查记忆的效果。

WMS 经过 10 年的研究和试用，最后形成为一种标准化的量表。1946 年，后人又编制了一个备用量表，因此，形成了 WMS Ⅰ 和 WMS Ⅱ 两种平行的量表。WMS 的记分方法基本上与 WAIS 相同，首先计算出每个分测验量表的分数，把原始分数再加上年龄校正分数，最后在 MQ 等值表上找出校正后的记忆量表分的 MQ 等值的指数，即时求得被测者的记忆商数。

（三）神经心理学成套测验

1. 霍尔斯德-里坦测验 霍尔斯特德在研究人脑与行为关系的基础上编制出来的，后来又由他的学生里坦进行了修订。龚耀先教授主持修订了这套测验，现已在我国一些神经精神科临床医院使用。

本测验共有三套：成人式（用于 15 岁以上）、儿童式（用于 9～14 岁）、幼儿式（用于 5～8 岁）。现以成人式为例介绍其主要测验的项目：

（1）侧性优势检查：通过测定利手、利足、利眼、利肩等方法来判别人的优势大脑半球。

（2）失语检查：是由语言接受和表达能力的测验构成的言语能力甄别试验。它包括临摹图案、读词或句、解释词义、重复主试语言等项内容。

（3）握力测验：用握力计测量左右手，比较利手和非利手。

（4）范畴测验：这是评估概念形成、转换和抽象概括能力的测验。由 208 张图片组成，分为 7 组。测验方法是让被测验者把主要的有关刺激图片分类，并在特殊装配的键盘上以按适当的键做出反应。

（5）手指敲击测验：这是检查双手指精细动作的测验，也反映手指活动的灵敏度。测验时让被测学者在一种机械装置上用双手食指先后敲击，检查和比较其敲击的速度。

（6）语声知觉测验：由一些无意义的音节组成，要求被测验者从近似的四个音节中选出音节相同的。这项测验主要是检查听觉辨别能力。

（7）连线测验：有 A、B 两种形式。A 型要求把不同位置上的 1 到 25 的数码连接起来；B 型要求把不同位置上 1 到 13 的数码和 A 到 L 的字母交叉连接起来。这是一种检查有关视觉、概念和视觉运动追踪的测验。

（8）触觉操作测验：见上述触觉记忆测验。

（9）音乐节律测验：采用西肖尔音乐节律测验作为工具。它由 30 对相同的或不相同的音韵节律所构成。测验时让被测验者对每对音韵节律做出是否相同的判断，以了解被测验者对音乐节拍的辨别能力。

（10）感知觉障碍检查：这是常用的一些神经病学临床检查方法，检查被测验者是否有手指认知不能，皮肤-书写认知以及触觉、听觉和视觉的缺失。

霍尔斯特德-里坦测验根据 5 个基本测验，如范畴、触觉操作、敲击、节律、语声、知觉的 7 个分数指标计算脑损害的指数，其公式为：脑损害指数＝测验结果异常项目数/7。

脑损害指数是评估大脑损害程度的指标。

霍尔斯特德-里坦测验除了可以评估大脑损害部位及程度之外，还可以根据全部测验项目，并综合智力测验、记忆测验以及人格测验等测验的结果进行分析，了解其中相互之间的分数关系及特点，可以做出偏侧和性质的分析，如损害是弥漫性的还是局灶性的，是稳定的还是变化进展的，以此进行定位和定性的评估。但是，这套测验量表由于测验所需时间太长，分析比较复杂，特别对某些病人难以适用，如上肢偏瘫的病人。因此，临床广泛使用有一定的困难。

2. 鲁利亚-奈勃莱斯卡测验（LNNB） 原苏联心理学家鲁利亚在临床实践中根据自己对大

量脑损伤病人的观察，设计了一套检查病人大脑损伤灶的心理学技术，并提出自己的神经心理学理论，以对检查结果做出定位、定性的解释。1975年，美国奈勃莱斯卡大学的戈尔登教授及其同事对这一技术作了修订和标准化的工作，形成名为鲁利亚—奈勃莱斯卡神经心理学成套测验。这个测验包括11个量表269个项目。每个测验项目都是针对某些特定的神经功能的。

除此之外，有3个附加量表，即定性量表、左半球定侧量表和右半球定侧量表，这些量表的项目是从上述量表中挑选出来的。

鲁利亚-奈勃莱斯卡测验的评估方法，是根据各项测验项目操作的正确性、流畅性、时间、速度、质量等指标，采用0、1、2三级计分："0"为正常，"2"为异常，"1"为边缘状态。将各量表的累记得分为该量表的原始分，得分越多，表明损伤可能越严重。如果将原始分换成为标准分（T分），便可了解各量表之间的关系，帮助进行比较分析，以便对大脑功能进行全面评估。

四、行为评定量表

行为评定量表应用是20世纪60年代行为医学的一大进展。它促进了行为医学科研的可比性及科学性。在研究人类行为与心理健康中，必须有标准化及量化工具，才能评定人类行为与心理健康程度、内容及范围。因此评定量表在人类行为研究中是必不可少的测试工具。由于量表种类繁多，有自评与他评方式，有老年与儿童方面量表，有不同疾病种类量表，等等。这里仅介绍几类较常用的一些量表，提供在研究中应用。

（一）生活事件量表

生活事件量表（life event scale，LES）共65个项目，包括职业、学习、婚姻和恋爱、家庭和子女、经济、司法、人际关系等方面常见的生活事件。每一项的评分以正常人（常模）的调查均值计。鉴于年龄是影响对生活事件估价和反应的最重要因素，因此，常模分成若干年龄阶段：青年（18~29岁），中年（30~49岁），更年（50~59岁）和老年（60岁以上）。根据受检者的年龄组别，取相应的生活事件单位（life event unit，LEU）。将调查时限内发生的生活事件，在常模表中查出其相应LEU，然后累加，得到LEU总值，后者为主要的统计量。LES只包括急性生活事件，而持续的刺激并不包括在内。假定受检者所述为表中未能列出的事件，则依次填入66~68项，具体写明，并参照表中严重程度相近的项目，给以评分。评定表中的序号，按常模表中的顺序，以便于查表找出相应的LEU值。

（二）简明精神病量表

简明精神病量表（brief psychiatric rating scale，BPRS）由Overall和Gorham（1962）编制。主要用于评定精神分裂症等精神病行为。BPRS一般采用1~7分的7级评分法，7级的标准为："1"无，"2"可疑或很轻，"3"轻度，"4"中度，"5"偏重，"6"重度，"7"极重。如果未测，则记0分，统计时应删除。

（三）精神症状全面量表

精神症状全面量表（comprehensive psychopathological rating scale，CPRS）由瑞典M. Asberg等编制的一个内容比较全面的精神症状评定量表。全量表共67条项目，可以按照所研究的疾病种类而挑选有关项目进行评定。评分取0、1、2、3四级。评分的依据是症状的强度、频度和持续时间，有时是指影响其他功能的程度。0没有明确症状。1按患者自己正常标准而言，可以算作病态的偏异；但就整人群而言，是正常变异，如感到讲不清楚的不舒服。2指经常出现或几乎经常出现这种行为或主观体验，而且一般说来肯定属于病态，例如持续不断地感到内心紧张。3指症状极严重，如"内心紧张"，已达到极度痛苦。

（四）抑郁自评量表

抑郁自评量表（self-rating depression scale，SDS）是一个自评量表。特点是使用简便，并能直观地反映病人的主观感受。对心理咨询门诊及精神科门诊或住院精神病人均适用。只是对严重迟缓症状的抑郁病人评定有困难。SDS共有20个问题，分别调查20项症状，具体为：①忧郁；②晨重晚轻；③易哭；④睡眠障碍；⑤食欲减退；⑥性兴趣减退；⑦体重减轻；⑧便秘；⑨心悸；⑩易倦；⑪思考困难；⑫能力减退；⑬不安；⑭绝望；⑮易激惹；⑯决断困难；⑰无用感；⑱生活空虚感；⑲无价值感；⑳兴趣丧失。

SDS采用4级评分，主要评定症状出现的频度。其标准为："1"没有或很少时间，"2"小部分时间，"3"相当多时间，"4"绝大部分或全部时间。20项目中半数项目按上述标准顺序评为1、2、3、4分；而②、⑤、⑥、⑪、⑫、⑭、⑯、⑰、⑱、⑳

10个项目为反向评分,即按上述标准顺序依次评为4、3、2、1分。最后统计总分。SDS的20个项目中10个项目为反向评分。总分是把20项目中的各项分数相加,得到粗分,通过公式作转换:Y=Int1.25×粗分,即粗分乘以1.25,也可以通过表格作转换。

(五)焦虑自评量表

焦虑自评量表(self-rating anxiety scale,SAS)用于评价焦虑病人的主观感受。SAS有20个问题,分别调查20项症状,具体为:①焦虑;②害怕;③惊恐;④发疯感;⑤不幸预感;⑥手足颤抖;⑦躯体疼痛;⑧乏力;⑨静坐不能;⑩心悸;⑪头昏;⑫晕厥感;⑬呼吸困难;⑭手足刺痛;⑮胃痛或消化不良;⑯尿意频数;⑰多汗;⑱面部潮红;⑲睡眠障碍;⑳恶梦。

SAS采用4级评分,主要评定症状出现的频度,其标准为:"1"没有或很少时间,"2"小部分时间,"3"相当多时间,"4"绝大部分或全部时间。20项目中绝大多数项目按上述标准顺序评为1、2、3和4分;而⑤⑨⑬⑰⑲5个项目为反向评分,即按上述标准顺序依次评为4、3、2、1分。最后统计总分,与SDS一样,20个项目得分相加即得粗分,经过下式换算:Y=int1.25×粗分,即用粗分乘以1.25后取整数部分,就得标准分,或查表作相同的转换。

(六)躁狂量表

躁狂量表(bech-rafaelson main rating scales,BRMS)主要用于评定躁狂及躁狂状态患者的病情严重程度和疗效,并规定了较好的工作用评定标准,应用较方便。该量表共包括11项症状。评分为0~4分5级:"0"无该项症状或与患者正常时的水平相仿;"1"轻度症状;"2"中度症状;"3"症状明显;"4"症状严重。最后统计总分,0~5分为无明显躁狂症状;6~10分为有轻度或可疑躁狂症状;11~21分为有肯定躁狂症状;22分以上为严重躁狂症状。

(七)恐怖强迫量表

恐怖强迫量表(marks scale for compulsions,phobias,obessions and rituals MSCPOR)用于对强迫性神经症和恐怖性神经症治疗效果的评价。它既可用于自评,也可用于他评。MSCPOR有43项问题。包括四项分量表:①强迫思维量表;②恐怖量表;③强迫行为检查清单;④总体适应量表。①和②又合称为靶症状量表。

评分标准根据症状的严重度和持续时间分成5个等级。以恐怖症状为例:①遇到恐惧的物体或境遇时无不舒服感觉;②有不舒服感觉但没有回避;③有恐惧感并试图回避;④有强烈恐惧感并尽力回避;⑤非常强烈恐惧感,不可能回避时呈惊恐发作。以上评定标准简单归纳为:"1"无;"2"轻微;"3"中等;"4"严重;"5"极重。以强迫症状为例(如"有无反复洗手"),则以持续时间或发生频度为依据:"1"无;"2"轻或偶然有;"3"中等严重,经常有;"4"严重,频繁有;"5"非常严重,几乎一直有。结果分析,主要是单项分(尤其40~43项)以及强迫行为清单总分(1~39项)。

(八)90项症状自评量表

90项症状自评量表(symptom distress checlist-90 SCL-90)分居于9个范畴,即①躯体化;②强迫观念和行为;③人际敏感性;④抑郁;⑤焦虑;⑥仇视;⑦恐怖性焦虑;⑧妄想;⑨神经质。5级评定,不作诊断用,而用于了解对象的问题行为范围,并用于制定矫治干预计划。9个范畴分别含6~13个项目,分量表总分除以该量表所函数目,得出一平均分,最后获得被评人总的症状印象。

(九)Achenbach儿童行为量表

Achenbach儿童行为量表(child behavior checklist CBCL)由美国心理学家Achenbach等研制,用于儿童行为评定的量表。内容包括父母评定(即CBCL)、教师评定和青少年自评三套大同小异的量表。适用于4~16岁儿童及青少年。该量表分三个部分:第一部分是一般项目,包括姓名、性别、年龄、父母职业等。第二部分为社会能力,共有七大项:Ⅰ参加运动情况、Ⅱ参加活动情况、Ⅲ参加课余爱好小组情况、Ⅳ课余职业及家务劳动、Ⅴ交友情况、Ⅵ与家人及伙伴相处情况、Ⅶ在校学习情况等。第三部分为行为问题,包括113项,要求父母根据儿童最近半年内表现填写。这部分为量表的主要部分。以6~11岁男孩的常模为例,包括:分裂症样、抑郁、不合群、强迫-冲动、躯体化诉述、社交退缩、多动、攻击性行为、违纪行为等9个分量表。但这些名称并不意味着就是临床诊断。

社会能力评分Ⅰ至Ⅳ项需分别评价参加的项目数及数量、质量;Ⅴ项包括伙伴人数及次数;Ⅵ包括相处和独处情况;Ⅶ项包括学校成绩、是否为特殊班级、是否留级、有无学校问题等。将各项得分相加即得活动情况、社交情况、学习情况三个分量表分。分数越高表示儿童在这方面的能力越强。以标准化常模的第二百分位作为分量表正常值下限(相当于T分30),定出划界分,凡分量表得分低于2百分位者即认为可能这方面能力有缺陷。将三个分量表分相加,即为社会能力总分的粗分。将标准化样本的第二百分位定为划界分,以6~11岁组男孩为例,即为16分,相当于T分39。凡低于此分者,可怀疑存在社会能力问题。

行为问题3级评分,即0分无此症状;1分偶有出现;2分经常出现或明显。各分相加得粗分,以各分量表的标准化常模98百分位为划界分(相当于T分70)。凡得分高于此,认为该项行为有问题。将儿童各分量表分数描记在行为问题剖析图上,可以形象地反映出该儿童行为问题的特点。

(静 进 熊光练)

第四节 行为观察与分析

观察法是行为诊断的一种基本方法,在社会生活和行为观察中对人的甄别与心理诊断有着重要的作用。所谓观察法,指的是在自然的条件或环境下有目的、有计划地对人的外貌形态、表情举止、动作行为等进行考察记录,然后根据直觉经验或一定的标准对人的心理类型与特点做出评估或心理诊断的方法。

一、观察法的特点及要求

(一)观察法的特点

观察法是观察者直接利用自己的眼睛、耳朵等感觉器官去感知被观测对象的行为,这种观察往往是在被观测对象没有觉察的情况下进行的。例如,医生可在对象自然活动的环境下观察其精神面貌、言谈举止、行为动作、操作实践等;也可在行为观测室内观察对象(尤其是儿童)的兴趣爱好、行为方式等;还可通过对对象的活动产品,如绘画、手工、动作技能、表现手法等进行观察分析。

1. 观察法可随时灵活应用 如一般交谈、特定环境中的自然观察,甚至日常活动以及人际交往等方面。

2. 观察法是在自然的、不加控制的条件下进行的 而且在许多情形下被观察对象往往不知道。因此用观察法可以收集到一些用其他测量方法所不易收集到的资料,可以倾听到被观察对象的真实心音。

3. 观察法是一种有目的、有计划的活动 它基于人的观察本能,但又不同于人们日常生活中的不随意观察。医生只要掌握一些技巧与原则,一般不需要什么专门仪器或测量工具(必要时,可利用摄影、录像、录音等现代手段),也不需要什么繁文缛节,简单方便,与医学常规工作相结合,一举两得。

4. 观察法的局限性 ①由于观察法是依靠人的感觉器官去感知客体,而人的感官是有一定局限性的,观察到的东西往往具有表面性。②在自然环境下观察到的行为,往往带有偶然性,而且这种观察活动是被动的。③完全由观察得来的行为与心理事实,其效果是有限的。这是因为有些被观察者的主观能动性比较高,可能具有较强的意识调节力,可能以假象来掩盖真实的情感体验。再加上人的内心世界错综复杂,在有些情形下人的内心情感与需求不易被人清楚地观察到。如苦闷与绝望、忧伤与悲痛、诚实与撒谎、安闲与忧虑、恐惧与镇静等,就不易通过表面的观察来分辨。对此,医生还需借助一些特殊技术,如情境测验法、投射测验法等探索对象的行为特质。④对较多的对象进行系统的行为观察,需要较多的时间与精力,因而限制了观察法的广泛应用。

(二)观察法的要求

(1)要坚持客观性,采取实事求是的科学态度,不要夹带观察者个人的偏见和主观臆测。

(2)要有目的、有计划、系统地收集资料,不能仅凭个别偶发的行为,便对被观察者的心理行为做出判断。

(3)在运用观察法所收集的证据不足或把握性不大的情况下,应借助其他心理测量方法加以弥补或印证。

(4)要掌握观察技巧,按照一定的程序、方式进行观察,随时做好观察记录,定期整理观察资料。

二、观察法步骤与技巧

(一)选择适当的观察方法

一般说来,观察法可分为两类,系统观察法和非系统观察法。

1. 系统观察法 指在较长的一段时间里对被观察者的行为进行有目的、有计划的系统观察并积累资料，然后对观察资料进行整理分析，以做出客观的行为诊断。系统观察法在具体运用时，常有下面三种方式：

（1）追踪观察法：一种较长期、系统和全面的观察活动，详细记录观察对象的行为特点与发展过程中的具体资料，以便对人的某一心理侧面或者对人的心理发展做出较客观的评价与诊断。追踪观察法，也称个案研究法。这种方法能全面地、连续地收集到研究对象的个性心理与行为表现方面的资料，不仅有利于对被研究者的某一心理侧面做出客观的诊断，而且可从时间序列上考察人的心理发展变化特点及规律。这在儿童行为发育观察中应用得较多。不过，追踪观察法需要花费大量的时间，需要坚持不懈地进行连续观察与记录，因此，效率低，不便于大面积开展。

（2）时间取样观察法：它是专门观察和记录观察对象在特定时间内的行为反应。这种特定的观察时间可长可短，因具体情形而定。一般说来，采用时间抽样进行连续的观察与记录，要比只进行一两个较长时间跨度下的观察更为可取。这是因为，当医生要对人的心理做出诊断时，需要持有足够的证据，仅凭一两个较长时间下的观察所得到的偶发行为证据不够可靠。所以，把每一次观察的时间安排短一些，而观察的次数增加，有助于收集到更为可靠的资料。

（3）场面取样观察法：指观察者有意地选择某些自然的活动环境进行观察。这些场景可以是行为观察室、主题交谈场合、观看特定影视活动、特定操作活动场景等。选择观察场面时，一要根据医生所要了解的心理活动的具体特点，选择一种或多种不同的场面；二要注意这种场面的可获取性，即能够多次地连续地加以观察，以增加行为观察结果的可靠性。

2. 非系统观察法 也称为非正式观察法，指的是对被观察者个体偶发行为进行实例记录，以考察和发现其心理问题，或为行为观察诊断提供典型材料。

应用非系统观察法的主要目的，是为取得被观察者的一些典型事件或行为方面的实例记录，便于进一步了解对象的心理特点。一般说来，这种实例记录更多的是关于对象在社会生活、行为特性、心理适应等方面的内容，而对于被观察者的智力、学习能力、性格特征、兴趣等特点，则往往通过规范的心理测验来诊断。

（二）观察资料的记录方法

1. 自编代码系统 如果医生有充分的时间与能力（如做标准速记工作），则可以对连续观察的资料做出详尽的记录，不过，这种要求较少有人能满足，况且一些观察者面临多个研究对象。因此，最好采用一套自己领会的简单代码系统。这些代码系统不要求系统性与普遍性，只要求观察者自己理解与可行即可。代码系统可以是图形（比如用漫画脸谱来表示对象的面部表情特征），也可以是字词代码，比如，用“脏”字表示某人用脏话骂人，用“夺”字表示某儿童强行占用别人的物品，用“攻”字表示某对象出现攻击性行为等。

2. 评等法 医生事先可根据研究目的，设计一些表格，以便对被观察者的某些行为或态度进行及时评定记录。比如，要了解被观察者某些活动的态度或者是对某些事物的态度，可用“不喜欢、不大喜欢、一般、比较喜欢、很喜欢”这五个等级加以评定，并及时地把这些填写在有关表格中。倘若医生能根据研究的目的，有系统地有针对性地收集同一类型的行为反应方面的资料，则有助于提高心理诊断的可靠性与有效性。

3. 频率记录法 用观察法收集资料并对被观察者的某一心理侧面做出甄别判断时，需要对被观察者某种行为出现的频率做出统计。人的个性心理特征在一段时间里具有稳定性，即只要给予类似的刺激或只要在类似的自然环境下，被观察者的那种心理侧面一般均会出现。而那些偶发性行为不一定是个性心理特征的反映。

采用频率记录法有两种情形，一是将事先规划好的要观察的行为项目打印在表格上，凡出现某种现象，就在表格的适当位置上画个记号，以示出现，最后综合资料，统计频率，以分析行为反应次数与心理特征之间的关系，并对被观察者的心理做出某种诊断。二是根据要观察的某些心理侧面，在日常连续、系统的观察中加以记录或描述。由于这种观察记录的面较宽，因此在观察周期结束后，需要对所有的观察记录进行整理分析，其中就包括对行为出现的次数进行统计。

4. 连续记录法 在一些重要的观察任务中，可能要对被观察者在某一段时间里或某一活动场面上的行为及其环境作一详细的连续性的记录。为此，需要采用连续记录法对现场作详细记录，而不掺杂任何个人的评论与臆测，便于日后作客观分析。连续记录法也可在不干扰被观察者情况下运用录音机、录像机或微型摄影机进行。

笔记栏

5. 实例描述记录法 对于非正式观察，通常也可采用实例描述记录法。实例描述记录应当是被观察者生活事件中的一份精确而真实的记录。这种记录必须对事件的情境作充分的描述，对有关细节必须详加报道；避免以实例评价代替实例记录、以含糊笼统代替具体说明。一般说来，一份出色的实例记录具有如下特点：①能对具体的事件做出精确和详尽的描述。②对当时的环境作充分的描述，使所发生的事情变得有意义。③倘若需要把医生的思想或评价也记录起来的话，则这种内容应与实例记录分开。④所描述的事件应当能够代表被观察者的典型行为，或者是一种意外的不寻常的具有特殊意义的行为。⑤虽然不用完全句来描述实例，但整个记录仍然显得流畅、精致。

（三）做出行为或心理诊断

根据上述观察资料对被观察者做出初步诊断时，通常可采用下面的一种或多种方法。

1. 直觉经验诊断 几乎大多数人都能利用观察法来甄别人的心理与类型。这种甄别主要是建立在生活经验基础上的直觉判断。其一般思维虽然依靠直觉经验可在一定范围内对被观察者的心理做出判断，而且这种判断也有一定的准确性，但它毕竟是一种经验，是一种不完全归纳法，并不是一种可靠的科学的思维方法。特别是由于人的心理复杂性及其相互联系的多层交叉性，再加上经验的有限性，因此，按照上述直觉经验对人的心理进行诊断时，应当谨慎。

2. 效标对照诊断法 所谓效标对照诊断法，指的是把整理出来的观察资料（即被观察者的行为特征资料）同某一效标联系起来对照，看被观察者的行为反应特征在多大程度上符合效标中所描述的典型的心理特征与行为特征。例如，医生要诊断某对象是否有人格问题，则可选择符合人格理论中的某些反映指标或具体项目作为效标，与其进行对照，加以评论与诊断。

效标对照诊断法比起上述的直觉经验判断要来得规范和可靠。因此，这种方法在心理诊断与评价中较为常用。

值得强调的是，并不是基于观察资料都可以对被观察者的心理做出诊断。实际上，在许多情形下，医生的观察资料还相当有局限，证据不足以对人的心理做出客观的判断，而只能从观察的资料出发，对被观察者的心理问题提出某种假想或猜测，或者只能为进一步了解被观察者的心理提供一些有意义的证据。必要时，可利用其他心理测量方法来印证与检验假设，才能做出客观的心理诊断。

（静 进 熊光练）

第五节 行为测量与应用分析

行为测量最常用问卷调查，所谓问卷调查，是用书面形式收集有关信息的一种方法，即医生或调查者就调查项目编制成问卷，发给被调查者填写，再收回问卷加以整理、统计与研究。问卷调查是行为医学中经常使用的方法，可短时间内获取多个调查对象的有关信息，便于了解群体的行为特征及其分布特征。

一、问卷调查的类型

常用问卷调查形式的六种基本类型。

（一）自由记述法

这种问卷调查表中的基本题目类型是自由回答的发问题目，例如：“当前你感到烦恼与困惑的事情是什么？请你把它们从主要到次要简明地写出来。”

自由记述法问卷通常可作为进一步编制其他问卷类型的基础。当医生或调查者对被调查者的心理行为问题不能把握时，较适宜采用自由记述法。这种方法的主要优点在于可以广泛收集各种心理问题的资料；可以得到一些医生或调查者意想不到的心理事实；既可以看到被调查对象普遍存在的心理问题，又可以了解到个别对象存在的特殊心理问题。不过，自由记述法问卷也有缺点，主要是对它进行整理较费时，故不大适合于做大规模的行为调查。

（二）自由选择法

这种问卷，通常是在平时观察或先前调查资料的基础上设计的一系列多项选择题。选择题是在每一个问句或不完全陈述句的后面，列出一系列条目，要求被调查者根据自己的心理事实，从问题后面所列的各种条目中自由地选择一项或多项。

（三）单项选择法

其设计与自由选择法类似，所不同的是，单项选择法的题目只允许调查对象从若干选项中选一项，而且就题目结构来讲，单项选择法题目中的备选项数目常比自由选择法题目中的备选项数目少。它适合从各个细节来了解人的态度、认识、心理结构等。一般说来，单项选择法问卷较容易整理与统计，便于了解各个特定性问题，也有利于了解一批调查对象的整体精神面貌与态度结构。

（四）是非质问法

是非质问式问卷根据调查目的，有针对性地编拟一些旨在了解某一心理侧面的问题，或是综合性地把医生想了解的各种问题凑在一块。无论哪种情况，其题目类型都是向被调查者提出一系列简明扼要的问题，请求被调查者对每个问题做出“肯定(是)”或“否定(非)”的回答。例如，同样是调查了解对象心理烦恼与困惑的问卷，可以从上述“自由选择法”改为“是非质问法”的形式，然后要求被调查者对每个题目做出是或否的回答。

是非质问法问卷容易编制，容易做答，也容易整理分析。它通常适用于收集一些简单的具体的心理事实与态度。由于它是一种“强迫性”的选答，因此可能存在较大的误差，因为人对许多问题的态度或某些心理事实存在的情况，并不属于“是”与“否”、“有”与“无”这两个极端，实际上在两个极端之间还存在着不同的等级程度。

（五）等级评定量表法

此量表法是在衡量与评价心理事实的两种极端态度之间，再分成若干个不同的有序的可分辨的等级选项，从而构成有序的等级评定项目，然后要求被调查者从中选择一个适当的等级，从而把某种心理事实或态度意愿按强弱程度分开。此外，在等级评定量表法问卷的设计中，为了便于量化分析，有些设计者常常依各个有序的等级选项人为赋给一个分数。这些人为赋给的分数，主要为的是区分等级程度，带有较大的主观随意性，其分数没有实质性意义。

该法的主要特点是利于将被试的心理事实、态度意愿等，分辨成稍微具体的层次，较适宜于对人物、事物、心理等方面的评估，广泛用于心理调查、心理测量、教育评估、社会研究等方面。

（六）序列测验法

序列测验法的问卷，是在每个问题下面，列出若干项与特定问题有关联的备选项目，要求被调查者根据自己的意见，把这些选项按照重要性程度或自己的意愿强弱依次排列(实际上只要求填写序数即可)。例如，一项有关评价与研究国内外青年“终极价值观”差异变化的大型问卷调查中，要求被试对下面的终极价值观念进行排序，把最重要的排在前面，依次类推。这些终极价值观是：“舒适的生活；刺激性的生活；成就感；世界和平；美的世界；平等；家庭平安；自由；幸福；内心和谐；真正的爱情；国家安全；快乐；超然；自尊；社会认可；真正的友谊；智慧。”

序列法问卷做答时稍微困难些，它要求被试在阅读整个测验的内容之后，认真思考，在相互比较过程中确定和排出选项的顺序。这种测验可以较深刻地分析问题，尤其适用于探索与认清影响某种现象的各种主次要因素。

二、问卷资料的统计分析

回收的问卷调查表隐藏着丰富的信息，应采用科学的方法，进行统计分析。

（一）次数分布

问卷回收后，依次统计观察对象在某一问题的各种选项上的反应次数，就形成次数分布，既可用表格的形式加以整理，也可转换成条形图。

次数分布可表达调查对象的态度结构，提供有关调查对象态度意愿的焦点，有利于研究人员分清问题的主要方面与次要方面。

（二）计算均值或平均等级

对于等级评定量表和序列法问卷，经常要计算每个问题的各个态度等级赋分后的平均值或者是计算每个序列法问题的各个选项顺位的平均等级。值得强调的是，这里的平均分数值或平均等级数就其本身来看，是没有实际意义的。但不同选项的、平均数之间或平均等级之间的相互比较，可以反映行为、态度的顺位关系，有助于掌握调查对象的态度结构及其层次，有助于研究人员认清有哪些主要的因素在支配着某种普遍的行为与心理现象。

（三）中位数

也称中数，它是指位于一个数列正中间的那一个数，使得在该数的上下的数据个数各占一半。例如，某一个数列是{1,2,5,6,7}，则该数列的中位数是位于正中间位置的数字5。

中位数在整理序列法问卷中经常用到。在某个问题的特定选项上，等级顺序数列的中位数越小，则说明该特定选项在全体调查对象中的作用越强;反之,则越弱。因此,通过中位数的统计与比较,可以较好地综合(集中)所有调查对象的代表性态度,分清什么因素是主要的,什么因素是次要的。

(四)比例系数及其差异数的显著性统计检验

从次数分布的统计,可以较容易地变换成比例系数或百分比结构,这也是常用到的方法之一。但是如果研究人员想要做进一步统计分析,以便说明调查对象在不同选项上的态度反应是否有显著差异,或者想说明一下那些不同年龄、性别的对象对某个问题的反应是否存在差异,一般不能直接从表面的抽样结果来判断,较为科学的方法是应用统计学理论中的推断统计方法,对有关的数据做差异的显著性检验,以便判别观测得来的差异是由抽样误差造成的,还是事物之间确实存在着本质意义的差异(即统计意义上的显著性差异)。在许多可用的方法中,卡方(χ^2)检验最具有普遍性。可参考有关的统计学书籍。

(五)顺位相关系数及其显著性检验

为了进一步了解调查对象在同一个问题的任何两个选项之间的态度是否有关联,或者为了解两个对象群体在同一问题上的反应态度是否一致,就要做顺位相关分析。这种分析是研究的深入,适用于等级评定类型的问卷,也适用于序列法问卷。其主要思想是求两个等级数列(或者是两个平均等级数列)之间的相关系数,因此,顺位相关也叫做等级相关。最常用的就是斯皮尔曼(Spearman)相关分析法。

(熊光练　刘克俭　静　进)

思　考　题

1. 行为诊断的理论基础是什么?
2. 行为诊断的基本程序有哪些?
3. 行为心理测验的原则及种类?
4. 如何设计行为评估量表?
5. 简述行为评估方法与应用分析?

第 7 章　行为治疗

第一节　行为治疗的起源和发展

一、行为治疗的基本概念

行为治疗又称为行为矫正，是根据经典条件反射和操作性条件反射理论以及社会学习理论，矫正人们适应行为的一种心理治疗技术。行为治疗包括一系列种类不同的技术。这些技术都是以学习原则为基础，达到预期治疗目标。不同的行为治疗方法都遵循一般原则，即不适应行为在很大程度上是习得的，并非与生俱来的。因此，可以通过新的学习进行矫正。实际上，行为治疗是学习理论在临床上的应用，所以也称学习疗法。

行为治疗理论和方法的提出在某种程度上是相对于其他心理治疗方法的，如精神分析疗法、认知疗法等。行为治疗虽然不像认知疗法那样对人的心理障碍形成的内在原因进行彻底的剖析和揭示，然后再进行辩论、解释和疏通，但也要了解求助者的经历、文化背景、优势与劣势和所处的环境等因素，并进行行为分析。行为分析是处理临床问题和收集、分析临床资料的一种方法，其中包括客观、明确和定量化描述构成病人疾病的那些可能的适应不良反应。也就是说，引起病人苦恼的行为，或者是引起病人在家庭、社会、工作和其他重要生活方面不满意的行为。因此，行为分析是建立在对临床意义的各种行为表现检查上的。实际上，坚持对行为和目标的详细说明，是行为治疗不同于其他心理治疗的最重要的特征。行为分析为评价主要问题的性质、严重程度以及发生频度提供了指导方向，同时也是澄清病人行为与其他环境诱因和后果之间的功能性联系提供了线索。

行为治疗医师往往需要和病人共同达成对所采取方法的意见统一，共同安排和计划能对病人行为带来明显变化的最直接的治疗性环境。同时，通过改变有关环境来影响病人的行为，尤其是病人的人际环境，常常需要通过亲友、老师、朋友和一些有关团体的调解来进行干预。与此同时也要鼓励病人采取积极的态度来矫正影响他们的环境因素和强化因素。在某种意义上讲，行为治疗也可称为环境矫正，原因是只有在病人与反应性环境的相互作用中发生功能性转变时才能获得治疗效果。由于行为治疗是应用学习原则来分析和处理临床问题的，因此最好将它看成是一种实验策略。学习原则来源于实验心理学和人的行为科学。由于生物和环境因素决定临床问题，也由于躯体及行为治疗是有效治疗中的主要科研手段，因此有人提出，将未来的行为治疗医师称为生物行为临床医师或许更恰当。

简单地说，人与环境的适应是行为治疗过程中的特征。例如，帮助恐怖症病人通过想象或现实生活中逐步将自己暴露于恐惧的环境之中，直至焦虑减轻，从而取代对害怕境遇回避的行为。对退缩、害羞或一过性心理障碍的患者，可以提供示范说明的方式来解释如何进行社交接触和保持会谈的继续。指导多动症儿童父母学会如何用明确的强化源来提高儿童在学习和游戏过程中的注意力。对情绪抑郁的病人，指导其完成逐级加量的工作来达到其社会角色中的期望目标，从而得到强化和环境的控制。因此，行为治疗师的工作就是帮助病人在自然环境下完成社会、情绪和行为的再学习。

二、行为治疗的起源和发展

20 世纪初，行为治疗开始兴起。心理学家华生(John B. Watson)针对临床使用的对主观内心体验的挖掘和分析的心理疗法，开始了对外显行为的客观研究。如应用条件和非条件刺激，强化和清除的方法，证实儿童的害怕和恐怖是如何产生和治愈的。然而，这项研究在当时几乎没有产生重大的影响，直到 60 年代行为治疗作为一种系统性和综合性的治疗方法才产生很大影响。60 年代的行为治疗发展，其来源主要有三个相对独立的方面，沃尔普(Joseph Wolpe)和同事在南非的研究，发展了系统脱敏，用于治疗因环境中某些应激所致的适应不良性焦虑；艾森克(H. J. Eysench)和沙匹罗(M. B. Shapiro)强调了经验和实验性方法对于了解和治疗病人的重要

笔记栏

性;心理学家斯金纳(B. F. Skinner)在动物条件反射实验的基础上,应用操作条件反射技术进行临床研究。目前,行为治疗的范围已从针对外显行为扩展到思维、想象、认知、自我陈述、自我强化、情感、生物学指标(如生物反馈的应用)以及家庭和社会交往关系等方面。

行为治疗的发展是非常迅速的。在美国,国家级行为治疗发展协会(Association for the Advancement of Behavior Therapy, AABT)目前已有2800个分支组织;在欧洲也已经建立了类似的组织;国际上有关行为评估和治疗的杂志达十余种,同时每年约有100余本的新书出版。从实验研究到方法学的多样化和新技术的革命,反映了行为治疗这一领域的成熟,尽管系统脱敏、厌恶疗法和代币疗法在10多年前是主要的行为治疗方法,但现在已经被一系列新的技术取代,如自信心训练、治疗性协议(contingency contracting)、认知行为疗法、习惯改变、隐匿性敏感化、实体暴露、反应预防、焦虑处置训练、示范、强化源样本检验、生物反馈、社交技巧训练、家庭和婚姻的行为治疗等。

(王家同　张志群)

第二节　行为治疗的理论基础

与精神分析疗法等研究分析行为的内在动机的心理疗法相比,应该说行为治疗是非常注重实际的心理治疗方法,也正因为如此,许多心理治疗家对行为治疗加以肯定和重视,并且经常采用行为治疗方法为患者消除行为障碍。生理学家巴甫洛夫(Pavlov I, 1849~1936)和心理学家斯金纳(Skinner BF, 1904~1990)通过动物实验所建立起来的经典条件反射理论和操作性条件反射理论为行为治疗的发展和完善奠定了坚实的基础。

一、经典条件反射学说

巴甫洛夫通过对动物和人的反射活动的实验研究,发现了许多神经系统高级部位机能活动规律,创立了高级神经活动学说。巴甫洛夫认为神经活动的基本过程是兴奋和抑制,兴奋是指神经活动由静息状态或较弱的活动状态转为较强的活动状态,而抑制是指神经活动由活动状态或较强的活动状态转为静息状态或较弱的活动状态。兴奋和抑制相互联系、相互制约,并且相互转化。

在兴奋与抑制学说的基础上,巴甫洛夫又提出了反射理论。条件反射和非条件反射学说解释了动物和人的许多生理和心理活动规律。非条件反射是为了满足生存而与生俱来的适应性行为,是不需要学习和训练的种系发展过程中形成而遗传下来的行为。如,手碰到过热的东西会很快地缩回来。非条件反射的调节中枢在脊髓和脑干等低级中枢,因此它反射的速度比较快并且是随意的,一般不需经过大脑皮质的认知和评估,这一特点对有机体适应环境有很大的生物学意义。实践表明,有机体的生命活动仅靠非条件反射是远远不够的,还必须建立新的反射以适应自然和社会环境,因此,条件反射是以非条件反射为基础,是有机体通过后天学习而建立起来的反射。条件反射是暂时性的神经联系,它建立的条件是无关的刺激和非条件刺激在时间上的结合,这个过程称为强化。要形成条件刺激除需要多次强化外,还需要神经系统的正常活动。

条件反射的经典实验是巴甫洛夫关于狗的食物性条件反射的研究。狗吃食物时引起唾液分泌,这是非条件反射。在每次给狗喂食物之前,先打铃。本来铃声对狗来说是无意义的,但当铃声与食物多次结合后,仅仅打铃而不呈现食物,狗也有唾液分泌。这样原本无意义的铃声刺激变成了条件刺激物,即成为引起条件反射的刺激物,从而形成条件反射。即非条件刺激物引起非条件反射。条件刺激物本来只引起与它相应的反射,但由于条件刺激物和非条件刺激物多次同时作用,通过强化,条件刺激物便成为非条件刺激物的信号,当非条件刺激物不出现时,也能引起条件性的非条件反射,即条件反射。直接建立在非条件反射基础上的条件反射,称为一级条件反射。在巩固的一级条件反射的基础上,还可以形成多级条件反射。动物进化水平愈高,形成条件反射的级数就愈多,但不能离非条件反射的基础太远。

巴甫洛夫的条件反射实验的具体做法是:他用食物刺激作用于狗的口腔产生唾液分泌反应,此时食物称为非条件刺激,食物引起唾液分泌的反射过程称为非条件反射。条件反射是在非条件反射的基础上经学习而获得的,是习得的行为,由大脑皮质建立的暂时神经联系来实现。食物(非条件刺激)与唾液分泌无关的中性刺激(如铃声)总是同时出现(强化),如此经过一段时间结合以后,铃声已经成为食物的信号,转化为条件刺激。铃声引起唾液分泌的反射过程就是条件反射。由于这里的条件反射过程不能被个体随意操作和控制,属于反应性的行为,而且为了区别于后来发展起来的操作条件作用,此现象被称为经典条件作用。

经典条件反射就是某一中性环境刺激(铃声等)反复与非条件刺激(UCS)相结合的强化过程,最终成为条件刺激(CS),引起了原本只有非条件刺激(UCS)才能引起的行为反应(CR)。依据实验的结果,巴甫洛夫认为,条件反射是脑的高级神经活动。根据神经系统的实验研究,他认为条件反射的生理机制是皮质上暂时神经联系的接通。非条件刺激物和无关刺激物分别在大脑皮质上形成两个兴奋点,又叫兴奋灶。其中非条件刺激物所引起的兴奋灶比较强,而无关刺激物所引起的兴奋灶比较弱,这两个刺激物多次结合后,较强的兴奋灶吸引较弱的兴奋灶,在两兴奋灶间形成暂时的功能上的接通,从而无关刺激物变成了条件刺激物,当它单独作用时它引起的兴奋可沿暂时神经联系引起非条件反射皮质区的兴奋,而引起相应的反射。

经典条件反射理论的特点是:

1. 强化 环境刺激对个体行为反应产生促进过程称为强化(reinforcement)。在经典条件反射中,非条件刺激与条件刺激反复结合的过程就是一种强化。如果两者结合的次数越多,条件反射形成就越巩固。例如,经常上医院打针的儿童就容易对酒精产生条件反射性恐惧和害怕的反应。

2. 泛化 作为反复强化的一种结果,不仅条件刺激本身能够引起条件反射,而且某些与之相近似的刺激也可引起条件反射的效果,这种现象称为泛化(generalization)。其主要机制是大脑皮质内兴奋过程的扩散。对于长期打针的儿童,开始是看到注射器或药物会产生条件反射性恐惧,以后由于泛化作用,一旦看到穿白大衣的人甚至走进医院也会出现恐惧反应。

3. 消退 如果非条件刺激(UCS)长期不与条件刺激(CS)结合,即取消强化作用,已经建立起来的条件反射就会消失,这种现象被称为消退(extinction)。儿童如果很长时间没有生病打针,对注射器或酒精的恐惧就可能逐渐消失。但国外的一些研究认为,躯体的不愉快条件反射一旦形成,就较难消退。其原因是因为个体在条件刺激(药物气味)引起条件性躯体反应的同时,还会随之产生回避行为以减轻这种躯体反应,形成回避操作条件反射,这种回避条件作用使上述躯体反应减轻,增强了原有的条件刺激与躯体反应之间的经典条件反射的联系,从而不易产生消退作用。

二、操作条件反射学说

行为主义心理学家斯金纳发明了著名的"斯金纳"箱对白鼠和鸽子进行实验,提出了操作条件反射,又称工具性条件反射。

(一) 实验与解释

斯金纳在实验箱内安装了杠杆,按压杠杆可以从旁边盒子里掉出食物。在实验中,老鼠在饥饿的刺激下会产生一系列行为反应,但只有当其中的一种行为反应,即按压杠杆动做出现时,才会立即获得食物刺激的结果,这种食物刺激的结果对老鼠按压杠杆的行为起一种强化作用。经过多次以后,形成了条件反射,老鼠逐渐学会一到箱子里,就主动按压杠杆这一取食行为。在此斯金纳把行为后出现的刺激结果对行为本身产生强化称为奖励,这种刺激结果,被称为奖励物。同样的原理,在回避操作条件作用实验中,如果动物受到电击,就会产生一系列的行为反应,而只有一种行为反应即回避动做出现时,才可获得取消电击的结果。因此,取消电击的结果对回避行为产生了强化作用,使动物学会了回避行为。

斯金纳等的实验表明:如果当行为反应(如压杠杆行为或回避行为)出现时总能获得某种刺激结果(食物刺激或撤消电击),则个体可以逐渐学会对行为反应的操作,这就是操作条件作用。由于操作条件反射是借助对工具操作的学习而形成,为了区别于后述内脏操作条件反射,也称为工具操作条件作用,但一般情况下仍称为操作条件作用。这一行为属于工具操作习得性行为。

(二) 特点

操作性条件反射和经典条件反射在本质上是相同的,也同样依赖于强化,但操作性条件反射又有其特点,操作性条件反射的特点是:

(1) 无条件刺激不明确。是什么因素促使白鼠和鸽子去碰动按键?这一点不像经典条件反射是由于食物引起了狗的唾液分泌那样明确,一般认为是机体自身的一些因素促使机体操作动作的。

(2) 动物接受刺激的形式不同。在形成操作条件反射过程中,动物是自由活动的,通过自身的主动操作来达到目的。而在经典条件反射中,动物往往是被动接受刺激的。再则,操作条件反射中,非条件反应不是由强化刺激引起的,相反非条件反应引发了强化刺激。动物先碰动按键，之后才得到食物。在经典条件反射中，恰好相反，食物引起了狗唾液的分泌。

斯金纳同巴甫洛夫一样十分重视强化作用。他发现不同的强化方式效果不同。斯金纳的强化方式主要有每次强化、定比间隔强化、定时间隔强化、不定比间隔强化、不定时间隔强化五种方式。操作性条件反射对理解复杂的心理现象有重要意义，在操作条件反射中，机体学会了新的动作，体现出一个学习过程。

（三）操作条件反射的意义

操作条件反射重视行为结果对行为本身的作用，即 R-S 的关系。任何与个人需要相联系的环境刺激，只要反复出现在某一种行为之后，都可能对这种行为产生影响。由此可见，人类许多正常或异常的行为反应包括各种习惯或症状，也可以是由于操作条件反射机制而形成或改变。这一理论在医学心理学中广为应用，用以解释个体不良行为如吸烟、依赖等的形成机制，还用来指导各种行为治疗如厌恶疗法等。

（四）操作条件反射的类型

行为反应引起的结果刺激有两种情况：既可具有积极、轻松愉快的性质，也可具有消极、痛苦的性质；这些刺激可以从无到有，逐渐增强；也可从有到无逐渐减弱。根据操作条件反射中个体行为以后所出现的刺激性质及其变化规律的不同，可将操作条件反射分为：

（1）正强化：行为结果导致积极刺激增加，从而使该行为增强，称为正强化（positive reinforcement）。实验中的食物奖励使老鼠按压杠杆的行为增加即属一种正强化。

（2）负强化：行为结果导致消极刺激减少，从而使该行为增强，这种现象称为负强化（negative reinforcement）。实验中老鼠的回避条件反射实验属负强化。

（3）消退：行为结果导致积极刺激减少，从而使行为反应减弱，称为消退（extinctive）。例如小学生做一些好事，受到老师、同学的表扬和关注（属积极刺激），会使这种行为得到加强。但如果大家都熟视无睹，就可能会使原有的积极刺激水平下降，从而使这种行为逐渐减少。

（4）惩罚：行为结果导致消极刺激增加，从而使行为反应减弱，这种现象称为惩罚（punishment）。例如，产生吸烟等不良行为时，立即给予电击使之产生痛苦刺激，则吸烟等不良行为可逐渐减少。

（刘克俭　方　亚）

第三节　行为治疗的主要方法

一、放松训练疗法

放松训练（relaxation training）又称为松弛训练。本方法是按一定的练习程序，学习有意识地控制或调节自身的心理生理活动，以达到降低机体唤醒水平，调整因紧刺激而紊乱了的功能。其要点是通过训练达到躯体和精神的松、静、自然。放松训练对于应付紧张、焦虑、不安的情绪效果明显，它可以使人振作精神，恢复体力，消除疲劳，镇定情绪，增强个体应付紧张事件的能力。放松训练的具体方法如下所述。

1. 准备工作　安排受训者取一个舒服的姿势，如靠在沙发上或躺在床上，使之感到轻松、不紧张，并在安静的环境中进行练习，室内照明适度，光线不可太强，尽量减少无关刺激，以避免受训者受到干扰，并感到安全。

2. 身体放松部位的顺序　放松的部位顺序可按手臂部→头部→躯干部→腿部的顺序进行放松，也可按个人习惯的顺序进行放松训练。

3. 放松方法　放松的方法是关键。放松的步骤是：集中注意-肌肉紧张-保持紧张-解除紧张-肌肉松弛。每部分肌肉的紧张-放松过程都按这个步骤进行。从紧张到放松过程中，要有时间间隔，让患者充分体验紧张和放松的感觉。

另外，还有其他放松法，如想象性放松法、深呼吸放松法和自主训练法等。

二、系统脱敏疗法

系统脱敏（systematic desensitization）由沃尔普所创立，用于治疗较严重的焦虑或恐怖状态。系统脱敏法利用的是交互抑制的原理。在具体实施中，利用肌肉的放松状态去对抗由焦虑或恐怖引起的生理反应。放松状态多次与引起患者焦虑或恐怖的刺激物结合，即可消除原来因该刺激引发的焦虑或恐怖的条件反射。由于每次放松只能对抗一个较低程度的焦虑或恐怖反应，因此脱敏从引起个体较轻程度的焦虑或恐怖的刺激物开始，一旦刺激不再引起焦虑或恐怖，就可把放松与另一较强的刺激物结合，这样不断增加刺激物的强度，直到患者对最重的刺激物或情境都不再感到焦虑和恐怖为止。

系统脱敏法由3部分组成:放松训练、建立焦虑或恐怖的等级层次和要求患者在放松的情况下,按等级层次中列出的项目进行想象或实地脱敏。

系统脱敏疗法有两种方式。

(一)默想脱敏法

引起焦虑或恐怖的事物或情境,并不是任何情况下都能展示出来的,因而有时不可能到真实的生活环境中去脱敏。例如要解除害怕亲人会死去的焦虑,而亲人死去的情景是不可能任意地呈现出来的。同时,有些患者因极度焦虑或恐怖,也不愿意到引起其焦虑或恐怖的实际生活情境中去脱敏。在这种情况下,默想脱敏就是抑制比较现实的行之有效的脱敏方式。

默想脱敏,就是在心里想象引起焦虑或恐怖的事物或情境,以此代替引起焦虑或恐怖的实际事物或情境的呈现或展示。其过程是:①将引起焦虑或恐怖的事物或情境根据其刺激的强弱,即根据他们引起焦虑或恐怖的严重程度,将他们由低到高逐级分类;②舒适地坐在椅子上或躺在床上,微闭双眼,想象引起最初焦虑或恐怖的最弱刺激,同时放松全身肌肉,直到焦虑或恐怖感接近消失;③升级想象引起较强焦虑或恐怖的较严重刺激,直至焦虑或恐怖相矛盾的情绪反应时,逐级想象引起焦虑或恐怖的事物或情境,逐渐增强耐受性,最终消除焦虑或恐怖的反应。例如,用默想脱敏法治疗洁癖,就可以在安静环境中微闭双眼,放松全身肌肉,先想象自己在触摸家中的所有器具,在产生不洁恐怖反应的同时,令自己继续放松,同时设法引起对这些属于自己的器具的亲切感情;再想象自己在商店里买东西触摸柜台、在乘公共汽车时触摸扶手,当这些刺激引起自己焦虑或恐怖时,即令自己放松肌肉,并逐步产生其他人在这种司空见惯的情况下,必然会出现的正常的情绪反应;最后想象自己的手和衣服被污物弄脏,并不断地放松全身肌肉,告诫自己不必紧张,没有什么大不了的,谁都有可能弄脏手和衣服,至多是洗洗手换换衣服而已。这样循序渐进,洁癖也就能得到控制。

(二)情境脱敏法

此法是用引起患者焦虑或恐怖反应的实际刺激物去代替对这些刺激物的想象。也就是实际去接触引起焦虑或恐怖的事物或情境,同时伴以肌肉放松或愉快情绪反应,以克服焦虑或恐怖情绪。其过程与默想脱敏法一样。所不同的只是实际刺激物引起的焦虑或恐怖更为现实,也更为强烈,因而患者更难忍受,焦虑或恐怖的克服也更为困难。然而正因为如此,焦虑或恐怖一旦消除,其疗效也更为理想。比如为了克服社交恐怖症,可以先尝试同亲朋好友广泛地接触,积极地主动地参与交谈,同时放松肌肉,以引起愉快的情绪;然后可在小范围内与必须接触的生人打交道,并由被动的应答式的交谈逐渐转化为主动的问询式的交谈,同时放松肌肉,使自己逐渐感到轻松;最后在各种场合同各式各样的人进行交际,同时放松肌肉,尽量体验人际交往的价值和欢愉。这样社交恐怖症就会逐渐得到克服。

在使用情境脱敏法的过程中,如果感到实际出现的刺激物或情境难以忍受,则应暂时延缓,加强练习肌肉松弛方法,待情绪缓解后再进行。或者先采用默想脱敏法,然后再过渡到情境脱敏法。

系统脱敏疗法主要用于治疗恐怖症、癔病等。

【治疗实例】

患者,女,24岁。平时性格内向敏感、勤学好胜。自幼家境不好,儿时便知几分人情冷暖、世态炎凉。在大学期间,发现某青年教师讲课时总是注视自己,课后联系甚多。最终其觉得可能是自己自作多情,因而羞愧不已。后来凡遇到该老师就面红耳赤、心慌气促。以后觉得同学好像都看出了她的隐私,因而与同学在一起也是手足无措、言行尴尬。毕业分配参加工作,但情况并无好转,仍不敢与同事面对面交谈,更害怕与别人眼光对视。自知如此会招致非议,但苦于不能自拔。后经人介绍一男友,才貌均在意中,却因害怕会面。一次遇上男方父亲寿辰,无从推托,只得铤而走险。一到男方家便头昏目眩、全身发抖、语无伦次、大汗淋漓,遂被送往医院。此后几乎羞见一切人,有时连自己家人同桌共餐也感到不自然。这位病人患的是社交恐怖症,进行一些必要的检查之后,给予系统脱敏疗法。

首先告诉她患的是一种社交恐怖症,是一种社会适应不良行为。这种不良行为不是脑内损伤或体内病理变化引起的,而是和正常行为一样,都是后天习得的,因此也都能弃掉的。并使她知道,行为的习得和弃除都有它的规律性,系统脱敏就是弃除社交恐怖症的规律性的方法。在病人理解了她患的疾病和系统脱敏治疗道理的基础上开始治疗。经过八次放松训练,十二次系统脱敏,总共为期两个多月的治疗,患者已不再回避任何人。治疗结束时,患者已能常去男友的家中。一年后患者已能自然与人交往。

三、模仿疗法

模仿疗法(modeling therapy)是通过观察、体验和仿效他人的良好行为或正常反应,来减少和消除自己相应的心理性病态表现的一种行为治疗方法。

模仿疗法的原理是观察学习理论,认为一个人只要通过观察他人在一定环境中的行为及所接受的强化,就能完成学习,不必直接做出反应,也不需亲自体验强化。这实际上是一种在替代基础上发生的学习,可以使习得过程缩短,迅速地掌握大量整合的行为模式。

模仿疗法实施过程较为简单,一般分注意、保持、复现和巩固四个步骤。常见的模仿疗法有两种方式。

(一)象征性模仿

象征性模仿是指聆听或观看具有治疗情节或内容的广播、谈话、影视、报刊、书籍等,已经获取示范行为信息,继而通过自我理解和体会,根据信息的提示加以仿效,以抑制自己的不良行为。其优点在于可以不受时空的限制而反复进行,既可停顿,也可以强调,直至完全领会为止。例如,那些对轻微的刺激就会做出剧烈而不愉快的情绪反应的易激怒者,虽然有时也知道不分时间和场合地生气、激动,甚至大发雷霆,不利于人际交往,但难以自制。他们如果有决心消除这种不良的行为和反应,可有意地去读一些社会心理学的文章,看一些描述人际交往的电影、电视或小说,听一些人们关于情绪控制的经验之谈,并且着重注意在容易引起激怒的情景下,他人是如何妥善地处理以保持气氛的平和的,事后就主动在日常生活中加以模仿实施。这样就有可能改变原来一触即跳的情绪特征,或至少可以逐渐使激怒的次数减少,强度减轻。

(二)参与性模仿

参与性模仿是指在观察榜样的行为后,立即加以模仿,然后再观察再模仿,直至完成模仿任务。此方式的优点在于观察和模仿紧密相连,有助于加快学习速度和提高学习水平。例如有疾病恐怖症的人,十分害怕自己会得某种病,为了“预防”,平时不敢与别人接触,连必要的握手也极力避免。如果意识到这是一种不正常的行为反应,则可以通过参与性模仿予以根治。如某人和朋友一起碰到了熟人,朋友先和那个熟人握了手,某人也主动上前握手,在仿效后还要努力控制自己想洗手的欲望。这样便会逐渐消除疾病恐怖症。

四、冲击疗法

冲击疗法(flood therapy)是把引起焦虑或恐怖的事物或情境快速地、长时间地再次暴露于自己眼前,给自己以猛烈刺激,从而导致焦虑或恐怖反应逐渐消退的一种行为治疗方法。

冲击疗法的实质是以实际刺激迅速地纠正对该刺激的错误认知,并消除由该刺激引发的习惯性焦虑或恐怖反应。例如对黑暗的恐怖,常常是由于对它做出错误判断,把它与恐怖的心理体验多次结合而造成并强化的。采用冲击疗法治疗黑暗恐惧症,就是要长时间地面对黑暗刺激,改变对黑暗刺激的错误判断,使已经建立的恐惧黑暗的条件反射减退。

采用冲击疗法,需要有坚强的意志,因为刺激呈现比较直接、快速、持续,在短时间内常会出现极度的焦虑或恐怖,如果不能忍受这种“痛苦”,就不会有什么结果,但一旦闯过了这一关,并在必要时配以肌肉松弛练习,以缓解紧张情绪,那么其疗效会是迅速而令人满意的。冲击疗法可分为默想冲击法和情境冲击法,但效果以情境冲击法为好。

(一)默想冲击法

默想冲击法是对引起焦虑或恐怖的事物或情境进行持续不断的想象,以诱发焦虑或恐怖反应,然后反复进行想象,直至焦虑或恐怖反应逐渐淡化、消失。在想象过程中,可以使肌肉松弛,也可以想象某种对策来对付引起焦虑或恐怖的事物,以缓解高度紧张的情绪。例如有人只要经过空旷的地方就会产生恐怖情绪,并常伴有强烈的焦虑或不安。运用默想冲击法治疗,可以闭起眼睛想象自己正越过旷野,这时可能立即产生恐怖情绪。如果承受不了打击,患者可以将眼睛张开一会儿,再立即闭上,继续想象自己在旷野中行走,或者走累了找块石头坐下来休息。这时恐怖情绪可能依旧十分强烈,于是就利用意志努力继续想象,抵制恐怖的袭击,并且告诫自己,在旷野中什么样的危险或威胁都没发生,也不可能发生,这样持续想象一段时间后,恐怖情绪就会逐渐减弱,甚至消除。

（二）情境冲击法

在实际情境中接受冲击，通常需要配以“安全”的想象和放松肌肉，目的在于加速焦虑或恐怖情绪的消失，加快对情绪的适应。例如，有些人非常害怕在众人面前出现，特别是在被人注意时尤为敏感。在用情境冲击法治疗时，应该尝试单独到公共场所去露面，或到商店去买东西，到餐馆去吃饭。这时可能脸红、胆怯、手足无措，甚至发抖、出汗。如果能够承受，就继续接受冲击，并主动与营业员交谈，用眼自然地扫视众人。如果难以忍受，则进行“安全”想象，“别人都在这样交际，什么异常的情绪也没有，我也能够并应该与他人一样处之泰然。”同时配以放松肌肉。这样持续一段时间，焦虑或恐怖情绪就会减弱和消失，以至于慢慢习惯。需要强调的是，采用情境冲击法，千万不要逃避引起焦虑或恐怖的现实刺激物，而是应该单独地去接受刺激。如果有他人陪伴，那么尽管在治疗过程中容易忍受冲击，但效果会受到严重影响。

在进行该疗法时，应向患者认真地介绍此法的原理和过程，尤其要如实地告诉在治疗中必须付出痛苦代价。并进行必要的体格检查和详细的精神状况检查，排除心血管疾病、内分泌疾病及癫痫等重大躯体疾患，排除重性精神病等。

冲击疗法主要用于治疗恐怖症，也可用于某些强迫症。优点是方法简单，疗程短，收效快。缺点是它忽视了患者的心理承受能力，患者痛苦大，实施难。与系统脱敏疗法的对照研究表明，此法不宜首选和滥用。

【治疗实例】

某女患者是一个商店的售货员，爱清洁的习惯是出了名的。平时她洗得最多的是她的那双手，她接触任何东西之后就要洗手，而且一洗就没完没了，终于洗完了的时候，小心地用两个指头关上水龙头，突然又觉得，这两个指头又脏了，还得洗。由于处处小心，事事顾虑，做事特别缓慢，经常受到家人的批评和同事的抱怨。自己也觉得洗手太多，有些过分，但苦于无法克制，欲罢不能。她觉得孤独、伤心、自责，多次决心放弃“恶习”，但终不能如愿。病情时好时歹，严重时，要戴手套睡觉，以免双手被污染。就诊时告诉她这是强迫症的一种表现，并给她推荐几种治疗方法，其中包括行为疗法。她服用氯丙咪嗪三个月，最高每日量为 175mg，同时进行系统脱敏治疗。症状在治疗中期有所减轻，但总的效果不令人满意。为此，被迫试用冲击疗法。按照冲击疗法的经典形式，让患者双手污染，不准洗手，使之极度焦虑。经过几次冲击，患者焦虑反应明显减轻，只是事过境迁，反复洗手的怪癖一如既往。由于治疗失败，患者显得更加烦躁不安，洗手次数增加，家人稍加劝阻，便大发雷霆，还扬言自杀。根据这种情况，变通一下冲击疗法，即照样给她一个强度超常的刺激，但这次不是患者恐惧的刺激物，而是她喜欢的刺激物——洗手。治疗方案是，不再限制患者洗手，患者不仅可以洗手，而且要保证她洗足够的次数和时间，每天洗 20 次，每次洗 15 分钟。家属的任务不再是劝阻患者少洗、克制，而是督促提醒患者按时按量地完成“任务”。对于这种并不“痛苦”的冲击疗法，患者欣然接受。治疗当天，患者昔日焦虑不安的精神竟荡然无存。她觉得好多年没有如此轻松过。接着是到点洗手，洗完 15 分钟休息 15 分钟，休息时的活动是自由的。到点后又必须去洗，如此持续下去。当天下午，她开始觉得洗手并不是一件十分有趣的事情。第二天，她就觉得如此频繁洗手并非必要。到了洗手时间，往往要家人催促才去洗，仿佛是为了完成任务似的。洗手时不断看表，漫长的 15 分钟越来越难熬。第三天，她已十分厌恶了，上午拒不洗手，吃饭和午睡一切正常。她十分高兴，说患病以来从没有半天不洗手的记录。她发现自己能和正常人一样生活了。

五、厌恶疗法

厌恶疗法（aversion therapy）是通过附加某种刺激的方法，同时产生令人厌恶的心理或生理反应。也就是把需要消除的行为或症状，与某种厌恶性或惩罚性的体验或刺激结合起来，建立厌恶性条件反射，使之减少并最终得以戒除的一种行为疗法。

厌恶疗法的原理是经典性条件反射。人的习惯行为常常是通过条件反射的建立而逐渐形成并固定下来的。例如从未吸过烟的人在刚开始吸烟时，是不会有什么愉快的情绪体验的，但经常试着吸，对烟雾刺激的耐受性就会提高，并会逐步体验到烟的“提神”功效，于是香烟就成了“提神”的信号刺激或条件刺激而导致烟瘾。厌恶疗法就是反其道而行之，通过一定的痛苦反应来重新建立厌恶条件反射，以抑制和消退原先的条件反射。以戒烟为例，可让具有烟瘾的人口含苦味或会引起恶心的药物吸烟，这样持续若干次之后，香烟就会转化成为不愉快乃至痛苦情绪体验的信号刺激和条件刺激,厌恶性条件反射便形成,于是只要吸烟,便会立即产生不愉快乃至痛苦的情绪体验,戒烟也就大功告成。

例如治疗同性恋,让患者坐在一个特殊的装置上看录像。录像中有迷人的同性镜头,但穿插在异性镜头之间,两者交替出现。每当出现患者喜欢的同性镜头时,装置便自动电击患者,待到出现异性镜头时则电击自动停止。持续播放录像,不愉快的电击感觉与同性画面建立了条件联系。患者对同性画面渐渐产生畏惧和厌恶,对异性画面不再反感。经几次治疗之后,更换装置。此时患者可操纵按钮,自行控制每一画面的定格时间。条件是同性镜头持续3秒钟后便有电击,异性镜头出现时电击停止。可见患者从被迫逐渐过渡到主动地选择异性镜头,一旦出现同性镜头,也是一晃而过,尽管并未遭到电击。

再如对酒瘾的治疗可使用阿朴吗啡。阿朴吗啡是一种催吐剂,使人恶心呕吐。用药后让患者饮酒,由于阿朴吗啡的药性作用,患者出现恶心呕吐,十分难受。反复几次治疗之后,患者饮酒时便产生了恶心呕吐的条件反射,即使不使用阿朴吗啡也照样恶心呕吐。为了避免这种令人不快的感受,患者只好弃酒不饮了。

用厌恶疗法进行治疗,通常还用想象恶果、暂停隔离和橡圈弹痛等作为厌恶刺激,因而具体实施方式相应分为三种。

1. 内隐致敏法 此法是当不良行为出现时,立即闭上眼睛,进行厌恶性或惩罚性想象,使想象产生的厌恶性或惩罚性刺激同不良行为结合起来,导致对这种行为的厌恶性或惩罚性体验,从而最终消除不良行为。例如,为了戒除酒瘾,可在出现饮酒欲望时,立即闭上眼睛想象自己或他人酗酒后出现强烈呕吐的痛苦情境,或者想象长期的酗酒可能造成严重肝脏损害而致命。又如有人患了窥淫癖,当产生窥视他人性活动或偷看异性裸体的欲望时,应立即闭上眼睛想象自己被人当场抓住而使自己羞愧难忍、身败名裂的情境,以冲淡、抑制这种不正当的窥淫行为,从而最终戒除窥淫癖。

2. 暂时隔离法 当出现某些心理症状或不良行为时,立即脱离引发它们的刺激物或刺激区域,使之暂停,并逐渐诱发对它们的厌恶情绪,从而最终给予消除。例如,脾气暴躁的人,一旦意识到自己正要为一件小事而对他人发脾气,可立即离开到别处去,直至气消而能完全控制自己的愤怒情绪,并逐渐产生内疚的体验为止。

3. 橡圈弹痛法 当出现某种心理症状或不良行为时,立即拉弹预先套在手腕上的一根橡皮圈,使手腕产生疼痛刺激,以抑制或消除相应的症状或不良行为。这种方式简单易行,操作时要稍用力,以引起腕部疼痛感为准,不用力就失去意义,过分用力则容易弹伤手腕。同时,每次治疗都应该计算使症状或行为消退的拉弹次数,如果拉弹次数在次数治疗中呈下降趋势,则说明有效,否则无效,需改用其他方法。

厌恶疗法主要适用于露阴癖、窥阴癖、恋物癖、同性恋等。对酒瘾、烟瘾、强迫症亦有一定效果。

【治疗实例】

患者,男,汽车司机,有20年的吸烟历史。由于嗜烟如命,几次恋爱告吹。为此他曾多次痛下决心戒烟,但每次都是虎头蛇尾,头几天可完全不吸,最终经不起烟友的诱惑,又抽上了。结婚生子后常因吸烟的事闹起家庭风波,几乎导致家庭破裂。患者说他也并非执意要吸烟,同时更感到身系一家安危,应该解除旧习。但想到屡戒屡败的经历,又不免灰心丧气,故前来就医。

患者已经意识到吸烟给家庭带来的危害,而且在经济上也陷入困境,因而有了戒烟的动机,问题是如何应用厌恶疗法才能尽快地让他丧失对烟的兴趣。

首先是讲吸烟对身体的危害。告诉他一些数据,说明吸烟与肺癌、冠心病的关系,吸烟对妻儿造成的影响,吸烟者满口烟气,招人讨厌等。

其次是给他看一个癌变肺的解剖标本。标本呈暗灰色,外壁皱褶。肺门附近形成巨大肿块。暴露的支气管残端,管腔狭窄堵塞,黏膜粗糙。肿块呈豆渣色状,癌组织呈树根样伸入肺组织内部。

然后带他到病房看呼吸病患者,看他们痉挛性的咳嗽,满脸通红,泪涕横流,近乎窒息的痛苦状;看他们吐出大口大堆发出恶心腥味、布满血污的脓痰。然后让他吸支烟。

这时他捂着口鼻,诉腹内如翻江倒海,勉强吸完这支烟,便忍不住去卫生间呕吐洗漱。他感到怎么这烟吸起来也不香了。他担心自己吸了几十年的烟,肺内可能已被熏黑了。对他的这种想法不置可否,但告诉他,现在戒烟还来得及。

1周后他来复诊,告诉医生已停止吸烟,因为一吸烟就恶心。3个月后基本上戒掉烟瘾。

六、奖 励 法

奖励法又称为条件操作法(operant

therapy)，与厌恶法相对应。其基本的理论依据是操作条件反射理论。主要是使已有的异常反应得不到强化而消退，并通过正强化造型技术(奖励)塑造新的社会行为模式，最后使新建立的正常反应替代旧有的变态反应。奖励技术可加强病人自发的正常行为，从而矫正原有的不良社会行为。

本方法的适应证为某些社会行为障碍，如孤独症、慢性精神病人社会适应问题、某些慢性躯体疾病病人的习惯性病卧等。具体的实施方法如下：

1. 分析不良行为 确定主要的不良行为要素并加以训练，则其他不良行为要素相对地就较易校正。以一患孤独症的儿童为例，经分析有以下行为要素：不愿多讲话，不喜欢集体玩耍，不喜欢出门。但影响该儿童孤独的主要行为要素为不愿多讲话，由于口头语言表达能力差，逐渐影响与其他儿童一起玩耍，进而不愿出门。

2. 选择强化物 一般选择儿童所喜欢的奖励物，如钱币、糖果、连环画、卡通、玩具、成人的注意、与大人玩耍、接受抚摸等，也可用代币、小红旗、代用券等。

3. 强化训练 首先针对首要的行为问题，逐渐进行良好行为的强化训练。例如对于上面不愿讲话的儿童，可以先给他讲一个小故事，然后诱导他重述故事内容，达到目的后立即给予硬币或抚摸头部的奖励。开始时要求不应太高，每讲1~2min即应给予事先安排好的奖励。以后再以同样的方法诱导他讲得更多，讲得更好，并且听众也由一人转为多人。

4. 训练过程中的奖励原则

(1) 开始时稍有正确反应就要加以奖励，以后逐渐减少。

(2) 逐渐由物质奖励转为精神奖励。

(3) 逐渐由外部奖励转为儿童内部的自我奖励，例如随着儿童讲话能力的提高，应给予夸奖，并引导他给别的儿童讲故事，使他自己产生一种自豪感，这种自豪感对讲话行为可产生更大的强化作用。

(4) 注意利用奖励促进条件反射的泛化，例如逐渐使儿童在多种环境条件下都愿意讲话，不仅是在要求他讲故事时开口说话，而且在家里来客人时也能开口。

在主要的行为问题(讲话)初步得到训练后，随之开始对其他不良行为因素(不愿玩耍和出门)进行同样的训练。由于首要行为问题训练的成功，往往使其他行为较易训练。

七、自我控制疗法
(self control therapy)

人需要自我控制的行为很多，例如减少吸烟、喝酒等，因为这些行为过多就会影响健康。但是常听到人们抱怨，明知是坏习惯，但总克服不了，明知是好习惯，但又总是坚持不下去。造成这种事与愿违的结局，显然是缺乏自我控制能力的原因。按照行为医学的原理，是行为的即时后果与远期后果的冲突所致。

(一) 即时后果与远期后果的冲突的情况

1. 即时轻奖与远期重罚 通常情况下，行为的后果是奖励性质的，这种行为自然得以强化，后果是惩罚性质的，这种行为自然得以削弱。人人都知道吸烟不好，香烟盒上就赫然印着：吸烟有害健康。显然，吸烟的后果是惩罚性质的，而且是极其严厉的惩罚。但为什么吸烟在世界各地仍是那么普遍，原因之一是吸烟尚有积极的效果。烟民们的一句口头禅："饭后一支烟，快活似神仙"便道出了真谛。虽然这种短暂的愉快与可怕的损害相比是微不足道的，但它是立即发生的，即时后果对行为的影响比远期后果更为强烈。吸毒更是如此。大量的饮酒也是这个道理。

2. 即时轻奖与远期重奖 人的日常行为中常常碰到这样的问题，不愿早起床的人，其实也明了早起锻炼的好处，但是赖在床上歇一会儿既舒服又不费力、不费事的现成享受，何乐而不为呢？他们觉得早起晨练虽有益处，但要长年坚持，日积月累才能收获健康，因而抵挡不住眼前的诱惑。

3. 即时惩罚与远期奖励 某些行为最初可能会出现不利后果，但久而久之则会产生有利的结局，此时最需要自我控制。例如有的人想学跳舞，但往往事到临头又没有勇气。这是因为初学跳舞时可能会产生惩罚效果，如舞姿笨拙有损自己平时形象，踩着别人让人讥笑或讨厌等。而奖励效果却是远期的，需经过很多难堪之后才能成为舞场高手。

4. 即时轻罚与远期重罚 一位小学生因放学途中玩耍丢了书包，如果如实告诉家长，大家立即去找或许还能找回，当然这位小学生可因此受到家长的批评。如果瞒着家长，谎说放在某某同学家里，结果是书包真的找不回来，待到事情败露时惩罚可能会严重得多。仔细地观察一下周围的孩子,会发现不少的儿童可能选择后者。两害相遇趋其轻,为什么此时不灵呢?不光是儿童,成年人也有类似的情况。例如牙痛,去治牙,手术时会有阵痛,不去治,后果自然更为严重。但有不少人仍会迟迟不去手术,为了避开手术时暂时疼痛的后果,而甘冒远期更为严重的后果,即时后果占了上风。

从以上情况说明,当事人在从事某种不良行为时是不自主的,不存在认识问题,孰是孰非,当事人十分清楚,问题是缺乏行为控制技术。因此行为的自我控制不单靠所谓的意志力量,还要靠一系列行为技术的综合。

(二)自我控制疗法的具体方法

1. 加强改变不良行为的愿望 要弃掉不良行为,动机与愿望是前提。假如某人患了肥胖症,医生劝他节食,而他不在乎,觉得心宽体胖、富态雍容不是病,没有必要去节食。结果自然是一如既往,照吃不误。如果他意识到超重的坏处,已经有了节食的愿望,在可口的食物面前就可能犹豫,会努力抵抗它的诱惑。如何才能加强这种愿望呢?首先应从理性上分析这种不良行为的有害性,其次将自己的愿望公开化。一方面通过言语或文字的表述,强化自己的愿望,另一方面也可让更多的人提醒、帮助和监督,以强化改变不良行为的愿望。

2. 制定自我控制计划 一般来说,不良行为通常是某种特定环境下出现的,为了帮助自我控制,首先要控制特定环境。如在家里学习有困难,因为家里的老人、小孩都在看电视,虽然隔了几个房间并无声音干扰,但还是分心。那么就应该换个环境。环境因素还应包括周围的人,如果不良行为是在某种特定的人群中才发生的话,就应该远离周围的人,比如戒酒就要远离酒友,戒赌就要远离赌伴。其次要控制特定时间。人们在长期生活中形成了许多习惯,在某时必去做某事,如睡觉前听听英语,但很多人听着听着就不知不觉地睡着了,仿佛是在听催眠曲,苦于不能自我控制。但是,如果改变一下活动时间,比如改在早上听英语,就会很容易地达到自我控制。

控制改变过程也是十分重要的。不论是弃除不良行为或者是建立健康行为,最好都要遵守循序渐进的规律,急功近利往往欲速不达。比如在戒烟者中,渐戒的比突戒的最终常有更满意的效果。

最后,强化或消除行为的关键步骤是控制行为后果。如果要想消除某一行为,主要留神一些奖励强化性的后果,如果是想巩固某一新的行为,重点是注意一些带有惩罚意味的消极后果。正是这些后果强化了不良或者妨碍了健康行为的建立,所以必须控制和改变它们。例如一位饮酒者,每当他提出要喝酒时,贤惠的妻子就马上会炒些下酒的菜,至少也得弄个炒鸡蛋或炒花生米什么的。而且贤惠的妻子还知道,丈夫要喝酒,一定是他工作中遇到什么麻烦或身体不太舒服,因而温柔、殷勤,极尽贤妻之能事。很明显,丈夫的饮酒习惯与妻子的反应有关。建议改变这一模式后,当他再提出要喝酒时,会发现酒瓶是空的,叫小孩买酒回来,妻子则说,对不起,我有件要紧的事得先忙一下,你自己吃。缺酒少菜,家人态度冷淡,丈夫必会酒兴大减。

如果是巩固某种新塑的行为,就要在关键时刻安排阳性的强化物。例如有位每年都制定冬季晨跑的训练计划,但每次都是虎头蛇尾。他自己说,开始几天还挺新鲜,起得很早,可没过几天,就没有劲头了,总觉得躺在暖烘烘的被子里更舒服,所以起来的越来越迟了。他担心今年又难坚持下去。他抱怨自己有冷热病的积习,不免自卑起来。这是缺乏强化后果的缘故,任何自我控制行为,都应该有某种强化物才能使之坚持下去。自我控制并非一次强化便可大功告成,它需要不断地经常性地强化。如那位在以后的日子里还有动摇的时候,他应该即刻自我强化。

3. 防止旧病复发 如果经过以上步骤,弃掉了某种不良行为,或者已经培养了一种健康行为,那么更长期、更艰巨的任务是防止旧病复发。有学者提出,防止的办法是签定行为合同。此合同通常包括:需要控制的目标行为,评价行为的办法,强化物的形式等。行为合同可以提醒当事人时时注意巩固以往成果,防止旧病复发,而且得到协助者即时的帮助。

4. 达到完全的自我控制 自我控制的最终目的是要达到完全经由自我控制自己的行为。整个自我控制技术可以视为从治疗者的全部控制,过渡到协助者的部分控制,最后到当事人本人纯粹的自我控制的连续过程。实验证明,短期内消除或塑造某种行为并不是一件难事,难的是维持和巩固这一行为。一种新的行为方式形成一种动力定型、一种习惯,需要漫长的时间、多次的实践、反复的强化。当某种行为进入自然强化后,就能得以维持,久而久之,不仅这一行为得以巩固成为自然,还可能泛化扩展到有关的其他行为中去。此时,自我控制便已完全成功。自我控制疗法适用于各种不适行为。

八、生物反馈疗法

（一）生物反馈的概念与原理

生物反馈（biofeedback）又称为生物回授，它是利用仪器，将人体内各系统、各器官许多人们在一般情况下不能被感知到的生物活动信息变化，如肌电、皮肤电、皮肤温度、血管容积、心率、血压、胃肠 pH 和脑电等加以记录、放大并转换成为能被人们理解的信息，以听觉或视觉的信号显示出来（即信息反馈）。实际上，生物反馈疗法（biofeedback therapy）就是个体通过对这些信号活动变化的认识与体验，学会有意识地调控这些生物活动，从而达到调整机体功能和防病治病的目的。

本方法是由美国控制论专家米勒（Miller, NE）根据动物实验结果创立的。加拿大巴斯马津（Basmajin, J. V）将生物反馈定义为：接受训练者借助仪器认识自身在一般情况下不能被感知到的生（病）理的微弱信息变化，并学会有意识的调节（控制）它的一种技术；生物反馈是学习理论、信息论、控制论与电子技术相结合的产物，作为一种自我调节技术的认知行为疗法已得到广泛的应用。

（二）生物反馈治疗的范围

利用生物反馈仪，通过认知、塑造、强化、条件反射等过程，有意识的控制自身的心律、血压、皮肤温度、胃肠蠕动、脑电波、服肉活动、情绪紧张、汗腺的分泌等几乎包括所有的身体机能活动情况，来达到防病治病的目的。治疗的范围概括起来可分为以下两大类。

1. 减低生理活动　主要用于预防和治疗由于应激所引起的病变。如治疗心身疾病、情绪障碍、行为障碍等。在生物反馈的同时可结合应用放松训练、呼吸训练、自我暗示、想象技术等。

2. 增强生理活动　主要用于神经肌肉的训练与新行为的建立。如治疗中风偏瘫、肢体再植、性功能障碍等。治疗时先结合放松训练，使情绪稳定和增强对自身信息的敏感性，再配合想象技术、作业疗法、物理治疗以及应激刺激等多种技术。例如：应用生物反馈放松训练治疗高血压病人，可使病人收缩压下降 5～20mmHg，舒张压下降 2～10mmHg。使降压药的用量明显减少。生物反馈法已成为轻、中度高血压的重要治疗方法，重度高血压的辅助治疗手段。格鲁波（Gruber, S. L.）等对 13 名 I 期乳腺癌患者进行术后生物反馈治疗，并与放松和想象训练相结合，进一步证实了行为干预的疗效。

笔记栏

（三）生物反馈的种类

目前临床上应用的生物反馈种类主要有：

1. 肌电反馈　这是目前国内应用最多的一种。它利用肌电生物反馈仪将骨骼肌兴奋收缩时产生的肌电活动及时地检出，并转换为可以感觉到的信息显示出来。患者根据所反馈出来的信息对骨骼肌进行加强或减弱其运动的训练。可用于治疗各种肌紧张或痉挛、失眠、焦虑状态以及紧张性头痛、原发性高血压等疾病。也可用于某些瘫痪病人的康复治疗。

2. 皮肤电反馈　皮肤电活动主要通过皮肤电阻大小的改变或者皮肤电压的波动来表示。由于皮肤电往往反映了个体情绪活动的水平，因此，通过个体的反馈训练，可对皮肤电活动进行随意控制，进而达到调节情绪的目的。临床上常用于克服焦虑状态和降低血压。

3. 心率、血压反馈　直接将收缩压、舒张压或者脉搏波速度的信息反馈出来，通过训练，达到学会调整心率或血压的目的，可用于高血压病的治疗。

4. 皮肤温度反馈　体内的产热和散热的变化，外周血管的舒张和收缩，都可引起皮肤温度的变化。采用热变电阻式温度计记录个体皮肤温度的变化，并转换成反馈信息显示，使个体学会控制外周血管的舒张和收缩，用于治疗神经血管性功能障碍，如偏头痛、雷诺病等疾病。

5. 括约肌张力反馈　在消化道内放置一个球形的压力传感器，通过对某一段消化道运动产生的张力变化的信息反馈，学会控制腔内的张力。用于反流性食管炎、直肠过敏综合征、功能性和器质性大小便失禁等的治疗。

6. 脑电反馈　通过对脑电图记录在清醒、安静状态出现的，节律的反馈训练，对失眠和癫痫等疾病进行治疗。

目前除使用单信息的单导生物反馈仪外，已有可同时记录多种信息的多导生物反馈仪。临床采用生物反馈治疗时，可同时进行多种信息反馈，如在治疗高血压时，可以同时进行血压、皮肤电、皮肤温度的反馈训练、增加疗效。

（四）生物反馈训练程序

1. 反馈仪和病种的选择　生物反馈仪所提供的反馈信息可分为特异性信息和非特异性信

息两种。一般来说，在治疗过程中应尽量设法寻找特异性信息变量，例如原发性高血压的病人可选用血压反馈仪提供血压变化信息，肌肉运动调节障碍的病人可选用肌电反馈仪为之提供肌电信息。但由于骨骼肌的电活动水平与机体的唤醒水平是一致的，而许多心身疾病与机体的高唤醒水平有关，因此，通过肌电生物反馈放松训练，可以在全身骨骼肌高度放松的同时也使大脑皮质的唤醒水平处于最佳状态，可以治疗一些心身疾病，此时的肌电反馈信息就是非特异性的。

在选择病种和病例时，应对病人疾病的性质及可能恢复的程度做出全面的估计。在心理学方面，还应对病人视觉和听觉能力、智力水平、自我调节能力、暗示性、注意力、记忆力及个性心理特征等作全面的了解。在上述基础上选择适合进行生物反馈训练的病例。

2. 病人的准备 在进行生物反馈训练前，除了对病人做生理、生化检查准备外，还应让病人了解疾病与心理应激、情绪之间的关系，了解生物反馈训练的原理、必要性、优越性和安全性，使病人能积极主动地参与训练。告知病人学习成败的关键之所在，使病人不仅坚持既用仪器训练，又能在家不用仪器训练，持之以恒不致半途而废。

3. 环境和体位 进行生物反馈训练要有一个安静、舒适的良好训练环境。一般可在一个单独的或与周围隔离的房间中进行，以免受外界的干扰而使病人分散注意力，影响效果。

4. 电极安放位置 以肌电反馈为例，电极安放的部位因人、因病而异。既可安放在全身各部位或易放松的部位，也可按照解剖位置和根据体表标志放在靶肌的肌腹上。电极之间的距离将影响其接受电信号的范围和大小，电极间距离愈大，所接受的电信号范围也愈大，但过大的间距则影响精确度。电极安放前要用酒精棉球擦拭清洁皮肤，导电膏的用量要适当。

5. 训练步骤 训练在指导语的引导下进行，指导语的速度、声调及音量都要适当。在生物反馈训练的同时可采用一些放松训练。选择病人所喜欢的信息显示方式，最常用的是听觉信息方式。放松一般按身体各部位逐渐进行。通常从前臂肌肉开始，然后逐渐增加训练内容，最后达到全身全面地放松。

每次训练之前先测出病人的肌电基准水平值，加以记录以便参考和作为疗效观察的依据。预置放松目标时，初次目标不宜过高（即不宜要求肌电值降低太多），应使仪器能灵敏地测到肌电的微小变化，以增强病人参加训练的信心。在训练中提供反馈信息和中断反馈信息可交替进行，便于病人掌握在没有反馈仪帮助的情况下也能用自我放松技术处理日常生活中的应激事件。当病人能保持肌电值在 1uV 以下达 15 分钟时，可请其回忆和总结经验，靠自我体验继续主动引导肌肉进入深度放松状态，最终取代生物反馈仪。

生物反馈的要点是，准备工作充分、训练循序渐进、程度先易后难，从正常到异常，从放松训练到特异训练，连续反馈与中断反馈相结合。一个疗程一般需要 4~8 周，每周 2 次，每次 20~30 分钟。

（五）生物反馈的临床应用

生物反馈常用于心律失常、原发性高血压、支气管哮喘等。使用消化道平滑肌和括约肌张力反馈，训练病人对直肠充盈的感觉和对肛门内外括约肌的控制能力；精神神经科常用于紧张性头痛、偏头痛、雷诺病、癫痫病等；在外科常用于骨骼肌功能的康复训练；此外，对于痉挛性斜颈、假肢功能训练、面神经瘫痪的后遗症、腰背痛、类风湿性关节炎等也有一定的治疗作用；妇科用于解除孕妇临产的紧张和分娩的痛苦以及痛经等妇科疾病。儿科采用前额肌电反馈放松训练治疗儿童多动症，也可用于伤残儿童的康复治疗。

生物反馈放松训练具有明显的抗应激作用。除了对疾病的治疗之外，生物反馈放松还可用于运动员、飞行学员、学生等进行心理训练，结合一些假设的环境，使受训者能正确应对，提高他们的心理素质、应变能力和临场发挥能力，消除或减少临场紧张。

九、认知疗法

（一）认知疗法的基本假设

认知疗法（cognitive therapy）是通过改变人的认知过程和从这一过程中产生的观念来纠正其适应不良的行为或情绪。

认知疗法主要有三种假设：①行为与情绪是通过认知过程产生的；②从实验室研究得出的有关认知过程的模型和问题解决的策略适用于具体的、实际的认知过程；③治疗家在治疗中担负着“诊断者-教育者”的双重任务。一方面，他要揭示出不良认知过程的面貌；另一方面，要安排特定的学习过程和经验来改变这种适应不良的认知过程。

（二）认知疗法的基本原理

认知疗法的基本原理是：①知觉的改变导致情绪、动机和行为的改变；②动机的改变对行为改变有着直接的影响；③新的活动与行为会改变知觉。

按照认知理论的基本原理，错误的观念或不精确的认知过程导致不良的行为与情绪，而一旦对这种观念和认知过程加以纠正，就可以改变不适应的行为和情绪。因而，认知疗法的着眼点是探索导致不良行为和情绪的观念的认知过程，进而纠正这一过程。

认知心理学家贝克（Beck）提出了共同感受、自动思维和习得的规则对人们认知事件的制约作用。贝克认为，由于人们在使用“共同感受（common sense）”时，会受到不同的局限：如外界信息本身很贫乏，对信息做出的解释不适当等，就会导致错误的信念，进而产生不适应的行为；在对事件的思维过程中，由于忽略了许多判断、推理过程，思想显得是片断的、模糊的、跳跃式的，很像自动化反应（自动化思维，automatic thought），因而也会产生不适应的行为；个体接受的行为规则，并依据它对过去做出评价，对未来做出预期，并指导目前的行为。如果“共同感受”被运用在适当的场合和时间，就能被社会所接受，但如果不加限制的使用，就会导致情绪紊乱和不适应行为。任何情绪障碍和行为障碍都伴有认知的歪曲和思维的紊乱，而以自我为中心，极端化思维和超规则化正是思维紊乱的特征。

上述有关认知的理论可对情绪障碍，如抑郁症、强迫性神经症、癔症和恐怖症等做出相应的解释，并帮助患者依靠他自己在其他方面能正常运用的思维工具反过来观察自己有关的认知过程。一旦患者能够客观地认知到这一过程，就能自己辩明支配其观念的认知过程是否适应，如果他认识到了自己的错误观念，就能够加以纠正，以正确的思维过程产生出的适应的观念来替代旧的错误观念，最终使其行为、情绪适应于社会生活。

（三）认知治疗的原则

1. 治疗的根本目标 是发现错误观念及其赖以形成的认知过程，并加以纠正，使之转变到正确的认知方式上来。治疗是要解决患者的问题，而不是改变其人格。

2. 治疗的途径 是充分调动患者自己的潜能来解决他自己的问题。

3. 治疗者与患者之间的密切关系 是认知治疗得以成功的重要因素。患者的态度指导患者对自己和外部世界采取一种较为客观的态度是治疗收到实效的关键。

（四）治疗技术

在治疗过程的修通阶段，所采用的治疗技术有如下几种方法。

1. 认知的方法

（1）与不合理的信念辩论的方法：所谓辩论，就是采用科学的方法向病人持有的关于本身的、他人的和周围世界的不合理信念和假设进行挑战和质疑，以动摇他们的这些信念。治疗者要向病人讲解 RET 的理论，即当他们经历了一个诱发性事件之后，其情绪后果的产生不是因为这个事件本身，而是源于他们自己对这个事件的看法和信念。在辩论初始时，病人可能无法接受这种解释，治疗者需联系病人的具体情况进行辩论，直至病人认识并接受 RET 的观点。与此同时，治疗者还应找出病人的不合理的观念来。

（2）认知的家庭作业：给病人布置认知性的家庭作业是必要的。RET 认为人们的情绪障碍来自他们相信那些不合理的信念。要改变他们多年形成的思维方式及相信已久的不合理的信念并非易事。不但需要治疗者的努力，更需要病人努力。要让病人去实践用新的方式进行思维，以新的信念代替旧的信念。

2. 情绪的方法

（1）无条件接受：是指对病人的无条件接受，而且也主张病人自我接受。在治疗中，不论病人的情绪及表现多么荒谬，治疗者也能理解和接受他们，而不是厌恶他们；给病人一定的机会表达他们的情绪；通过治疗者与病人有声与无声的交流，沟通医患之间的联系。这种无条件接受是基于每个人都是有可能犯错误的事实之上的。

（2）合理情绪想象技术：此种技术在 RET 的治疗中是经常被采用的。它的作用是帮助病人克服治疗中的阻力，体会自己信念的转变与情绪的变化。比如有的病人很难发现自己持有的不合理信念时，可以让病人想象处于某一种情景之中，产生最坏的情绪反应，以进一步探索他的想法，从而发现他的不合理信念。再比如，让病人想象他觉得最不能认识的某种事情发生了，使其产生极端的负性情绪反应。要求病人将这种情绪反应调整为适度的情绪反应，如将焦虑或抑

笔记栏

郁反应转变为失望或遗憾。病人在这种想象中体验到了情绪的变化之后,可进一步让他们报告后来是怎么想的,使他们认清正是不同的B使他们产生了不同的情绪反应,看到B与C之间的联系。

3. 行为的方法

(1) 自我管理程序:这是由斯金纳(B.F. Skinner)提出的奖惩原则而来的一种方法。因为对病人来说,改变其多年来形成的思维方式、情绪反应及行为方式等是很困难的事,要使他们坚持按照合理的信念行事,坚持练习新的行为方式,对事物以适应的情绪反应,就要运用奖励与惩罚的方式去激励他们。这种方法通常用于家庭作业的布置之中。治疗者在给病人布置一定的认知或情绪的家庭作业时,要求病人在完成这些作业后给他们自己以奖励;反之,则给自己某种惩罚。奖励办法的确定要由治疗者和病人一起商定,以病人最喜欢或最不喜欢的事物为原则。

(2) 放松方法:此方法对帮助病人克服焦虑非常有益,特别是当面临他们认为最可怕的、危险的情景时,教会病人运用自我放松法(主要是深呼吸和肌肉放松等方法),可以使在感到害怕的情景中自己的意念不再集中于不合理的信念上,减轻由此带来的情绪困扰。

(3) 技能训练:RET认为,最大限度地改变病人的信念可以使其减少情绪障碍,如果病人学会了更多的技能,如社会交往技能、处理各种问题的技能等,他们的情绪困扰就会变得少些。这样做常常有助于他们那些不合理信念的改变。这类训练包括:解决问题的训练、社会技能训练等。

十、音乐疗法

音乐疗法(music therapy)是指通过对患者施以音乐影响,对其生理和心理状态产生一系列影响。乐曲不同的节奏,旋律、音调和音色,对人体起到兴奋、抑制、镇痛等不同的作用。音乐可改变人的情绪体验,疏泄情感,调整心境。

音乐治疗有以下五种方法:

(1) 情景性音乐治疗:医疗环境播放适当的音乐,造成一个音乐的情景,以使人焕发精神、肌肉松弛、安定情绪。

(2) 聆听性音乐治疗:根据患者的病情特点及个性特征播放特定的音乐。如对忧郁的患者选择听节奏强、明快、振奋的音乐;对兴奋过度的患者选择听旋律优美节奏较慢的音乐;对安全感缺失的患者选择听古典音乐等。

(3) 联合性音乐治疗:音乐疗法与放松疗法、按摩疗法、气功疗法结合使用。

(4) 表演性音乐治疗:通过让病人学习演奏器乐,演唱歌曲使病人思想开朗、情绪活跃。

(5) 创作性音乐治疗:通过训练病人作曲达到治疗的目的。

(王家同　李　哲　刘克俭)

思　考　题

1. 精神分析疗法与行为治疗有何差别。
2. 何谓强化与消退?
3. 经典条件反射学说与操作性条件反射学说有哪些不同?
4. 试设计用系统脱敏疗法治疗广场恐怖症的方案?
5. 什么是生物反馈疗法,举例说明其应用?
6. 试评价行为疗法的优点和缺点?

第 8 章　行为保健

行为医学是研究人类疾病和保健,综合行为科学和生物医学等有关学科的理论与技术,并将这些技术应用于疾病的诊断、治疗、预防和康复。由此可见行为保健是行为医学中的重要内容,WHO(1999 年)提出"人人享有卫生保健"是一个永恒的理想,而不是一个阶段目标,实现健康的过程是人类自身发展过程的新观点。

第一节　行为保健的概念

一、保健的概念

保健是保护人体健康之意,是指为了提高健康水平而对个人或群体采取预防、医疗和康复措施。保健的实质在于寻找和消除破坏人体与环境之间平衡状态的各种因素,维护、修复或重建被破坏的健康平衡,增加健康潜能。

随着医学模式的转变,保健的观念也在延伸扩大。从过去的以"疾病"为中心,仅针对病因进行的预防保健,扩大到以"健康"为中心的社会综合保健;从单纯注意人体的各种生理、生化、免疫等检查指标的变化,扩大到同时重视心理、行为的变化;从单纯依赖医、护、药物及技术性医疗措施,扩大到针对社会致病因素,依靠全社会各方面力量来维持人类健康。

二、行为保健的概念

行为保健(behavior health)是指自身感到健康的人,为了预防疾病和提高生命质量而采取的行为活动。也可理解为应用行为医学的原理与技术,为提高人们对生理、心理、社会等致病因素的抵抗力,对个人或群体所采取的医疗预防与卫生防疫相结合的综合性措施。比如针对冠心病的高危险因素,对社会整体人群进行 A 型性格和行为的认识与教育,及有益健康的生活方式和行为的指导,通过改善膳食结构、增加体育锻炼、戒烟、合理休息,并且使这种行为内化、固化、从而达到维持健康、预防疾病的目的,这就是行为保健。

笔记栏

值得提出的是,行为保健和行为保健服务是有区别的,前者是怎样在实际生活中进行行为保健的理论与技术,而后者则是指行为保健在社会中的组织与实施过程。

纵观人的整个生命过程,面临大量的行为保健问题,其涉及面非常广泛。有人把不同年龄阶段、行为问题的产生原因,视为一种"污染"。我们要研究的正是如何应对、控制和减少这些污染,增加个体与群体对污染的抵抗能力。因此行为保健的任务是应用行为医学的有关知识,使人们养成良好的卫生习惯和行为生活方式,防治常见病、多发病、高危病,减少致残率、死亡率,从而促进全社会的身心健康。例如,胎儿期母亲要注意预防感染,避免滥用药物,避免放射性物质以及加强营养、禁烟禁酒、保持愉快情绪。婴儿期注意合理喂养,加强体格锻炼,经常进行日光浴、空气浴、水浴,增强体质,提高对外界环境的适应力。幼儿期要通过生活环节进行良好的行为教养。作为断奶后的准备,培养独立进食习惯,不挑食、不偏食,注意饮食卫生,通过各种游戏、发展基本动作,促进语言发展和认识自然的能力并且加强对幼儿的危险意识的教育,避免发生外伤、烫伤、食物及药物中毒等。学龄期儿童要加强体育锻炼,制定合理的作息制度,保证睡眠,少看电视,注意学习方式,注意用眼卫生、防止龋齿,防止交通事故、溺水、外伤,注意其学习及行为问题。青春期需要加强营养,特别是少女由于受爱美、节食、减肥等影响而导致营养摄入不足,更要合理安排生活、工作和学习。年轻人应有适当的运动,正常的娱乐休息和充分的睡眠,培养良好的卫生习惯,普及生殖系统解剖生理知识,对自身的生理变化有科学的认识,并且积极开展性道德教育。中、老年人则要注意平衡膳食,不要偏食、暴饮暴食,要细嚼慢咽,不要吃过热或过冷的食物,中、老年的体育锻炼要制定计划,持之以恒,缓慢增加活动量,合理选择运动内容及运动的时间和环境,运动前要作健康检查,特别是患有老年疾病的朋友,应该注意合理用药的问题。

行为保健的分类方法很多,按患病过程的层次可分为病前、病中和病后行为保健。这种分类是预防医学中三级预防的思想在行为医学领域中的体现。但行为保健的内容较为广泛，还包括对一些行为问题的预防保健，如防止吸烟、吸毒或酗酒，及注意个性教育防止病态人格的产生等。

病前保健是行为保健的主要内容，在行为医学中有重要地位。其原因，第一，病前保健的各种行为训练，不受心理、躯体和道德规范的限制，只要接受保健者直接参与即可实现，具有应用的广泛性和实用性。第二，病前保健具有巨大的经济价值。这是因为社会、心理、行为因素致病泛化的结果，可与多种疾病相联系，反之，消除这一因素后即可解决一系列问题。比如，经过病前行为保健学会了良好的应对技能后，就能够成功地应对紧张刺激，不但保证了身心健康，而且提高了生活质量。所以有人认为，成功的病前行为保健会带来不可估量的效益。应当指出的是，在医学实践中，把行为保健与生物医学的预防保健技术结合起来，会取得更为理想的效果。第三，提供了用传统的生物预防技术难以取得效果的许多疾病预防的新途径。

依技术内容，行为保健可分为自动行为保健和被动行为保健两种。前者是让被保健者置身于人为的有利于行为发展的环境，在主动适应中提高自己的行为健康水平。当然，个人主动地接受社会、心理、行为刺激，发展自觉的健康行为也属此类。与此相反，行为被动保健是指用强大的社会、心理、道德伦理或团体内的行为压力，进行的行为保健。如通过法律、新闻媒体等形式的社会压力，对吸烟、吸毒等行为的限制就属于后者。行为保健的技术内容很多，如行为塑造、行为矫正、行为学习、行为教育、行为能力培养等。依行为保健的活动范围可分为：个人保健、家庭保健、社区保健、全球保健。

人类对行为与健康关系的探索和研究，历史非常悠久。中国两千年前的《内经・通天》篇的气质分类，就从心理、行为和道德的观点，进行人的分型，并涉及体质和处置行为表现。同样，现代的心理行为医学思想的萌芽阶段，也可追溯到巴比伦和古希腊时代，柏拉图早在公元前就提出了人的认识支配他的行为的观点。但是，直到20世纪70年代才创立了行为医学，从此以后，行为保健问题引起了学术而和社会的广泛重视。

（丁宝坤　刘克俭）

第二节　行为保健的原理

科学研究和医学实践证明，人的行为保健既防病，又能对身体有治病和保健作用。关于行为因素提高人对疾病的抵抗力，对健康有保护作用，即行为保健的原理的理论主要有以下学说。

一、心身相关说

心身相关理论认为，来自外界或自身的各种刺激，都能激发大脑的信号活动。个体将依据自己生活的文化背景、知识与经验及需要等，评价信号的意义，并由此激发一定的情绪活动。那些符合个体自身心理与生理需要的刺激，会引起满足、愉快等良性情绪反应，具有增进健康的作用。相反，不符合自身心理与生理需要的刺激，将导致烦恼、沮丧、愤怒、挫折等不良情绪反应。促使个体动用自己的应付资源，若不良情绪反应过于持久或强烈，个体心理生理所储备的应付资源就不能缓解由刺激所导致的紧张，这时，就会通过一系列与情绪反应相联系的生理过程，如自主神经系统、内分泌系统、免疫系统等中介机制，引起某些组织、器官功能的损害，导致生理心理疾病。由这种以身体是心理行为的基础，身体健康受心理行为活动支持的观点出发，就形成了调整、控制个体心理行为向有利于健康方向发展的各种行为保健措施。

二、社会相关说

人是不能脱离社会而存在的社会动物，因此，人的行为保健与社会因素紧密相关。其中，社会支持是行为保健的重要方面。

（一）缓冲作用假说

该假说认为社会支持本身对健康无直接影响，而是通过提高个体对日常生活中不良生活事件的应对能力，从而减缓应激反应，起到缓冲生活事件的作用。Nuckolls 等研究妊娠期妇女生活事件量、社会支持水平与妊娠并发症的关系，结果表明社会支持、生活事件与妊娠并发症之间没有独立的相关性；但是如果将社会支持与生活事件综合起来分析，显示生活事件低、社会支持水平也高的妇女并发症的发生几率仅为社会支持分低、生活事件分高的妇女的三分之一。因此他们认为社会支持缓冲了生活事件对健康的损害作用。Cohen S 也认为社会支持具有“干预应激”的作用，即只有在个体有应激情况时，社会支持才能发挥缓冲应激的作用。

(二) 独立作用假说

该假说认为社会支持不一定要在心理应激存在下才发挥作用,而是通过社会支持本身的作用以维持个体良好的情绪进而促进个体健康。许宗涛等通过对中学教师心理健康的影响因素的分析,探讨社会支持、人格特点在生活事件和心理健康关系中的作用时发现,社会支持与艾森克的三个人格维度和生活事件均无相关性,说明社会支持是独立于人格因素和生活事件的。此调查结果与社会支持独立作用假说相一致,即社会支持低下的本身可导致个体产生不良心理体验,如孤独感、无助感,从而使心理健康水平降低。Parry 等在对工作阶层妇女心理健康的分析中也发现生活事件和社会支持的作用是彼此独立的。

三、知信行模式

"知信行"(knowledge, attitude, belief, practice, KABP 或 KAP)模式,是有关行为改变的较成熟模式,即知(知识和学习)是基础,信(信念和态度)是动力,行(包括产生促进健康行为、消除危害健康行为等行为改变过程)是目标。以预防艾滋病为例,健康教育者通过多种方法和途径将艾滋病的全球蔓延趋势、严重性、传播途径和预防方法等知识传授给大众。人们接受知识,通过思考,加强了对保护自己和他人健康的责任感,形成信念。在强烈的信念支配下,绝大多数能摒弃各种不良性行为,并确信只要杜绝传播艾滋病的途径,人类一定能战胜艾滋病。预防艾滋病的健康行为模式就此逐步建立。

但是,要使群众从接受知识转化到改变行为是一个非常复杂的过程,其中有两大关键信念的确立和态度的改变。

知、信、行三者间只存在因果关系,没有必然性。在信念确立以后,如果没有坚决转变态度的前提,实现行为转变的目标照样会招致失败。通常可有下列促进态度转变的方法。

(1) 利用促进信念建立的方法,如增加信息的权威性、增强传播效能、利用"恐惧"因素等,只要适时、适当,也有助于态度转化。

(2) 利用信息接受者身边的实例,强化对行为已改变者所获效益的宣传,特别有助于那些半信半疑者、信心不足者的态度转化。

(3) 针对那些"明知故犯、知而不行"者的具体原因,有针对性地强化行为干预措施。例如,许多人明知吸烟有害,仍终日烟雾缭绕。其中,有些人是难以割舍长久的个人嗜好;有些人是担心无法承受改变吸烟行为须付出的艰苦毅力和恒心;有些人担心独自戒烟会招致团体的排斥;更有些人心存侥幸,认为自己身体好,每天少吸几支无妨。对不同类型者除分别采取干预措施外,借助外力如政策法律、经济和组织手段、公众场合秩序、公众舆论等,也能加速态度和行为的转变。

(4) 根据凯尔曼(1961)提出的"服从、同化、内化"态度改变三阶段理论,对严重危害社会的行为(如吸毒)可依法采取强制手段(如送戒毒所)促其态度转化。在戒毒所内,吸毒者开始是被迫服从,内心并不甘情愿("服从");一段时间后他开始自愿自觉地服从帮教人员,对和其他戒毒同伴的共同生活感到愉快("同化");以后,他从内心深处接受"吸毒有害"的信念,彻底改变态度,并把这一新观点纳入自己的价值观体系,成为动机的 内在行为标准("内化")。

因此,行为改变是目标,为了达到行为改变的目的,必须有知(知识和学习)作为基础,还要有信(正确的信念和积极的态度)作为动力。如对饮酒者而言,饮酒行为是社会性行为,是通过学习得来的,要改变它,就得学习有关的知识。具备了知识,并且采取积极的态度,对知识进行有根据的独立思考,对自己的职责有强烈的责任感,就可逐步形成信念,知识上升为信念,就可支配人的行动。当饮酒者采取积极的戒酒态度,相信饮酒有害健康,并确信自己有能力戒酒时,戒酒就可成功。

知识(信息)是行为改变的必要条件,但信息不一定事实上能直接导致行为的改变。人接受信息到行为改变要经历一系列复杂的过程,只有全面掌握行为转变的复杂过程,及时做好教育与促进工作,才能达到行为改变的目的。

态度是行为的前奏,要转变行为必先转变态度。影响态度转变的因素一般有以下几个方面:

(1) 信息的权威性。权威的信息号召力大,说服力强。信息的可靠性和说服力越强,态度改变的可能性越大。

(2) 传播的效能。主要体现在传播的感染力方面,感染力越强,越能激发和唤起教育对象的感情,越有利于态度的转变。

(3) "恐惧"因素。人们常利用事情的严重后果以及恐惧感使人确信所传播的信息和宣传的事物,如宗教界的下地狱,医疗卫生界的生病与死亡。但需注意恐惧因素若使用不当,有时会引起极端反应或逆反心理。

(4) 行为效果与效益。行为转变后，行为改变者所获得的效益，这是很有吸引力的因素，不仅有利于强化自己的行为，同时常能促使信心不足者态度的转变。

四、健康信念模式

健康信念模式(health belief model，HBM)是用社会心理学方法解释健康保健相关行为的重要理论模式。它以心理学为基础，由刺激理论和认知理论综合而成，并在预防医学领域中最早得到应用和发展。

健康信念模式遵照认知理论原则，首先强调个体的主观心理过程，即：期望、思维、推 理、信念等对行为的主导作用。

因此，健康信念模式认为健康信念是人们接受劝导，改变不良行为，采纳健康促进行为的关键。而健康信念的形成主要涉及以下几方面因素：

1. 认识到疾病的严重危害性 包括疾病的临床后果(死亡、痛苦等)和社会后果(失业、影响家庭生活等)，人们只有意识到疾病的严重后果，才能采取行动来维护自身的健康。

2. 对自己患病可能性的估计 其尺度归属于个人对健康和疾病的主观知觉，如对疾病的诊断、身体状况的估计。人们往往对遥远的、可能性不大的、绝少发生的危害不予关注，年轻人不理会吸烟得肺癌，主要因为他们认为那是几十年后才可能发生的事。

3. 抵御疾病行为效果的信念

(1) 认识到益处。只有认识到行为改变的明显效益，人们才会去改变已经定型的行为。

(2) 认识到障碍。认识到行为改变的障碍，并有对应的克服办法，才有可能导致行为改变。

4. 自我效能的评价 正确评价和判断自己的能力，相信自己能够成功执行一个导致希望结果的行为。

综上所述，健康信念模式在产生促进健康行为、摒弃危害健康行为的实践中遵循以下步骤：首先，充分让人们对他们目前的不良行为方式感到害怕(知觉到威胁和严重性)；其次，让人坚信一旦他们改变不良行为会得到非常有价值的后果(知觉到效益)，同时清醒地认识到行为改变中可能出现的困难(知觉到障碍)；最后，使人们感到有信心、有能力通过长期努力改变不良行为(自我效能)。

五、信息代谢学说

人是一个高级而复杂的信息代谢体。当人在接收来自内、外在的各种输入信息后，进行必要的处理，形成信息循环。在信息循环的代谢过程中，个体也不断地向外发出信息。那些不利的社会、心理、行为因素作为异常的输入信息，它们对人的正常生命活动必将产生严重的干扰，而行为保健则是应用对输入信息的筛选、阻止、缓冲、对不利信息的调控及对有利信息的利用等一系列技术与方法，干预上述信息代谢的基本过程。在行为保健的这个干预过程中，通过信息代谢使个体既发挥了自身发展的作用，又增加了对危险因素的抵抗能力，从而收到保健的效果。

(丁宝坤　陈新山)

第三节　行为保健的内容

按照预防医学三级预防的思想，依据病前、病中和病后三个层次，行为保健主要包括三个基本内容。

(一) 抵抗危险因素的病因行为保健

这级行为保健的内容很广泛，包括从全球性预防战略和国家政府政策出发，涉及社会、经济、文化等方面所建立或颁布的法律、法规、措施。比如为了不受毒品侵害，保障人民健康，关于禁止吸毒的法律规定，又如为了防止由环境污染导致的疾病，关于保护环境的法律等，这些法律法规出于保障健康，对如何有效抵抗致病的危险因素都做了明确规定，是病前病因行为保健的有力措施。

此外，与预防医学的第一级预防相似，病因行为保健也包括针对机体和环境的措施两个方面内容。

针对机体病因行为保健的具体内容，有对整体或部分人群的，也有对个人的。为预防疾病针对致病的高危险因素，在行为生活方式上提出的各种有利健康的根本措施，就构成了行为保健的内容。如肥胖是冠心病、糖尿病的危险因素，这样，就需要在饮食方面注意各种营养素的均衡，并根据个人的具体情况进行调整。在碳水化合物、钠盐、脂肪的摄取总量上要做到控制，为此建立合理的饮食习惯是非常必要的。此外，应当加强体育活动，合理掌握运动量。做到不吸烟、不饮酒、保持乐观情绪等。

由此可见，为增进健康，抵抗各种致病的危险因素，大力开展健康行为教育，培养良好的行为生活方式等，是病因行为保健的基本内容。

针对环境的病因行为保健内容，是根据社会医学、环境医学、性医学、职业医学等，为维护健康提出的保护社会、自然、经济、文化各方面环境的种种措施。如与食品、大气、水源、土壤等有关方面，对行为生活方式的规定，都属于这个范畴。

（二）抗致病作用的临床前期行为保健

由于危险因素的刺激，对健康产生了影响，导致了疾病的发生，除了早发现、早诊断、早治疗外，进行相应的行为保健，提高对社会、心理、行为有害因素致病作用的抵抗力，以控制疾病发展，防止复发或转为慢性是非常重要的。这便是抵抗致病作用临床前期行为保健。

由于人生活在社会中，人的一切行为都与各自特定的角色相联系。所以，处于临床前期的病人应尽快进入病人角色。只有当病人的角色被患者认同后，才能以积极的心理状态和行为方式配合治疗。这时应防止产生角色认同不良的现象。如因为患病的挫折感而产生的心理冲突，及其导致的不良影响。再如因病人角色行为的强化，引起的忧虑、失望和行为上的过分依赖与退缩等。

由于情绪的生理反应成分十分明显，无论心理活动还是行为表现，都以一定的情绪为基础，因此，乐观、舒畅、开朗等心理品质有助于机体的免疫力，有保健作用，相反，抑郁、焦虑、悲伤等负性情绪能损害人的正常生理功能，产生不良的心理反应。可见，保持良好的情绪状态，对疾病的治疗十分有益。因此，消除患病后的紧张情绪，保持稳定的乐观情绪和健康行为是临床前期行为保健不可缺少的内容。在此基础上，千方百计调动人的各种内在的行为活动力量，缓解或终止不利健康的生理和心理反应，最大程度地降低危险因素的致病作用，便是这一阶段行为保健的中心内容。

（三）抵抗不良转归的临床行为保健

疾病发生后，除上述两种行为保健内容外，尚有一系列的行为保健问题，如消除恐病行为，建立良好的求医行为和遵医行为等。这些对促进良好转归，防止病情恶化有积极意义。

此外，对伤残或丧失劳动能力者本阶段的行为保健，不但要促使其功能恢复，而且要做好心理与行为康复，鼓励残疾人自尊、自强、自立，面对现实，克服困难，奋力拼搏，以健康的心态充分参与社会生活，实现其自身价值，为提高生活质量和回归社会创造条件。

（顾瑜琦　丁宝坤）

第四节　个体行为保健

个人应当承担由自己行为所带来的健康后果。洛克菲勒基金会主席在1977年出版的《做得越好，感觉越糟，健康在美国》文集中写道：“我们中99%的人生来是健康的，由于个人的不良行为和环境条件而产生疾病。在现代美国社会，解决不健康这一问题的方法，应该首先是由个人担负起责任，其次才是社会……”。这一时期所进行的一些研究发现，一日三餐，每周进行2~3次适度锻炼，足够的睡眠，不吸烟，合理的体重和适量的饮酒等“基本卫生习惯”对增进健康和寿命是重要的。1990年美国实际死亡原因统计数字中，三个重要的导致死亡的原因（烟草、膳食、运动和饮酒）都属于个人的选择。其他的致死原因，如武器、活动、交通事故和使用毒品情况也是一样。1990年提出的全国健康目标“2000年人人健康”中，包含了需要通过行为保健来改善的几种行为：体育活动和健身，认识营养并了解烟草、酒精和其他毒品的危害，计划生育，防止暴力和虐待行为。因此，个体行为保健对于远离疾病、维护健康非常重要。

一、个性与行为保健

人出生时除存在一定的生理区别外，其心理、行为模式亦存在一定差别。虽然心理学家认为，某些心理特征与先天、遗传有一定关系，但主要受后天条件影响。由于生活环境、教育水平、所从事的工作等不同，心理活动在每个人身上总带有个人特征。这种个体心理特征或称个性，一旦形成，则很难或很少改变。个性主要包括能力、气质和性格三个方面。能力主要是指人的智力和技能。对于个性的另外两个要素，气质和性格与健康和疾病的关系的研究，有许多有价值的结果。性格和气质都属个性的范畴，具体内容难以分清，且两者互相作用，影响于人的行为。但由于气质与个人的身体条件、遗传等因素有较大的联系，易变性差。而性格则主要与后天条件有关，性格虽然稳定，但是通过努力是可以改变的，这就为改造不良性格提供了可能。因此应用性格与健康和疾病之间的关系，进行个体行为保健是切实可行的。

个体的行为保健应当在把握自己个性的原则下，有目的的进行。即在认识自己个性的基础上，尽量减少个性中不利于健康的危险因素，塑造良好的个性，培养健康的行为生活方式，增强自己对疾病的免疫性。

二、应对方式与行为保健

应对方式在心理应激过程中的作用已经成为应激研究中很重要的领域，在这一研究领域中，大多数研究是围绕应对在心理病因学中的意义而进行的。以癌症研究为例，许多研究证明癌症作为一种严重危害人类身体健康的心身疾病，其发生、发展明显受到包括应对因素在内的心理社会因素的影响。由于癌症本身作为一种严重的生活事件，对患者又起着心理应激源的作用，使癌症患者往往采用更多的应对策略。癌症的转归、预后、患者的生活质量、康复也就明显受各种应对策略的影响。因此，通过对癌症患者应对活动特点、影响因素和作用规律的研究，除了可以为临床制定和实施应对干预手段提供科学依据以外，也可以通过对应对策略及其与应激有关因素相互关系的认识，从临床实际角度提示应对和应激过程之间的理论关系，建立行为保健的基本观点。

积极的应对方式是指人对紧张刺激可能出现结果的一种积极反应，是现实生活中培养起来的对可能出现的健康威胁或挫折在头脑里形成的预兆，针对或为达到预期结果而做出积极反应的一种能力。研究证明：在完成积极应对的过程中，伴随着系列心理和生理的变化。例如，面对考试的紧张刺激，有人采取积极的应对方式，考前情绪稳定，考试正常发挥，取得良好成绩；相反，采取消极的应对方式者，考前紧张，吃不好饭，睡不好觉，考试失常，考后成绩不好。两种不同的应对方式，出现了截然不同的结果。显然，积极的应对方式对个体的身心健康具有保健作用。

人的积极应对是通过预知、反馈和控制三个机理实现的，近来已有一些积极应对的指导模式，一般有：

1. 指导个体通过“问题解决”的应对方法，从根本上消除应激源 这是最理想的控制应激的办法，例如指导个体采用“回避”的应对办法，使远离应激源以减少某些心理应激的发生。

2. 指导个体进行“再评价”应对，使之改变认知评价 换一个角度去认识生活事件，以减轻应激反应。

3. 提供或帮助寻求社会支持 即采用“求助”的应对方式，例如在临床工作中，加强病人家属、同事、领导以及医务人员对病人的支持程度。

4. 分散注意 即采用“转移”的应对方式，例如指导个体通过适当的活动转移个人对应激源的注意力，解除焦虑、抑郁等不良情绪。

5. 指导个体进行一定的放松训练 即“松弛”应对，有助于控制与应激有关的不良心身反应，包括降低皮质的紧张度，从而减轻焦虑和抑郁等心理症状，降低交感神经张力从而改善内脏症状，例如降低血压，以及调整骨骼肌系统功能，如降低头颈部肌紧张。

此外，催眠、暗示、运动，甚至使用一定的抗焦虑药物等方法，也可被看成是应对干预手段。

三、行为生活方式与保健

人的行为是指具有认识、思维能力的人对环境刺激所做出的能动反应。广义的行为分为内在行为和外显行为。内在行为即人的生理活动过程，外显行为是可以被别人观察到的行为，如言谈举止，一般所谈的行为主要是指外显行为。但是人的行为是由一系列心理活动产生的，从某种程度上讲，外显行为是由内在行为转化而来，或者说行为实际上是心理活动过程的延续及外化。对机体的健康而言，可分为促进健康行为和危害健康的行为两种。

（一）促进健康的行为

促进健康的行为是指个体或群体表现出的在客观上促进或有利于健康的一组行为群。判断一种行为是否促进健康，必须结合个体心理及身体特征。目前，根据人的心理、生理特点及大量观察研究，普遍认为以下几种行为生活方式是有利于促进健康的。

1. 积极的休息与睡眠 人们在从事各种活动后常会发生疲劳，休息有利于消除疲劳，恢复充沛的精力，促进健康。即使在没有明显疲劳的情况下，人体的各个器官也需要一定时间的休息，以促进其互相协调，保持正常功能。

休息有积极的休息和消极的休息。积极休息就是变换活动或工作的方式方法，协调机体各个部位的活动及大脑皮质的兴奋与抑制过程，从而身体和精神都得到休息。例如,在体力或脑力劳动之间,穿插一些文娱体育活动就是一种积极的休息。闲暇休息也是人们精神生活中必不可少的内容。利用工作之余根据个人兴趣爱好开展各种有益活动,如看电影、下棋、聊天、钓鱼等,不仅能消除疲劳,而且能使人感到生活充实,精神愉快,同时还能促进人的思维,激发创造力,陶冶情操,消除消极的心理因素,促进身心健康。

睡眠被视为最彻底的休息,同时也是生命活动过程中不可缺少的部分。睡眠与机体的许多活动密切相关、充分睡眠能恢复机体的疲劳、增加机体对各种紧张刺激的耐受程度、增进食欲、加速排泄、降低对各种疾病的易感性等。

2. 合理营养和平衡膳食 人类能够生存下来的必要条件之一,就是能不断地从外界摄取食物经消化吸收,获得维持生命所需要的能量和营养素。营养状况和人的身心健康密切相关,如果营养不良或摄取过多,都会损害人体健康,成为主要的致病因素之一,导致贫血、肥胖症、糖尿病、心血管疾病等。平衡膳食是指全面达到合理营养供给量的膳食。这种平衡包括总热量和热量来源(蛋白质、脂肪、碳水化合物)比例的平衡,以及各种营养素与生理需要的平衡。此外,平衡膳食还要根据年龄、性别、生理状况、劳动强度等作相应的调整。

3. 体育锻炼 生命在于运动,健康在于锻炼。适度的体育锻炼可以增强体质,防病治病。尤其是随着科学技术的发展,生产、生活日益现代化,许多繁重体力劳动逐渐为机器、仪表、电脑等机械化自动化设备所代替,人们劳动强度逐渐降低,由于体力活动减少,体内物质代谢的迟缓,肥胖症、心脏病等所谓的"运动缺乏症"便会接踵而至,威胁健康。经常参加体育锻炼不仅可以预防肥胖症,而且可以提高心脏的储备功能,增加血管弹性;增加肺活量,改善肺功能;提高消化吸收能力;增加运动系统功能;稳定神经系统功能,提高对刺激的耐受性。体育锻炼促进健康的功能已被大量的研究及事实证明。关键是如何培养经常锻炼的好习惯,制定适宜锻炼计划。

(二)危害健康的行为

危害健康的行为有三个特点:一是后天生活的习惯,是自愿的,即"自我创造的危害";二是长期稳定的行为,偶尔吸一支烟或某天高钠盐饮食不一定对健康造成危害;三是有明显的健康危害。这里存在一个行为判断标准问题。有统计学标准、社会标准及危险因素评价等几种比较成熟的危害健康行为的判断方法。常见的危害健康行为有不良习惯行为、A 型行为、成瘾行为、自杀行为、致意外行为、迷信行为与神秘行为等。

笔记栏

四、个人行为保健能力的培养

近半个世纪以来,随着工业化、城市化的到来,人们生活节奏日益加快,生活方式的改变,人类的疾病谱和死亡谱有了很大的变化,威胁人类生命与消耗医药资源最大的几种疾病,已经不是生物源性所致的传染病,而是与心理、社会因素、生活方式、个人行为密切相关的疾病。因此,加强个人行为保健能力的培养尤为重要。

1. 保持良好的心态 应该说每一种行为的产生,都有其内在的深层次的心理动机,因为病态的心理容易产生不健康的行为,所以,良好的心态是行为健康的基础。欲保持一个良好的心态,首先要有自知之明,对于自己的气质特征、智能结构、潜在能力以及在集体中的位置等,有一个客观的、正确的评价;其次是正确认识他人,多看别人的长处,为人际关系的发展打下良好的基础;再次,就是要在认知过程中不断提高自己;学会恰当的发泄,将负性情绪压抑在心中,显然是不妥的。消极情绪产生时,可以设法调节,诸如做一些自己感兴趣的事情、参加娱乐活动等。也可以适当地宣泄,如找知心朋友聊天,一吐为快或到深山无人处,大喊大叫。应该具有宽广的胸怀,对未来充满信心;同时,又实事求是地着眼于现在,分清主次,做好每一件工作。

2. 建立良好的人际关系 人是生活在由一定社会关系结合而成的社会群体之中,包括家庭、邻里、朋友、工作团体等,这些基本社会群体共同构成社会网络。人在社会网络中的相互关系是否协调,是否能相互支持,不仅是影响健康的因素,而且是健康的基本内容。人际交往是人类社会发展和人类生存不可缺少的社会环境。融洽的人际关系不仅可以获得情感上的支持,而且是获得其他社会支持的基础。现代人应该乐于交际,接触别人时应持积极态度,要能够理解和接受别人的思想感情,并要善于表达自己的思想感情;在集体中,应当既有广泛的朋友,又有一两位知己,而不都是泛泛之交。国外研究人员曾分别对 4000 多名健康状况良好的男女进行了长达 12 年的调查研究。研究人员依照他们的生活情况把他们划分为"社群活动活跃"和"与社群疏离"两大类。12 年的追踪调查发现,后一组的男性患严重疾病或在这段时间内死亡的人数比前一组男性高2～3倍。在女性方面，缺乏社群活动组患严重疾病或死亡人数比社群活动活跃组多1.5～2倍，与社会疏离程度越大，患病和死亡率越高。

3. 热爱并学会工作 一是工作能表现出个人的价值，获得心理上的满足。二是工作能使人在社会表现自己，以提高个人的社会地位。三是全身心地投入到工作中去可以免除低级趣味的影响。工作确实是美丽的，然而，现代社会生活节奏快，工作忙碌而机械，不少人精神长期紧张，因此，要学会合理安排休闲时间，变换休闲方式，让休闲日丰富多彩，真正收到恢复体力、调节脑力、增长知识、获得健康的效果。

4. 主动学习行为保健知识 人们受自己的知识结构和内容的限制，不可能自然而然的掌握全面而系统的行为保健知识。个体可以通过书刊、电视、各种健康宣传等加强健康卫生知识的学习，掌握识别危险因素的本领，并根据所处的环境来调整自己的行为，起到维护身体健康的保健作用。

（丁宝坤　张志群）

第五节　群体行为保健

群体健康是指一个群体整体健康的水平。通常用人口统计指标、疾病统计指标、身体发育统计指标综合评价一个群体的健康状况。

一、群体和群体的行为特征

（一）群体

群体的存在是人类社会活动的基本事实。每个人从出生到死亡，这期间都是生活并从属于家庭、幼儿园、学校、企事业单位、养老院等群体之中。而且一个人同时可能会是几个群体的成员，如一个人可能是家庭成员、学校成员、社会团体成员等。

作为一个群体，不仅是许多人的“聚集”，而且这些聚集在一起的人具有一定的、共同的心理特征，如群体的目标、群体的价值、群体的规范、群体的舆论、群体的气氛、群体的行为等。群体的心理特征是在群体的共同活动中形成和发展的，群体在相互影响下会发生相同行为。生活在这些群体当中的个人的心理特征和行为都会受到群体的影响。

（二）群体的行为特征

1. 大群体

（1）临时性大群体的心理行为特征。临时性大群体是由许多个体偶然聚焦而成。如急诊室的患者，病房里的病友，体育场的观众，音乐厅里的听众，火车上的乘客，交通事故发生后围观的人群等。临时性大群体人们聚集到一起的原因是偶然的，人们聚在一起的时间不是长期的而是短暂的。在临时性大群体里的行为的重要特点在于相互刺激，循环反应。

临时性大群体成员相互刺激、相互作用的方式有以下几种：

1）暗示：是指用含蓄的、间接的方式，对别人的心理和行为产生影响。在暗示作用下，往往会使受暗示者不自觉地按照一定的方式行动，或者无意识地、不加批判地接受一定的意见或信念。暗示者可以是个人，也可以是群体。暗示可以通过言语、手势、表情或是一定的物理环境等方式进行。

2）情绪感染：是一个人不自觉地、不由自主地对别人的情绪影响的接受。也就是说，一个人在别人的情绪影响下，产生与其相同的情绪状态。情绪感染能使群体中一个人的情绪状态蔓延到其他成员。

情绪感染的程度就整个人群来讲，受人们态度、信念、价值观及处境的一致性所制约。人群里的每个个体在态度、信念和价值观方面越是相近、越是一致，就越容易实现情绪感染，其感染的程度也就越高。如肿瘤病房里，若有一位手术后健康出院者，整个病房的病友都受鼓舞，增强治疗的信心。如一个病友死去，会使整个病房笼罩上悲哀、恐惧的气氛。

3）模仿：是指对别的言论、行动的复制，即重复或仿效别人的行为。模仿是社会学习的重要形式。

人类模仿对于人们掌握社会行为，对于人们之间彼此相互影响都具有重要意义。模仿是人类实现个体行为社会化的基本历程之一。

（2）稳定性大群体的心理行为特征：稳定性大群体是在一定社会历史条件下形成的，存在时期较长。如民族、阶级、工会、学会等职业团体，其中对人类心理行为影响最重要的是民族、阶级。

1）民族心理行为：民族是人们在历史上形成的有共同语言、共同地域、共同经济生活以及表现于共同文化上的相同心理素质的稳定的共同体。

民族是个体社会化的环境。一个人属于哪个民族，生活于哪个民族，那个民族的特点就是他的个性形成的条件，那个民族的历史经验，包括语言、风俗、习惯等文化因素，就是这个体社会化的重要内容。

2）阶级心理行为：阶级心理是由阶级的经济状况及其与生产资料的关系决定的，而这些心理特征又决定着人们的行为方式。如在资本主义社会，资产阶级在企业生产与商品销售的竞争活动中，形成了精明强干、勇于冒险、唯利是图等心理特征。当然这也和社会教育特别是学校教育及社会意识形态的支持有关。

2. 小群体 是指人数较少、成员之间有直接联系的群体。如学校的班级，军队的班、排，医院的病房等。小群体成员之间是面对面的直接接触。

每个小群体都是社会大群体的一部分，每个小群体都是把社会的、大群体的行为规范、价值观念传递给个人的“导体”。小群体作为个人活动的微观环境，并通过小群体实现同社会的相互影响。

小群体可分为正式群体和非正式群体。按群体活动内容性质不同，又可分为亲社会群体和反社会群体。

（三）群体对个体的影响

1. 社会促进作用与社会抑制作用 所谓社会促进（social facilitation）作用，是指许多人一起工作，可以促进个人活动的效率；相反，若有许多人在一起工作，降低个人活动效率，这就是社会抑制作用（social inhibition）。

如果大家一起进行活动或一起比赛，其效果比单独活动要好得多，如赛跑、歌咏比赛比个人跑步和歌唱会更好些，这称之为“共同行为者效果”。很多群体行为保健活动就是应用这个道理进行的。

2. 从众（conformity）或从众行为（conformity behavior） 又称为相符、相符行为。指个人在受到群体的压力，在知觉、判断、动作等方面做出的与众人趋于一致的行为。

3. 服从 群体中的个人按照群体的规范要求或群体领导的旨意而行动为服从（compliance 或 obedience）。这种行为是在他人、权威的命令、要求之下完成的，自己本不愿意的甚至是自己认为不应该做的行为。

4. 群体讨论与决议对个体的影响 在面对同样一个问题时，个人在群体场合和个别场合下，往往会做出不同的反应。当单独征求个别人意见时，人们的建议可能保守些；但当在群体场合，人们的建议可能会带有冒险性。

二、群体行为的干预

1. 开发领导的作用 领导的作用不仅表现在其所发挥的榜样作用，更重要的是具有决策作用，可决定工作方向，可给予物质、精神、组织上的倾斜与支持，能号召和组织成员。因此，开发领导、转变领导的思想观念，使其认识和理解行为保健的必要性、重要性、可行性和有效性，对开展行为保健工作、改变群体行为是至关重要的。

2. 动员群众参与 群体行为的改变依赖于群体中每个成员行为的改变，没有群体成员的参与，群体行为保健工作不可能取得成功。因此，必须通过各种舆论和宣传手段，发动群体中每一个成员参与，也只有当每个成员自觉地实施符合健康要求的行为，群体的良好行为才有可能得到长时间地巩固。

3. 培养骨干群体 骨干与群体中的成员关系密切，在群体中具有一定的威望，既可发挥示范作用，也可起到传播带头作用，还能协助对群体成员的行为进行监督与评价。因此注重培养骨干，使其成为群体成员的典型，就能以点带面、以局部带动全局，达到事半功倍的效果。

4. 利用舆论与规范的力量 群体的舆论与规范，有约束群体内每一成员的作用，使全体成员目标一致、行为一致，达到共同的利益，社会的舆论与规范，给群体一种外来压力，使群体利益符合社会整体利益。行为保健工作应充分利用舆论与规范的力量，对危害社会、他人健康的行为加以制止、纠正或予以惩罚，并以此教育他人，防止发展与再次发生。同时，通过社会舆论与规范的作用，提倡并树立行为保健意识，是非常有效的。

5. 应用竞争机制 由于群体成员具有群体的归属感和集体荣誉感，因此在群体间开展竞争可使群体成员感到一种来自群体外部的威胁与压力，增强群体目标的一致性和凝聚力，增强群体成员的主人翁意识，激发群体的强大力量，增进内部驱动力，有利于群体促进健康行为的形成与巩固。

三、几种特定群体的行为保健

（一）学校行为保健

学校行为保健工作很多。首先应进行多种

健康行为的指导,向儿童、青少年的学习和生活渗透。从学校政策、安全、营养、环境、控烟、个人卫生习惯、心理健康、卫生设施和社区参与等进行全方位的行为保健教育。

健康行为指导的目的是帮助学生把学到的卫生知识应用到日常生活中。主要通过卫生保健信念的改变和正确信念的形成培养学生正确判断和评价行为的能力,逐步形成良好的健康行为和习惯。因为习惯是逐步养成的,所以一旦形成则不易更改并可影响全部生活。个体行为习惯的好坏可影响个人、家庭和社会。在学校培养良好行为习惯有许多优势:①习惯的培养是年龄越小效果越好,因为年龄越小可塑性也越大;②学校既是有计划的教育机构,也是培养健康公民的场所,尤其教师的一言一行对学生具有权威性,所以在学校培养健康的行为习惯是最适当也是最有效的。

健康行为指导的形式包括集体指导和个别指导。集体指导的形式有很多种,如成立课外兴趣小组,作为第二课堂活动内容之一,也可结合班级、学校等集体活动,把行为保健内容穿插进去,让学生通过各类活动不仅对自己的健康状况和问题有深刻的认识,而且对环境卫生和疾病预防等形成正确的态度和养成良好的习惯。个别指导主要通过咨询方式,由于班主任能对学生有更全面了解及细微的观察,因此是咨询工作的主要承担者。

行为指导对学生卫生习惯的形成和巩固起着相当大的作用,为达到满意的效果,学校尚需与家庭之间保持经常联系。国外在不少学校中设立家长委员会,由部分家长义务轮流值班,帮助校方搞好行为保健教育,成为校方与家长间的桥梁,经常通过家访等活动了解学生在接受卫生保健知识教育后,在健康信念与行为方面的转变,从而为学校提供反馈信息。

(二)职业人群行为保健

据 WHO 资料,目前世界企业职工约占全球人口的 41%。职业人群是人类社会最富生命力、创造力和生产力的宝贵资源。他们的文化技术素养、身心健康和社会适应状态,将直接影响国民经济发展和进步,影响企业生存发展和社会稳定。因此保护和促进职业人群的健康是实现 2000 年人人享有卫生保健的重要组成部分。

职业人群的健康不仅受职业因素的影响,同时也受非职业因素如人的生物学特征、生活环境、行为和生活方式,以及卫生保健系统的影响。事实证明不少旨在纠正不良行为和生活方式的健康指导,如“戒烟”、“合理膳食”和“提倡体育活动”的行为保健项目,都起着增进健康和降低缺勤率的作用。美国的一项连续三年的“戒烟教育”活动结果统计,使参加活动者的缺勤率比未参加活动者降低 30%。因此完整的职业人群健康教育必须包括纠正能导致疾病的“病态行为”(illness behavior),如吸烟、吸毒等。

1. 戒烟指导 吸烟是心血管疾病、呼吸道疾病和肺癌的危险因素。职业人群吸烟不仅促使事故和因病缺勤率增高,且与某些职业危害因素有协同作用。如吸烟可增加接触铬、镍、石棉和铀工人诱发肺癌的危险度。吸烟的铀矿工人发生肺癌危险度为非吸烟同工种工人的 6 倍;而吸烟的石棉工人死亡率为非吸烟者的 10 倍。

此外,专家们还指出在作业场所吸烟对非吸烟同伴构成威胁。据研究被动吸烟者所吸到的颗粒物更小,更易进入深部肺组织,故实际危害更大。因此在职业人群中进行戒烟的行为保健时,还应强调保护非吸烟者的健康。

2. 合理营养 合理营养对工人的健康及劳动生产力起着十分重要的作用。在发达国家有许多疾病,如某些肿瘤、心脏病、血管硬化及糖尿病等都与膳食结构及过量饮食有密切关系。体重减轻,控制肥胖症,可使血压及血脂水平降低,从而减少发生上述疾病的危险度。如血清胆固醇水平降低 1%,可使心脏病发作死亡率降低 2%。美国 1983 年因心血管疾病死亡人数比 1963 年降低 39%,其中 30% 的降低应归于膳食结构的改善。

3. 节制饮酒 过量饮酒常导致工作及其他意外事故。据统计在某些工业化国家,50% 车祸、55% 谋杀、28% 婚姻暴力、40% 自杀、18% 烧伤及 23% 跌伤事故均与酗酒有关。在美国 51% 的工伤事故与过量饮酒有关;联邦德国 1962~1970 年对作业事故死者血样分析显示,40% 的死者血液中酒精浓度超过 500mg/L。

在工业化国家由过量饮酒所致缺勤、劳动生产力降低以及医疗费开支的增加亦十分明显。如美国职业人群约有 5%~10% 嗜酒或存在饮酒有关的健康问题。因此每年医疗费、工伤赔偿及劳动生产率降低所造成的损失约 116 亿美元。

此外过量饮酒与某些工业毒物如卤代烃类有协同作用,可加剧此类毒物对肝脏的损伤,促使诱发中毒性肝病、肝硬化以至肝癌。因此从事接触此类工业毒物的职业人群,应视为“高危人群”,作为进行戒酒或节制饮酒“健康教育”的重点对象。

4. 职业病的防治与保健 从事有害工种者的行为保健工作,必须依靠对职业人群的教育和行为规范实现。

(三)家庭行为保健

世界卫生组织《2000年人人享有健康全球策略》中明确指出:“健康首先从家庭,学校和工厂开始的。”文中把家庭列为第一要素,充分说明了家庭与人群的健康和疾病息息相关。要保证人体健康和预防疾病的发生,首先要从家庭做起,以家庭为单位,在人们生活的场所开展各种卫生保健活动。而家庭保健含义的重要因素就包括了家庭作为一个保健单位的概念。

1. 家庭 家庭是社会的细胞,每一个人都生活于自己的家庭中,家庭不仅对社会的完整和稳定具有重要意义,而且对家庭成员的生理与心理健康有很大的作用。了解家庭的基本知识是发现和解决家庭行为问题的基础。

社会学家认为,家庭是以一定的姻缘关系和血缘关系为纽带,建立在一定物质基础上的夫妻之间、父母子女之间相对稳定的结合体。这说明家庭首先是由特定的人所形成的稳定的团体,在这个群体中,夫妻关系是维护家庭的第一纽带,在此基础上出现的父母子女关系是第二纽带。家庭以婚姻而产生,以爱情、亲情为基础,并具有相当的社会功能。

从心理学角度,家庭是相互认可的个体形成的社会群体,在家庭中,家庭成员间相互依存,相互影响,家庭是每个人心灵的避风港,使家庭成员在纷繁复杂的社会生活中,有一片属于自己的、宁静的息心养性之所。

2. 家庭与健康 家庭对健康和疾病的影响可从以下几个方面来考虑。

(1)遗传和先天的影响:每个人都是一定的基因型与环境之间相互作用产物,许多疾病都可以通过基因而遗传下来,如血友病、地中海贫血等。一些影响健康的生理或心理特性也受遗传因素的影响,家庭成员在这些方面经常有遗传倾向的类似的品质。胎儿在父母怀孕期间就已经受到家庭的影响,家庭病理通过母亲的情绪而影响胎儿的发育。研究表明,怀孕期间严重焦虑的母亲所生的婴儿有神经活动不稳定的倾向;胎儿分娩过程中使用的一些手术操作也是一种危险因素;怀孕期间用药或射线照射等可造成婴儿发育障碍,给儿童的心身健康造成直接的影响。

(2)家庭对儿童发育及社会化的影响:家庭是人们生活得最长久、也最重要的自然环境和社会环境,是人心身发育的最重要阶段。研究证明,儿童躯体和行为方面的异常与家庭病理有密切的关系。例如,父母亲情的长期剥夺与自杀、抑郁和反社会人格障碍三种精神问题有关。3个月至4岁这段时间是儿童心身发育的关键时期,父母亲情对儿童的影响也最深刻,应该劝告家长尽可能避免在此期间与孩子长期分离,当分离不可避免时,就采取一些必要的措施,尽量减少儿童心灵上的创伤。在这一时期,父母的行为对儿童人格的形成有很大的影响,例如生活在父母因感情不和而经常打架或父亲经常虐待母亲的家庭中的儿童容易形成攻击性人格。研究表明,母亲与婴儿之间的产生早期接触对婴儿的发育十分重要,这种因产后早期接触而建立起来的母子亲和力可由母乳喂养来加强。另有学者指出,儿童成长不良的最常见原因之一是父母亲忽视儿童身体和感情方面的需求,在感情被剥夺的儿童体内,生长激素的分泌会明显减少。

(3)家庭对疾病传播的影响:疾病在家庭中的传播多见于感染和神经质。Meyer和Haggerty(1962)的研究表明,链球菌感染与急、慢性家庭紧张有关。病毒感染在家庭中有很强的传播倾向。呼吸道和肠道感染的频率随年龄增大而减少,结核病、性病、肠道寄生虫和皮肤感染也是很容易在家庭中传播的疾病。Buck和Laughton(1959)的研究证实,有神经性疾患的人的配偶也有产生与其相同的神经性疾患的倾向,而且,神经质母亲的孩子患类似疾病的风险性明显增高。

(4)家庭对成年人发病率和死亡率的影响:许多研究表明,对于成年人的大部分疾病来说,丧偶、离婚和独居者的死亡率均比结婚者高得多,鳏夫尤其如此。丧偶后的第一年中,丧偶者的疾病死亡率明显升高。Neser等(1975年)的研究发现,男性黑人的中风死亡率明显与家庭组织破裂如离婚、分居等有关,男性在35~44岁之间,随着家庭破裂的水平从最低升到最高,死亡率几乎增加了3倍。Medalie和Goldbourt(1976)发现,有严重家庭问题的男性产生心绞痛的概率比那些家庭问题较少的人高出3倍。

(5)家庭对疾病恢复的影响:家庭的支持对各种疾病尤其是慢性疾病和残疾的治疗和康复有很大的影响。良好的家庭条件对疾病的康复大有益处,家庭也常常影响慢性病患者对医嘱的顺从性。如在糖尿病患者的饮食控制中,家人的合作与监督是最关键的因素;脑中风瘫痪病人的康复，更与家人的支持密切相关。所以，家庭是行为保健的重要场所。

(6) 家庭对求医行为、生活习惯和行为方式的影响：家庭成员的健康信念往往相互影响，一个家庭成员的求医行为受另一个家庭成员或整个家庭的影响。家庭的支持也常影响成员求医的频度，某一家庭成员频繁就医或过分依赖于医生和护士往往表示家庭有严重的功能障碍。家庭中的成员具有相似的生活习惯和行为方式，一些不良的生活习惯和行为方式也常成为家庭成员的“通病”，明显影响家庭成员的健康。

(7) 家庭环境对健康的影响：家庭环境中比较重要的因素就是拥挤程度，过分拥挤的环境是许多疾病传播的条件。实际上，过分拥挤所引起的家庭成员的心身障碍远比对疾病传播的影响重要得多。过分拥挤可使家庭成员产生压抑感和沉闷感，使家庭成员之间的活动和交往无法保持适当的界限和距离，也常常使原有的矛盾激化且不易解决；孩子更容易接触到成人的弱点，难以与父母产生认同，在拥挤的家庭中长大的儿童常喜欢群居，不喜欢独自追求生活目标。由于家庭中没有足够的活动场所，儿童常喜欢成天在外游荡，这不仅影响亲情关系的发展，而且也不利儿童的社会化。另外，家庭与邻居的关系、社区环境卫生和治安情况等都会影响家庭成员的心身健康。

3. 家庭行为保健 家庭行为保健的内容十分广泛，几乎涉及卫生与保健的每一个方面，贯穿于整个日常生活。我们在开展家庭行为保健指导时，可着重从家庭环境卫生、生活方式、心理卫生、防病知识、安全教育、生殖与性教育等方面加于考虑。

(1) 家庭环境卫生教育：在人的一生中，有一半以上时间生活在家里，家庭环境的好坏，对家庭成员的健康有着十分重要的影响，因此，怎样创造一个美好的家庭环境，应是家庭行为保健的重要内容。

家庭环境应包括居室的内部环境和外部环境。随着社会经济的不断发展，目前我国无论农村和城市，居民的住宅条件都有了很大的改善，部分农村和城市居民的住房条件，已达到了相当高的水平。但就健康对家庭环境的要求而言，无论是住宅条件如何，都还存在着不利于健康的家庭环境问题。有的不利于健康的因素，可能从建造房屋之始就已经存在，有的可能存在于装修过程中，有的则存在于我们日常对家庭环境的管理中。针对农村与城市不同的状况，针对每个家庭的具体问题，家庭环境保健的具体内容包括以下几个方面。

1) 关于住宅建设方面的内容：居民住宅的选址要求，住宅周围的环境布局，农村庭院的布局，住宅建造应注意的具体问题，住宅的给水与排水布置，农村居民建房还要考虑厕所与禽畜厩的布置，住宅的通风、采暖卫生要求以及室内的采光与照明要求，绿化美化要求等。

2) 关于住宅装修方面的内容：室内装饰材料的选择，某些装饰材料可能在短期或长期对人体健康造成危害，家庭厨房的布置，居室色调与健康的关系，床位和家具的合理摆放，老年居室的布置，儿童居室及写字桌的正确布置，灯具的选择等。

3) 关于家庭室内外卫生的内容：居室空气消毒的物理、化学、生物等方法，如何测试和调整居室微小气候，注意开窗透气，扫地除尘应注意的问题，怎样保护厨房的卫生整洁，卫生间的卫生要求。居室养花与空气的关系，庭院绿化与空气净化和气温、气湿的关系，怎样保持庭院的卫生与整洁，注意清扫楼道等室外公共卫生区域等。

(2) 生活方式教育：广义的说，生活方式包括人们物质生活活动、政治生活活动、精神文化生活活动、社会交往活动、日常家庭经济活动等，即除了物质生产以外的一切行为方式。狭义的说，指衣、食、住、行、娱乐等人们的日常生活习惯和活动方式。生活方式对人们的健康产生着极其重要的影响。

家庭行为保健应格外重视生活方式教育，因为人们日常生活的活动，大多数是在家庭中进行。另外，一个人比较稳定的生活方式的形成，往往需要较长的时间。通过家庭成员之间的相互教育，相互影响和相互监督，尤其是家长对子女的言传身教，比其他形式的健康教育，更有利于建立良好的行为生活方式。

1) 饮食行为：饮食行为对人的健康有直接的影响，由于人体所需的能量和各种营养物质都来源于饮食，因此饮食的品种、数量、质量、卫生状况以及膳食方式都对健康产生着重要影响。如高钠盐饮食、饮酒等是引起高血压的危险因素；膳食不合理会导致营养不良或肥胖；不注意饮食卫生会引起食物中毒及多种肠道传染病与寄生虫病的发生。因此培养良好的饮食习惯，如不暴饮暴食，不偏食等是生活方式教育的重要内容。

2) 起居及日常行为习惯：人生大约有三分

之一的时间是在睡眠中度过,而起居习惯往往影响着人的睡眠质量。尤其是儿童,形成有规则的起居习惯,对睡眠、健康、学习都有重要影响。起居行为保健教育应包括以下内容:布置符合卫生要求的居室,正确地掌握起居时间,根据不同季节调整冷暖适度的卧具,养成有利健康的睡眠姿势,孩子睡眠的卫生要求,老年人起居的注意事项,建立起良好的起床后与睡觉前的洗漱习惯等。

家庭行为保健应该重视日常生活行为的培养,尤其对孩子,要从小建立良好卫生习惯,如科学的刷牙习惯,饭前便后洗手习惯,行、走、坐、卧的良好姿势、爱清洁、勤理发、勤洗澡、勤剪指甲,良好的用眼习惯等。戒除不良习惯,如儿童的吸吮手指、咬指甲,用脏手揉眼睛、拿东西吃、挖鼻孔,蒙头睡觉、睡懒觉、不按时睡觉,边吃饭边说话,爱吐唾沫、随地吐痰、随地大小便,做作业姿势不正、长时间玩电子游戏机等不良习惯,这些习惯只有在家长的教育监督下才能戒除。许多成人的不良习惯,往往又要利用儿童的监督来纠正,如吸烟、酗酒、开酒瓶用牙咬、用自己的筷子给客人夹菜、用手指沾唾沫点钞票、翻书、用抹布揩清洗过的饭碗、赌博等。

起居和日常行为习惯的教育,无论是良好习惯的建立或不良习惯的改变,家庭行为保健是最经常和最有效的。其具体的教育内容在不同的家庭要根据家庭成员的不同行为习惯酌情而定。目前,控制吸烟及防范吸毒等不良习惯,已成为家庭生活方式教育的重点之一。

3) 休闲、娱乐方式:在人们的日常生活方式中,休闲、娱乐方式对健康也有极为重要的影响。随着时代的进步,经济的发展,人们的休闲时间和娱乐方式越来越多,适当的娱乐能减轻疲劳,放松紧张的情绪,有利于人们的身心健康。相反,不良的娱乐方式,或娱乐时间不当,则会有损于人们的身心健康,甚至危及人们的生命安全,如不适当的卡拉 OK 或听音乐时声音过大,能导致头昏、心悸、失眠、听力减退等;儿童玩一些玩具时也会造成意外损伤,放鞭炮、烟花引起的损伤事故则更多。因此,在家庭中不能忽视休闲、娱乐方式的行为保健教育。

其具体内容可以包括以下一些方面:认识有益于健康的娱乐活动,懂得音乐与身心健康的关系,会在不同条件和心境下选择适宜的音乐,知道舞蹈对健康的益处及跳舞应注意的卫生,懂得看电视的学问,避免电视综合征,明白情绪与健康的关系,能很好安排下棋、书画、集邮、种草养花、钓鱼等有益健康的活动。

4) 健身运动:生命在于运动,运动锻炼是现代生活中重要的保健方法之一。运动健身的方法有多种多样,从健身操到跑步、爬山、游泳以及各种球类活动,到中国特有的武术、气功等都有极其良好的保健作用。但目前我国能每天都坚持一定量的运动锻炼的人,按人口总量的比例来看并不多,国家倡导的全民健身运动到目前尚未真正普及。另一方面,部分重视锻炼的人,尤其是一些离退休老人,由于不能掌握适合自身情况的方法及适宜的运动量,又往往因运动不当而导致对健康的损害,甚至引发疾病。因此,健身运动指导也应成为家庭保健的内容之一。

健身运动的项目很多,每个家庭成员可根据具体情况,选择适宜的运动项目、运动时间和运动强度。

(3) 心理卫生:这是家庭行为保健的重要内容。首先,在家庭中应当有一个良好的气氛,使每一个家庭成员在愉快、积极的情绪中生活。其次,是家庭成员之间相互关心,相互帮助,营造一个和睦融洽的氛围。无论夫妻之间还是父母与孩子之间的矛盾冲突,都能及时得到解决,保持家庭的正常生活不受破坏。此外,要在行为生活方式中,防止猜疑敌视、情感冷漠、经常争吵、暴力、出走、遗弃或自杀行为的发生。

(4) 预防疾病:这是家庭行为和保健的另一个重要内容。预防疾病,保障健康是家庭生活的基线,不断地学习和掌握防病知识,在生活方式方面严格要求每个家庭成员,自觉地预防疾病,养成良好卫生习惯,以实现健康保证。如饭前洗手,每天刷牙等。

(5) 安全保健:由于现代社会生活中,很多不安全因素,如车祸、事故等,都能对人的健康带来不利的影响。因此,从行为上进行安全保健,是十分必要的。如遵守交通规则、防火防盗等,避免事故和灾害。

(6) 生殖与性保健:这是家庭中不可回避的问题,在生殖和性保健方面的行为内容也非常现实,为了实现优生优育,必须学习和了解科学的生育知识。此外,为了保障健康,在家庭中必须从行为上严格杜绝不道德性行为的发生。

(*刘克俭　丁宝坤　顾瑜琦*)

第六节　社区行为保健

所谓社区(Community)即是若干社会群体(家庭、氏族)或社会组织(机关、团体)聚集在某

笔记栏

一地域里所形成的一个生活上相互关联的大集体。世界卫生组织曾提出的概念是一个有代表性的社区,其人口约在10万~30万人之间,地域面积约在0.5万~5万平方公里之间。而我国城市里的社区指街道、居民委员会,农村的社区则指乡镇、村。判定社区可按以下两个方面特征:①在结构上社区是一个地理和政治明确划定的局部区域;②在功能上它是由有认同感和归属感,并有共同文化传统的居民所组成的地区。社区构成的基本要素包括:人群、地域、生活服务设施、特有的文化背景和认同意识、生活方式、一定的生活制度和管理机构。由此可以看出社区并不完全等同于“行政区划”,社区是有组织的实体,它包含了人类社会生活的基本内容。因此,社区又是人类宏观社会的缩影。

社区的主要特征如下:

(1)社区是人们生产和日常生活的基本环境。人群的社会生活多在所属的社区范围内进行,因此,社区内的学校、机关、商场、医院等社会机构有特定的社会职能,即为社区居民的基本生活需求提供服务,并促进社区的协调发展和稳定。

(2)社区具有管理和制约作用。因为人们总是在特定的社会范围和生活方式中生活,所以社区内的行政管理体系、管理制度、文化习俗、社区群体意识和行为规范就从不同方面制约和干预社区人群的行为和生活方式。

(3)社区具有促进社区成员间的协作和支持的凝聚作用。长期生活或工作在一起,使人们自然形成了“我是某社区成员”的意识,在心理上有一种潜移默化的归宿感、责任感和趋向性。通过社区组织和社会动员,引导社区群众积极参加社区各项活动,可以实现个人、家庭、社会团体间的互助,推进社区的发展和进步。

(4)社区是社会的缩影,通过社区能反映出诸多社会现象和社会问题,而这些问题通过具体有效的社区行动能够得到解决。

一、社区健康及其影响因素

社区健康是指社区居民这一特定群体的健康状况。随着对人类健康与社会发展相互关系的认识不断深入,社区健康已成为社区发展重要目标和综合实力的重要标志。

社区健康的影响因素很多,分析其影响因素,是认识社区健康的基础,是实施社区保健的必要前提。健康的整体观认为,健康是许多因素相互制约、相互作用的结果。现代医学将影响健康的因素归纳为生物学因素、环境因素、卫生服务因素、行为与生活方式因素四大类。

1. 生物学因素 从古代到本世纪初,人类死亡的主要原因是病原微生物引起的传染病和感染性疾病。某些遗传或非遗传的内在缺陷、变异、老化也可导致人体发育畸形、代谢障碍、内分泌失调和免疫功能异常等。在社区人群中,特定的年龄、民族、婚姻、对某疾病的易感性、遗传危险性等人群特征,是影响该社区健康水平的生物学因素。例如,随着社会老龄化,社区中的老年人越来越多,老年生理、心理等因素决定了他们对行为保健服务的需求和依赖远远大于其他人群。因此,社区老年行为保健是一个亟待发展的领域。

2. 环境因素 由于人总是在自然与社会环境之中生活,因此,人类所有健康问题都与环境有关。当今世界所面临的三个社会问题:污染、人口和贫困,每个问题都严重威胁着人类的健康。社区的地理位置、生态环境、住房条件、基础卫生设施、就业、邻居的和睦程度等都不同程度地影响着社区的健康。社会环境涉及政治制度、经济水平、文化教育、人口状况、科技发展等诸多因素,良好的社会环境无疑是人民健康的根本保证。

3. 卫生服务因素 卫生服务是卫生医疗机构和专业人员为了达到防治、促进健康的目的,运用卫生资源和医疗保健手段向个人、群体和社会提供必要服务的过程。卫生服务的范围、内容与质量与人的生、老、病、死以及由此产生的一系列健康问题有直接关系。因此,社区卫生服务的提供与利用对人的健康有至关重要的作用。加速卫生服务体制的改革,大力发展城市社区卫生服务,在农村继续推进初级卫生保健工作,是实现人人享有卫生保健的一条根本性措施。

4. 行为与生活方式因素 生活方式(life style)是指在一定环境条件下所形成的生活意识和生活行为习惯的统称。这是一个综合概念,是生活的一切社会条件与在这些条件下形成的个人动机,需要相互作用的结果。大量研究表明,在现代社会里,不良生活方式和有害健康的行为习惯已经成为危害健康,导致疾病的主要原因。如吸烟、酗酒、缺乏锻炼、不良饮食习惯等,由这些因素导致人群中高血压、冠心病、糖尿病等“现代生活方式病”的患病率不断增高。1992年WHO估计,从全球看,生活方式占死因比,发达国家为70%~80%;发展中国家为40%~50%。

上述因素综合作用的结果,决定了社区居民的健康与疾病状态。因此,了解和掌握社区健康的影响因素使我们在进一步认识人类健康的整体性的基础上,懂得人与自然和社会环境的统一。由于人在与环境的相互作用过程中,是有主动性,因而个人和群体的自我保健意识和健康相关行为,成为现代健康的关键。

二、社区行为保健

社区行为保健指在社会基层开展一系列有利于健康的行为保健活动,它不但包括增加社区中有利健康的行为因素,并以此提高人的抵抗刺激的能力,还包括为病人提供有益的社会行为支持等内容。

社区行为保健指导要在分析确定整个社区健康问题的基础上,确定社区内各场所要解决的问题,明确所要干预的危险因素,培训社区骨干。社区行为保健指导需要社区行为保健人员与社区领导和代表一起来设计和发动一系列干预活动,建立行为保健领导组织和干预网络,制定干预活动计划,针对不同对象和不同层次人员进行培训,分阶段开展干预活动。

社区要大力传播健康信息,宣传社区文化和准则,提高社区居民健康意识,促进社区成员行为和生活方式的改变,建立社区行为保健的组织管理体系,有目的进行工作的组织和管理,在政策支持下创建健康的支持性环境,如组织街道社区的晨练和文体活动;提供文体活动用品、设施和活动场地;建立血压测量点,为居民测血压服务;对性病病人,HIV感染者不歧视,创造安全宽松环境;为戒毒者建立戒毒的社区教育网络;健康宣传活动,倡导“不吸烟、少吃烟盐,合理膳食,经常运动”,“自尊自爱,不吸毒,不滥交”等健康生活方式;提供健康营养条件,如老年营养餐桌,学生营养餐,低钠盐;无烟草广告,创建无烟单位,无烟学校,无烟家庭,公共场所吸烟等。

(丁宝坤　熊光练)

思考题

1. 何谓行为保健,其原理如何?
2. 行为保健包括哪些主要内容?
3. 如何培养个人行为保健的行为?
4. 怎样实施社区行为保健?
5. 如何做好家庭行为健康指导?

第 9 章　临床行为医学

第一节　临床医学与行为医学

临床医学研究各种疾病的诊断、治疗，并把研究结果付诸实施，以保障大众的健康。临床医学实践中每一个环节都与行为医学有密切关系，医生面对的不仅是疾病与病变的器官，而是具有社会、心理、行为特征的患者；从个体患病到寻求康复的过程中，包括对疾病的感知、体验、归因、求治、医患接触、遵从治疗等。

一、疾病行为

从生物医学模式的角度来看，疾病是指机体在一定条件下，由致病因素引起的一定部位或层次的结构、功能发生异常变化，出现复杂的、有明显症状和体征的病理过程的状态。仅从机体本身的病理变化来认识，是狭义的疾病观。

而生物-心理-社会医学模式则从患者的生物、心理、社会等方面进行全面的研究。它认为，人是身体和精神的结合体，一个人的身体状况会影响到心理状态、情绪、行为表现，反之亦然。疾病是机体与环境之间动态的相互作用，包括身体和精神两方面，无论其是否严重，都会破坏一个人的身体和心理平衡状态，产生相应的改变。

（一）疾病的概念

健康与疾病是医学中最基本的一对概念，医学研究和医学服务也都是围绕着健康和疾病的问题而进行。疾病是机体在一定条件下，由于致病因素的作用，造成机体发生复杂的机能、代谢和形态结构的异常变化，这些变化又可使机体各器官系统之间以及机体与外界环境之间的协调关系发生障碍，从而引起症状、体征和行为的异常，特别是对环境的适应能力和劳动能力的减弱甚至丧失。从这个概念可以看出，疾病不仅包含躯体疾病，也包含各种精神疾病和心身疾病；致病因素不仅包括生物学因素，也包括各种心理和社会环境因素；疾病造成的异常变化，不仅引起躯体方面的症状和体征，还可导致认知、情感、意志和行为等心理活动出现不同程度的障碍。

需要指出的是，我们还要区分一个很容易与疾病相混淆的概念-病感。病感是一种不能直接加以验证、而是以症状形式表现出来的异常主观体验或感受状态。病感可以由躯体疾病引起，也可来自于（或引起）心理与社会功能障碍。病感通常影响人的整个身心状态，并成为人们求医的原因。但是否有病感及病感的程度与疾病的实际情况并不等同。如有的人有病感，医生却无法认同他的主观体验，即得不出任何关于疾病得判断；又如有得人觉得病感很严重，医生却认定他的患病程度十分轻微。而疾病虽可引起病感，但也可以在没有产生病感前就已经存在，因为并不是所有的疾病都有症状、体征和社会行为的异常。例如，早期的动脉粥样硬化、早期结核病甚至早期癌症，都可能没有相应的症状和体征，即患者可能没有病感，只是当仔细检查时才能发现患病的事实。

随着健康观的转变，“患者”的概念不仅包括经医生检查证实确实患有某种疾病的人，也包括没有可证实的疾病，但有病感的人。因此，解除或减轻病感同治愈疾病一样，都是医学的重要目标。

（二）疾病行为的概念

疾病行为（illness behavior）是指个体处于疾病状态或有病感时表现出来的行为。一般而言，疾病行为可分为以下几种：

1. 主动疾病行为　主动疾病行为是指个体无论是否患有疾病，稍有病感时即表现出明显区别于健康人的行为。如对工作、学习和日常生活的适应能力下降，或放弃自己的责任和义务请求家人的照料，或主动去寻求医疗机构和专业人员的帮助等。一些对自身健康特别关注的个体、疑病症个体、有药物依赖的个体等所表现出的疾病行为通常属这一类。

2. 被动疾病行为　被动疾病行为是指个体尚未对自己所患疾病产生病感，或有病感但对所患疾病的严重程度认识不足，或出于其他原因不愿表现病感的行为。此类个体大多对病痛的耐受性较强，认为头疼脑热乃“日常小事”，对某些疾病的潜在威胁并不在意。有些个体因扮演家庭、社会中的重要角色,常常全身心地投入自己对家庭或社会所承担的责任和义务中,对某些身体上的不适无暇顾及,或因不愿引起亲人担忧而将病感掩饰,往往在不得已时,才由他人催促就医。

3. 医源性疾病行为 此类疾病行为较多地发生于受暗示性较强和具有疑病素质的个体。如有的患者因炎性反应引起咽喉肿痛,就根据医学资料上有关食管肿瘤的症状描述,猜测自己病情严重,随后便出现吞咽困难等一系列相应病感,并表现出食水不进等典型的"医源性"疾病行为。

二、病人角色

(一) 病人角色的概念

角色(role)是指处于一定社会地位的个体遵循社会的期望,适应社会环境所表现出的行为模式。医学社会学家 Parsons 在 1951 年首次提出病人角色这一概念,主要包括四个方面:

1. 对自身的健康状态不负有责任 疾病是超出个体自控能力的一种状态,患病个体没有能力完成社会角色和任务,他们想要康复却力不从心。因此必须对想要康复的个体进行一定的治疗。

2. 暂时免于正常义务 患病个体没有能力完成其社会责任,可以合法免去完成社会正常角色的任务。免除的范围取决于所患疾病的性质与严重程度,病情越重,免除义务的范围就越宽,反之亦然。

3. 不符合社会需要 患病是一种不合乎社会需要的状态。患病个体必须、而且有义务努力康复。多数情况下,康复单靠自身的力量很难达到,这就要求患病个体必须与他人合作。在这种情况下,患者可暂时地、合法地摆脱正常任务和角色责任,同时他必须承担努力尽快康复这一新的义务。

4. 寻求有效的帮助和配合 患者都希望自己能迅速、彻底地康复。这就要求患病个体必须寻求有效的帮助,齐心协力,将自己从无力的疾病状态恢复到健康状态。一般来说,社会上患者所要寻找的有效帮助就是医生,患者要与医生配合,遵守医生的建议。

总之,患病个体不对其所患疾病承担责任,并暂时地、有条件地免除一些正常的义务,在免除义务的同时患病个体还必须努力寻求痊愈。

笔记栏

(二) 病人角色的权利和义务

1. 病人的权利 病人的权利指患者在患病期间应享有的权利和必须保障的利益。这包括:①平等的医疗权;②疾病的认知权;③知情同意权;④隐私保护权;⑤免除一定社会责任;⑥诉讼权和赔偿权。

2. 患者的义务 患者在享有上述权利的同时,也应该履行一定的道德义务,对自身健康负责,对他人和社会负责。比如有保持和恢复健康的责任,积极接受、配合诊治的义务,遵守医院各种规章制度的义务,支持医学科学的义务等。

三、求医行为

求医行为(behavior of seeking medical help)是指人们观察到自己身体不适或出现了某些症状之后,寻求医疗帮助的行为。人们对症状的感受、决定是否求医受以下因素的影响:

(1) 症状在人群中出现的频度,即常见性和罕见性。

(2) 症状对一般人来说是否熟悉,是否重视。

(3) 症状是否易于判断。

(4) 症状或该疾病的预后。

(5) 症状或疾病给人的威胁有多大,或由此带来的损失有多大。

总之,人在一生的不同时期都会体验到症状,对症状的严重程度以及是否需要求医的认识,与文化、种族、年龄、性别、症状本身的严重程度、患者的其他背景等有关。

(一) 求医行为的过程

求医行为的过程包括症状的体验与认识阶段,接受病人角色的阶段,做出求医决定与寻求医疗帮助的阶段。这三个过程是互相影响。

1. 症状的体验与认识 对症状的体验与认识是求医行为的第一步。有病感的人不一定求医,但求医者首先要有病感。患者通常从三个方面体验症状:①个体感到身体有疼痛或不舒服的地方。②承认一些情况,如疼痛、不舒服是症状。③情感上承认有威胁生命的疾病状态。

2. 接受病人角色 症状被确认后,患病个体面临着是否接受病人角色。患病后,当患者逐步体验到病感,他会渐渐接受患病的现实,即接受病人角色。只有这时,患者才能更好地配合诊疗。

3. 求医决定与寻求医疗帮助 接受了病人角色的患者会对自己的病态做出反应。求助是患者对疾病最常见的应对方式之一。在做出求助决定前，患者往往要权衡利弊，因为求助行为伴随着代价。

(1) 心理代价：求助者首先要以损耗自尊为代价，承认自己的无能或是弱者，同时还要准备承受因求助被拒绝而带来的自尊伤害，所以求助前多数人都会感到窘迫。由于社会赋予病人角色的特殊权利，求医行为给患者带来的自尊伤害相对较轻。但医生的态度、技术水平等可对患者的心理状态产生较大影响。

(2) 社会资源代价：求助者还会考虑被求助者可能要求回报，如无法回报被求助者，求助人会感到内疚。另一方面，求助者也可能担心资源损耗而抑制求助行为。

(3) 其他代价：包括经济、精力、时间的损耗等，尤其是经济的损耗，即求医的花费与病后经济收入减少等都是求医决定时反复权衡的重要因素。

(二) 求医行为分类

患者的求医行为通常分为主动求医和被动求医。主动求医是出于个人的自觉要求和主动行为，被动求医则是强制性的非个人意愿的行为。

主动求医行为的病人角色，指就诊者在正常情况下有病症或疾病感以后，以治疗疾病、维护健康为目的来求医的。临床工作中还可见一种非正常的主动求医行为，如有的人为了取得劳保待遇或变换工种等，主动求医以谋取某种权利或免除义务。

被动求医行为的病人角色，包括被强制送进精神病院的精神病患者、患有传染性疾病需要隔离的患者，婴幼儿患者及处于昏迷状态的危重病人等。

(三) 延迟就医或不求医的原因

求医行为实际上是一种带有社会意义的决定。个体一旦采取求医行为，便等于向社会承认自己是一个患者。延迟就医或有病不求医比较常见，其原因包括：①患者及其家属因缺乏足够的医学知识，否认患者有病；②患者认为自己的病症不严重，或认为自己的抵抗力强；③患者恐惧、害羞或怕影响其个人利益，如医生的诊疗水平低，诊断不清或误诊，医生对待患者粗暴、冷淡等，都使患者对就诊产生惧怕感或失去信心；④经费、时间、交通等方面的原因，比如，工作忙没有时间就诊等。

(四) 反复求医的原因

(1) 患者对自身健康特别关心、敏感，自觉病情较实际情况严重。

(2) 患者有疑病症，怀疑自己得了重病，对于阴性检查结果不满意，要求重复检查或做一些不必要的检查。

(3) 心理疾患躯体化表现。患者在心理应激状态下常表现为躯体障碍，检查却未发现器质性病变，未能找到有效而适当的治疗方法，反复就诊。

(4) 患者对医生不信任，或对医生的一般性解释不满意，反复就诊。

(5) 患者因长期使用某种药物而产生依赖，反复就诊是为了得到这些药。

(6) 有的人因“患病”而继发性获益，如经济赔偿、长期休息或可借此回避其他矛盾等，因此他们反复找医生以便开具诊断证明书。

四、遵医行为

遵医行为是指人们为了健康的目的，按照医务人员的指导而发生的行为。病人的遵医行为是指病人对医嘱的依从性。良好的遵医行为对疾病的诊疗和预后有重要意义。因此，分析不遵医行为的原因，并进而有的放矢地提高遵医率，对于提高疗效，促进患者健康极为重要。

患者的不遵医行为主要有以下原因：①患者对医生的满意程度；②患者对医嘱内容的理解；③患者对医嘱内容的记忆程度；④治疗效果、过程及费用；⑤患者的主观意识及行为自控性。

因此，提高患者的遵医率，需要社会、患者和义务人员多方共同努力。从社会的角度而言，应该进一步健全医疗保障体系和制度，切实降低医疗费用，使患者能够负担得起诊疗费用。同时应通过各种媒体和相关机构加强健康教育，使患者树立正确得保健意识，从而对有关生活方式调整的医嘱更自觉遵从。作为患者应学习了解一些医疗保健常识，并及时与医务人员交流思想，消除诊断、治疗过程中的顾虑的基础上积极主动地配合医生的诊治。作为医务人员则应从一下几方面努力：①提高医护质量，建立良好的医患关系；②增强患者对医嘱的理解、记忆和执行；③调动患者的主观能动性。

五、医疗行为

医疗行为有广义和狭义之分。广义的医疗行为泛指能促进人类健康和防治疾病的一切活动。狭义的医疗行为主要指诊疗行为。

诊疗行为是指通过医患之间的行为互动，从而达到为患者诊治疾病的目的。诊疗行为的重要性体现在直接为患者服务，为患者解除病痛，是医学存在和发展的目的。

（一）医生角色

医生角色（role doctor）是指在医疗保健组织系统中掌握医疗卫生知识和医疗技能，进行防治疾病工作的专业人员。

1. 技术上的专业性 技术专业性是通过医生所获得的社会地位来体现，社会地位根据所接受的技术训练程度和实际工作能力获得。医生作为保护人体健康的象征性代表，其技术能力和威信被大大地提高，公众对于医生的敬畏也来源于此。

2. 感情上的中立性 为了更好地实施诊疗行为，医生角色在感情上应当具有中立性，这意味着要与社会保持某种距离，防止医生在诊疗过程中产生主观性。医生要站在患者的角度来看待问题，体验患者的情绪反应，同时要防止感情过度卷入，以免影响或放弃客观地考虑疾病诊断及治疗技术。在诊疗实践中，医生既要表现出同情心，但又不能与患者共感情；应该理解患者的感觉，但不能体验这些感觉。

3. 公平性 专业医生应在不考虑他们的社会特点的前提下，同等地治疗所有同类疾病的患者，即对患者一视同仁，给予他们疾病所需要的治疗和照顾。患者的外部特点和社会经济地位、种族、职业、文化或婚姻状况等都不相同，这些很可能影响医生对患者个人的看法和态度。医生角色的公平性，要求各种社会背景的病得到同样的（公平的）治疗。

4. 职能的专门性 医生的行为范围应受到严格地限制，禁止他们把职能行为范围扩大到医务工作以外的其他地方。这是因为医生的技术专长和权限在医务工作方面，而不是在社会、宗教等其他方面。如果不坚持这种限制，就可能发生患者没有受到应该获得的医疗照顾或者患者被医生利用等现象。

（二）医生的权利与义务

1. 医生的权利 法律、道德所赋予医生的权利是指医生依法行医的权利和享受的利益。道德上的权利是指道义上应享受的利益和允许行使的权利。

（1）诊治权：具有行使其权利的自主性，行使权利的权威性和行使权利的特殊性，为了诊治的需要，医生有权得到关于患者的现病史、既往病史、遗传史、生活方式和个人隐私等信息，有宣告患者死亡、隔离等权利，除非有适当理由，医生的这些权利应受到足够尊重，并受法律保护。

（2）特殊干涉权：医生在特定情况下，限制患者的自主权利，实现自己意志以达到对患者应尽责任的目的。特殊干涉权不能任意行使，只有当患者的自主原则与生命价值无害原则、有利原则、无伤原则、社会公益原则发生矛盾时，医生才可以使用这种权利。

（3）工作和学习的权利：医生有工作、学习、生活受保护的权利，有接受合理报酬的权利，有获得进修、考察、深造的权利。

（4）参与权：医生有权关心医疗卫生事业的发展，对预防保健、医院管理、卫生措施等问题提出建议和参与实施。医生有权参与国家卫生战略目标、方针、政策的制定，提出自己的意见。

2. 医生的义务 医生的义务是指医生对患者、社会所负有的法律和道德职责，概括起来有以下几项。

（1）对患者尽职尽责：维护患者的健康，减轻其疾苦是医生最基本的责任和义务。医生的一切行为都要有利于患者的利益和健康的恢复，以医学知识和治疗手段，尽最大努力减轻或解除患者的痛苦。不能因任何理由拒绝或推卸为患者诊治的责任。

（2）为患者尽义务：在任何情况下，医生都应该自觉地履行职责，把它变成自觉的行为。

（3）解释、说明病情与医疗保密：医生在进行解释和说明时，既要让患者了解有关情况，又要避免对患者造成心理上的伤害。医生有医疗保密的义务，一方面是为患者保守秘密，如患者的隐私；另一方面要对患者保密，如有些病情让患者本人知道后会造成恶性刺激，加重病情或使病情恶化，就需要对患者保密。

（4）社会责任和义务：医生不仅要为患者个体尽义务，还要考虑其他人和整个社会，当两者发生矛盾时，医生要以群体和社会利益为重，尽量说服患者使个人利益服从社会利益。

（三）临床诊疗道德

临床诊疗在整个医学领域中占有重要的地

位。在临床诊疗过程中,医生通过采集病史,进行各种医学检查,搜集患者健康状态的资料,加以归纳分析,做出概括性判断和采取治疗措施。临床诊疗道德是医德规范、医德原则和医疗技术统一、和谐运用于临床实践的职业道德,包括临床治疗过程中的一般道德和专业技术工作的道德,贯穿于临床诊断、治疗、护理和康复工作的始终。

诊疗工作应遵循的最基本原则是:①患者第一原则,医生要有为患者解除病痛的决心,设法为他们根除疾病。同时,还要同情患者、体贴患者,坚持患者第一原则,尽可能给患者以帮助。②维护和尊重患者的医疗权利。任何时候不得以任何借口拒绝患者合理的求医要求,在科学和条件允许的范围内,努力满足他们的诊疗要求。当某些诊疗措施可能给患者带来暂时性痛苦。但又确实需要时,应对患者做耐心细致的说服解释工作,以取得他们的理解和合作,不应迁就患者而贻误治疗的时机。③平等待人。不能因患者的性别、年龄、文化程度、社会地位、财富多少、权势大小、衣着外貌、亲疏关系等不同而态度不同。不应接受酬礼,更不应向患者索取报酬礼品等。④对患者提出的意见要求,要认真对待,根据具体的情况给予不同处理。合理而有可能满足的,应努力去办;合理但无法满足的,应予以说明解释;不合理或无法满足的,要坚持原则,耐心说服教育。⑤医生在患者的病痛、伤残、伤亡面前,要保持严肃、同情的态度,做到言谈文雅有度,举止稳重端庄。要使用礼貌性、安慰性、解释性、鼓励性和保护性语言,以取得患者的信任,调动患者的主观能动性,积极配合治疗。

诊疗工作应遵循最优化原则。选择治疗方案时,以最小的代价获得最大的效果。医生在进行临床思维和实施诊治方案时,要根据实际情况,因人、因病、因地、因时而异。既要考虑近期疗效,也要考虑远期疗效。为了达到某种诊疗目的,还需顾及所采取的手段给患者带来的痛苦和后果,考虑患者的经济利益。在保证医疗效果的前提下,在医疗技术所允许的范围内,选择疗效最好,痛苦最小、花钱最少的诊疗手段。

另外应遵循身心统一原则。从生物-心理-社会医学模式的角度来看,患者应是生物学意义和社会学意义的统一体。患者是生活在特定环境中的人,医生的任务不只是治疗疾病,而且要尽可能使患者有健全的身体素质、精神面貌和良好的社会活动能力。

医生应根据心理学揭示的规律来规范自己的医疗行为,学会精神分析和心理治疗,帮助患者恢复心理平衡,增强患者战胜疾病的信心。

总之,临床医学在探讨疾病的表现特征及处理原则和方法的过程中存在着大量的行为医学问题,在临床实践中,应把临床医学的理论、知识、方法、技术与行为医学结合起来,更好地实现临床医学的目的。

(王　生　唱　斗　石武祥)

第二节　临床医学研究中的行为医学

临床医学的研究,从理论研究到病因探讨、疾病表现、治疗、处理等环节,都涉及行为医学问题。

人不等同于一般动物,人的大脑除掌管一般的生物性活动之外,还支配着人类特有的复杂思维或社会活动。这是有别于一般动物的高级的社会、心理活动。除了生物学因素以外,心理、行为、社会因素都能引起人体的疾病。随着社会的进步和认识水平的提高,人们对疾病和医学有了更加深刻的认识,普遍接受了生物-心理-社会医学模式。

一、疾病表现研究中的行为医学

由于各种原因,长期以来临床医学研究疾病表现往往只注意不同疾病特征性的、可觉察的、具有典型生物学意义的行为,如症状、体征等。这些研究工作常偏重于临床工作者的直接观察积累,缺乏系统的科学研究。

随着人类文明和医学本身的发展,很多疾病渐渐失去其典型的特征性表现。由于人的主观因素作用,不同疾病的共同性表现反而显得越来越突出,有时甚至可完全掩盖疾病的特异性行为表现。比如绝大多数疾病都会表现头痛、头昏等症状,有关这类疾病行为的表现在症状学方面有专门研究,但是,关于患病后的恐惧行为、瞒病行为、求医行为、遵医行为等,对治疗和处理的一般行为表现(如有效时高兴,无效时失望或猜疑,效果不佳时扫兴或充满信心,坚持到底)却无人顾及,这无疑给临床工作带来巨大损失。

疾病的表现是行为,有人的行为所具有的规律性。疾病的行为表现也有在疾病状态下行为的特殊性。因此,在研究疾病行为表现时,除采用一般的观察、总结、记录方法外,应利用行为医学原理和现代科学技术，建立起一套疾病行为研究的方法学体系。只有这样，才能真正科学、全面、准确地把握疾病行为，指导临床实践。

疾病的临床表现研究中还存在很多问题，如各种疾病行为产生的行为学机理、影响因素，不同的行为表现及变异对临床处理的意义，行为表现与表情转归的关系等。

二、疾病治疗研究中的行为医学

传统医学中疾病的治疗，主要是针对病因(生物因素)，针对病人(如支持疗法)，或同时针对二者，所采取的方法都是药物治疗。在治疗原理的研究过程中，只用临床观察和动物实验两种方法，却忽视了利用行为医学原理和方法。

实践证明，疾病的康复过程和程度与心理和行为直接有关。如果患者对医生的水平、药物作用、疾病预后等失去信心，不能积极配合治疗，很难取得满意疗效。在临床治疗原理的研究中，要求医生转变医学研究的观点和模式，把与心理行为有关的问题当作治疗问题予以深入研究，针对不同的疾病制定相应的方案，以最小的投资求得最佳治疗效果。

三、临床研究方法中的行为医学

(一) 注重临床医学研究的科学性

临床医学研究不能只限于对个体的临床观察和动物实验，而应到社会中去观察研究真正的人群，只有这样，临床医学研究才能具有科学性。

同时，在临床医学研究中要重视心理、个人行为模型、人格等对临床医学研究的意义，不能一味地追求实验研究，尤其是动物实验，甚至把注意力集中在纯生物现象的研究上。

(二) 积极开展临床流行病学研究

临床流行病学是以流行病学和行为医学的方法学为基础，加上临床医生优越的研究地位(医生可观察真实生活中人的行为，包括病态行为)，从直接观察人的行为入手，或进行一些可行的行为心理干预，以揭示临床一些规律，特别是一般的规律。

(三) 开展临床行为医学研究

笔记栏

应把临床医学的理论、知识、方法、技术与行为科学、行为医学有机地结合起来，形成一套独立的、系统的理论体系。

(王生唱 斗 刘克俭)

第三节 临床医学实践中的行为医学

一、临床医学医患交往模式

(一) 主动-被动模式

这种模式历史久远。医生是决定者，处于主动、支配性地位；患者则完全听从医生的安排和处置，处于被动、服从的地位。这种模式在特殊情况下(如昏迷病人、痴呆病人、婴幼儿或严重精神病人)有益于疾病诊治，但在一般情况下可能会产生消极作用。

(二) 指导-合作模式

这种模式中患者主动接受医生的指导。医生仍具有权威性，患者有一定的参与权，可提出疑问，同时配合医生执行其建议。

(三) 参与-协商模式

医患之间有大致相等的主动性和权利，双方共同协商决定医疗措施的实施过程。在慢性疾病、轻度精神障碍以及显要人物的治疗中常见这种医患交往方式。

上述三种模式适用于不同病情、不同对象、不同性格的患者，各有特点，很难分出优劣。在诊疗过程中要随病情变化采取不同的模式，比如，当冠心病患者在出现急性心肌梗死并休克的时期，医患关系由参与-协商模式变为主动-被动型。

建立良好的医患交往不仅是医生获取信息、做出诊断、制定和实施有效的治疗计划的重要手段，而且是建立良好的医患关系的重要途径。正确的医学诊断与恰当的治疗方案60%~80%依赖于良好的医患交往所获得的信息，患者对医生的满足程度以及是否遵从医嘱也都与医患交往的良好程度密切相关。

二、建立良好的医患交往场所

单独谈话是医患交往的最佳形式。医患交往场所最好是在一个比较安静的房间，没有噪音干扰,没有频繁的电话及无关人员的进进出出,无人围观。是否需有家属或另一个人在场,由患者决定。

室内光线、温度适中,装饰品、张贴字画从简,避免附加刺激分散患者的注意力。医生与患者的坐椅最好规格相同,使患者有“平起平坐”的感觉。医生与患者坐相应互成直角,以减少患者的紧张感。

三、医患交往的基本原则

医患双方作为特定的社会人,各自形成了自己的生活习惯、行为方式及道德准则。医生是主动提供医疗技术服务的一方,在医疗行为中具有支配作用,他对患者的态度决定着医患交往的质量,因此医生在医患关系中应主动的承担责任,调动患者的意志和主动性。

(1) 指导与尊重统一:在医患交往中,医生处于指导者的地位。医生是具有丰富医学知识、治疗技术、诊断疾病并制定治疗方案的一方,患者则处于相对弱势状态,要接受和服从医生的指导。

患者接受医生的指导并不是完全被动的,他们要对医生提出的诊断治疗意见进行思索和选择。医生应在尊重患者的选择,这对于医患双方都是十分必要的,是保证医疗活动顺利进行、避免医疗纠纷的一项实用原则。

患者是社会人,也有受他人尊重的需要。尤其在患病期间,患者常表现出忧郁、不安,甚至产生对抗医生的心理,妨碍治疗。这时医生不能表示出厌烦、疏远、鄙视的态度,而是要尊重各类患者的人格。在表达医生建议时,尽量采取商量的态度。

医学是为提高生命质量和促进社会健康发展服务的,医学的职业性质赋予了医生必须尊重患者的义务,使患者在进入求医活动中,始终感到温暖、亲切,充满了生的力量和情趣。否则,医生的指导不能发挥出应有的作用。

医学精神包括为经济服务的精神、人道精神和科学精神,尊重患者正是这三种精神的焦点。

医生要全面了解患者,要不断加深和患者的心理交流,设法消除疾病。即使是一般、轻微的疾病,医生也必须同样看重它,不能抱着轻视、不足挂齿的态度。

(2) 理解与沟通统一:医患交往中,医生与患者心理的沟通是十分必要的。医患之间的关系不是简单的支配与被支配的关系,不是绝对服从的关系。医生应让患者理解决策的意义和价值,对自己所采取的治疗手段具有信心,主动地予以配合。另一方面,具有自知力和判断力的患者,对医生提出的诊疗意见也要进行思索和选择。医患双方只有理解和沟通,才能配合愈默契。这样做有利于患者的康复,符合医学目的。

(3) 诊治与激励结合:医生诊治活动是诊治患者,医生眼中不能只看到疾病而忘了患者。患者是具有多种需求的人,即使单从消除疾病方面讲,若没有患者主动性的激发和积极的配合,也难以取得良好疗效。医生要在了解患者的基础上,关心和激励患者,充分发挥治疗的作用。

医生的形象是激励患者的第一项内容,患者对医生的第一印象很深刻,甚至会影响他的求医行为和遵医行为。医生是否具有良好的形象,与他的业务素质、文化素质、心理素质和道德素质有关。在这方面起重要作用的还有态度、学识和感染力。

态度亲切、和蔼、真诚是保证医患交往的前提。学识的最初表现是交往中医生能一下子抓住要害,激励和提高患者战胜疾病的信心。感染力是指医生的真知灼见,是医生的语言艺术及治疗技巧,提高了患者对医生的信任度,使患者感到择医的正确,他们对医生可以性命相托。

(4) 治身与治心结合:医患之间的交往不能只限于生理上的交往。患者是一个被疾病折磨在心理上承受着极大痛苦冲击的人。患者在认知、情感和意志方面,都可能发生障碍,所以治病必须兼顾治身和治心。通过治心,通过调整患者的精神状态,才能更好地发挥药物及其他治疗方法的治疗效果,才能更好的治身。

四、医患交往的心理活动行为

(一) 认知交往

医患之间的认知交往带有迫切性,患者不仅需要迅速了解自己所患疾病的性质、后果、治疗中有无副作用、治疗时间、花费,而且也急于了解与疾病有关的其他问题,如营养、生活方式、生活习惯、康复后注意事项及体育锻炼等问题。医生对患者急需解决的各种问题,应给予比较完满的回答,消除许多不必要的思想负担,有助于患者的及时决策。

医患之间的认知交往具有强烈的针对性和现实性,患者所提出的认知问题是实在的,治疗有效与否是可以判知的。这要求医生回答问题要具有针对性，能起到解除患者的疑虑，增强患者信心的作用。同时，还要使患者比较准确地了解医生的意图，不致引起误解。

医患之间的认知交往通常是反复进行的，患者会反复地、频繁地向医生提出同一问题，医生对此要耐心。医生应针对患者的问题，逐步加深其认识，逐步引导，使其不仅在治疗上，而且在全部生活领域内，采用有利于综合治疗的生活行为方式。

（二）医患之间的情感交往

在人际交往中，情感需要是一个重要方面，人与人之间需要理解、信赖和支持。患者患病后，处于一种社会活动无法参与或减少，信息接触减少，生活圈子变得狭窄及生活情趣难以满足的状态，对疾病及其后果又可能产生恐惧、焦虑、烦恼等不良情绪，情感方面的需求变得更加强烈。设法满足患者的情感需求是十分必要的。医生应当全面了解患者的情感需求，通过诊治活动尽量满足这种需求。医患之间的情感交往要求医生必须尊重患者，尊重患者的独立人格和生活情感。这样，医患之间的交往才会日益加深。对患者的重视，满足患者受重视的心理需求，应贯彻到医患关系的所有领域。

在医患情感的交往上，患者还要求受到关怀和爱护。患者因受疾病痛苦折磨而求治，他们是在生理上和心理上需要得到支持的人。患者因患病难免出现许多失态的现象，医生对此应充满同情和关怀，给予安慰，给予帮助，使患者恢复心理平衡。医生诚恳的态度，关怀的表情，亲切的语言，热情的行为，对患者是一种情感上的满足。

关怀和爱护可以消除医患之间的距离，使他们更易于接受各种医疗操作，可以鼓励患者向医生大胆的求助，激励患者对医生的信赖和对治疗的信心，激发患者以顽强的毅力从各个层面与疾病做斗争。将关怀和爱护落实在医患交往中，围绕着消除患者身心痛苦进行的交往，使其具有诚挚性、亲切性和实践性的特征。在患者的情感需求中，要求医生周密而严谨，细致而周到。医生观察着患者，患者也时刻观察着医生。医生若能及时察觉患者的变化，及时加以处理，患者内心是十分感激的。临床误诊中常常是因为医生粗心，思维片面，对患者异常表现及症状视而不见，从而延误了治疗时间，增加了患者的痛苦。

（三）医患之间的意志交往

患者患病后，心理上受到挫折，处于痛苦中，自然会围绕疾病想到许多问题，如疾病对自己身体的影响，会不会留下严重的后果，对自己未来的生活、工作、前途会不会造成严重的影响。患病后，从社会活动中游离出来，活动范围变小，信息上也处于较闭塞状态，就易于想到自身。加之不能按照自己的情趣参加活动，心情易于烦躁，脾气变坏，怀疑心增强，容易猜度别人对自己的看法，认为家人对自己厌烦，常变得喜欢计较小事。

患者受到疾病的困扰，容易产生悲观失望等消极情绪，有时会觉得万念俱灰，情绪低落，甚至意志消沉，对人生抱着悲观态度。一些严重疾病的患者，可能由此一蹶不振，丧失了对人生的进取心。在医患交往中，医生要鼓励患者树立与疾病斗争的坚强意志。

医生是疾病的救治者，患者希望医生能使他们从疾病困扰中解脱出来，患者对医生的忠告和激励意志的话比较能听得进去的。医生的责任是使患者摆脱意志消沉的状态。即使面对不可避免的死亡，也应设法让患者安详地走完生命的旅程。

（四）医患之间的行为交往

医患之间的心理互动目的是选择适当的诊断治疗措施，患者的求医行为与遵医行为是与医生施医行为紧密结合在一起的。医疗行为是社会中一种特殊的实践活动，医患交往是建立在心理基础上的，经过语言交流和思想交往，见之于诊治行为的交往。

医患行为交往中，求医行为是主动的。但在接受诊断检查及治疗上，患者的行为又是被动的。医患双方对彼此行为都有主体上的判断，应通过协商交流，在自愿的基础上接受对方的行为影响。处于指导者地位的医生不能将指导行为强加在患者身上，一要坚持知情同意原则，二要坚持对健康有益原则，三要坚持按规章制度办事。

在医患行为交往中，医生的行为不仅是患者的注意中心，而且常成为患者的表率。医生的仪态，言谈举止都会给患者带来一定的影响，医生对自己的行为修养，要十分注意。

五、医务人员的临床技能

许多医生误解为临床技能只是技术，过高地估计了特定技术的有效性。临床技能不仅包括技术，还包括神入、开放、激励、沉着、期望、尊重等多种能力。

(1) 神入:指理解他人的情感并与之沟通。神入意味着医生能够分享当事人的体验,即从当事人的角度看问题,理解当事人曾发生过的事情含义,并知道当事人的感受和思考,理解当事人。

(2) 开放:指愿意不加判断地讨论任何问题,承认患者有权拥有自己的情感。如果患者感到心烦意乱,医生也许并不赞同当事人的价值观,但应将这种情感看成是合理的。

(3) 激励:指医生要支持和维护当事人。医生在许多方面应该是患者的同盟者。来自医生的激励会给患者带来乐观、希望和信心。相信当事人的内在力量和能力,能够克服恐惧、焦虑和一切难以逾越的障碍并有能力去解决问题。

(4) 沉着:不管当事人情绪如何,医生都要保持冷静,控制自我。医生的沉着能使患者获得自信心,更好地应付自己的情感。

(5) 期望:人们总是努力达到自己所期望的目标。积极的期望患者好转并促进患者的康复,使患者感到更自信、更积极、更安全是医生的责任。

(6) 人际关系:成功的治疗不仅仅依赖医生的特征,更有赖于当事人和医生间的人际关系。

六、医务人员的交谈技能

交谈是有着特定目的的二人或更多人之间的一种相互交流,是临床实践的重要组成部分。发展良好的交谈技能是医生在临床训练中的一项重要内容。

(1) 交谈的相互性:交谈双方是互相依赖和互相影响的。好的主谈者通常保持着自信、自制、兴趣盎然,轻松自如的状态,同时会促使受谈者也处于相似的状态中。有效交谈的第一步是积极的态度和适宜的声调,好的主谈者对受谈者有镇静效果。

(2) 倾听和提问:医生与患者初次见面,宜先作简单的自我介绍,安定患者的情绪,然后以一个无固定答案的开放性问题开始交谈,比如"谈谈你自己"。医生首先要学会耐心倾听,让患者畅所欲言。在倾听的同时,医生用简洁的插入语对交谈内容进行导向,对有意义需要进一步了解的内容,鼓励患者继续说下去,或要求患者做出补充说明和解释。对于意义不大的内容,医生可以告诉患者这个问题已经明白了,提示他转换话题。在患者叙述时,要观察他的情绪反应,必要时还可直接询问他的感受和态度。

倾听是聚精会神、愿意、有兴趣地听。有经验的医生在倾听的过程中可使用松弛性注意,但不能使患者感到不信任、讥笑、无精打采,甚至觉得有威胁、敌视等神情。在与患者谈话时左顾右盼、看书看报、不停看表、打哈欠、皱眉头等,都会影响患者继续说下去。

提问分开放式和封闭式两种,开放式提问是没有现成固定的答案,封闭式的提问只有一个现成固定的答案,患者答完就结束了,比如问"你有心理障碍吗?"、"你头痛吗?"。这两种提问各有用途,封闭式提问可以测量受试者回答问题的准确度,开放式提问可以测量受试者认识问题的广度和深度。临床实践中可以灵活掌握使用,及时发现患者的问题所在。

(3) 有效交谈:当患者对医生提出的开放性问题有所反应时,医生可通过一系列方法持续交谈。最简便的方法是使用"是","我明白"之类过渡性短语,暗示受谈者就同样的话题继续下去。

交谈中应注意避免两种情况:一是判断性陈述,这类陈述评价受谈者的思想、情感和行为,使用好、坏、可怕、讨厌、愚蠢之类的词语。另一种是探查性表达,即要求的信息超越了当事人自愿提供的范围,最终使受谈者产生防备心理,引起他们焦虑不安。

(4) 医生的立场:交谈中医生应采取开放、兼容、中立的立场,尽量熟悉患者的方言,尽可能用患者熟悉的语言与之交谈。"癌"、"肿瘤"等词语一定要慎用。有的医生非常珍惜自己的时间,只向患者了解诊疗等医生想要了解的问题,从头到尾不让患者多说一句话,认为患者缺少医学知识,讲多了只是浪费时间。还有的医生,只了解患者的几个主要症状,达到诊断标准的最低要求,能够建立诊断就够了。

医生的承诺与否认,对患者心理都将产生重大的影响,所以交谈要慎重从事。医生要倾听患者的各种意见,开放兼容,坚守旁观中立的立场,同时表示有兴趣共同探索答案。医生对患者的问题应做出慎重思考分析后才可做出准确的回答。对于心理问题,医生最好起参谋作用,提出多种方案供患者选择,激励患者的自助潜能。

(5) 及时发现问题:在交谈时患者出现难言之隐、中断、停顿、转移话题,或出现语调变化、语音震颤、流泪、抽泣、沉默,或言不由衷、躲躲闪闪等,都说明已接近非常敏感的问题。此时医生应耐心启发患者,并保证为患者保密。如有关性生活方面的问题,医师要事先打消患者的思想顾虑。只有这样,医生再提出问题才有可能获得比较可靠的答案。

(6) 医生与患者间要有相互信任感:对患者所叙述的各种问题和遭遇不可不信,也不可全信,如果完全不信,对患者的内心世界,便无法了解;如果全信,则医生容易得出错误结论,尤其是面对有心理障碍的患者或精神患者。例如,一个人不能感到家庭温暖,怀疑父母不是亲生父母,总认为父母对他比其他姊妹差的精神分裂症患者,通过家庭情况的了解发现他却是最受父母宠爱的。

医生在调查情况时,不要给患者暗示,以免患者为了迎合医生,提供了医师所需要的答案,结果却不是患者的真实情况。例如,经过一段时间的治疗,医生如果问"你的病好了一些吗?",患者会回答"好了一些",统计疗效时,包括"好转"在内,可能达到100%,而事实并非如此。对于这种情况,应采用另一种方式提问才能得到真实的情况,如"请你如实告诉我,你现在的病情和入院时比较,是好了一些,不好不坏,还是更差一些了?"。

(7) 从交谈中迅速了解患者的性格及求助的主要问题:医生与患者一见面,就从患者的表情、姿势、社交方式、语量、语调、语速、语言内容的质量、语言表达方式、伴随情绪反应的特征等,迅速判断对话者的性格特征、文化素质,是否具有焦虑、强迫或癔症性格特征,行为方式倾向于外向或内向,情绪是急躁易激惹,还是比较温和稳定型等,通过短时间接触之后可以做出初步判断。

资料收集后,医师应及时告诉患者的诊断和治疗计划。先讲最重要的,适当的时候,从不同角度或用不同的表达方式来重复重要内容,并请求患者表述医生表达的重要信息,以确认患者充分了解了这些信息。

七、医务人员的行为洞察力

医生要对患者各种行为明察秋毫,不仅要善于捕捉患者表现出的行为,还要能诱导患者潜在的行为;不仅要理解患者显意的行为,还要懂得患者的暗示性行为;不仅知道患者的言语行为,还要明白患者的姿势行为。

护理人员的一个重要任务是病情监视,这要求护士要善于观察、捕捉患者的行为,除了观察患者的静态行为,还要注意患者行为随时间、地点、条件变化或诊治所致的改变。

在临床实践中,除医生、护理人员外,其他人员也要有一定的行为观察力。比如辅助科室的人员,也要通过观察患者的行为改变来协助诊断,并通过一定的行为措施求得患者在检查过程中的密切配合。

八、疾病诊断中的道德要求

疾病诊断一般需经询问病史、体格检查和辅助检查三个阶段,依据资料进行归纳分析,做出初步诊断。疑难病症需做特殊检查,或进行临床治疗观察,以达到确诊的目的。诊断的过程中存在着医术及医德两方面的问题。

(一) 询问病史中的道德要求

询问病史是医生诊断疾病取得完整可靠资料的第一步。医生应给患者留下良好的印象,增强其安全感和信任感,消除一切思想顾虑,以便收集到全部而真实的发病资料。

1. 给患者以信任感 医生只有取得了患者的信任,才能获得完整可靠的病史。这要求医生仪表端庄整洁,态度和蔼,礼貌待患。询问病史时要通俗易懂,温和和体贴。询问患者一些与疾病相关的隐私或交代预后等问题,要讲究艺术,守密慎言。

2. 力求病史真实 患者是疾病的亲身体验者,其主诉常是疾病因果关系的真实陈述,为我们提供了认识疾病特征、分析与诊断疾病的基础资料。医生询问病史时要仔细倾听,可采用启发式问诊,切忌诱导与暗示。问诊具有很大的艺术性,需仔细思考,引导患者说出真实的病情,防止暗示;耐心倾听,抓住重点。患者陈述病史时,要让患者把话说完,当离题太远时,医生可插问一些与现症状相关的问题,使其将话题收回;询问危重患者病史,要抓主要症状,简明扼要,抓紧时间抢救患者。待病情稳定后再补充询问病史;患者有隐私或忧虑,不便直言时,要体贴同情,取得患者合作,找到发病原因。询问病史切忌主观、片面,不能诱导或逼问。否则,会导致病史失真,得出错误的结论,贻误病情。

(二) 体格检查中的道德要求

在询问病史的基础上,通过体格检查取得客观准确的体征资料,是正确诊断疾病的重要环节。

(1) 工作严肃认真,关心体贴患者。体格检查可能会给患者带来一定的痛苦,要体贴患者,替患者着想,工作态度要严肃,特别是对畸形或有缺陷的患者，不得讥笑。各种检查动作要规范化，检查要全面、仔细、认真，动作要轻柔、敏捷，尽量减少患者的痛苦，使患者感到亲切体贴。查体环境温度适宜，光线充足，要有顺序地暴露检查部位，特别是寒冷季节对患者要注意保温，对痛苦不安的患者要给予安慰。检查女患者时，态度要庄重，要有女医生在场作陪。除妇产科专科医生外，一般医生不作妇科检查。

（2）查体全面有序。查体时一定坚持有条不紊按顺序进行，不可草率从事，漏项目。否则，易导致漏诊或误诊。对于重点部位，可疑体征，要重复检查，直至清楚正确为止。对于危重患者，如休克、大咯血、大呕血、昏迷等，不允许做详细检查时，查体要求扼要、重点、敏捷，集中精力迅速进行抢救，待病情允许后，再进行补充检查。对患者的分泌物、排泄物，如痰、粪便、尿及各种引流液，要认真查看外观、色泽、气味等，不要怕脏、怕臭，不能厌弃患者。医生在承担社会上健康体检、征兵、招工等工作中，一定要坚持原则办事，保证体检质量，对国家和人民负责。

（三）辅助检查

辅助检查是医生借助现代化医疗技术设备，进一步协助和明确疾病的诊断。随着医学科学的发展，辅助检查的内容与方法越来越多，主要包括实验室检查和特殊检查。各种化验、超声波、放射线、心电图、脑电图、同位素、心导管检查、电子计算机体层照相、心血管造影、光异纤维内窥镜、基因分析、免疫学检查等方法都广泛应用于临床诊断工作。通过这些辅助检查不仅能深入、广泛地获得关于疾病诊断的临床资料，而且还提高了医生认识与诊断疾病的水平。总之，它既有益于诊断与鉴别诊断，又有益于判断疾病的转归，是不可缺少的。但是，医生必须认识到辅助检查在某些方面缺乏特异性，有一定的局限性，不可过分依赖辅助检查，一定要结合临床其他资料（如病史、症状、体征等）进行全面分析，得出正确的诊断。

辅助检查一定要从患者的病情出发，有计划地安排必要的辅助检查。其原则是：一般检查能协助诊断，则不做复杂检查；一两项检查能解决问题的，不做更多的对诊断意义不大的检查项目。既要防止个别医生图省事、怕麻烦不做或忽略辅助检查的行为，又要防止做一些不必要的检查项目，增加患者的痛苦和经济负担。难度大、较复杂的检查，特别是有创伤性检查，更要掌握适应证，避免给患者带来不必要的痛苦与危险。事先要充分做好患者及其家属的思想工作，讲清楚检查的重要性及注意事项，以便取得患者的合作。需在暗室环境下进行的一些特殊检查，要求医生应严格按规章制度办事，尊重患者，特别是对女性患者，不得有越轨行为。

在各项辅助检查工作中，医生要高度负责，一丝不苟，严格遵守工作制度，认真执行操作规程。有创检查要防止出现副损伤等严重不良后果。各种辅助检查报告力求准确、真实。

九、病人的行为遵从性

病人的行为遵从性，即遵医行为（adherence behavior），是指个体对医嘱的行为如服药、控制饮食、生活方式改变等遵从的程度，是患者主动、自愿、合作地遵从医嘱。主要包括：①患者坚持执行治疗计划；②接受随访；③正确地使用处方用药；④恰当的生活方式改变，如饮食、保健运动、坏习惯戒除等；⑤避免禁忌行为，如烦恼时不饮酒。

（一）遵医率

在求医与治疗的每一个阶段，都有遵医行为。遵医率与治疗类型有关。遵医率最高的是直接针对疾病的症状治疗（如注射、化疗），容易督促的治疗及急性期的治疗，而慢性患者的遵医率最低。

不同的疾病的遵医率也不同。比如，癌症患者病人的遵医率就明显的高于糖尿病患者。

不同人口统计学特征的个体遵医率也不同。比如，老年人多表现为有意地减少用药量；儿童中约一半的父母不遵医嘱，中断子女用药。医务人员不遵从治疗率高达80%。不遵医嘱的形式多样，可表现为自己改变服药剂量；减少服药天数或次数；不按时复诊；不执行或改变医嘱计划等。

（二）患者遵医行为的评估

最常见的评估方法是生物学测定、医生评估、药片计数和自我报告。

（1）血药浓度测定结果受病人的代谢与药物半衰期影响。许多药物无稳定期，血药浓度的测量只能说明是否服药。

（2）医生评估是一个常用方法，但很不准确。医生常倾向于过好地评估遵医行为，与药片计数相关性差。

（3）药片计数可能是一个较好的办法，但不能表明服药方式。

(4) 自我报告也是最常用的测评方式。

单一方式测评遵医行为容易片面,通过几种方法得到的评估结果比较可靠。

(三) 不遵医嘱的原因

(1) 患者对自己的疾病有不同的看法,医生不了解或不能说服患者改变对疾病的看法。

(2) 治疗措施中如果有让患者改变工作习惯、改变生活方式、改变饮食或嗜好,并要求持之以恒,比如糖尿病的饮食控制,患者必须付出很大努力才能做到,许多患者即使了解治疗措施的意义,也很难办到。

(3) 同时使用药物过多,服法又不一样,特别是病情复杂,一时诊断不明确时,医生倾向于多用几种药物,此时患者往往不遵医嘱。有研究发现,要患者做的越多,做不到的就越多。

(4) 慢性病患者,曾经看过不少医生,吃过多种药物,疗效不显著,虽然继续来看病,抱着"试试看"的打算,对执行医嘱往往不积极。

(5) 医生对服药方法指导语不明确,使用的是一些专业的名词术语,解释过于简单或烦琐,没有达到简明扼要,突出重点,以致患者不明白,或错误地理解了医嘱。

(6) 老年患者健忘,年轻患者忽略,急性病患者症状缓解后,慢性病患者治疗未见速效之前,都可能自动停止执行医嘱。

(7) 文化水平低,经济条件差,孤僻、固执、多疑个性的患者,不执行医嘱的比例较高。

此外,医生的主观武断、优柔寡断、夸夸其谈、胆小怕事;追求不必要的实验检查,对检查、开药过于吝啬等都会引起不良的医患关系,造成遵医嘱率下降。

(四) 提高遵医率

(1) 改善服务态度、提高医护质量。医生以高度的责任感对待患者,在治疗和用药时处处替患者考虑,赢得患者的信任,是提高遵医率的关键。

(2) 强化患者对医嘱的理解、记忆和执行。医生要按照保护性医疗原则让患者了解自己所患疾病的诊断、治疗措施和预后情况,提高治愈疾病的信心。

(3) 治疗要抓主要矛盾。要抓住重点,不罗列多种药物,以免患者分不清主次。要求患者改变习惯或戒掉个人嗜好的行为,必须循循善诱、重点突出,使患者对这种要求自觉贯彻实施。

(4) 努力改善医患关系。尽可能按照"指导-合作型"和"参与-协商型"的医患模式,让患者与医生一起讨论治疗方案,调动医、患双方的主动性,使医生的治疗措施得到患者的赞同,认真落实和积极配合。有研究证实,这种情况下的遵医率最高。

(5) 重视对患者心理行为的研究。探讨不遵医行为的原因和各种有关因素,找出规律性,有针对性地采取相应措施加以克服,从而更有效地提高遵医率。

十、拟订治疗方案的行为原则

选择治疗方案应从患者的根本利益出发,全面掌握临床资料,明确诊断,审慎从事,进行临床治疗决策,采取有效的治疗方案。

(一) 治疗方案的道德要求

(1) 确定治疗方案要求准确无误、及时果断,对于急、重症患者处理要稳、准、快。

(2) 疗效可靠,预后良好,治疗的副作用或损伤小。

(3) 技术先进,设备精良,患者痛苦小。

(4) 简便易行、有效、经济负担小。

(5) 适应病情需要,安全系数大,患者容易接受。

(二) 治疗方案拟订的原则

1. 向患者提供与治疗方案有关的信息

(1) 使患者认识到治疗的必要性与合理性,如怎样服药有效,为什么有效等。

(2) 与患者讨论治疗方案的利弊,向患者灌输治疗是一个逐步起效的过程,强调长期的利益超过近期的不便,劝告患者不可急于求成。

(3) 向患者介绍治疗成功的范例。

(4) 让患者复述诊断、治疗计划与预期的治疗效果。

(5) 让患者知道自己在服什么药,应该什么时间服?服多少?如果漏服应怎样办?向患者做详细的服药指导。

给患者一个简明的、打印的信息表,上面应列出服药的理由、药物作用、副作用,发生副作用时应该怎么做,与其他药物的配伍禁忌、忌食以及其他治疗的注意事项。警示患者不可超量,也不得随意自行减量。

2. 使患者易于记忆

(1) 可把药物放在醒目处,如闹钟、茶杯、午餐盒旁等。

(2) 服药时间表可贴在药瓶上或门上等醒目处,每次画线或记录。服药时间应有规律,并适应患者的生活方式。

(3) 当药瓶在视野外时,可采用请家人按时提示或自带服药卡等方法。

3. 提高患者的遵医行为

(1) 尽可能简化治疗的复杂性。当药物种类过多时,可先服主要药物,少用或不用辅助药物,等患者有了恰当的遵医行为后再加辅助药物。

(2) 与患者讨论不正确的信念与态度,缓解患者的焦虑、抑郁、恐惧等影响遵医行为的负性情绪。

4. 增加社会干预作用 一个人的行为受社会模式的影响,如果他所处的社会群体认为遵医行为是合适的,则患者会因社会压力的存在而遵医。同时让患者相信大多数像他这样的患者都在接受同样的治疗,也可组织家属或治疗成功的病友与患者一起讲解服从治疗的优点,让患者感到家属对他的关切及对他的治疗行为的认同。

5. 行为强化

(1) 编制一个遵医合同。当患者不遵医嘱时,与他一起讨论不遵医嘱的消耗,如费用,症状恶化带来的后果。

(2) 及时鼓励患者的遵医行为。告诉患者,医生愿意与遵从医嘱的人交朋友,因为遵医嘱也是对医生付出的一种回报。

十一、临床工作环境的行为需要

临床工作环境主要指门诊部、病房、各种辅助检查科室等地方。它是临床工作者接待患者的地方,有以下几方面的行为需要:

(1) 医护人员的工作方便。门诊医生的问诊、体检、有关辅助科室的位置,会诊、转诊的路径等都要优化安排;诊断桌、椅的规格,照明、温度、湿度等医疗环境,要充分利用工效学原理,进行科学的布置,以便更好的发挥医护人员的作用。

(2) 消除患者的陌生感和恐惧感。设立信息标志和导医人员,让患者快速、自然地认识医院内的工作程序和不同工作内容布局的信息指示。

(3) 方便患者求医。在客观条件允许的前提下,通过科学的行为分析和考察,对患者在医疗机构中就医的顺序、每一程序所需要的时间、中途等待时间的安置、特殊患者的处理等问题,取得尽可能正确、可靠的结论,用以指导具体实践。

(4) 临床工作环境中物的因素,如空间大小、墙壁颜色、灯光、室内布置,除考虑生理学上治病的需要外,还要重视心理和行为医学效果。

(5) 临床工作环境中人的因素。主要指医护人员对患者的语言态度,患者对医护人员工作的配合,医护人员之间的工作协调及患者之间的行为互动等。

(王生 唱斗 陈树林)

第四节 临床医学治疗中的行为问题

临床治疗中,疾病治疗方法比较多,如药物治疗、手术治疗、物理治疗、放射治疗、心理治疗等,如何结合病情选择正确的治疗方法,制定出最佳治疗方案,是关系患者生命安危的大事。

医生不仅要有精益求精的技术水平,还应具有良好的治疗道德。实践证明,是否按医学道德原则办事,效果迥然不同。治疗不当,并非都是由业务知识缺乏、技术水平不高或设备条件不好,其中许多案例是因为违背了医学道德所致,治疗效果的好坏与医生道德水平的高低有直接关系。

一、药物治疗

药物治疗是临床医学中最常用的治疗手段。“药到病除”是人人都向往的,然而药物作用具有双重性,既能治疗疾病,又有毒副作用,可能引起药源性疾病甚至造成残疾、死亡等。医生要掌握药物治疗原则,充分发挥药物在治疗疾病中的有效作用,防止由于用药不当给患者造成不应有的危害。因此,在临床医学治疗中除精通药理外,还应遵循下述原则:

(一) 安全有效

用药必须在安全有效的范围内,要考虑用药剂量及机体耐受力,尤其对一些效力高、安全范围较窄、排泄较慢的药物更应加倍注意。药物治疗必须做到利大于弊。用药前应充分分析病情,了解患者的机体情况,估计产生的毒副作用,根据病情轻重缓急选择适当的剂量,以确保用药的安全有效。

(二) 药物的近期效果与远期影响

医生用药的目的是取得治疗效果,不仅要重视近期效果,而且要考虑远期效果及影响。对于危重病及慢性病患者,更要重视这两个效果。例如,广谱抗生素、贵重药物、补益药物的大剂量使用,往往只见短期疗效,最终使患者的长期利益受到损失。患者有渴望得到高效、快效、贵重药物的心理,但并不知道药理、药效、药物的远期效果。如果医生单纯迎合患者的心理要求,追求所谓的"药到病除"、"医术高明"而滥用贵重药物,滥用抗生素、激素、把维生素当作安慰药等,虽能得到患者一时的信任,却损害了患者的长远利益,有的还可导致药源性疾病的发生,增加了患者的痛苦。

医生应根据给药途径做到能口服则不注射,可肌内注射则不静脉注射或静脉滴入。抗生素的选用,应首先选用有效的窄谱抗生素,不滥用广谱抗生素以免造成耐药性,或因菌群比例失调引起二重感染。糖皮质激素类药物不能长期滥用,否则会引起高血压、溃疡病、继发感染等。

(三) 药物的两重性与不良反应

药物的两重性是指药物在防病治病的同时,还会损害人体健康并诱发其他疾病。凡是临床治疗药物都有正作用和副作用,即治疗作用与毒副作用。这两种作用在临床治疗过程中,多数情况会同时出现,或随着药物的剂量和作用时间相继出现。因此,医生要熟练地掌握药物的药理作用,认真权衡得失,坚持合理用药,充分发挥药物的治疗作用,尽量减少或避免药物的毒副作用及不良反应。

1. 副作用 指药物在治疗剂量下,引起与治疗作用无关,但给患者带来不适和痛苦的反应。副作用是药物固有的作用,是不可避免的药效反应的一种表现,一般比较轻微,是可以适应或恢复的。

2. 毒性作用 绝大多数药物都具有一定的毒性作用。不同的药物其毒性作用表现与程度也各有不同。一般使用药物过量或时间过久,由于药物的药理作用延伸或蓄积而产生。毒性作用可分为急性与慢性毒性作用。药物的毒性作用是可以预知的,只要我们合理控制药物剂量或用药时间,是可以减少或避免的。此外,有些药物有致癌、致畸、致突变等毒性作用,选用时一定要慎重。

笔记栏

3. 过敏反应 指少数患者对某种药物的特殊反应,与药物剂量、药理作用无关,是难以预料的一种不良反应。这种反应性质与程度因人而异。引起过敏反应的致敏原可能为药物本身、制剂中的杂质或在人体内的代谢产物,与体内蛋白质结合形成抗原而发生过敏反应。如氯霉素反复使用可引起再生障碍性贫血。过敏反应的预防措施,对于常致过敏的药物或过敏体质的患者,用药前常规进行过敏试验,阴性反应者方可应用。

4. 后遗效应 指停药后血中药物浓度降至有效阈值以下残存的药物效应。后遗效应可以短暂,也可持久。少数药物使用不慎可引起永久性器质性损害,如链霉素可导致第八对颅神经损害,引起永久性耳聋。

5. 继发反应 指药物治疗作用之后继发的一种不良反应,亦称治疗矛盾,绝大多数与广谱抗生素有关。如长期使用广谱抗生素,肠道菌群比例失调,敏感的细菌被杀灭;而不敏感的细菌,如葡萄球菌耐药菌株等得以繁殖,可继发伪膜性肠炎等疾病。

6. 依赖性 指患者对某些药物长期应用或反复足量应用后在精神上或行为上产生的一种依赖反应。一旦停药就会产生痛苦,患者本人也强烈地要求使用这些药物来减轻或避免停药的痛苦。它可分为精神依赖性与身体依赖性,前者强烈要求继续使用此药的目的是满足精神上的欣快感,后者在停药后或药物作用被特异性阻断剂拮抗时,可产生严重的生理功能紊乱。

因此,医生一定要根据患者的体质、抗药能力等个体差异情况,审慎地选择药物及其剂量。既要注意提高药物的疗效,确保治疗效果,又要注意防止药物的不良反应对人体的危害,以确保患者的健康和生命安全。对一些容易引起变态反应的药物,须按规定做好过敏试验,防止发生意外。

用药后,要仔细观察疗效,一旦发现药物的不良反应,及时采取有效措施,中止用药或改用其他药物,使药物不良反应减少到最低程度。

(四) 药源及价格

选用药物首先着眼于常用且药源充足的药物,以确保疾病治疗的连续性,同时还应坚持用药节约廉价的原则。少花钱、治好病是患者的希望。用药的目的是为了治病,廉价药物能达到目的就不用贵重药,用一、两种药物能治好病,则不用更多的药物。这个原则无论从患者自身利益还是从社会公益的角度都是正确的,符合最优化原则。无论是对自费患者还是公费患者，都应贯彻这一原则。有的医生为了迎合患者“药价越高药效越好”的心理用药，为了医院的经济收入而不顾患者利益开“大处方”，都是不负责任的，不符合医学道德的。

（五）坚持合理用药

选药时要针对适应证，排除禁忌证，确保药效，不可滥用药物。医生要做到诊断明确，熟悉药物的药理特点、药效学与药物动力学规律，合理选用药物，选用药物剂量应准确，充分发挥其正性与协同作用。

二、手术治疗

手术治疗是临床医学治疗疾病重要手段之一，它涉及许多临床学科如外科、妇产科、眼科、口腔科、耳鼻喉科等，在临床治疗中具有重要位置，在许多情况下，是药物治疗不可替代的有效疗法。它能恢复创伤、组织及其功能；能修复或去除局限性感染病灶，如脓肿切开引流等；使组织与器官的损害减少到最小程度；能根除疾病，如良性肿瘤切除术，恶性肿瘤根治术等，起到根治或缓解症状，延长生命的临床效果；能矫治先天或后天畸形，如唇裂等，使器官恢复且改善了功能。

手术治疗虽然能消除病灶，达到一定的治疗目的，但它毕竟是一种创伤性的治疗手段，会给患者带来一定的创伤和副损伤。因此，选择手术治疗时，必须目的明确，要严格掌握手术适应证及禁忌证，仔细权衡利弊，确定最佳手术方案。

（一）掌握手术适应证

认真确定手术适应证及选择手术时机，是外科治疗的一个重要环节。任何手术治疗，不论方案设计多么巧妙、精细、周密，对人体器官都有一定的破坏性，是以一定的损伤为前提的。正是这一特点，手术治疗中医生一定要权衡手术治疗利弊及界限，严格掌握手术治疗的适应证。

凡是可做可不做的、术后无希望的、术后反而加速病情恶化的手术，或手术治疗虽属必需，但手术条件并不具备的都不宜施行手术治疗，如病情危重，生命垂危，不能耐受手术，或患者不接受手术治疗者。

无论手术大小，都必须取得患者的同意，并履行签字手续。要患者同意就必须使患者知情，了解病情、手术方式、术中及术后可能出现的异常情况等，即知情同意原则。如遇患者昏迷等特殊情况，则由家属或单位代替表示同意。违反知情同意原则的手术显然是与医德准则相违背的，是不可取的。

（二）选择最佳方案

手术治疗过程中，医生应本着对患者负责的精神，严肃认真，一丝不苟，从患者的病情及个体差异考虑，从手术的近期效果与远期效益考虑，从治疗作用与损害作用及术后并发症、全部治愈与部分治愈等考虑，进行全面分析，反复比较，权衡得失，选择最佳的手术方案，减少手术治疗带来的损伤，保证正常组织和器官免遭破坏。同时，手术中要动作敏捷、沉着、果断，不谈论与手术无关的事。术中医生切忌讲容易引起患者误解的话，如“糟了”、“坏了”等，以免引起医源性疾病。

（三）不抢手术

手术的特点是技术性强，它是由复杂的脑力劳动和体力劳动相结合的综合性技术。任何一个手术治疗都涉及手术的难度、医生技术熟练程度、麻醉止痛效果、控制感染措施及输血等多方面的技术问题。

在手术治疗中，医生绝不能不顾自己技术水平的高低及患者的利益而争抢手术。更不能为了提高个人的技术、操练技术而做本来不该施行的手术。争抢手术、滥施手术会增加患者的痛苦，是违反患者利益的不道德行为。另一方面，因为有些手术有一定风险，医生怕承担风险而采取回避的态度，推卸手术，也是不道德的。

（四）重视术后观察

术后的观察、护理对及时防治手术并发症具有重要意义。临床上许多重要的病情变化往往是在术后发生的。所以加强术后观察、及时发现问题、进行积极处理，不仅能保证手术的成功，而且有利于患者早日痊愈。

主治医生在术后应根据手术经过做详细记录。凡是记录不祥，为了掩盖诊断上的错误故意歪曲手术所见，对术中由于操作过失引起的脏器损害有意回避等作法都是医德所不容的。

（五）交待病情与预后

在疾病治疗的整体过程中，医生应将病情发展、转归与治疗终结的效果，根据其临床经验予以客观地分析与估价，向患者及其家属说明情况。

(1) 本着科学的态度,实事求是的精神,正确估价和判断病情发展、转归与治疗效果,多讲些鼓励性语言,使其能看到治疗前景与光明,增强战胜疾病的信心,保持良好的精神状态,积极配合治疗,争取早日康复。

(2) 对于“不治之症”患者,交待病情要求客观准确,语言精练,讲究艺术,多讲医学发展中可治之例,使其看到生的希望。注意保护性医疗制度,对于预后不佳者,不可直言相告,更不可流露出“救治无望”等言表。

(3) 交待病情与预后,要求语言中肯,深入浅出,通俗易懂,态度和蔼,解释耐心,给患者以信任感与安全感。交待病情时防止突出个人名利,炫耀自己,争得患者“信任”。杜绝不负责任,随意扩大病情与预后的严重性,增加患者的恐惧感。

三、心理治疗

心理治疗从广义来讲,包括人所处的环境和生活条件的改善、医生的语言作用、特殊的布置以及医生所实施的专门心理治疗技术等;从狭义来讲,专指医生对患者所实施的心理治疗技术和措施,包括觉醒状态下的治疗和暗示治疗等。心理治疗一般要通过医生与患者之间的相互交往过程来实施,即医生通过语言、表情、姿势、态度和行为去影响、改变患者的感受、认识、情绪、态度和行为等,从而减轻或消除导致患者痛苦的各种紧张因素、消极情绪和异常行为,以及由此引起的各种躯体症状。

总之,通过心理治疗,有助于患者中枢神经系统机能的恢复和加强,使其精神和身体状态获得改善而达到治疗的目的。心理治疗是一种特殊的疗法,医生应遵循以下要求:

(一) 尊重、关心患者

患者一方面由于疾病的折磨而表情痛苦,极易产生自卑心理;另一方面,由于是求助医生的帮助,处于被动地位,客观上存在着“被动祈求”心理,担心受到医生的冷落、鄙视等,给心理治疗带来了障碍。要消除这些心理障碍,医生应关心、同情患者,尊重患者的人格,礼貌相待,热情相迎,对患者一视同仁,消除患者对医生的不信任,消除患者的孤独感和自卑感。

(二) 了解患者,有的放矢

患者病后的心理状态十分复杂,担心疾病能否治好,担心疾病影响自己的事业和家庭,担心受到医生的怠慢,担心支付不起医疗费等种种顾虑使患者产生恐惧心理。有的患者把康复希望完全寄托在医生的身上,产生了依赖心理。有的慢性患者在治疗不理想时产生消极、急躁心理等。对于这些复杂的心理状态,医生要循循善诱地了解病情,掌握患者的心态,根据患者的心理需要,有的放矢地进行心理治疗。

(三) 积极鼓励患者

心理治疗是通过医生与患者之间的相互交往和作用来实现的,因此良好的医患关系的建立是心理治疗成败的主要因素。

治疗中不应过分强调医生对患者的权威作用以及患者对医生的依赖,应尽量启发患者与疾病做斗争的主观能动性。心理治疗的宗旨不是去教育和改造患者,而是帮助患者自己起来改变自身的心理状态,让他们在治疗的过程中发挥积极的主动作用。医生要成为患者的朋友,而不是教育者。

(四) 消除患者的疑虑

患者来医院治病时,最担忧的是自己的病情,希望得到及时、可靠、安全、有效的治疗,避免发生各种意外,不因疾患或误治降低自己的生命质量。因此,患者迫切需要了解确诊意见、治疗措施以及愈后等各种情况。对此,医生应耐心聆听患者各种诉说,善于发现他的苦恼,及时介绍疾病医治意见,回答患者关心和提出的询问,正确估计愈后,正确解释和说明有关的治疗问题,以科学的方法解除患者的各种疑虑,以增强患者战胜疾病的信心和力量。

四、中医诊疗

(一) 传统优良医德

祖国传统医德是祖国医学宝库中的珍贵的精神遗产,无论过去还是现在,它对我国医学发展,保障人民身心健康,都起到了至关重要的作用。

1. 忠于医业 指忠诚和热爱医学事业,发扬救死扶伤,为劳动人民健康鞠躬尽瘁,而后已的献身精神。长期以来,这种精神受到广大劳动人民的尊重与敬仰。他们不争名利,舍弃荣华富贵,潜心研究医学,造福人民的高尚医德已荣载史册。

2. 精湛医术 指医术上精益求精,博览众家之长,勤奋好学,对事业追求孜孜不倦。祖国医学知识,广阔无际,非精不能明其理,非博不能至其约。由此可见,卓有见识者,必善精于书卷,有不耻下问的精神,寻贤求教、态度诚恳、谦虚好学,集古今之良知,取群贤之优长,经年累月,孜孜求索,达到造福生民的伟大目的。

3. 赤诚济众 指对患者一存仁心,一视同仁来解除病痛,还要尽最大力量去救济穷苦患者。这是医生仁爱之心的表现,也是行医的目的。

4. 尊重同道 同行之间,应互相尊重,共同磋商技艺,取长补短,共同提高,并把医术公开,使医方家喻户晓。

(二) 中医诊疗中的道德要求

1. 举止端庄、作风正派 举止端庄,衣装整洁,礼貌待患,是祖国医学传统医德的重要内容之一。要求医生举止庄重大方,集中精力,谈吐文雅,以取得患者信任。

2. 详查精治 历代医生都强调有病问疾,要详查精治,既要认真负责,又要小心谨慎,切不可草率从事,否则,会贻误病情,重者危及生命。在行医看病时,一定要专心致志,详细询问病情,全面检查,细心观察,不可粗枝大叶,不得丝毫马虎,才能做出正确的诊断。

3. 不畏艰险 祖国医学要求医生要胆大心细,敢于担风险,要求医家在疾病诊治过程中,要做到详查精治,敢于承担责任,在危重症面前,临危不惧,沉着冷静,多谋善断,只有具备这种精神,才能使患者化险为夷,转危为安。

4. 不惧瘟疫 医家对患者的躯体的痛苦,精神上的折磨,要有同情怜悯之心,绝不能有丝毫厌烦之意。面对脏臭,不可瞻视,面对瘟疫,不惧相染。

五、医学影像学对医学伦理学的影响

医学影像学的发展,促进了临床医学和科学研究的进步和发展。随着医学高新技术及先进仪器广泛应用于临床,医生的一些工作被仪器所替代,在部分医生中产生了盲目迷信,完全依赖的思想。

(一) 淡化了医患关系

技术现代化、自动化程度的提高,一方面反映了科技发展的突飞猛进,另一方面也使医生产生了依赖仪器检查或治疗的思想倾向。忽略了临床上观察患者的第一手资料,忽略了对病情动态变化的深入了解,脱离了患者,淡化了医患关系,形成了以医学影像报告作为诊断疾病的唯一根据。这是对患者不负责任的表现,也是医生在诊疗上造成失误的主要原因之一。

(二) 淡化了诊疗目的

医学影像学在临床上的应用,是提高医生诊断、治疗的手段之一,使其能尽快明确诊断与治疗方案,使患者尽快康复,从而使新技术发挥了社会效益,达到了治疗目的。但是,由于理解上的偏差和市场经济的冲击,有的单位盲目追求经济效益,引进新设备;有的医生不管病情是否需要,是否符合适应证,阳性率高低,盲目追求和滥用新技术。这是对技术资源的浪费,起不到新技术作为诊疗手段的作用,达不到诊疗目的及真正的社会效益,给国家与个人带来了经济负担,是缺乏医德的表现。

(三) 淡化了医生的职责

随着医学影像学新技术的发展,医生与护士把观察病情的重点转移到新的仪器上,忽视了亲自观察患者、了解病情的重要性,取而代之的是依赖仪器报告与检查结果。这在一定程度上淡化了医生的工作内容,疏远或脱离了患者。一个不了解病情,不接触患者的医生,单纯依靠仪器报告结果做出的医疗方案和护理措施,是片面和局限的,不符合医疗护理工作的原则的。

六、危重患者的抢救

危重患者的抢救在医学领域中占有重要的地位,它已成为一门独立的急救医学学科。危重患者的抢救水平反映出一个医院医生整体医疗护理素质、技术水平高低,临床经验丰富与否,技术操作是否熟练,各学科整体配合能力、技术设备优劣。

(一) 果断制定诊疗方案

危重患者发病紧急,病情危重,这要求医生无论何时、何地,只要闻及抢救危重患者的信号,都应以最快的速度赶赴现场,投入抢救工作。在抢救时,要敢于承担风险,责任心强,只要生命有一线希望,就要全力以赴积极抢救。医院要具备一支反应快、动作迅速、技术水平高、操作熟练的技术队伍,同时备齐良好的抢救设备,如人工呼吸机等,有效地赢得抢救时间,挽救患者生命。

(二)集中力量,团结合作

危重患者的病情复杂,变化迅速,涉及方方面面,可累及多个系统的脏器,具有多学科疾病的表现,因而给诊疗工作带来很多困难,在就诊抢救时,必须集中全院各科临床经验丰富、技术全面的优秀医生,充分发挥各专科的技术优势,迅速制定抢救方案;集中使用先进的抢救仪器与设备,同时,要充分发挥全院抢救工作指挥机构的效能,团结合作,相互支援,一切从抢救患者的角度出发,始终如一的抢救患者。

在危重患者的抢救工作中,防止为了个人名利出风头,突出自己,相互之间不协调,不服从统一指挥的不良工作作风,这些情况会干扰抢救方案的有效实施,贻误抢救实际,危及患者生命。

(三)监护工作精益求精

危重患者涉及多系统疾病,发病急、病情重、变化快、病情特点是复杂、危险性大,即急、重、危、险。要求医生必须有高度的责任心,有熟练的监护技术,工作一丝不苟。监护患者做到头脑机警,动作敏捷,及时发现危险信号,如口唇紫绀、呼吸困难等,迅速投入抢救。监护人员要熟练地了解和使用各种抢救仪器,发现问题及时排除故障,以免贻误抢救时机。

对于预后不佳、“不可逆转”的患者,坚持抢救,切不可前紧后松,更不可在患者面前流露出抢救无望的表情;不准在危重患者面前谈笑嬉戏,言语中伤,给他们带来不良刺激,尽量保持患者正常的精神状态和战胜疾病的信心。

七、会诊、易诊、转诊、转院

(一)会诊

临床工作中凡是遇到疑难病例,应及时会诊,集思广益,以求准确诊治。会诊分为急诊会诊、科内会诊、院内会诊和院外会诊。

(1)急诊会诊特点是病情危急,要求医生动作迅速,随请随到,简明扼要询问病史,抓紧时间重点查体,综合病情特征,在最短时间内,正确做出判断,果断地实施抢救措施。急诊会诊要敢于承担风险,敢于负责,患者只要有一线希望,就要尽全力进行抢救。

(2)科内会诊是由主治医师提出,科主任召集并主持会诊。科间会诊经本科上级医师同意,填写会诊申请单,应诊医师一般在两天内完成会诊,并写出记录。院内会诊由科主任提出,经医教科同意,确定时间并通知参加会诊人员,一般由科主任主持,医教科要有负责人参加。院外会诊由科主任提出,医教科同意并负责与院外联系,确定会诊时间,应邀医院应指派主治医师以上人员前往会诊。也可进行“书面会诊”或陪同患者去院外会诊。

会诊前应做好一切准备工作,详细介绍病情,做好会诊记录。会诊人员要仔细听取病情汇报,会诊中要发扬技术民主,集思广益,开诚布公,各抒己见,综合分析确定诊治方案。如意见不同,要顾全大局,取长补短,虚心向他人学习。

(二)易诊

易诊是更换原经治医师。分为以下三种情况:

1. 患者或家属提出要求易诊 对于这种情况要具体分析,区别对待。对于不合理的易诊要求,要做耐心思想工作,进行说服、解释与劝阻,讲明连续诊疗的重要性及易诊的弊端,使其服从诊疗安排。

2. 因病情需要,经会诊决定易诊 应从患者的诊治利益出发,尊重并服从上级医生的意见,给予积极支持,尽快安排好易诊工作。切不可对患者不满,责怪或言语中伤,更不能草率从事,一推了之。

3. 行政领导不要轻易安排易诊 一般可采用会诊的方式来解决,同样可以达到预期的效果。保障患者治疗的连续性,也有益于医生之间的工作与团结。如遇到特殊情况,特殊患者,为了更好地保障患者顺利诊疗,安排到技术水平高,设备齐全的科室或医生,不能视为干涉科室和医生工作。接诊医生要尊重前诊医生的工作,维护前诊医生尊严和成绩,在研究制定新的治疗方案时,不能傲气凌人,提高自己,贬低他人。

(三)转诊

转诊是因限于技术和设备条件,不能诊治患者,由所在科室主动申请转诊,经转入科室同意,方可办理转科手续。院内转诊涉及的问题是多方面的,有技术上复杂性、疑难性及疾病本身的多科性,也有医生的责任心问题。

(1)对于病情复杂疑难重症患者,所在科室应主动诊疗和积极抢救,绝不能推诿、延误诊疗及抢救时机,应尽快申请会诊、集中各科室技术专长，制定诊疗方案。

（2）坚持首诊负责制，特别是临界科室疾病，主症属于本科，则应认真诊治，不能推诿他科，会诊后确应转科者，在转科前应由经治医师开转科医嘱，写好转科记录，由护士陪送到转入科室，向转入科室医生讲清有关情况，转入科室应写转入记录。

（3）对病情危重患者，为了保障患者生命安全，应在本科进行抢救，待病情好转或稳定后再办理转科事宜。

（四）转院

转院指下级医院向上级医院转院，转院也要院际会诊，转入医院同意后，方可实施。

（1）确属本单位技术水平低，设备条件差，不能在本院有效地诊疗的患者，应及时转院，以免贻误病情。但不能以转院为借口，推诿患者。

（2）对危重患者或估计转院过程中有可能死亡者，首先要留院积极抢救，待病情好转或稳定后再行转院，病情危重者应有医生护送。转院时应有经治医生书写的病情摘要，以便供转入医院继续治疗予以参考。

（3）转院要坚持转院标准，要从病情出发，从患者的利益着想，不能一味满足患者的不合理要求，更不能因公费医疗扩大转院范围，浪费国家资源。也不能为了追求经济利益，本院并不具备诊疗条件，也不给予患者转院，更不能为了个人练技术强留患者。

（4）对待特殊传染病，如破伤风、狂犬病等，应在当地医院治疗，不能轻率转院。否则患者不仅会加重病情，而且随时有死亡的可能。

（5）麻风病、精神病确诊后，当地医院不具备治疗条件，应转到专科医院治疗。

（王　生　李　哲　唱　斗）

思　考　题

1. 何谓疾病行为？

2. 临床医学中常见的行为医学问题有哪些？

3. 怎样处理求医行为中的医患关系？

4. 医患交往的心理活动行为有哪些？

5. 临床工作环境的行为需要？

6. 从临床治疗的行为医学模式和医务人员的行为技能中，你得到什么启发？

第 10 章 预防行为医学

预防医学是医学体系的经典构成部分，担负着研究、探索疾病发生、发展及疾病预防、控制、公众的强身、健体的重要使命。预防医学防治现代疾病（非传染性疾病）的主要任务是行为问题，许多疾病特别是一些慢性退行性疾病的预防都可从行为角度进行研究和实践。众所周知，社会、心理、行为因素对人的健康状态有重大影响。要开展预防医学研究和实践，就要重视行为医学问题，把许多行为医学的观点、原理、技术和方法运用到预防医学中去，否则就不能完全达到应有的目的。

预防行为医学不同于行为保健。行为保健是行为医学体系中的预防医学，是直接从行为角度出发研究疾病的预防、控制及如何从行为方面进行强身健体等问题。比如，如何防止产生成瘾行为，如何从行为角度防止 A 型行为的形成及如何限制其对心血管系统产生不利影响。如何建立起对付各种紧张刺激的行为方法。如何在疾病发展的不同阶段采取行为措施以控制外界不利因素，促进疾病向有利健康方面的转化等。而预防行为医学问题，则是指在经典的预防医学理论和实践中所涉及的，与行为医学有关的一些问题。比如，接受某种预防措施的人对防疫医生医嘱的遵从性问题。各种预防措施对人的心理行为方面的恰当性和可接受性问题。行为因素在病原体、传播途径、人群易感性控制方面的作用问题等。因此，预防行为医学问题与行为保健既有区别，又有联系。预防医学中的行为保健问题是行为保健的理论、方法和技术在预防医学里的展开和应用。

第一节 预防医学与行为医学

预防医学理论和实践包括流行病学、环境卫生、劳动卫生、营养和食品卫生、学校卫生、妇幼卫生、健康教育、卫生统计学、卫生管理、防疫工作等内容。预防医学需要行为医学，这从预防医学的科学研究、社会实践等诸方面均可看到。预防医学研究病因和控制疾病措施离不开行为医学。预防医学的传染病控制、环境卫生活动、劳动保护、营养和食品卫生、学校卫生等也需行为医学。妇幼保健与健康教育更是与行为医学息息相关。

一、预防医学研究中的行为医学

许多经典的有说服力的预防医学研究往往不能对所提出的研究命题得出较为完美的答案。比如，吸烟引起肺癌的研究可以说是预防医学的流行病学的研究，而且其研究结论是肯定的，但公众的吸烟者中只有少数得肺癌，且肺癌患者又并非都吸烟。研究人员用推论的“个体对烟致癌的感受性的差异”来解释，但这种差异却很难通过一般的研究来证实。殊不知在吸烟引起肺癌的过程中还伴随有大量的行为问题，如吸烟的方式、吸烟时的情绪、个人的行为模型等等，而所有这些因素都可以通过行为医学来研究探讨。

在大量对传染病的研究中人们发现，许多传染病在人群中带菌率很高，但发病率却不高，且不能完全由免疫学来解释，尤其是结核病等一些慢性传染病更是如此。几乎绝大多数人体内部都存在着结核杆菌，且血中都有一定的抗体滴度，但并非所有的人都发生结核病。行为医学观察表明，结核病的发生更有其重要的心理、行为原因的作用。实际生活中也不难观察到，长期忧虑、悲伤、缺乏科学文化知识和卫生常识、生活习惯不良等，均与结核病发生、发展和转归存在着密切关系。

预防医学措施的研究也离不开行为医学问题。否则，所研究的措施就不完善。比如研制某种疫苗时，除了考虑其生物学效力之外，还要考虑其社会心理可接受性，包括剂型、给药方式、制剂的感官性状等。此外，还应特别注意制剂的权威性问题。而所有这些生物学效力之外的因素，在行为医学都归结为行为顺从（遵从）性问题。过去预防医学是不自觉地在一定程度上注意了这些问题。今后，在研究工作中更应自觉、系统地处理这类问题。

劳动保护措施中行为医学问题所占比重更大。以往由于受生物医学模式的限制，劳动保护措施很不全面，研究了很多标准，却很难实施。分析其原因，在很大程度上是由于忽视了行为问题所致。长期以来，劳动生理学、人类工效学等在我国一直没受到应有的重视。人们一想到保健，就只想到物理、化学、生物因素，却不提心理行为因素。劳动保护研究仅仅限于劳动微环境的质量控制研究。由于我国经济水平低，物质条件跟不上，因而单凭控制劳动环境的物理、化学、生物因素就很难实现。比如，劳动环境噪声控制，除设法控制噪声强度外，如何改变生产环境中人对待噪声的态度和个人防护措施的认识都具有重要意义。以积极的态度对待噪声，对各种个人防护措施的科学理解和认识等都极大地影响着噪声的危害及防护措施的效果。

另外，关于学校卫生措施、妇幼保健措施、营养卫生措施等方面的研究都离不开行为医学，都应引起预防医学界的关注。至于预防医学中的健康教育研究则更离不开行为医学。

结合行为医学开展预防医学研究，会使研究在更接近于人体和人类社会的实际条件下进行。因而，这种结合行为医学的预防医学将更富有成效，研究所得结果也更符合实际，因而也保证了其真正的科学性和可行性。

二、预防医学实践中的行为医学

预防医学实践以群体为对象，以致病因素和危险因素控制为主要任务。预防医学的这两大特点决定了预防医学的实践必须注意行为医学问题。

预防医学措施的落实总是通过社会来实现的。因为它保护的不是一两个人，而是有关群体的全部。由于群体行为动力学的原因，若在预防医学实践中注意到了这一问题，就会收到极大的效益，反之则效益甚微，甚至有时很科学的措施也收不到效果。关于吸烟、戒烟的实践就是如此。深受香烟危害的以及对香烟的危害有深入了解的人，即使不采用任何戒烟措施也会放弃吸烟。相反，整个社会吸烟的风尚如不革除，即使使用效力很强的生物学戒烟措施或简单的行为、行政戒烟措施，也会毫无效果。

在我国，近几十年来虽然没花巨大的投资，但在预防和控制重大的传染病如血吸虫病、天花、破伤风、小儿麻痹症等方面都取得了很大成效。我们还看到，相同的生物防治技术在不同的地区效果差异却很大。虽然这其中的原因很多，但从行为医学的角度讲，凡预防医学成效大的，都离不开科学地运用群体行为动力学这一原理。我国预防医学实践一开始就十分强调卫生宣传教育，利用多种大众传播媒介和有关的方法，造成强大的社会舆论。同时，还利用行政和公众参与的方法，动员全社会直接参加预防医学实践。这就从理论到实践形成了强大的群体预防行为动机，进而保障了各种生物预防措施的真正落实。由于我国社会的特征是低发展、高管理型的，因此我们形成这种社会行为动力的优势是许多国家所不能比拟的。在这方面，我国血吸虫病的成功控制及当前的回升可以说是最典型的例子。起初，为了控制消灭血吸虫病，从中央到地方层层行政领导直接参与，动用大量传播媒介进行宣传教育，提高行政力量，把控制血吸虫病列入社会发展计划，组织全社会参加。结果花了较少的钱和时间，就初步控制了血吸虫病。近年来血吸虫病发病率的回升虽原因复杂，但其中很重要的一个因素就是血吸虫病流行区社会性行为控制措施跟不上。

虽然我们在以往的预防医学实践中注意应用了群体行为动力的原理，但很少有人把它提到科学的高度进行总结，自然在预防医学教育、研究和实践中就不可能真正自觉、系统和科学地应用这一原理。在今后的预防医学实践中应吸取这一教训，进一步发挥行为措施的作用，总结出一套适合我国国情、包括有行为措施在内的预防医学经验来。

预防医学不仅在宏观上要利用行为医学原理、注重许多行为问题，在微观上也有许多行为医学问题需要考虑。任何宏观控制措施最终都要落实到每个人头上。因此在实施各种预防措施时，要认真考虑个人的可接受性。易为公众接受的实践措施有较高的行为遵从性，因而可获得较好的效果。比如，皮肤涂抹剂预防血吸虫病比口服预防剂在使用时有更高的遵从率。个别权威人士的行为示范作用也十分有助于预防措施的落实。

在预防实践中，除了在实施预防措施时要考虑接受服务的人的行为之外，提供服务的人的行为也不可忽视。可以想象，一个满口烟臭、一嘴黄牙的卫生医生去实施戒烟措施会有什么结果。从事预防医学的医生应是健康行为的典范，甚至在身体健康状况方面也应当是模范，否则很难当好一名医生。

卫生医生除了在卫生服务中注意个人的行为之外，还要特别注意卫生医生与接受卫生服务的人之间的人际行为互助。卫生医生不像临床医生在病人面前有一种特权，而且卫生医生与公众的联系不是短时的。卫生医生更多的是说服，甚至请求接受服务者完成某项获得，与公众的联系是永久的。因此，人际距离在预防服务中起着十分重要的作用。在实际卫生服务活动中要特别注意建立和保持良好的人际关系，以保障预防医学措施的落实。

（马绍斌　刘克俭）

第二节　健康教育中的行为医学

健康教育是预防医学的重要组成部分，充当着联系医疗卫生知识与公众行为的桥梁，实质上是行为医学和行为科学原理在预防医学中的重要表现。

一、健康教育的核心是行为医学

自从 WHO 提出“健康是身体上、精神上和社会适应上的完好状态，而不仅仅是没有疾病与虚弱”这一新定义以来，结束了“无病就是健康”的旧概念。健康应是一个动态概念，只有使机体经常处于平衡之中，才能保持和促进健康。近年来世界卫生组织又提出了衡量健康的一些具体标志，例如：①精力充沛，能从容不迫地应付日常工作；②处事乐观，态度积极，勇于承担任务；③善于休息，睡眠良好；④应变能力强，能适应环境的各种变化；⑤有一定的免疫力，诸如对普通感冒、传染病有一定抵抗力；⑥体重适当，体态匀称；⑦眼睛明亮，反应敏锐；⑧牙齿清洁，无缺损、无疼痛、出血等异常；⑨头发有光泽，无头屑；⑩肌肉、皮肤富有弹性，行走轻松。不难看出，这10条标准中的前4条指的就是心身健康。也就是说全面健康必须包括躯体健康与心身健康两个方面，两者密切相关，相互影响，互为因果。这是全面健康观念的出发点，躯体健康是心身健康的基础和前提，而心身健康又是躯体健康的保证和动力。只有具备心身健康的基本条件，才能保证人体处于完整统一的全面健康状态，才能维护心身功能协调、稳定，排除各种精神压力，更好地适应当代社会生活。

全民健康，教育为本。近年在开罗举行的世界公共卫生学院院长会议一致认为，今后卫生工作的重点支柱之一就是健康教育，采纳和建立有利于健康的行为，提高自我保健意识，掌握自我保健的方法和技术，都有赖于健康教育。健康教育是一种以健康为中心的全民性教育，它旨在通过保健知识和技术的传播，影响人们的认识态度和价值观念，鼓励人们建立正确的健康意识，养成积极的社会心理态度，提高自我保健能力，有效地培养健康的生活方式，终止不健康的行为，消除危险因素，预防疾病，促进健康。这是一种有目的、有计划、有组织、有系统评价的教育活动，是精神文明建设的重要组成部分。健康教育不仅是卫生宣传和卫生保健知识及技术的传播，还旨在建立健康意识与信念，采取健康行为，控制诸如吸烟、饮酒、营养与饮食习惯、锻炼、紧张等不健康行为的改变。随着我国改革开放的深入和国民经济的发展，人民群众的生活水平有较大幅度提高。很多已解决温饱问题的地方正向“小康型”过渡，他们要求“吃饭讲营养，穿衣讲式样，住房要宽敞，购物要高档，健康要保障”。其中迫切要求提高健康知识水平，保持和促进有利于健康的行为，适应当前社会的发展。

说到底，健康教育的核心内容就是通过健康信息的作用，消除和减少健康不利因素，达到预防心身障碍、强身健体，提高民族精神文明水平的目的。可见，健康教育一切都要落实到心身健康的问题上来。健康教育的理论是基于人的行为可改变性理论，以及信息在人的行为改变中的作用理论，如果人的行为无可改变性，也就没有健康教育存在的可能性了。健康教育的实践又利用了行为医学学习原理、操作性条件反射、强化等理论，不仅如此，健康教育的效果评价从根本上讲也是心身健康评价。因此可以说，心身健康是健康教育的核心和必不可少的重要内容。

二、行为医学贯穿于健康教育的全过程

健康教育所涉及的内容十分广泛，从衣食住行到生老病死，从一时一刻到一年四季，从生产、工作、学习到生活、社交，从物质生活到精神生活，都有大量的卫生保健知识需要人们去了解和掌握，并用来指导自己的行为。随着医学模式的转变，单纯从生物学角度去掌握卫生保健和疾病防治知识已远远不够，而应该从心理、社会、行为这个更广泛的领域去了解致病因素，掌握更广泛的增进人类健康和防治疾病的有关知识，如环境保护、生态学、遗传与优生、心理行为等许多新的科学知识。健康教育包括了社区健康教育、农村健康教育、学校健康教育、医院健康教育、职业健康教育、家庭健康教育、老年健康教育、妇幼健康教育、公共场所健康教育和各类疾病的健康教

育，其对象具有广泛性，不分民族、地区、阶层、职业、性别、年龄的全部社会人群，因而也决定了健康教育的全民性。也就是说，人人需要健康，人人需要保健，人人都有接受健康教育的必要。

健康教育是通过反复的努力，通过人们对增进健康、防治疾病、培养良好卫生习惯以及工作和生活方式，由改变个人行为到改变群体行为，乃至改变社会行为和组织行为。所以说健康教育的根本目的是改变人们的行为，而人的行为是个体心理特征和外部环境相互作用的反应。近十多年来，由于科学和社会进步，我国疾病谱与死因谱均发生了很大的变化，由不良生活方式和行为、心身障碍所引致疾病已明显高于环境因素、生物学因素和保健服务因素所致疾病。例如占死因前三位的心脏病、脑血管病和恶性肿瘤，与其说是对人类的挑战，不如说是不良生活方式和心理行为对人类的挑战，因为它们都已被证实为发病的重要因素。因此，卫生工作的战略重点应当转移到改变人们不良生活方式和心理行为、推广良好的生活方式和心理行为方面上来，这是一个重大的战略。美国在 20 世纪 70 年代初曾制定了一个"宏伟的 "防癌规划(称为阿波罗防癌规划)，但由于当时把战略重点放在生物医学方面，结果以失败告终。近年美国又制定了一个防癌规划，把战略重点转移到生活方式、心理行为的改变上，如开展戒烟、减少吸烟率、控制脂肪摄入量、增加纤维素摄入量等措施，预期可使癌症死亡率降低 50%。这绝非空想，因为美国制定了防治心血管病的改变饮食习惯要求，结果冠心病和脑血管病相应下降 37% 和 43%，显示了自我保健的威力。而建立自我保健的意识，主要依靠健康教育来实现。

目前心身障碍所致疾病的范围已愈来愈广泛，如原发性高血压、冠心病、哮喘、溃疡病都是明确的心身疾病，还有人把红斑性狼疮、恶性肿瘤、妊娠毒血症等也归入心身疾病的范畴。近年来流行病学调查表明，心身疾病的患病率有逐年增高的趋势，在综合性医院初诊病人中占 1/3 左右。培养人们比较完整的健康心理素质，提高应对危险因素的能力，加强自我保健意识，是预防心身障碍的基础。由此可见，在健康教育中如何防治心身障碍具有重要的意义，需要大力宣传教育，以引起人们的足够重视，突出行为医学在健康教育中的地位。

(马绍斌　刘克俭　李建明)

第三节　传染性疾病预防中的行为医学

传染性疾病在人群中的发生必须具备三个相互连接的条件，即传染源、传播途径和对传染病的易感人群。当这三个条件同时存在并相互作用时，就造成传染病的发生与蔓延。为了预防、控制和消灭传染病，必须采用针对传染源、传播途径和易感人群三个环节的综合措施，以达到取长补短、相辅相成的作用。但在采取这一模式进行预防时，有许多心身问题值得考虑。许多传染病在人群中带菌率很高，但发病率却不高，且不能完全由免疫学说来解释。尤其是结核病等慢性传染病更是如此。结核病是一种以生物因素作用为主的传染性躯体疾病，致病因素是结核杆菌。但是结核病作为一种慢性疾病，患者本人亦常常存在复杂的心身问题和情绪障碍。例如青春期年轻人，由于代谢内分泌机能变化大，免疫功能不稳定，本人活动范围大，环境变化多，不太注意劳逸结合，这就增加了对肺结核的易感性。因此青春期肺结核患者具有一定的心身反应特点，对疾病防治和预后关系甚大。实际生活中不难观察到，长期忧虑、悲伤、缺乏科学文化知识和卫生常识等因素，均与结核病发生、发展和转归存在着密切关系。

在传染病的预防措施中同样存在着行为医学问题。比如使用免疫预防接种的某种疫苗时，除了考虑其生物学效力之外，还要考虑其社会心理可接受性，包括剂型、给药方式、制剂的感官形状等。此外还应特别注意制剂的权威性。而所有这些生物学效力之外的因素，都与行为医学有关。

传染病的预防不仅在宏观上要利用行为医学的原则，在微观上也有许多行为医学问题需要考虑。任何宏观控制措施最终都要落实到每个人头上。学龄前儿童有模仿、爱动的心理；学龄儿童有好奇、求知心理；年轻人有好胜心理；中年人有顾虑、担心等心理特征。因此，在实施各种预防措施时必须予以注意，要考虑个人的可接受性，并且针对不同心身特征，采取不同的教育、指导措施，做到掌握心理，运用心理，激发、诱导、促进心理免疫。

一、传染源控制中的行为医学问题

病原体广泛存在于环境之中，包括病人及带

菌者,共同构成传染源。要通过控制病原体来预防疾病,就必须考虑人的因素与病原体的关系。外界环境中的病原体可通过理化方法消灭,因为外界环境只能被动地接受人类的处理措施。对于人体内的病原体可就不那么简单了。在对人使用理化方法消灭病原体时,除了考虑理化方法的可行性之外,更重要的还要考虑人的心理因素的作用,因为人是不会像自然界那样完全被动地去接受各种理化处理的,更何况还有许多病原体在人体有效的理化处理方法尚未被找到。另外,人体内的许多病原体都是由于人的因素而直接排到环境中的,因此传染源的控制要借助于行为医学。

首先,可利用行为医学原理控制传染源的活动范围,使之局限在一定的环境中,成为一种无效的传染源。最常用的一种方法是"传染源标志"。即把患有传染病或带有病原者的情况及危害告诉其本人或公众,使传染源与易感者之间尽量减少有效接触,起到控制传染源的作用。

其次,可通过调整、改变带菌者的心理状态,发挥其对免疫系统的调节作用,调动机体自身的抵抗力,进而消灭体内的传染源。这方面的行为医学研究尽管刚刚起步,却已有不少令人振奋的结果,如关于心理与免疫关系的研究。若能通过改变心理因素对免疫系统发挥重大作用,必将给人类带来巨大的利益。

二、传播途径控制的行为医学问题

传染源中的病原体通过空气、水、食物和直接接触在人群中传播。控制和阻断传播途径有时也可借助心身医学的方法。人们知道某人患有传染病,就会自动地与之保持一定的距离。这样无疑起到了阻断传播途径的作用。另外,关于传染病及防治的一般卫生常识的宣传教育作用,也会在人群中产生一种心理作用,成为干扰传播的阻力屏障,形成一道无形的防线。

综观我国传染病防治的巨大成就很重要地归咎于这一点。长期以来,我国政府、卫生部门及医学科学专业部门一直都很重视卫生宣传教育和提高公众心理防御力在传染病防治中的作用,加上高度组织性的社会制度和社会文化风俗,有了有效的心理行为屏障,就十分有利于切断从空气、水、食物及直接人际接触导致疾病传播的可能。比如,倡导以鞠躬、行礼、面部表情、眼神活动等活动,代替握手、拥抱、接吻等从医学上讲不健康的行为社交活动方式。综上所述,在控制传染病过程中,充分发挥全社会中绝大多数人的健康行为因素,能有效地切断传染病的传播途径,防止传染病的流行。

三、易感人群保护中的行为医学问题

人群作为一个整体对传染病易感的程度称为人群易感性。传染病的易感性受到心理及有关社会文化因素的影响。易感人群保护与心身问题有关的内容包括两个方面:一方面,各种生物保护措施使用要注意利用和发挥人的心理因素潜能,协助生物措施发挥作用;另一方面,要通过多种不利的社会心理紧张刺激,培养良好的心理素质,利用个人行为屏障来保护易感者。

由于人是有理智、有感情的,在使用各种生物性保护技术时,要充分得到保护对象的同意,快乐接受比强迫接受效果好。

总之,传染病预防虽有较好的生物学技术和方法,但若离开了行为医学,其效果就不可能真正发挥出来。若结合并利用了行为医学技术,则必如虎添翼,以较小成本换来较大利益。我国建国几十年来防治传染病的重大成就,在很大程度上要归于自觉和不自觉地利用了行为医学的方法。同样强度的传染性病原体,对一般人只引起正常范围的生理反应,而对心身障碍者则可引起病理生理反应。有些传染病患者可提供较准确的社会—心理因素过程,大部分患者不了解此因素在疾病中的作用,但能感到某种心理因素能加重自己的病情。

(马绍斌　范存欣　刘克俭)

第四节　非传染性疾病预防中的行为医学

非传染性疾病主要指一些慢性退行性疾病,如冠心病、高血压、脑卒中、肿瘤、胶原性疾病、糖尿病等。由于这些疾病常无明确的、单一的病因,病程漫长,危害很大,而且多无有效的治疗对策和针对性的生物预防措施,故对这类疾病的预防显得尤为重要。

由于这类疾病不像传染病有明确的特异性的生物免疫机理进行对抗,因而行为预防就起到了关键性的作用。有些非传染性疾病除行为医学预防之外,几乎就谈不上什么预防,比如精神类疾病的预防。

非传染性病虽不像传染病那样可用简单的三因素、两环节学说来预防，但总的看来其全过程也不外乎致病因素、易患对象及二者相互作用三个方面。因此，对慢性病也应从三个方面着手，用三级预防理论指导开展预防。

一、非传染性疾病的一级预防与行为医学

非传染性疾病的一级预防又称防发病，指采取多种综合措施消除多种危险因素，保护易感者的过程。在一级预防中，生物医学措施如营养、遗传等起着一定作用，但更重要的是行为预防。行为预防包括对各种健康危险行为的诊断和矫正，对各种社会有害刺激的控制，以及个人行为模型、性格特点等的培养。如果能有效地实现这些行为预防措施，就会对慢性退行性疾病起到一定的控制作用。

二、非传染性疾病二级预防与行为医学

非传染性疾病的二级预防，指患病后防止疾病恶化，争取较好的结局。由于非传染性疾病患病过程都很长，且在患病过程中同时存在致病因素的作用，因此，在患病之后，除了采用有效的一般临床医学措施处理之外，还要采取有效的行为防治措施，包括消除和控制不利健康的行为心理因素和给予有益于健康的行为支持措施。

传染性疾病发生之后，主要由存在于病人体内的病原决定疾病的发展转归，而非传染性疾病发病之后，其转归除与个人素质有关外，在很大程度上受外界仍然存在的社会、心理、行为方面的危险因素影响。因此，在发病之后还要十分注意外界危险因素的控制。比如，已患了高血压，就要十分注意对紧张生活事件的控制，防止其进一步使高血压不断加重、恶化，乃至形成冠心病、发生脑卒中等。已证实患有肺癌的人如果不停止吸烟、饮酒这些有害行为，就会使病情恶化，失去救治的良机。

由于社会、心理、行为因素存在的恒常性，决定了预防措施必须贯穿整个患病过程的始终。作为非传染性疾病的预防，应始终注意与病人有关的危险因素。不仅不能让旧的危险因素重演，更不能导入新的危险因素，尽量促进疾病向有利的方向转化。

在非传染性疾病的二级预防过程中，除了注意和消除有关的危险因素之外，还要注意提供有关的行为支持因素，用以调动病人的自我修复能力，促进机体恢复的进程。行为支持因素包括良好的治病环境、友好的社会支持作用和病人战胜疾病的信心。而所有这些都离不开行为医学的作用。

三、非传染性疾病三级预防与行为医学

非传染性疾病三级预防，指病后有残废情况的预防。其目的在于使残废的程度尽量减轻，力争做到残而不废。哪怕有一线希望，也要尽最大的努力，以求得尽可能满意的结果。三级预防中，除了进一步采取一、二级预防中的许多措施外，主要采取一些行为和操作训练措施，以克服或消除因病所致的残废。

心脑血管疾病如脑卒中、冠心病都是致残率很高的疾病，因此对这类疾病的三级预防尤为重要。目前，疾病的三级预防主要由康复医学承担。

（刘克俭　马绍斌　熊光练）

第五节　临床预防中的行为医学

随着科技的发展和人类的进步，医学先后经历了经验医学、实验医学和整体医学三个时代，医学模式已逐步实现从生物医学模式向生物-心理-社会医学模式过渡，并正在积极向整体医学的模式转变。卫生革命正在从以防治传染病为重点的第一次卫生革命，向以防治心脑血管疾病和肿瘤为重点的第二次革命转移。WHO 前总干事中岛宏博士告诫人们，大约在 2015 年，发达国家与发展中国家的发病原因将大致相同，与不良生活方式有关的疾病将成为头号杀手。近年来有关健康的概念和内涵也随之更新。时任卫生部长陈敏章在 1996 年就已指出：一个以控制改变不健康生活方式和行为的时代已经到来。要发展和应用行为医学、心身医学、社会医学、环境医学以及健康促进的手段，改变不良的生活方式和心理行为习惯，提高人民的健康水平。陈部长将目前的生物医学模式称为被动医学，而将健康医学称为主动医学。健康医学主要包含行为医学、心身医学、社会医学和环境医学。最后，陈部长指出，到 21 世纪上述各种临床医学与预防医学有机结合而成的健康医学必将大有发展。

现代医学的发展已经使人们充分认识到医学服务的对象不仅是个体,而应是整个社会的人群。因此,医学应向社会提供的贡献不仅仅是临床的诊断和治疗,还必须包含疾病的预防,以及亚健康状态的监测和干预,疾病的康复和人们生活质量的提高。有关人群中疾病的预防,危险因素的监控,和疾病的康复工作,要涉及多方位、多层次的临床医学、预防医学以及两者有机结合的各种健康医学的知识和技能。可见,努力促进临床医学与预防医学的融合、形成新型的整体医学或全科医学,是符合时代发展规律的。全科医学是以人为主要对象的整体医学。目前,除英国外的大多数国家,包括我国台湾地区发展的全科医学都是实行家庭医师制度,并与实施医疗保险配套,贯彻防治有机结合的原则,在各级医院中普遍建立家庭医学科,定期到社区居民中巡视,内容包括健康促进,健康维护和预防保健服务三个方面。健康促进的内容为戒烟、合理营养、适当运动、心理卫生以及防止滥用药物等;健康维护是指防止事故伤害、职业病防护、视力保护和口腔卫生等;预防保健服务包括妇幼卫生、健康咨询、中老年疾病防治、基层保健医疗,以及预防注射和传染病预防等。临床预防医学模式中还包含各种健康行为的建立、心理调控、人际关系处理以及家庭危机的处理等行为医学的基本方法。

关于不健康的行为,人们存在一种广泛的误解:大多数人认为,个人行为是个人的责任。然而,事实告诫人们:危险行为或不健康行为是社会模仿的结果,只针对高危个体的干预并不是预防疾病的最佳方式。如 HIV/AIDS,不能只针对患者和人群,而应该通过媒体发动并促进人们参与改变不健康的社会方式。在美国,近期的流行病学研究结果表明,每年 230 万死亡人数中的原因中 19% 由于烟草;14% 源于饮食不合理和缺乏运动;约 12% 源于创伤;以上死亡的行为原因占了总死亡人数的 45% 左右。也就是说,约占死亡人数 45% 的死亡是可以预防的,或者说是可以延缓的。关于人类行为与疾病决定因素的另一个革命正在开始。借助于探索人脑生理功能的生物标志物,借助于 CT、MRI(磁共振)扫描和 PET(正电子发射 X 线断层摄影术),人们能够“看见”大脑的思维、记忆和欣赏音乐区域。在未来的 50 年,科学技术将有能力从分子或基因领域揭开思维过程的奥秘,从而使人们有可能改变或影响思维的过程;人们将开发出用于干预心理行为改变的可测量的客观工具,以便于定量诊断各种心理行为有关的疾病,并进一步开发出新的治疗心理行为疾病的药物或手段。

科学是对未知领域的探索。要想成功除了勤奋和知识面之外,还必须有正确的方法。方法是用以达到某种目的的手段,方法对头才能事半功倍。爱因斯坦认为,成功=艰苦+正确的方法+少说空话。巴甫洛夫说,研究方法每前进一步,我们也随之升高一层。从那高处,我们可望见更加广阔的前景,望见许多先前望不见的事物。培根把没有掌握正确方法的人比做黑暗中提足摸索道路的旅客,把方法比做给旅客照亮道路的灯笼。科学方法,从根本上说:一是要动手,二是要动脑。另外,经验和思维两者不可偏废,经验主义者忽视思维,唯物主义者贬低实验。但只有当这两类方法得到和谐与统一,才能真正认识自然界。有些人长于观察实验,有些人长于思维,兼备这两种才能非常重要,却很不容易。临床预防医学工作者应当不断自查自省,努力培养自己这两方面的能力。

在新世纪里,学科的交叉渗透将进一步深入。边缘学科的发展将促进人文和自然界的融合。医学要取得突破性发展,应注重两个同步发展:一是微观与宏观的两极发展。微观主要指分子生物学与基因学,宏观主要指社会、环境以及身心、行为与生物医学(临床预防医学)的有机结合。二是分化与综合的两极发展。分化主要指专业学科的进一步深化,综合主要指基础-临床-预防-心理的整体化趋势。卫生部副部长彭玉近期指出:“进一步加强卫生研究工作,要注重加强‘硬科学’与‘软科学’的有机结合。既要培养两者结合的复合型人才,又要建设两者结合的复合型队伍,更要创造两者结合的研究氛围”。只有“硬科学”与“软科学”的有机结合,才能使我们的研究能力真正得以不断加强。这样才能在快速变化的环境中,发现新问题,解决新问题,控制疾病对人类健康的威胁。

(马绍斌　方　亚　陈新山)

第六节　社会医学与行为医学

社会医学(social medicine)是从社会学角度研究医学问题的学科。它主要研究社会因素和健康之间的相互作用及其规律,以及卫生保健、卫生管理理论,为保障和增进人民健康制定目标、策略与措施。它还运用流行病学、统计学、社会学、经济学、管理学、心理学等学科的研究方法与成果,重点研究社会性疾病的预防,并对居民健康状况进行科学评价，为消灭疾病、增进人民健康提供服务。由此可见，社会医学研究的内容也正是行为医学所关注的重要问题。社会医学的一些观点和方法可为行为医学研究提供指导作用，两者是互相促进的。

社会医学是医学现代化的重要标志之一。高速发展的科学技术给人类社会和科学技术各个领域带来了严峻的挑战，提出了许多新的使命和要求。现代医学服务已向四个方面扩大，即从单纯治疗扩大到预防保健；从生理服务扩大到心理行为服务；从技术服务扩大到社会服务；从院内服务扩大到院外服务。其核心问题是从生物医学模式扩大到生物—心理—社会医学模式。可以预见，21 世纪将是社会医学和行为医学更加蓬勃发展的时代。同时社会医学和行为医学已广泛渗透到疾病防治的全过程，即从防止疾病发生、发展到疾病治疗和疾病康复等方面，都要应用社会医学和行为医学的基本理论和方法。

一、医学模式转变中的行为医学与社会医学

医学模式的作用与影响，涉及医学与卫生事业的各个领域，已成为当今国内外共同瞩目和关心的问题。现代医学模式产生后，对医学和卫生保健工作产生了巨大的影响。表现在临床医学上即为全面了解疾病发生的原因，对病人的心态、行为及背景进行系统的评价；充分依据病人的生物、心理和社会特征进行诊断与治疗。这使得临床医学逐步脱离了孤立和片面的思维方式。基础医学研究中，人们也更加注重综合分析和宏观指导，改变了过去只重视分析理解，而忽视综合影响的现象。预防医学一贯重视生物、物理、化学等环境因素的作用，但往往忽视了不良的心理行为与社会因素对人群健康与疾病的影响与作用。在生物医学模式的指导下，预防医学所提出的良好环境，主要指自然环境，而忽视了创造良好行为的精神和社会环境。病因分析主要强调生物病因，即单因单果，而没有认识到许多疾病的危险因素是多方面的，形成的疾病也有多种表现。现代医学模式，则将从以生物病因为主的医学预防，扩大到以生物、心理及社会综合因素为主的心理行为预防和社会预防。

对医学模式发展的未来前景，有的学者提出“高水平健康医学模式”（high level wellness medical model）。这种医学模式比生物—心理—社会医学模式更为完善，而且更加强调对自己健康负有主动性的责任。这种模式要求人们始终处于动态的完全平衡之中，最大限度地发挥主观能动性，并善于利用各种有利因素，克服有害于健康的因素，以满足身心的各种需求。这个模式特别强调，积极的体育锻炼和活动，充足合理的营养供给，正确处理来自各个方面的刺激和压力，具有自我保健的责任和能力。

二、行为预防中的行为医学与社会医学

长期以来，医学的着眼点主要在临床治疗上。然而，临床医学远远控制不了疾病的发生。于是人们逐渐认识到如不将疾病控制在萌芽或可能发生的状态，就将永远解决不了人类的健康问题。预防疾病的意识也就此萌生。预防疾病意识的发展大致可分为三个阶段：最初人们仅对疾病可以预防产生感性认识。如古代医学家即认识到水质与疾病的关系，对疾病传染与传播有了初步的了解，并且采取了相应的检疫行为措施。到了 16 世纪中叶，对人痘接种问题已形成了系统的归纳。第二阶段开始于英国人 Jener 用牛痘接种预防天花，从而导致预防医学的兴起，表现为人类对传染病的发生与发展、传染与传播机制以及免疫预防等有了深入系统的了解，在很大程度上控制了传染病的流行。第三阶段是社会预防阶段，即人类对以恶性肿瘤、心脑血管系统疾病等慢性病以及意外伤亡为代表的影响人类健康的主要因素进行社会预防的阶段。

如果说人类之所以能够有效地控制传染病的流行，是依靠预防接种、消毒杀虫和抗菌药物三个法宝，那么面对今天严重威胁人类健康的新的社会性疾病则只有靠社会预防才能奏效。即需要依靠社会医学、行为医学和环境医学这三件新的法宝。

在欧美等国家，为有效地控制社会性疾病的流行，通过分析健康的危害因素，提出了生命各个时期促进健康的指标及行为干预措施。并且其明确指出，要实现这个计划，必须贯彻预防为主、治疗为辅的方针，加强环境保护，改变不利于健康的生活方式与行为习惯。

（刘克俭　顾瑜琦　王明旭）

第七节　道路交通与行为医学

道路交通是现代社会系统的一个重要组成

部分,不论社会经济活动还是人们的日常生活都离不开道路交通。所谓道路交通事故,主要是指“人车系统”的运动失误。要论述道路交通安全问题,就必须首先探讨人车系统的特点和规律。人车系统的水平受两方面因素的制约,一方面受“交通环境”的约束,而“交通环境”又受社会经济、文化、观念和法规的约束;另一方面,人车系统的运行状态又受其子系统的“驾驶员”和“机动车”所约束,而两者结合的结果必然体现为安全或事故。

一、驾驶员的行为特性

(一)驾驶员的信息处理行为

驾驶员的信息处理能力或行为是道路交通安全的一个重要条件。在道路交通中,驾驶员随时都要密切注意周围环境和车内一些情况的变化。当发现外界刺激信息时,一般要在0.5~1秒钟内做出正确的判断,采取相应的措施,调节驾驶操作,使车辆正常行驶。从驾驶员的心理活动过程来说,其规律是通过感觉器官接受外界各种信息,经过大脑的分析、综合、判断和推理,最后做出行为对策来控制车辆。注意力是发现和接受外界刺激信息的前提。

驾驶员的信息处理行为面对的常见信息有:

1. 突显信息 即突如其来的变化,如两车车距较近,前车突然停止,自行车突然在车前倾倒,行人突然在车前横穿马路等。

2. 已现信息 如车辆带病出车,酒后开车,违章操作,超速行驶,载货超重、超高、超宽和超长等。

3. 微弱信息 外界信息的刺激量微小,往往辨别不清,容易产生犹豫、疏忽,甚至错觉。夜间穿着灰黑色衣服的行人,月光下挨近公路的农田、弯道和上下坡等。

4. 潜伏信息 具有一定的隐蔽性,一般不容易发现,如在雾中行驶,在视线受到障碍的视线盲区中行驶,在路面附着系数低、容易引起侧滑的初雨或冰雪路面行驶等。

因此,驾驶员在行车过程中,为了正确处理以上信息,看清各种目标,需要经常转动头部和眼球。人眼的跳动和移动是相当微弱的。眼动一般有三种基本形式,即注视、跳动和追随。

(1)注视:是眼睛对准目标物,使目标物的景象落在视网膜中央凹上,以达到最清晰的视觉活动。严格地说,注视时眼睛并不是凝固不动的,而是有一种极微细的不随意的运动,但不影响视敏度和深度视觉。

(2)跳动:是指眼睛搜索、观察任何物体,或由一个物体转移到注视另一个物体,或信息刺激出现在周边视野,眼球转动使之落入中心视觉时,眼球并不是在平滑移动,而是在作跳跃活动。视线先在目标物的一部分停留一下,完成注视后,又跳到另一部分进行注视观察,它突然开始,迅速跳动,又突然停止,循环地一跳一停前进。如看书时的眼球,好像是平滑移动,实际上是跳跃活动。

(3)追随:是较平稳的眼球运动。在头部不动的情况下,为了注视一个运动的物体,眼球随之移动,速度和方向由物体运动的情况决定。或当头部、身体运动时,为了使视线继续停留在一个固定的物体上,眼球做与头部、身体运动相反方向的相应运动。

驾驶员在行车过程中不断地把注视点从一个目标物转向另一个目标物,但大脑皮质仍保留前一个目标物的景象,这就是信息的储存。驾驶员根据信息储存量的大小和时间的长短进行瞬时记忆、短时记忆和长时记忆,依据经验、知识及刺激的某些特性,对信息进行判断分析,也就是进行信息加工。驾驶员在行车过程中,经常会遇到超车、会车、转弯和行人横穿马路等情况,因此必须对车速、距离、方位等做出正确的判断。如若判断不当,就会采取错误的反应,而导致事故的发生。

(二)驾驶员的注意力和警觉力

驾驶员的注意力,是指在行车途中驾驶员的心理行为有选择地指向和保持集中于一定的道路信息。由于这种行为活动,驾驶员才能迅速、及时、清晰、深刻地获得行车过程中的各种道路信息,经过分析和综合、判断和推理,然后采取正确的驾驶操作,保障行车安全。所以驾驶员良好的注意品质是确保安全行车的一个重要因素。

在行车过程中,对驾驶员注意品质的基本要求是:注意的范围要广;善于选择各种道路信息,特别是突显信息;善于把自己的注意指向于对驾驶任务有关的道路信息,并能迅速地把注意力从某种道路信息转移到另一种道路信息上去;要保持警觉状态;为应付行车途中的突显信息,要善于调节和分配注意力,对注意力应留有充分的余量,以应急变。

与“注意”相反的是“不注意”。比如人们常常把交通事故归咎于驾驶员的“不注意”,认为交通事故中相当大的原因是由于驾驶员“心不在焉”、“麻痹大意”、“不当心”、“不注意”等造成的，这种说法是不科学的。“不注意”是结果而不是原因，这就意味着要深入考虑事故的原因，而不能只看现象。寻找产生“不注意”的背后原因，对于认识和防止事故才是至关重要的。

“不注意”与“注意”两者是对立的统一。研究注意的规律，要考虑重要信息、一般信息、多余信息和无关信息，以及隐蔽信息和尚未出现的信息，因为这些牵涉到密切注意、一般注意、稍微注意、无需注意，以及注意不到和无从注意，还必须考虑注意与不注意的时间性问题。通常我们注意到“注意”这个词语，便会首先将意识立即转向某一方向上。但当某一现象用“不注意”这个词语来表达时，我们要想注意到的却并不是“注意”这一即将产生瞬间反应的对立概念。不注意的现象绝不是以“不注意”这样的形式单独表现出来的，而是在一直保持着注意的反应中同时出现的，即不注意是在保持注意的持续状态中同时发出，并混同其中的一种反应。换句话说，有了对这种与驾驶任务有关的信息的注意，才会有对那种与驾驶任务无关的信息的不注意。注意与不注意是心理行为活动对道路诸信息选择与不选择的反应。比如注意车头前一个行人慌慌张张横穿马路的紧急情境时，就必然会不注意车前较远处交叉路口正在变换颜色的信号灯，此时驾驶员的行为表现是紧急刹车，而绝不会因为交叉路口出现的绿灯来加快车速。所以在探究“不注意”时，首先必须讨论与“不注意”同时发生的“注意”，才能弄清对某些信息是否应该“不注意”。

驾驶员的警觉力是指驾驶员处理突显信息的灵敏性、准确性和稳定性。警觉力的一个重要指标，是从许多信息中发现与驾驶任务和安全行车有关信息的比率，或者从道路上空悬挂的红色横幅、人行天桥栏杆上的彩色广告和道路上空的树叶等无关信息同交通信号灯、交通标志和交通标线等有关信息的混合中，发现有关信息的检测率。警觉力的测定可以用反应成绩作指标，高警觉力总是与较快、错误较少的反应相联系的。

警觉力与驾驶时间、任务和情境、昼夜生理节律和心理工作负荷有关。许多现场实验表明，行车途中驾驶时间越长，警觉力越低。行车途中适当休息，可使警觉力水平有所恢复。但也有实验结果表明，驾驶时间的加长并未使警觉力降低。仔细分析这两种结果不同的实验可以发现，在表明警觉力下降的实验中，刺激没有新颖独特性，任务单调重复，而且不需要做出相当大的主观努力；在未表明警觉力下降的实验中，呈现的刺激是一般驾驶员没有经历过的，而且被试者在开车的同时还要完成一些辅助性的任务。可见驾驶任务和道路情境越单调，驾驶员的警觉力越容易随行车时间加长而下降；反之，加进新鲜的刺激和辅助性的任务，则可使驾驶员长时间地维持高警觉水平。所以在景观单调的道路上设置一些色彩鲜艳的标志和指示牌，可以提高驾驶员对警告标志、信号的检测率。

警觉力在昼夜间不同时刻的波动与昼夜生理节律有密切关系。有这样一项研究，它比较了口腔温度的日变化曲线与被试者的平均反应水平（警觉力指标）的日变化曲线，结果表明两条曲线十分吻合，即从上午 7 点到下午 3 点，体温升高，反应时间下降（说明警觉力升高）；到晚上 8 点，体温下降，反应时间上升（说明警觉力降低）。警觉力的低谷出现在凌晨 3 点左右和下午 3 点左右，这两段时间大致相当于人在夜间和白天最困倦、思睡的时间。但低谷是否出现还与这两段时间之前驾驶员已经工作了多长时间有关。假如在此之前已经工作了 4~6 小时，低谷最明显；假如在此之前仅工作了 1~3 小时，警觉力低谷就不会出现。因此，在给驾驶员安排一天出车任务时，最好能避开生理机能不佳的那段时间。如果从开始工作到生理机能低潮时刻之间相隔时间不长，工作前又有充分休息，则可以避免警觉力低谷出现，或其副作用表现不甚明显。

驾驶员的心理工作负荷是指驾驶员在单位工作时间内的心理承受量。人的信息处理能力是有一定限度的。驾驶员对偶然出现的刺激能予以多少注意力，取决于他在有负荷状态下还剩有多少信息处理能力。驾驶员的心理工作负荷受到多种因素的制约，驾驶经验的积累，可以使驾驶员在行车途中较少地动用信息处理能力，因而对突发的危险情境能保持更高度的警觉；缺乏经验的驾驶员其心理工作负荷较重，在行车途中如果道路情境复杂，就很容易出现超负荷现象，这时其就容易顾此失彼，操作紊乱，发生差错。但另一方面，在行车途中，如果道路情境单调，而驾驶员驾驶操作熟练，也会使驾驶员心理工作负荷水平大大低于心理容量所容许的限度，就容易出现“低负荷”现象。这时，驾驶员的警觉力也会下降，以至于对突显信息不能及时觉察。总之，心理工作负荷过大或过小都会引起驾驶员警觉力下降。

(三) 驾驶员的反应特性

驾驶员的反应能力如何,直接影响行车工作。比如驾驶员发现危险情况后,首先意识到需要紧急制动,然后在大脑的指挥下,右脚迅速从油门踏板上移到制动踏板上。从产生需要制动意识到右脚从油门踏板提起这段时间,称为反应时间,或称制动反应时间。反应时间的含义并不像这一名词字面上所代表的意义一样,它并不是反应延续时间,而是引起表露于外的反应开始动作所需的时间。也就是说,反应时间就是从刺激到反应的时距。反应不能恰在给予刺激的同时便从机体发出。刺激引起一种过程的开始,但是这种过程在机体内部进行时是隐蔽的或潜伏的,直到其到达肌肉,产生一种外部可见的对环境的效应为止。反应过程包括刺激引起感觉器官的活动,经由神经传递给大脑,经过加工,再从大脑传递给肌肉,肌肉收缩,作用于外界的某种客体。过程中的这些阶段都需要时间,而在大脑中消耗的时间最多。因此反应时间包括:感觉器官所需时间;大脑信息加工所消耗的时间;神经传导的时间;以及肌肉反应时间。如光信号刺激视觉的反应时间,光达到视网膜的时间可视为0;视网膜反应时间为20毫秒,传导到大脑为20毫秒;大脑信息加工传至运动中枢为95毫秒;传至运动神经、肌肉及肌肉收缩反应为17毫秒。以上时间合计为152毫秒。反应时间分为简单反应时间和复杂反应时间。所谓简单反应时间,是指对单一刺激做出确定的动作反应;复杂反应时间,也称选择反应时间,是在各种不同的刺激之间选择出一种刺激进行反应。驾驶员的反应时间值,会因各种因素影响而产生变异。

由于目前道路交通日益繁忙,驾驶员在行车途中随时会遇到各种各样的复杂情况,需要予以处理。特别是道路交通情境,情况多、因素杂、变化大,因此要求驾驶员必须保持警觉,提高注意力,对随时可能出现的危险情况做出及时正确的判断、选择、反应,采取正确的技术措施。所以驾驶员在行车途中的反应基本上是复杂反应,即选择反应。

很多交通事故都是驾驶员反应不正确、不准确,导致操作错误或不适宜造成的。这里举一种例子说明反应的正确性与准确性。假如道路交通密度较大,出现了突然情况,按当时的交通条件,需要驾驶员紧急制动才能避免事故。但他却没有采取紧急制动,而是一边转动方向盘,一边按喇叭,结果出了事故。这个反应就是不正确的。也就是说,驾驶员对突然情况的判断、选择、反应有差错。如果驾驶员针对上述情况采取了制动措施,但没有采取紧急制动,而是采取正常情况下的减速、制动,这就不符合在危险紧急情况下必须采取紧急制动的要求。很显然,从需要制动来说,这个反应是正确的;但从用什么方式制动来说,这个反应则是不准确的。反应不准确的表现主要是指反应的动作不合乎要求,如用力过大、过小,转向过快、过慢等。影响反应准确性的主要原因是刺激强度过低,车速过快,驾驶经历短、技术差等。

驾驶员反应的另一个特性是反应的灵活性,它能够很快从一种反应转向另一种反应,或改变原反应转向新反应。如果驾驶员正在加速,准备超车,突然发现前方有一个行人正在横穿道路,这时驾驶员会迅速制动或转向。这就是从一种反应转向另一种反应,这种转换反应的速度即反应的灵活性。

(四) 驾驶员的情绪应激

从狭义的观点来看,情绪应激是在某些出乎意料的紧急情况下所产生的情绪状态。例如,在行车中看见前方不远处有人横穿道路,正待刹车却发觉制动系统失灵,这时驾驶员就可能立即进入所谓应激状态。从广义的观点来看,应激被定义为某些生活事件或情境所引起的情绪紧张状态,这些事件或情境要求驾驶员对自己的情绪进行调节或适应。不仅是不愉快的事,甚至愉快的事也包含有引起应激成分。例如,初恋、结婚、晋级、故友重逢、看到自己偏爱的球队在争夺激烈的比赛中获胜,都能够使有些人产生情绪应激的状态。

任何一种应激状态总是人和环境相互作用的结果。它既包括环境对人的要求(所谓起因的致激因子),也包括人对环境要求的反应(所谓后果的应激反应)。对一个驾驶员来说,致激因子可以来自驾驶情境中,如车辆突然发生故障,道路上某些出乎意料的复杂情况等。也可以来自个人日常生活,如警觉困难,身患疾病,同某人吵架等。在致激因子的作用下,驾驶员会产生一系列生理和心理上的反应,这些反应必然影响到他的驾驶行为。在驾驶过程中,由于情绪不稳定等行为引起的交通事故是屡见不鲜的,其中的致激因子归纳起来有如下几种。

1. 生活事件 个人在日常生活中碰到事件,如失去亲人、身患痼疾、发生暴力冲突或受到精神折磨等,都会引起严重的应激症状。个人必

笔记栏

须经过相当长时间才能适应这类事件，而且在适应过程中要付出很大的生理或心理代价。有些生活事件未必是创伤性的，但要求个人重新进行自我调节，改变行为方式或观念态度。它们也能导致情绪应激，如调动工作、受到批评、物价上涨或被人扒窃等。家庭不和、患慢性病、负债较重等短时间内不能解决的问题，也能造成某种程度的情绪应激。

2. 紧急情况 当个人在没有准备的情况下突然碰到意外的危急情况，并需要立即做出适应反应，否则就有严重后果。这时个人会很快进入高度的应激状态。个人越是缺乏这种紧急情况的经验，就越不知道怎样去应付，应激就越强烈。

3. 冲突 当个人在两个彼此矛盾或相互排斥的目标之间有所抉择时，就进入了冲突情境。例如，一个驾驶员经长时间开车已极度疲劳，又接到一项报酬可观的加班任务。于是亟须休息与诱人的酬金，疲劳开车的危险与失去赚钱良机的遗憾，可能使他进退两难。结果无论他做哪种抉择都会感到不安。冲突情境会引起紧张情绪。

4. 挫折 当个人在追求目标的过程中受到阻碍时，会体验到挫折而产生情绪应激。耽误、拖延，缺乏对策，丧失爱物，遭到失败，以及空虚无聊等，都会使人产生挫折体验。

（五）驾驶员的个性特征

健全的体魄、熟练的技术、敏捷的反应或良好的视力，是安全行车必须具备的条件，但还不能充分保证行车安全。例如，职业赛车驾驶员的交通肇事率高出普通驾驶员数倍以上。论驾驶技术，显然是前者高超，但为什么事故更多呢？这就不能不考虑到他们在职业赛车生涯中养成的某些个性特征。强烈的竞争意识，对超高车速、超车抢先习以为常，把驾驶当做显示绝技的手段，这种心理特征深深地影响着他们在日常生活中的驾驶行为。由此可以看出个性与交通安全的关系。

驾驶员中有些人具有容易出事故的特点，这种特点被称为“事故倾向性”。通过29531名驾驶员6年中发生事故的统计发现，36.4%的事故发生在3.9%的驾驶员身上。这表明了事故的倾向性。更深入的分析还发现，在有些驾驶员中事故倾向性是可变的，或者在某段时间特别容易出事故，而过了这段时间后就很少出事故；或者与此相反，前段时间很少出事故的人到后段时间却有很多事故。在另一些人中，事故倾向性始终都很强。再进一步把发生事故的人员构成进行比较，与由各种概率分布推断的期望值做比较，并把各时间段上的事故数做比较，所得到的一般结论是：虽然有些人在不同时间里的事故数变动较大，但仍有相当一部分人在任何时间里都有很高的事故率。因此，事故次数在被调查的驾驶员中的分布情况不是随机的、偶然的。这种分布显示出部分驾驶员的高事故率只能归结为某种内在的必然因素在起作用。这就需要剖析造成事故倾向性的原因。诚然，技术不熟练、对工作的暂时不适应或态度不端正，一些生活事件引起的情绪状态不佳，环境条件中的缺陷等，可以造成一些驾驶员某段时间里或某种场合下的高事故率，但就那些始终有较高事故率的驾驶员来说，问题主要出在特殊的个性特征上。

个性特征会经常、稳定和带有倾向性地表现在驾驶行为上，表现出个人独特的驾驶风格。例如，有些驾驶员开车稳重、小心，处处礼让，自觉遵守交通规则；有些驾驶员开车急躁鲁莽，好逞英雄；有些驾驶员开车时照顾周到、判断得当；有些驾驶员开车时则注意狭窄，顾此失彼等。一个人的个性特征并不是一成不变的，随着环境的变迁，个人的社会实践活动、个性也在发生变化，但在相当一段时间里，个性特征又是相对稳定的。人的个性是稳定性和可变性的辩证统一。

关于个性特征与驾驶事故倾向性和交通安全的关系，虽然现有的研究取得了一定的成果，已经能够较有把握地说，攻击性强和知觉判断易受干扰的驾驶员往往出事故的可能性较大。但是，还未能完全确定个性特征与驾驶行为的关系，空白点与疑点还不少。尤其是还没有弄清楚个性整体结构怎样决定了驾驶风格；驾驶风格又是怎样造成了事故倾向性；最后，事故倾向性又是怎样与事故的性质相联系的。因为个性是一个多成分相互制约的整体，其中每一个成分都不是孤立地发挥作用的。例如，某驾驶员头脑灵、反应快，但不大持重、又好出风头；某驾驶员比较迟钝，但处处小心谨慎。个性各个成分优缺点的相互补偿关系，以及对道路环境和车辆性能的适应性关系十分复杂。

二、驾驶疲劳行为

驾驶员行车一段时间后，常常会出现腰酸背痛、眼睛模糊、手指和身体不灵活、反应和判断速度缓慢等现象，这些现象统称为驾驶疲劳。驾驶疲劳行为是指驾驶员在连续行车后疲劳所产生生理、心理功能变化所致的行为改变。

当疲劳出现时，驾驶员的心理状态会发生各种各样的变化。这种变化主要通过驾驶员的自我感觉，即疲劳感或主观体验来反映的。所以疲劳时的心理状态也称“疲劳感”或“主观体验症状”。而且这种心理状态先于生理变化和驾驶效能下降。

一般来说，疲劳感常常伴以倦怠感、单调感和饱和感。在不同条件下，还往往伴以人际关系的失和感和嫌弃感；有时也会产生无力感和虚脱感。因此，造成驾驶存在主动性下降，或无法按规定的要求继续工作。例如驾驶员在正常状态下，认真或集中注意安全驾驶，但疲劳时，手握方向盘就变得晃晃悠悠；疲劳后引起视力下降，注意分散、怠慢、迟缓，判别能力减低，视野逐渐变窄，漏看、错看信息的情况增多；感觉器官的功能会发生减退或紊乱。例如长时间坐在固定的驾驶座位上，会视觉模糊，听力下降，判断迟缓；疲劳有损于驾驶员的思维过程，造成思维能力、记忆和思考能力下降，头脑不清醒。在过度疲劳情况下，往往会忘记存在程序。例如，行车途中暂时停车或转弯，一般需要先辨明车后面的情况，但在疲劳状态下，这些规定和动作往往会被忽视或被省略。另外，还会出现动作不灵活、不协调，自制力减退，以及困倦、瞌睡等，导致节律失调，动作的自动化程度减低，驾驶员的细心、耐性或自我控制能力减退，缺乏坚持不懈的精神，易于激动、急躁和开快车，甚至打瞌睡，导致交通事故发生。

产生驾驶疲劳的原因是多方面的，其中有工作条件和社会心理因素，但概括起来无非是两大原因，即驾驶引起和非驾驶引起。而在这些原因中，睡眠、驾驶时间、社会、心理因素对疲劳具有更直接而重要的影响。

睡眠剥夺、睡眠不足和睡眠时刻不当都会引起驾驶疲劳。研究表明，若前一天的睡眠时间在4.5小时以下，而驾驶时间超过10小时以上，则肇事率一定很高。在肇事驾驶员中约有60%的人在前一天睡眠不足5小时。因此，一般情况下要求驾驶员一昼夜至少睡眠7小时。睡眠时间充足，但如果睡眠时间不当或睡眠质量不高，也会引起疲劳。因为人的睡眠受其昼夜节律的影响，人从出生后3个月开始就形成了较严格的睡眠与觉醒节律，也就是白天觉醒夜间睡眠，觉醒水平在深夜至凌晨时刻较低。长途或长时间驾驶也是造成驾驶疲劳的主要原因。驾驶工作虽然不需要太强的体力劳动，但需要紧张的脑力劳动，驾驶员整天用一种固定的姿势坐在驾驶座位上，要做几万次动作，要处理车内外频繁变化的信息，中枢神经系统需要高度集中，也就是说大脑需要维持高度的觉醒水平才能确保安全行车。当大脑在维持高度的觉醒水平时，就比身体的其他器官需要更多的氧。而长时间的连续行车，会使驾驶员脑部感到供氧不足，出现疲劳现象，并随连续开车时间的增加而加剧。根据对驾驶员抽样测试表明，驾车3小时以内，精力充沛，5小时左右就感到疲劳，超过7小时就感到筋疲力尽，超过10小时就达到难以支持的地步。疲劳不仅与开车的时间长短有关，而且还与开车的时辰有关。一般来说，上午10~11点人感到有些疲倦，午饭后困乏、打盹，想躺下休息，晚上11点后想睡觉，午夜特别是凌晨3~4时最想睡觉。即使开车时间相同，那些不定期的货车驾驶员比其他驾驶员也更易疲劳。因为他们经常去寻找和安排货物，在陌生的城镇里寻找食宿的地方，还要做其他事情，这就大大延长了开车时间。

社会、心理因素，主要是指那些社会心理气氛、群体心理气氛、群体凝聚力、人际关系、工作态度、工资制度、奖惩制度、家庭关系等。这些因素对驾驶员疲劳，特别对驾驶员的心理疲劳有着重要影响，比其他因素，诸如驾驶时间、噪声、振动等引起的疲劳更为严重，持续时间也更长。

驾驶疲劳是交通事故的主要原因。因此，交通运输企业和交通管理部门，以及驾驶员都应采取各种措施来预防驾驶疲劳，从根本上消除驾驶疲劳的原因。如增强驾驶员对疲劳的自我调节和自我控制能力，保证有充足、必要的睡眠时间，驾驶时间不宜过长，自觉应用各种简便易行的消除疲劳的方法等。

三、交通警察心理行为

交通警察是交通进行曲的指挥家，处理、协调交通系统中人与自然的关系以及人与人的关系。其以安全畅通为中心，进行交通指挥疏导，检查来往车辆，处理道路障碍、交通违章和交通事故，以及维护社会治安秩序等。

交通管理工作是国家行政管理的一个重要组成部分，是国家的门面和社会的窗口。交通状况最敏感地反映国家行政管理的水平和社会精神文明的水准。交通管理工作面广、线长、点散，交通警察手中有一定的权力，单独处理问题，组织上难以监督。交通警察值勤时涉及社会各个方面，与各种各样并不相识或不熟悉的交通参与者，甚至与非交通参与者打交道。双方的行为既要受所属道路交通系统的框架限制，又会相互影响、相互制约。交通警察工作条件艰苦，工作量大，长年累月露天作业，每天处理大量违章。一个城市有机的运转，离不开交通警察对交通的管理，交通警察的一言一行，反映出交通管理部门工作人员的形象。而交通警察的言行既是本人的心理活动表现，也是所有参与道路交通的人们的共同愿望的反映。因此，交通警察应该具有对国家、对社会的高度负责精神，一丝不苟、严谨细致的工作作风；有较强的政策法制观念、组织纪律观念和维护交通警察群体形象的自觉性；有较强的群众观念，优良的品质和民主作风；有良好的体质，较好的文化业务素质、心理素质及良好的行为表现。

（一）交通警察的工作特性

1. 制约性 对交通实施全面控制。为了保障交通的安全畅通，在一定时空内限制部分交通参与者的通行。如职工上下班时保证高峰时间客运，在一定的道路上限制某种车辆运行。

2. 时间性 道路交通随季节、时间的变化而变化，并有一定的规律性。因此需要针对交通流量的时间分布规律进行组织和安排。如组织安排节日交通、农忙运输等。

3. 灵活性 对城市道路和农村公路的路口、城乡结合部、事故多发地段和事故发生地点等，都要按照实际交通情况，机动灵活地进行交通管理。

4. 责任性 交通管理与国家建设、人民生命财产安全、国际声誉息息相关，交通管理责任重大。

（二）交通警察的个人特性

1. 严肃性 交通警察依据交通法规执法要认真负责，严肃谨慎；执法时必须姿态端正，衣着整洁，作风正派，态度和蔼，言语文明，精神饱满。

2. 独立性 个人有一定的权力独立处理问题，交通参与者都要服从交通警察的交通指挥。严格管理与文明管理相结合，既管理交通参与者，又接受交通参与者监督。

3. 原则性 处理违章，一视同仁，不分地位，不问亲疏，坚持原则，依章处理。

4. 针对性 多方面多层次，既讲大道理，也讲小道理，既讲个人责任，也讲客观原因，分清主次，掌握分寸，不夸大，不缩小，实事求是。

5. 紧迫性 处理事故，纠正违章，在情况复杂、信息多变的情况下，要沉着、果断，不能优柔寡断，节外生枝，贻误时机。

6. 适合性 解决纷争，通情达理，以情达理，以情动人，以情换情，以理喻人，以理服人，既讲原则，又讲感情，情理交融，相辅相成。

7. 坚韧性 情况复杂、变化多，要吃透两头，既要熟悉交通法规，提高政策水平和工作能力，又要熟悉情况，掌握交通信息，摸索交通规律，了解交通参与者心理和行为，持之以恒，不断提高交通管理水平。

综上所述，交通警察应具备的个性特征是：

1. 强烈的责任心 这是交通警察必须具备的第一位的个性品质。有了这样的责任心，就能在艰苦、繁重的交通管理中全力以赴，自觉承担艰巨任务，不怕挑重担，发挥主观能动性去积极开展工作。如果缺乏这样的责任心，即使在交通情况比较顺利时，也只能拨一拨动一动，交通情况出现困难时，必然工作很被动，并归咎于客观情境。

2. 坚强的意志和无畏的精神 交通管理是一项政策性、群众性很强的工作，交通警察执行交通法规、维护交通秩序、纠正违章，必然要触动某些单位和个人的利益，可能遭到人身攻击，这就要求交通警察要用顽强的意志和无畏的精神去坚持原则，依法办事。

3. 丰富的知识和敏锐的智慧 要不断学习交通管理知识，从实践中吸取新鲜的材料，以提高自己的智慧。业务知识的学习是基础，但要使之具有生命力，还必须具有强烈的求知欲和牢固的记忆力。在客观交通情境里进行经常的调查，从复杂的混合交通变化中比较全面地掌握情况和探索其规律，以便使管理工作做到知己知彼，从而有效地提高管理工作能力。按照交通法规、交通管理政策和交通管理的目的，在理解的基础上，将其与交通客观情境中有价值的材料，作有机联系，并在实践中不断扬弃和充实，以保证法规、政策的正确贯彻执行。业务上的精益求精，必然会加快处理节奏，提高管理效率。

4. 全面的工作能力 这在分散独立作战的交通警察的个性品质中具有极为重要的地位。交通警察在值勤时要处理各种错综复杂的情况和随机性问题，涉及面广，时间性强，如果不具备全面的工作能力，很难应付自如、取得完满的效果。交通警察的全面工作能力包括思维敏捷，判断正确；工作果断，勇于负责，随机应变，针对不同情况采取不同工作方法；精通管理，处理事故迅速、准确；有组织能力；阐述政策有较强的说服力；具有掌握使用先进设备和交通管理工具的能力。

5. 诚挚的感情，爽朗的性格，和蔼的态度 管理就是服务，要全心全意为人民服务。真心实意将交通管理工作情况、工作重点以及工作方法告诉群众，增加工作透明度，广泛征求意见，主动接受社会监督，与广大群众建立真正的感情，争取群众对交通管理工作的理解和支持。

6. 健全的自尊心和自豪感 这对交通警察管理工作的持久性能起保证作用，也是有效工作的重要条件。如果缺乏自尊心和自豪感，则必然会意志消沉、注意涣散、遇事退缩。

（三）交通警察行为的影响力

交通警察工作效果往往取决于本人行为的影响力。影响力由强制性、权力性影响力或自然性非权力性影响力组成。如果组合得好，管理效果就好，人际关系就协调。

交通警察的权力是国家规定的，它体现着交通参与者与国家、交通管理部门的关系，对交通参与者的交通行为有约束力。而非权力的诸种因素在很大程度上影响着制约的效果。因此，交通警察权力性影响力还有赖于非权力性影响力。假如一个交通警察的非权力性影响的诸因素不佳，就不能派生出尊重感、亲切感、信赖感、钦佩感和敬爱感，那么在处理违章时，连权力性影响力的敬重感也会失掉，如果再以不良感情代替政策，又不准申辩，一罚了之，势必引起违章者的不满情绪。因此，交通警察具备非权力性的优良因素，与违章者建立心理上的内在联系，才能使违章者在心里对交通警察产生良好的印象，理解、信任和支持交通警察。

（四）交通警察行为的感染力

交通警察要善于运用语言和举止等行为产生较大的感染力。语言是思想的符号，举止是副语言，语言和举止具有感染力量。一句话可以使人笑，一句话可以使人跳，一个眼色可以使人增加信心，一个眼色可以使人陷入苦闷。因此，说话不仅具有智慧，而且要具有细腻的感情，注意说话的态度。交通警察对违章者进行说服教育时的语言、举止不同，效果也就不同。

有些违章者可能未等交通警察把话说完，就发脾气，又吵又闹，拒不接受罚款。在这种情况下，不妨记下车号，告诉驾驶员先去办事，事后再来解决，让违章者激动的心情平静下来。

纠正违章，不应声色俱厉，压服只会留下感情创伤。对于一些轻微违章者，语言更应平和。紧张情绪、对抗心理，难免会引起交通警察与违章者之间的冲突，而遭致群众围观，影响交通秩序。

（五）交通警察行为的自我评价

人们认识客观世界总会受到本身动机、需要、愿望等其他心理因素的影响，往往容易过高或过低地估计自己。交通警察可以通过其他途径来做自我评价。比如根据社会上其他人对自己的态度来评价自己，通过与社会上和自己地位、条件相类似的人做比较来评价自己，通过个人对自己心理活动的分析来实现自我评价。应该注意的是，如果自我评价与社会上其他人对自己的客观评价距离悬殊，就会使自己与周围人们之间的关系失去平衡，产生矛盾。长此以往，将会形成稳定而又倾向性很强的心理定势（自卑或自满），不利于个人心理行为的健康发展。

四、交通事故行为

（一）驾驶越轨行为

就驾驶员的总体而言，无论驾驶员的经验多么丰富，技术多么高超，都难免会在重要关头有缺乏自制力、动作不当或注意力不够而疏忽的表现。从概率的角度来看这个问题，每一个驾驶员和其他驾驶员一样，都有可能卷入交通事故。但有可能卷入并不一定会发生交通事故。如果驾驶员心理素质好，遵守交通规则，技能熟练，反应敏捷，动作正确，就能够确保交通安全，而不至于发生由其本人负责的交通事故。如果驾驶员心理素质不好，在行车途中违反交通规则，不顾交通安全而随心所欲，那么迟早会有一天发生由其本人负直接责任的交通事故。

驾驶越轨行为是指一切违反交通规章、妨碍交通安全、影响交通秩序的行为，而且还包括违反国家、政府和企业有关的法令、规章和制度的行为。越轨行为通常分为一般越轨行为和严重越轨行为两大类，也可以分为交通违章和交通肇事两类。在越轨行为中比较多见的是一般越轨行为。严重越轨行为是指故意违反交通规章而造成重大交通事故，致使受害者重伤或死亡，或者使公私财产遭受重大损失。更有甚者是发生事故后逃离现场，毁灭证据，隐瞒真情，嫁祸他人等。

驾驶越轨行为是交通肇事的前因，几乎每一起交通肇事中都可以找到驾驶员在行车中的越轨行为。虽然在驾驶过程中不一定一有越轨行为就发生交通事故，但如果时间、地点和条件不利，就会发生交通事故。例如超速行车，如果行驶在野外空

笔记栏

旷的公路上，既无来往车辆，也无行人，当然不会发生撞车、伤人的事故；如果经过集镇、商摊云集、人群拥挤的地方，肯定会发生交通事故。从大量的交通事故中可看到，越轨行为是交通事故的前因，交通事故是越轨行为的必然结果。

（二）驾驶越轨行为表现形式

发生交通事故的原因是多种多样的，涉及面广，错综复杂。概括起来说，主要有人的因素，车的因素，路的因素和气候、环境等因素，其中最主要的是人的因素。

1. 超速行驶 车速过快，危害性极大，破坏了车的操纵性和稳定性，延长了车的制动距离，扩大了车的制动非安全区。车速过快，往往破坏正常的交通秩序，使驾驶员判断情况和躲避险情的时间缩短，容易疏漏外界信息。车速过快，同时也增大了车的撞击力，不但容易造成事故，而且还增加了事故危害的程度。“十次肇事九次快”是有一定道理的。

2. 违章超车 违章超车的表现形式有：①后车超前车，前车不肯让，或未示意让路就硬行超车；②不选择好超车地点，在坏路、窄路、弯路、桥梁、十字路口、繁华地段等不允许超车的地方超车；③在受视线妨碍、道路情况复杂及迎面近距离来车时超车；④不看来车状况，特别是对方已示意让车后超车时，仍加速超车；⑤外挡无法超车时向里挡超车，逼前车向道路中间行驶；⑥接连不断地超车；⑦赌气超车，像赛车，你超过我，我就拼命再超过你 ；⑧超车后过早地回到被超车前面行驶，甚至超车后突然刹车。

3. 违章装载 不按照规定装载的情况有：①超重；②超高；③超宽；④超长；⑤货物捆扎不牢；⑥粉尘飞扬；⑦跑冒漏滴；⑧违章载客等。按设计要求制造的车辆，性能指标都有极限规定，因而车辆本身装载货物都有一定的限度。超重、超高会使车辆的重心升高或偏移，影响车辆行驶的稳定性；尾部超长会使车辆重心后移，方向盘发飘，影响操纵的稳定性；超长、超宽、超高还会在车辆行驶中使货物刮、碰其他车辆和物体。违章装载所造成的事故，不仅货物遭到损失，造成交通堵塞，更严重的是危及人的生命。

4. 酒后驾车和疲劳行车 饮酒后驾驶车辆容易发生车祸这是众所周知的，然而驾驶员酒后特别是酗酒后驾车的情况仍常常发生。

驾驶员因睡眠不足，长时间驾驶车辆的情况较多。有的是驾驶员自己对睡眠时间安排不好，有的是单位里安排加班加点，有的是专业运输户为了多赚钱，人车不歇拼命运输，结果行驶途中不断打瞌睡，甚至出了事故。

（三）驾驶越轨行为分析

人的行为受心理支配，同样一种行为，不同的人具有不同的心理因素，同样一种心理因素，不同的人也会表现出不同的行为，驾驶员的行为也取决于心理因素。通过对驾驶员的动机和反应的分析，越轨行为受如下行为因素所支配。

1. 精神需要因素 包括人的理想、信念、荣誉、情操、志趣、道德、友谊、交往、爱情以及必要的文化娱乐等诸方面。驾驶员积极的精神需要是热爱本职工作，在生产、学习、生活中不断促使自己成为一个有理想、有文化、有道德、守纪律的人。此外，每个人都有自尊心，积极、健康的自尊心是进步的动力。但也有一种消极、不健康的自尊心，表现为爱虚荣、骄傲、赌气，稍不顺意就感情用事。爱虚荣的人往往好出风头，爱开快车，频繁超车，狭挡急穿，动作惊险。这种人“三抢一早”在头脑里作怪，抢出车，抢途中，抢回场，目的是早回家。还有的因为友情难却，将车交给无驾驶证的人驾驶。

2. 物质需要因素 物质需要就是对衣、食、住、行有关物品的需要，对工具和日常生活用品的需要。在物质需要方面，既包括生物性的需要，也包括社会性的需要。随着社会生产力的发展，人的物质需要不断丰富。

人的物质需要正当与否，是与精神需要密切联系的、积极、健康的精神需要会对物质需要起到调节作用。

驾驶员对物质的需要，积极的行为是量力而行的，努力工作，创造财富，增加劳动收入，而取得所需的物质条件。而消极的行为则是脱离实际过度渴求，向往超出自己正常劳动所得数倍以上的物质享受。消极的行为会导致片面追求收入，不顾安全，提高车速，连续工作疲劳行驶，甚至搞非法收入。

3. 性格因素 性格是一个人对待事物的稳定态度和与之相适应的惯常的行为方式。如认真与马虎，诚实与虚伪，勇敢与胆怯，随群与孤僻，勤劳与懒惰，创新与守旧，节约与浪费，耐心与急躁等，都是性格的表现。性格不是天生的，而是长期生活环境和社会实践中逐渐形成的。一个人的性格，可能有益于社会，也可能有害于社会。“江山易改秉性难移”，意思是性格难以改变。实际生活却不尽然，随着生活环境和社会实践的变化，性格也会随着变化。有许多老驾驶

笔记栏

员说“年纪越老,开车胆子越小”,说明性格是可以改变的。具有优良性格的驾驶员,大都耐心细致,认真负责,作风踏实,观察问题全面,考虑问题周到,处处想到安全行车;而性格不良的驾驶员事故多。因此性格好坏对安全行车有着极其重要的关系。

4. 情绪因素 情绪是人对客观事物是否符合自己的需要、愿望和观点所持态度的体验。人的一切心理活动都带有情绪色彩,“人非草木,焉能无情”。人的情绪体验是借助于面部表情、动作姿态、语言声调表现的,因此人的情绪体验是可以察觉的。情绪带有情境性、不稳定性和易变性的特点。对不同事物的情绪有高兴欢乐、忧愁悲伤、赞叹喜爱、惊恐厌恶等。良好的心境对驾驶员的认识活动和驾驶活动可产生积极的影响。如果驾驶员的心境不好,情绪低落,容易激怒,好开怄气车,则为事故埋下隐患。激情是一种强烈的、短暂的、爆发式的情绪状态。一个受过道德教育、有文明习惯的人,容易克制不良激情。作为一个驾驶员,应当了解自己的情绪特征和特性,以便通过努力,不受消极情绪的干扰,安全完成行车任务。

5. 习惯因素 技巧是一种自动化的行为活动。习惯也是一种自动化的行为活动,作为驾驶员的操作习惯来说,它和操作技能一样,是在驾驶活动中多次反复的基础上逐渐形成的,具有节省人的精力的作用。但习惯和技能是有所不同的。首先技能是有意识的、主动的,受目的支配,需要时就出现,不需要时就不出现,通过练习而形成,可以不断提高;而习惯一般是无意识的、被动的,不受目的支配,只要遇到某种情况,就一定会出现,它是在单纯机械重复过程中形成的,只会逐步固定化,不能改进。技能是满足需要的手段,有需要就使用,没有需要就不使用;而习惯本身就是需要,在一定情况下,如果不能满足,就会感到不安。其次技能对驾驶活动来说都是好的、有益的;习惯则有好有坏,好的习惯对驾驶活动有积极作用,有时可以比技能更节省精力,使驾驶员把更多的注意力放到更重要的活动上,从而提高活动的效率;驾驶中的坏习惯,不仅对个人不利,而且也给行车安全留下隐患,给他人和社会带来祸根。

6. 其他因素 包括技术因素、年龄因素及环境因素等。技术因素中主要是驾驶技术,是在安全、迅速的前提下,顺利地完成运输任务所具备的本领。驾驶员的技术是在生理、心理素质基础上,经过训练、实践、教育,在实践中逐步形成、发展和提高的。简言之,一个熟练的驾驶员应该做到:起步、转弯、上坡、停车平稳;变速时离合器、油门配合适当;方向盘掌握稳妥,能控制转弯内轮差,左右转弯角度正确;车速正常,制动运用得当;能正确判断、处理行人、车辆动向,采取安全措施;眼、手、脚配合协调,动作敏捷,应用自如。

通过交通事故统计资料分析发现,青年驾驶员占多数,中年次之,老年较少。老年驾驶员驾驶经历长,家庭牵挂少,这从心理上为安全行车创造了一定的条件。但随着年龄的增长,生理上逐渐衰退,动作、反应也相应地缓慢。青年驾驶员精力充沛,思维敏捷,但是经历较短,且个人要分心的事较多,因此心理上会呈现一种不稳定性,这对安全行车或多或少带来影响。中年驾驶员介于老、青年驾驶员之间,兼有两者优点,虽然分心的事比较多,但多数能够理智行驶,长期保持行车安全。

环境因素也很重要,一个单位,如果积极因素多,安全情况稳定,那么生活在这个群体里的驾驶员也会心理稳定。反之,如果这个群体消极因素多,违章现象和事故多,那么有些驾驶员往往会对违章事故习以为常,抱无所谓的态度。因此,环境因素应引起足够重视。

(刘克俭　陈新山　舒柏华)

第八节　职业卫生中的行为医学

职业卫生也称职业医学,两者都是预防医学的分支。广义讲两者是同义词,因为都以职业人群的健康为目的,我国用劳动卫生一词,实为这两个名词的概括,已有 40 多年的习惯。目前 WHO 和国际劳工组织(ILO)以及多数国家用“职业卫生与安全”概括国家卫生服务中,对这一特殊人群健康保护和健康促进的内容。狭义的区别是职业卫生以职业人群为主要研究对象,职业医学则以个体为主要研究对象,所以职业医学又有临床医学的内容 。因此两者仅有工作范围和先后之分,有着共同的预防医学观念、知识和技能,统一于三级预防的工作范围内。健康观念的改变,职业卫生的观念随着改变。WHO 在 90 年代对职业卫生提出的策略包含有四个方面,即职业卫生是人类健康的一个组成部分;职业卫生是人类享有的基本权利;国家对人民健康采取的各项措施是国家整体施政的一个部分;通过政府职能部门的参与、计划与执行卫生与安全的全面任务。这些都与我国当前

笔记栏

强调的大卫生观念是一致的。因此，职业卫生工作必须遵循三级预防的原则。

预防职业性病损的原生级预防，包括对工人的文化教育和对企业管理者预防观念的教育；生产过程的自动化和合理化。这些因素常不易实现，但政府的劳动保护政策常容易产生效果。在第一级预防中，卫生标准的研究制定和执行是关键的措施。

为使原生级和三级预防措施在职业卫生中发挥更大作用，必须将危害健康因素（包括致病原或危险因素）识别清楚，才能“对症下药”。职业人群的病损有的与职业有关，有的无关。前者主要有生物、化学和物理因素，近年通过工学与医学协作研究，发展了人类工效学新知识，即不协调的人机关系也能损害健康。环境因素所致病损，有的单独起作用，有的多因素联合作用或有不良生活方式参与起作用，因此，在预防工作中要尽可能区分其是否与职业有关，以期在制定预防措施中取得明显效果。非职业性因素所致疾病，则依靠现场调查，了解危险因素，采取干预措施，如改变生活方式也可实现预防的效果。

国家制定卫生政策的目标应是发展健康促进，使每个人能控制自己的行为，促进自己健康。群众中少数是自觉的，大多数需要促进，不需要健康生活的也是少数。因而需要制定政策，以促进多数人同时受益，其原则是加强社会的行动，发展个人预防技能；建立公共卫生政策和创造支持健康的环境；更新卫生服务的观念和方法。

职业卫生的目标，固然主要与人群的工作环境有关，每个人的健康又与其生活环境和个体的因素有密切联系。卫生服务中的缺陷，使工作者的健康受到损害，一方面需要改善环境，另一方面不能忽视每个成员的健康促进，如每个劳动者能受到基本的健康教育，人人能爱护自己的健康，也能遵守环境保护的政策、法令、措施，则每个人都可在安全、美好的环境中生活和工作，这就是“生产讲卫生，卫生为生产”的宗旨。也就是“人人享有卫生保健”。

科学技术的进步对发展生产提高工作效率和促进社会前进无疑是有利的，但在某些情况下也可能给人类，特别是对劳动者带来不利的影响，甚至对其健康造成严重的危害。例如为提高生产效率将现有乡镇企业工业中的手工操作普遍改为机械化生产或先进的流水线作业时，如果组织不当，会给这些劳动者在工作中造成精神高度紧张，或由于单调乏味的操作造成心理障碍而产生各种疾病。又如，煤矿生产普遍改为综合机械化采煤，由于切割煤层的速度加快及生产间隙时间缩短，使作业面粉尘浓度大大增高，采煤工人接触粉尘的时间加长。对此如不采取有效的综合防尘措施，必然会增加粉尘对矿工的危害性。再者，由于科学技术进步，不断增加采用新的化合物质或新的工艺流程，由于操作和使用人员不了解或不认识其危害性，很可能对其健康产生严重的不良影响。

（刘克俭　熊光练　石武祥）

第九节　社区卫生服务中的行为医学

随着社会的城市化，人口老龄化，疾病谱、死因谱的变化，人们工作生活节奏的加快，医学模式的转变，卫生服务逐渐暴露出一些亟待解决的深层次问题。这就需要“改革城市卫生服务体系，积极发展社区卫生服务，逐步形成功能合理、方便群众的卫生服务网络。”社区卫生服务是建立与社会主义市场经济体制相适应的城市卫生服务体系的重要基础。提供基本卫生服务，满足人民群众日益增长的卫生服务需求，有利于贯彻预防为主，防治结合的卫生工作方针，有利于将预防保健落实到社区、家庭和个人，提高人民群众的健康水平；有利于调整城市卫生系统的结构、功能、布局，提高效率，是卫生改革的切入点。

一、社区卫生服务的基本概念

社区卫生服务是社区建设的重要组成部分。它是在政府领导、社区参与、上级卫生机构的指导下，以基层卫生机构为主体，全科医师为骨干，合理使用社区资源和适宜技术，以人的健康为中心，家庭为单位，社区为范围，需求为导向，以妇女、儿童、老年人、慢性病人、残疾人等为重点，以解决社区主要卫生问题，满足基本卫生服务需求为目的，融预防、医疗、保健、康复、健康教育、计划生育技术服务等为一体的有效、经济、方便、综合、连续的基层卫生服务体系。

社区卫生服务通过健康教育、预防保健，增进健康、减少疾病，使 80% 的基本卫生问题在基层得到解决。所以积极推进社区卫生服务是各级政府的重要职责。要坚持政府领导，街道推动，部门协作，社会参与，多方筹资，公有制为主导的原则。坚持以区域性卫生规化为指导，合理配置和充分利用现有卫生资源。坚持预防为主，综合服务，“六位一体”健康促进的原则。

要健全社区卫生服务体系，一般以街道办事处辖区为基础设立一所社区卫生服务中心，并依据服务半径、人口和需求设立适量的社区卫生服务站，形成条块结合，以块为主的结构适宜、功能完善、规模适度、布局合理、高效经济的社区卫生服务体系，使社区居民都能拥有自己的全科医师，街道居委会覆盖率要达100%。要加强对社区卫生服务的制度化、规范化、标准化管理，要完善社区卫生服务的配套政策，健全管理体制和运行机制，不断完善社区卫生服务模式，推行全科医师社区健康责任制。

社区卫生服务要充分体现大卫生观念、健康新概念、医学目的和初保目标的实现。社区卫生服务是生命全过程的医学服务，具体实践着医学模式的转变。广大医务人员走出医院，深入社区，进入家庭，把党和政府对广大人民群众的生、老、病、死的关怀，通过医务人员的努力，送到千家万户，与居民建立亲情、友情、医患情。被喻为省时、省力、省心、省事、省钱的健康服务。

社区卫生服务从学术观点着眼，就是完整的、系统的健康促进工程。从生殖健康，妇女保健，围生期保健，学龄前儿童保健，学龄青春期保健，青壮年期劳动保护，职业病防治，60岁进入老年期保健，直至临终关怀。各年龄组段都有指令性的重点疾病的防治，特定的健康教育内容和卫生服务任务。要完成这种负责性的健康服务工作，单靠专科知识是远远不够的，社区卫生技术人员必须应用医学综合学科。如，预防医学、临床医学、环境医学、社会医学、心理医学、行为医学、全科医学、中医药学等，同时还要学会掌握社会科学方面的理论和技术，才能做好社区卫生服务。

从另一个角度着眼，要开展社区卫生服务，促进社区居民健康，还必须懂得、掌握、了解、处理影响社区人员健康的各种危险因素，并确定脆弱人群。例如，影响健康的自然因素、生物因素、社会因素、环境因素、心理因素、人文因素以及健康管理、健康意识等。所以说，社区卫生服务又是全方位的、综合性的服务。

二、行为医学在社区卫生服务中的地位和作用

建国以来，尤其是改革开放以来，医疗卫生事业的发展，对保障人民群众的身体健康和现代化经济建设发挥了重要作用。人民健康水平、生活质量不断提高，许多危害严重的传染病发病率得到了控制，初级卫生保健的全球战略目标基本实现，人口增长得到了控制，人均期望寿命已超过70岁，进入老龄社会。但是，非传染性慢性疾病的发病率高达353‰，死因顺位：心脏病、脑血管病、恶性肿瘤占城镇居民的前三位，占总死因的73%，成为威胁人民健康，尤其是老年人群的常见病、多发病。意外死亡排位第六。我国高血压病逾1亿，糖尿病2000万，每年肿瘤新发病160万，现存脑卒中患者600万，每年新发150万，其中75%有不同程度丧失劳动力，40%为重度残疾，形成了流行面广，发病率高，预后差，致残率高，给家庭和社会带来了沉重负担的局面。全国2000年慢性病医疗费用高达1216亿元。而这些慢性病的成因都与人们自身的行为模式、个性特征、心理素质、生活习惯等心理、行为、社会、环境、自然、生物危险因素相关。不解决这些问题，慢性病的发病率是难以得到控制的。由此带来的家庭负担、社会难题、人群的健康状况，以及生活质量、生命质量是难以得到改善的。而这些因素中，行为是第一位的。要解决这个问题，就必须深入持久地开展健康促进工程，要使慢性病防治康复取得成效就必须走社区服务的道路。

社区卫生服务是以健康为中心的。老年人群、慢性病患者、残疾人是社区卫生服务的重点人群。开展社区慢性病综合防治服务，修正不良行为，正是社区卫生服务的重点服务项目。社区卫生服务不仅仅是卫生部门医务人员的事情，而且必须是在政府的领导下全社会的共同参与。以社区、家庭为单位，进行社区动员、社区规划、社区建设、社区诊断、社区教育 、社区干预。所以说，行为医学的应用与研究，对推动、拓展社区卫生服务有着重要的地位，发挥着重要的作用。

社会卫生服务中心(站)和广大基层医务人员都必须通晓、掌握行为医学的理论和技术。在进行全科医师岗位培训、规范化培训、继续教育中，必须把行为医学课程编入教学大纲，成为在开展社区卫生服务中必须应用的基本学科领域，并把行为医学列为社区卫生服务的必备项目。这是扩大社会效益，提高健康水平的有效途经。

三、行为医学是全科医学知识体系的核心内容

医学是自然科学与社会科学相结合的科学。全科医学是由生物医学、行为科学和社会科学相融合而成。“全科医学是以人为中心，以维护和

促进健康为目的，是向个人、家庭与社区提供连续、负责、便捷、综合的基本卫生服务的新型卫生学科。”它的内含与行为医学理论具许多相似之处，都具有知识面广、覆盖面宽、研究领域广阔、多学科整合的特点，都以新的医学模式为指导，面向所有人群，以健康促进为中心，关注影响人群健康的危险因素，都以系统整体论为方法论，注重总结和应用现代科学的最新研究成果来促进本学科的进一步发展。未来的医学是预防医学和行为医学时代，它代表卫生事业发展的总趋势，还“医学目的”的本来面目。

全科医师是社区卫生服务的骨干，全科医学是社区卫生服务的支柱学科，在解决80%的基本卫生问题的社区卫生服务中，其基本医疗服务和基本公共卫生服务是最起码的标准。行为医学最注重实践医学模式的转变，最倡导大卫生观念，调动全社会参与，最强调健康新概念的实施，最突出健康促进、健康教育，动员全社会与人类自身的不良行为做斗争，最呼吁全社会对健康都有责任。这些都充分体现了在医疗、预防、保健、康复、健教、计生“六位一体”的社区卫生服务中无不渗透和涉及行为医学的基本理论概念和技术。行为医学使全科医学的内涵更加丰富和完美。行为医学促使社区居民“人人享有，人人参与”，提高健康意识，自觉维护健康道德，促进了初级卫生保健目标的实现。

四、行为医学促进社会健康道德规范

行为医学本身包含有心身医学、心理医学、社会医学、环境医学，它既是临床二级学科，又属于交叉边缘学科。其学科核心是告诫人们各种危险因素综合影响着人类健康和疾病过程。这就要求社区卫生服务要从个体防治转向群体防治，以偏重治疗转向预防为主，以整体观调动机体的防病治病能力，去改变影响健康的不卫生行为和不合理的生活方式，这些概念本身就是行为医学和社区服务的精髓。

健康是每个人都应享有的基本权力。健康的新概念已不仅仅是身体健壮即没有疾病，还应是心理健康与社会环境的完好适应状态。这势必产生一种围绕如何使人民群众都得到健康的原则和规范。这种新的意识形态就是健康的伦理称“健康意识”。要实现健康首先要有一整套完整的、指导人们思想和行为的健康意识和制约有碍健康因素和行为的准则，并且使每个人都懂得为了自己和他人及后代的健康，所必须承担的社会责任和道德义务。

行为医学尤其是行为干预会让人们明确，哪些行为是符合健康道德的，哪些是不道德的。各级政府在制定经济发展计划中把健康责任列入其中，在生产建设和经济活动中都必须符合卫生要求。吸烟应考虑到对周围人群被动吸烟所造成的危害，如果每个人都能对自己的性行为负责就不会发生性病和艾滋病传播。食品从业人员自觉遵守《食品卫生法》，就会大大减少肠道传染病的发生和流行。家长和教师应该想到自己的道德水准和行为规范对儿童心理素质及个性特征的形成所起的重要作用。一个随地吐痰的“简单问题”都显示了健康道德水准和行为干预的重要性。

行为医学从它诞生之日起就表现出强大的生命力，它渗透到各个领域，它的普及将告诉人们：没有人人具备、人人遵守的健康道德，人类就无健康而言。行为医学将呼吁全社会对健康都负起责任，全社会都必须遵守健康道德。

五、行为流行病学是社区诊断的重要内容

行为流行病学是社区诊断的重要内容，是指在开展社区卫生服务之初，首先必须进行社区诊断。所谓社区诊断，就是对社区的基本情况进行彻底调查、分析，从而确定本社区主要公共卫生问题和影响社区居民健康的因素，并为开展社区卫生服务的对象、工作重点、服务项目做出决定和提供依据，其中行为因素调查研究是重点内容。

在调查人群健康状况、疾病发病分布的基础上，对健康人群和患病人群按照预先设计的调研表格规范，严格、真实地进行调查分析。同时统计出行为因素流行病学情况，如吸烟、酗酒、吸毒、体育运动、膳食结构、超重肥胖、心理状态、情绪应激、性格特征、行为类型、生活习惯、保健意识、健康观念、文化知识、道德水准、卫生管理、就医取向等，行为流行病学的研究内容和社区卫生服务的社区诊断是相一致的，但必须充分运用行为医学的理论技术科学地进行调查研究，才能提供有价值的数据，为社区卫生服务的决策、区域性卫生规化的制定提供依据。

六、行为病因学是社区健康促进的依据

健康促进是促使行为与生活和生活条件向有益于健康改变的教育和环境支持的综合体。

也就是说“健康促进是促进人们控制和提高人们自身健康的过程，是协调人类和他们的环境之间的战略，规定个人和社会对健康各自所负的责任。”健康促进是社区卫生服务的最高标准。它通过卫生宣传、健康教育、健康促进三个发展阶段，使个人、集体乃至整个社会在更大程度上参与改变不健康行为，优化生活方式和促进环境的改善，从而控制影响健康的各种危险因素，达到增进身心健康，提高生活适应状态的良好健康素质。

社区卫生服务中经常开展卫生宣传、健康教育和健康促进的服务，三者最终目标是提高社区居民健康水平。但核心是通过传播、教育和环境支持来改变行为，控制危险因素进行预防干预。社区健康促进服务涉及行为医学的行为病因学、行为诊断学、行为预防医学等学科的理论和技术。在社区诊断的基础上，有针对性地、多种形式地、科学地开展健康教育，制定健康促进规划，下达健康教育“处方”，制定社区干预计划和措施，培养社区干预示范户(单位)，进行综合性服务。例如高血压危险因素可分为：①行为危险因素(高盐饮食、过量饮酒、心理调控能力下降、静坐方式、缺乏保健意识、A 型行为类型等)；②生物性危险因素(超体重肥胖、遗传、高血脂、高血糖、高血黏度等)；③病源性危险因素(心源性高血压、肾性高血压、内分泌疾病等)。这三类真正属于健康促进干预有效的、最为经济的应是行为干预和从生物性危险因素中分离出来的行为因素部分。

总之，卫生宣传、健康教育、健康促进最终还是行为干预，属于行为预防医学的范畴。那么，对高血压的健康促进工作，预防干预计划应是：①控制高盐饮食；②避免过量饮酒；③提高心理素质和调控能力；④提倡适宜的体育锻炼；⑤控制高热量膳食，控制体重；⑥提高对危险因素的认识和保健意识；⑦改变 A 型行为模式等方面的干预措施。

七、行为干预是社区慢性病防治康复的新领域

慢性疾病和患者人群是社区公共卫生服务、社区医疗服务的重点。慢性病的查、防、管、治、康，只有走社区卫生服务的路子进行个体和群体的预防干预，才是最有效的途径，而预防干预中的行为干预则是最有效、最重要、最实际、最根本的手段。

社区预防干预是指充分利用社区资源和社区卫生服务模式，在社会各部门的参与下，针对不同目标、对象在不同的场所开展疾病的防治和健康促进活动，通过改变生活方式和生活环境使个体和社区增强控制影响健康诸因素的能力，以有利于预防疾病提高健康水平。实际工作中社区卫生服务融于社区建设之中，动员社区居民，各部门积极参与，充分发挥政府行为，全社会协作，自己起来矫正不良行为和不合理生活方式，养成健康行为。

对慢性病的社区行为干预处方是：“不吸烟、少吃咸、防超体重、控制血压、适宜运动、合理膳食、调整心态、稳定情绪”，并对社区居民定期进行健康查体，普遍建立健康档案；对 60 岁以上老年人、慢性病患者、残疾人群、优抚对象建立疾病档案，开展健康管理；与社区居民建立家庭全科医户的关系，公布医患联络通讯渠道；对 30 种常见疾病制定了社区健康教育方案和行为预防干预处方，并采取定期复查、出巡诊、转会诊、义诊访视、家庭病床、设立全科门诊、开展家庭护理、心理咨询等方式进行社区慢性病防治与康复。对精神病患者还成立了社区监护小组。把临床行为医学、行为诊断治疗学、心理行为护理学等知识技术运用于社区卫生服务之中，运用于社区慢性病的综合防治之中，收到了明显的效果，社区居民的生活质量、生存质量、保健意识明显提高。行为干预的社区心脑血管病的发病率下降 15.5%，脑卒中的致残率下降 35.2%，60 岁以上老年人戒烟率达 78%，坚持晨起锻炼和血压复查率、健康教育知晓率平均提高了 48.5%，蔬菜、水果、奶制品销售量明显提高，社区居民蛋白质、热量的来源比例和膳食结构明显好转，干预地区的人均期望寿命已达 75.15 岁。大量事实证明把行为医学的理论和技术应用于全科医学社区卫生服务之中就能提高服务质量和效果，得到了医学界的认可。

(刘克俭　舒柏华　王明旭)

思考题

1. 预防医学中的行为医学与行为保健有何区别和联系？

2. 非传染性疾病预防中的主要行为问题有哪些？

3. 社会医学与行为医学有何关联？

4. 简述职业卫生中的行为医学？

5. 怎样理解社区卫生服务中的行为医学问题？

第 11 章　少年儿童行为医学

少年儿童时期是人生中生长发育最旺盛的时期，也是心理、生理变化最大的时期。在这一时期中，行为问题在儿童中普遍存在。研究少年儿童的行为问题，其目的在于开展行为指导，帮助儿童养成良好的行为习惯，自觉克服各种不良行为；早期发现、矫治各种行为问题，为成人期的行为模式奠定良好的基础。

第一节　少年儿童行为发育

少年儿童的行为发育主要是由脑组织结构不断地增长、分化、成熟和个体综合各种内在和外来刺激不断取得经验这两方面因素所致。少年儿童介于婴儿与青年之间，他的生理和心理变化逐渐发生，一定的年龄阶段有其独特的行为特点，即呈现一定的阶段性。因此，要衡量一个儿童的行为正常与否，必须了解正常的少年儿童行为发育的过程。为了便于研究，通常把儿童的心理行为发育分为婴儿期（0~3 岁）、幼儿期（1~3 岁）、学龄前期（3~6 岁）、学龄初期（6~7 岁至 11~12 岁）、少年期或学龄中期（11~12 岁至14~15 岁）青年初期或学龄后期（14~15 岁至 17~18 岁）等几个阶段。

不同年龄的儿童，其行为特点既有区别又有联系，其发展是一个渐进过程。婴幼儿期至少年期儿童的正常行为发育及其生理基础如下。

一、婴 幼 儿 期

婴幼儿期指 0~3 岁儿童。此期的初始是由完全寄生于母体的胎儿变为靠哺乳为生的婴儿，至本期末，已学会了独立行走及语言交往，其生活环境有了很大的、复杂的变化过程。

婴儿出生后，大脑仍处于不断增大和发育的过程。在 1 岁以内，人脑的增长速度是一生中最快的，其皮质细胞也在不断地分化、完善，至 3 岁，皮质细胞分化则基本完成。在这一时期，婴幼儿的嗅觉、味觉、听觉、视觉、感觉、知觉以及运动和语言均有一定的发展，学习能力逐步建立，时空概念初具雏形，对环境和事物也从半岁开始有了分析、综合的能力，并不断提高。因此，此期儿童有着自身的行为发育特点。

婴儿对母体的依赖性极大。婴幼儿最早与外界建立联系的对象是母亲。母亲是他生存的支柱，也是学习的第一对象。约半岁左右，婴儿能认识母亲，看见母亲时表现愉快。

1 岁以后，随着语言能力、手的活动能力及直立行走能力的发育，儿童的独立行为倾向逐渐增加，并开始能把自己与外界环境区分开来，有了自我意识。这种独立行为为儿童有目的、有意识的活动提供了有利条件。

3 岁末儿童已能自己吃饭、穿简单的衣服，多数已能控制大小便。而且有目的活动逐渐增加，进行一些最原始的学习，做一些简单劳动。在成人的指导下，可以短暂地集中注意力，能暂时记住一些简单的事情，开始有一些简单的思维活动，并可短时控制自己，出现一些意识行为。此时，情绪极不稳定，常常喜怒无常，或易哭、易笑等。此期儿童开始有了简单的分辨是非的能力，有了自己的喜恶。这种能力与成人的培训密切相关。

二、学 龄 前 期

此期指 3~6 岁儿童。此时儿童能走、会讲，独立生活能力有明显增长。儿童要求独立参加社会实践的愿望也渐迫切，而且逐渐由不自觉、无意识的活动发展为意识行为。

此期儿童的大脑重量继续增加，神经髓鞘基本发育完好，大脑各叶分化也渐趋成熟，为儿童行为打下了基础。在这一时期，儿童感知觉较婴幼儿期在广度和深度方面有了更大的发展。特别是语言的发育有明显进步，其词汇量明显增加，语言表达能力也大大加强，并开始出现内部语言（默语）。此外，活动能力增强，接触范围扩大。由于他们已能行走活动和用语言与外界发生联系，因此独立性在不断增强。

在这一时期，儿童的无意注意已高度发育，有意注意正在形成。例如，可以安静地听故事，但易于分心。随着有意注意的增长，其记忆力也不断提高，但儿童主要仍为直观、具体的识记为主，对词不达意的记忆和逻辑记忆仍很差。此期间,识记的持久性有了进步,如3岁时可以再认几个月以前感知的事物,4岁可以再认一年前感知的事物,以后再认还可保持更久。与此同时,记忆的精确性仍很差,因此儿童还不能对复杂的材料进行精确的分化。

此年龄期的儿童思维活动能力也得到进一步加强,除了具体形象性思维外,还开始能进行简单的抽象概括,并有了数的概念。3~4岁儿童开始能按实物一个个地数5以内的数,继之发展为能运用数字,即可根据计数拿相应数目的物体,最后形成数的概念。一般4~5岁可掌握10以内的数,5~6岁可以掌握20以内的数。若通过教育可能发展更快,不少5~6岁的儿童可数100以内的数及简单的加减法。通过教育可初步掌握抽象、逻辑思维,进行简单判断和推理。此时儿童的想像力逐渐发展,出现爱幻想、好奇、好发问等情况。

儿童的情感也进一步复杂化。5~6岁开始学会控制自己情感的外在表现。社会性情感也开始产生,如友爱、道德感、美感等。但总的来说,此时儿童的情感还是不稳定的,且富于冲动性。

在学龄前期主要的活动是游戏。由于感知觉、语言、活动能力的发展,注意、记忆、思维能力的进步,儿童游戏从形式到内容都有明显的进步。此时,儿童喜欢与其他小朋友一起 做游戏,而且游戏有了计划性,有简单的规则,但自己常不能坚持规则。5~6岁后,游戏的内容更为复杂,游戏的规则也更加严格,执行也较认真,常常反映了当时社会生活,特别是儿童生活环境对其所造成的影响。例如模仿父母亲工作、生活的情形,或扮演老师的角色 。

三、学龄初期

学龄初期为6~7岁至11~12岁。在我国,相当于接受小学教育的年龄。此时大多数儿童进入学校学习,学习活动形成了主要的行为活动。在这一时期,儿童的神经细胞继续增长,大脑分叶以额叶增长尤为显著,故为抽象思维、记忆等智力活动及随意运动提供了良好的基础。此时儿童的感知觉除逻辑性知觉外,已得到极大完善。口语发展迅速,对语言的理解力逐渐加强,内部语言也有了明显发展,即先思维再说或再做的能力越来越强。逐步掌握了书面语言,开始了向抽象逻辑思维过度。儿童的精算运动、共济协调性动作也有了良好发育。

儿童的学习成为主导行为活动后,儿童就逐步学会了过集体生活,遵守学校纪律,按时作息。儿童的注意虽仍以无意注意占主导地位,但有意注意力已有了明显的发展。注意的集中性(指能聚精会神地注意一定事物的能力)和注意的稳定性(指在同一时间内所能知觉的客体的数量)有所扩大。注意的转移(指注意力从一种对象或活动转移到另一种对象或活动的能力)逐渐迅速。注意的分配能力(指在同一时间内把注意力分配到几种不同对象上的能力)也有提高。儿童的注意能力是由少到多逐渐发展的,这种能力与学习任务的完成和自觉地遵守纪律等密切相关。许多有注意缺陷的儿童常会出现学习困难及行为障碍,出现不遵守课堂纪律的行为。此时儿童的记忆力也有明显发展,研究证明9~11岁儿童所能记忆材料的数量较学龄前儿童高出1倍多,而且学龄儿童的记忆发生了本质的变化,有意识记忆和有意重现逐步代替无意记忆,理解记忆逐步代替机械记忆,并占主导地位。而且随着年龄增大,抽象记忆也开始迅速发展。

儿童的思维方法由主要是具体形象思维逐步过渡到抽象逻辑思维。但这种逻辑思维仍然是简单的,与自己的直接经验相联系,还带有具体形象性。儿童抽象概括、判断推理的能力虽然比学龄前儿童的明显进步,但总的来说仍处于初级阶段,比较简单。此外,儿童的想像力更为丰富,幻想已不似学龄前儿童那般荒唐,而比较现实。

儿童的高级情操如道德感、正义感、理智感、美感等继续发展。对自己感情的控制能力也日渐增强,意志力也逐渐增强,如主动性、创造性、坚持性、果断性等不断发展。对自己行为活动的社会意义的动机和目的逐渐有所认识,道德行为开始发展,自我意识及个性特点也更为清晰。

儿童的游戏活动已不再是主导活动,而且游戏的形式和内容大不相同,如游戏的目的性、组织性提高了,产生了许多形式有组织、有规则的竞赛性活动。

在这一时期,儿童的学习已是一种有目的地掌握大量读、写、算的基本知识技能及学习集体生活规范的行为活动。由于上述的记忆力、注意力、理解能力等的发展,为学习行为准备了良好的心理条件,学习过程又反过来促进了这些能力的发展。

这时,儿童能逐渐从事一些简单劳动。首先,学会了自己照料自己的生活,以后能逐步协助父母做一些简单的家务劳动及一些社会公益劳动，此外，还可参加一些简单的生产劳动。

四、少 年 期

此期为11～12岁至14～15岁，又称学龄中期。在此期以前，儿童对成人的依赖性大，独立性和自觉性相对较低。但从少年期以后至青年期，不论从生理上还是心理上均趋于成熟，开始成为独立的社会成员，因此这一时期又可称为儿童期到青年期的“过渡期”。

此时，为身体发育的第二个高峰时期，身体发育相当迅速，出现第二性征，并进入性成熟期。大脑的功能有了明显改变，脑神经细胞的功能分化已达成人水平，出现了逻辑性知觉，其他各项生理功能也逐渐向成年人过渡而日趋成熟。

在这一时期，行为特点是既成熟又不成熟，既独立又依赖的一个错综矛盾的时期。此时他们具有强烈的独立性。多数少年这时发展了群体观念，较习惯于集体生活，遵守纪律，在群体中有一种安全感，他们的言行、爱好，甚至衣着都互相影响，但他们的行为常常带有冲动性，对很多问题似懂非懂，加上道德观念也不成熟，若受了坏的影响，易出现一些不端行为。因此，有人称此期为儿童心理行为发育过程中的“危险期”。

他们的有意注意进一步发展，加上学习的目的性、自觉性日益加强，因此能控制自己，使自己的注意力有意地集中在学习等必须注意的事物上，而不受外界干扰。注意能较集中和稳定。有实验证明，此时儿童可毫不困难地连续保持40分钟的注意力，其注意分配和转移的能力逐步提高，注意范围逐渐扩大。

有意记忆、理解记忆及抽象记忆的能力更为发展，但无意记忆、机械记忆及具体形象记忆仍占很大比例。

抽象概念、逻辑思维有了发展，但具体形象思维仍起重要作用。能有较多的独立思考和分析批判能力，但仍然不深刻、较片面。

学习行为仍为主要的行为活动，学习的目的性、自觉性、独立性等均有发展，逐步能独 立思考、独自学习。此外，能逐步担当更多的劳动。

这一时期也是个性、品德发育的重要阶段。个性、品德逐渐形成，并开始有了自己世界观的雏形。坚韧不拔的毅力、刻苦顽强的精神常在正常培养中形成，而优柔寡断、情感脆弱 的性格也容易在错误的教养中养成。在家庭、学校、社会中得不到温暖时，可能形成孤僻、怪诞甚至暴躁的性格行为表现。

（静 进 方 亚 李 哲）

第二节　少年儿童行为特征

一、儿童行为判别原则

要判别一个儿童的行为是否异常，应有一个正常行为的标准。但由于儿童的行为问题只是一种“偏离”，是个量变，故给我们判别带来了困难，目前尚无绝对一致的标准。根据儿童行为问题的定义，判别行为正常与否，应遵循下列原则。

（一）行为性质与年龄相符

儿童是一个正在发育中的个体，不同年龄有不同的发育水平和不同的行为表现。对于儿童行为正常与否的判断必须考虑到年龄的因素。如1岁以内的儿童尿床是正常现象，而10岁仍尿床则不能视为正常行为。

（二）行为必须与社会相适应

一般而言，一个正常儿童必须具有一定的学习能力，通过学习掌握使用所处社会的语言、文字并参与社会生活及互相交流；在日常生活和学习中逐步学会遵守纪律，能懂得奖与罚的意义，并能遵守有关规则，具有明辨是非的能力；能正常处理与同伴的关系；逐渐学会控制自己的情绪，其情绪表现与环境是相互一致的。人的一生是不断适应环境的过程，少年儿童对社会环境的适应能力随着年龄增加而逐渐成熟。

（三）正确对待群体调查得出的统计学指标

在不同国家、不同的文化背景条件下，不同年龄性别的儿童的行为发育各有其不同的统计学标准的正常值。但这一标准是相对的，必须从专业角度进行判定。如在我国独生子女比较普遍，依赖性、孤傲等行为在儿童中十分常见，但绝不能视为正常行为；从统计学角度看，智力特别好的天才儿童少于5%，但也不能视为异常。

二、常见的少年儿童行为问题

（一）学习障碍

学习障碍（learning disability，LD）又称学习

困难，指不存在智力低下和视听觉障碍，亦无环境和教育剥夺以及原发性情绪障碍而出现阅读、书写、计算、拼写等特殊性学习技能获得困难的一组综合征。有时与注意缺陷多动性障碍混为一谈。其存在率约占全体学龄儿童的5%~10%，男童多于女童，小学低中年级高发，原因复杂多样，障碍机制不详。目前教育界和医学界分类法不一，其典型特征是一门或多门功课成绩低下，阅读困难，计算困难，拼写障碍，手眼协调和动作协调困难，多动、注意力集中困难，自我意识不良，继发性情绪问题等，亦可伴有品行问题。防治方面，目前多采用治疗教育和心理辅导方法，亦辅以其他类行为矫治。

（二）品行问题

品行问题指以经常性说谎、偷窃、攻击行为、逃学为特征的行为问题。其特点是，症状具有反复持续出现的倾向，这类儿童具有学校生活适应困难状态。男童多见，高发于所谓“第二反抗期”（9~13岁）。较严重的品行问题还表现为，斗殴、纵火、家庭暴力、离家出走、赌博、性攻击等。儿童品行不良除与其自身的心理品质问题有关外，教育不当和家庭、社会环境不良是重要原因。其中父母责任角色不当、溺爱、家庭不睦、父母分居或离异、无视孩子教育等是较直接的影响因素。因此，父母的榜样作用和教育方式在减少和预防儿童品行问题上有着极为重要作用。家长和老师不应鄙视或放任不管有问题的儿童，家庭和学校应密切联系与配合，采取积极可行的教育措施，尽早引导他们改掉不良品行。

（三）情绪问题

情绪问题往往是儿童青少年行为异常的主要原因之一。他们的学习、交往、个性发展等都会因不良情绪而受到消极影响。儿童青少年时期产生情绪问题的原因是多种多样的，较突出的有学校学习压力过大、生活太紧张、父母期望过高、师生和同学关系紧张、个性中的消极特征较多等。

1. 过度焦虑 是由于担心不能达到目标或不能克服障碍的威胁，使自尊心与自信心受挫，增加失败感和内疚感，从而形成紧张不安并带有恐惧的情绪状态。过度焦虑的儿童往往敏感、多虑、缺乏自信、害怕失败。他们平时比较温顺老实，守纪律和自我控制，学习认真，但总担心学习不好，自我意识不良。严重时还会出现睡眠不佳、夜惊、食欲不振、心跳出汗、尿频、便秘等症状。由此可引发过度退缩或暴怒、恐惧、拒绝上学等。过度焦虑还会影响到儿童的行为、智力及人格等多方面。

遇到这种情况，须注意改善儿童所处的环境和教育方式，改变对儿童的不合理要求，消除引发儿童焦虑的刺激因素，必要时进行心理咨询与辅导。

2. 强迫行为 特点是重复出现缺乏现实意义的、不合理的观念、意向或行为，常导致焦虑、自责和忧郁。表现为强迫思维、强迫疑虑、强迫性穷思竭虑、强迫计数、强迫洗涤、强迫性仪式动作等。实质性的强迫症在童年期不多见，多属于一过性行为表现，会随着年龄的增长自然消失。

强迫行为严重时需要心理咨询和心理治疗。同时应注意培养儿童良好的性格品质，鼓励他们多参加各种形式的集体活动，另一方面父母应提供帮助，积极合作，参与矫治。

3. 恐惧 往往因某种情境的出现或参与某项活动时，产生过分强烈的或持续出现紧张、恐惧和回避反应。童年期常见的恐惧反应可分为三类：一是身体受伤害的恐惧（如受伤、死亡、鬼怪、被诱拐、陌生人等）；二是对自然事件的恐惧（如洪水、地震、电闪雷鸣、黑暗、动物等）；三是社交恐惧（如与父母分离、学校、作业等）。一定程度的恐惧感在儿童中是普遍存在的。但这种恐惧超过不可理喻的程度，或对某种刺激产生特别强烈的、不合理的、无法控制的恐惧，则通常是患了某种恐怖症。小学生常见的恐怖症为学校恐怖症，女孩多见，多发生在新入学时，发作时还伴有明显的躯体症状。

为防止儿童产生过度恐惧，要注意培养儿童乐观、开朗、坚定的性格。对孩子不溺爱，应适当进行挫折教育。教师应注意教育的方式方法，使儿童不至于对学习、学校产生过度的焦虑和恐惧。

4. 儿童癔病 多发生在少年期，女孩多见，许多患儿具有不良的素质及家庭环境。儿童期癔病常由于情绪因素所诱发，可受家庭、邻里或同学中类似表现者影响而发病。父母有癔病或性格不良，父母教养不当等均可导致症状出现。儿童群体癔病发作往往出现在教室课堂、集体宿舍或医院病房内，主要以抽搐、呼吸过度及晕厥症状多见。流行的发生常与当时的集体性忧虑有关，如同班同学死亡或脑膜炎流行造成的紧张，可使群体易感性提高而群体发作。癔病儿童大多天真幼稚、情绪不稳、反复无常、轻浮、易受暗示等特点，且多来自文化与经济水平较低的家庭。这种儿童除学习成绩较差外，还伴有人际关系不良或对他人过分依赖等。

防治方面，心理治疗配合药物及理疗会取得较好效果。对流行病例，应将首发患儿隔离开来，减少社会强化，及时解除躯体不适，分散注意力，稳定情绪。

(四) 顽固性不良习惯

顽固性不良习惯指有些儿童青少年在不良环境条件下，或精神及躯体不适时出现的某些刻板的、不良的习惯性动作或行为，表现形式多样，但无特殊精神异常。

1. 习惯性抽动 是指同一组随意肌肉快速、突然、频繁、不自主无目的地抽动。如眨眼、耸肩、擤鼻等，以头面部最为常见。频率随情绪紧张而增加，注意分散时减轻，入睡时消失。严重时可发展为抽动秽语症（Tourette's syndrome）。常见心理因素为突然惊吓或慢性焦虑；常见躯体因素为上呼吸道感染、扁桃体炎、结膜炎、鼻炎及其他急性病。防治方面除药物治疗外，还应消除原因，减缓心理压力，避免过度兴奋活动和紧张疲劳，进行韵律性体操训练。严重者有必要进行行为治疗。

2. 吸吮手指和咬指甲 一般儿童生下数月就有吮指现象，1~2岁时最为频繁，至学龄期时基本消失，仅个别儿童仍遗留此习惯。咬指甲多发生在4、5岁以后，6岁时达到高峰，以后逐渐减少，个别的可持续至成年期。儿童吮指大都是在感到无聊或想睡觉的松弛状态下出现的，而咬指甲则多发生在受紧张性刺激时，这可能是用无意识的动作来掩饰或消缓紧张焦虑的结果。学龄期儿童的严重持续的啃咬指甲往往意味着存在慢性焦虑。防治在于，不要经常刻意提醒或注意其动作，也没必要加以训斥，应想办法分散其注意力，消除紧张性因素，经常让儿童手里做些其他事情也有利于减轻症状。

3. 遗尿 是指儿童5岁以后反复发生、不适宜不自主的排尿，而又无明显的器质性病因。男孩多见，有些可持续至成年期。清醒时虽有尿意，但不能控制排尿反射而尿裤，或在睡眠中经常性尿床。遗尿具有遗传性，也可因强烈的刺激、心理和社会紧张因素导致。遗尿的儿童还往往伴有情绪问题、睡行症或多动性障碍等。防止措施为，了解原因，给予相应的治疗；消除紧张因素，掌握并训练排尿规律，给予支持和指导而不应训斥或羞辱。还可辅以行为疗法和药物治疗。

4. 口吃 俗称结巴，是较常见于2~5岁儿童的一种表现为言语节律异常的语言障碍。此症多见于男孩，口吃若持续至10岁以后，多转为永久性口吃。发生口吃有多种原因，如突然惊恐、心理压力、模仿、歧视、强制性改变左利手（左撇子）等。有些父母对小儿学话过于急躁，做过多的矫正，或逼迫儿童讲话等也可导致口吃。口吃的儿童日久会出现孤僻、退缩、自卑、羞怯等性格特征。口吃的矫治，主要在于消除环境不良因素，给予心理支持，帮助树立自信心，不讥笑不训斥，并培养从容不迫的发言习惯。严重者可进行语言矫治训练。

5. 多动性障碍 多动性障碍（attention-deficit/hyperactivity disorder，ADHD）又称多动症或注意缺陷多动性障碍，是一种常见于儿童的行为异常综合征。特征是智力正常的儿童，具有与年龄不相符的注意力集中困难、行为冲动和活动过多的特点，因而导致学习困难、学习成绩和社会适应力差。男多于女，起病于学龄前，发病率约3%~10%。认为存在异质性病因和脑功能轻微障碍，未经干预矫治者亦可发展为品行障碍。目前治疗主要应用精神兴奋剂（如哌甲酯、苯异妥因等）、感觉统合治疗以及治疗教育等方法。

童年期儿童心理行为问题，可能是由于生物、心理、社会等因素共同作用的结果。儿童心理行为问题的存在，往往影响着他们的学习与生活，如不及时干预矫治，常容易影响日后的心理健康，如能够早期发现、早期矫治，大都预后良好。当然，改善家庭、学校和社会环境，改正不正确的教养态度与方法也是重要措施之一。成人要对儿童的心理行为给予足够重视，做好预防工作，促进儿童心理健康地发展。

（静　进　许崇涛）

第三节　青春期少年行为特点

青春期是身心发育急速变化时期，发育及其影响因素具有显著的自身特征。

首先，青春期生理结构发生着巨大改变，性意识不断加强，青少年开始注意起自己的容貌、体格、姿态、语言，对自身的缺陷和弱点十分敏感，如身体残废、个子太矮、身体太胖、太瘦、容貌上五官不端正、患有白癜风、长青春痘、口吃等均可引起心理不平衡，滋生自卑羞怯、敏感妒忌、孤僻乖戾、恐惧焦虑等一系列的心理问题或心理障碍。由于性意识增强，对性的关注和欲求而出现羞耻不安感，这种欲求和不安的矛盾不断激化，会成为青春期心理问题的因素之一。

其次，青春期少年行为问题的发生涉及家庭、学习和社会三方面。从家庭教养方式来看，民主开放型的家庭，严松有度，其子女心理问题较少；严厉或溺爱型家庭，严松失度，其子女心理问题发生率较高。在家庭关系方面，童年期创伤性体验、父母不和、离异、家庭虐待、缺乏和谐友爱等，都可造成青少年冷漠怀疑、嫉妒仇恨、孤独乖戾等不良心理。学校方面，教育方法不适当、校风班风不良，也会引起青少年某些心理问题。教育方法简单粗暴、惩罚讥讽学习差的学生，会严重挫伤学生的自尊心，使其变得冷漠对立、消沉退缩、自暴自弃。校风班风不正、比吃穿比长相、吸烟打闹、不讲究卫生、不尊重师长、打架斗殴、早恋逃学、耍流氓、破坏公共秩序和财物等现象，均会对学生带来不良影响，影响心理健康发展。社会方面，如日趋激烈的社会竞争、社会不良风气、腐朽的意识观念、黄色淫秽书刊传媒等均可投射到青少年日常生活当中，起到不良诱导作用，使之产生高度紧张、焦虑、恐惧或消极颓废等心理。

第三，青春期少年特别容易出现心理冲突，主要表现为：①期望与现实的冲突。青春期少年易于接受新生事物，具有远大理想抱负，渴望早日成材。但现实不尽如人意时，易产生挫折感，容易坠入失望、迷惘、痛苦、愤懑之中。②学校教育与社会现实的冲突。学校的正规化、理想化教育与社会不良风气的矛盾，易使青少年产生挫败失望感，对学校教育产生怀疑和失望。这些冲突激化时会使他们精神苦闷彷徨，破坏心理平衡。

第四，青春期是学业最繁重，科业变化最多的阶段，因此容易出现心理压力。这易使那些基础不牢、学习松散、学习方法不当的学生产生适应不良，日久则容易出现心理失调。这一时期又是心理闭锁性与开放性相矛盾阶段，青少年需对人际关系做出新的调整，如调整不当，可能导致人际间交流减少，致使部分学生孤僻自私、嫉妒狭隘、离群索居，影响其心理健康。另外，他们对性的渴望或早恋现象，易受到学校、家庭社会的严厉指责批评，甚至被视为道德败坏，使之产生羞耻感、压抑感或偏执对立，容易出现“破罐子破摔”。

最后，青春期青少年一般阅历浅、经验有限，心理承受能力也有限，一时难以承受突如其来的失败和挫折。如日常生活中的意外事故、考试失败、高考落第、成绩陡降、同学关系紧张不和、失恋、师长误解和指责等，都会强烈震撼他们的心灵，引起强烈的情绪反应，造成心理失衡，有些意志薄弱者甚至会产生不良后果。

（静　进　刘克俭　张　颖）

第四节　青春期少年的行为问题

青春期少年身心处于急速发展阶段，易出现身心发育不平衡现象，容易诱发或导致多种情绪行为问题。本节重点介绍青春期常见情绪及行为问题。

1. 抑郁　指青春期人际关系不能满足个人社会期望时所产生的孤立的情感状态，属于孤单、情绪低落、封闭、不舒服的消极情感体验。较典型表现是，情绪低落，注意力不集中，思维能力下降，自我评价低，记忆力减退，自责自罪，对人对事冷淡，漠不关心，易激惹，睡眠减少，攻击行为，有时甚至“冷酷无情”。国外研究者指出，在现代社会中，不少青少年在心理上处于“三无”状态，即无动于衷，谓之无情；缺乏活力，谓之无力；漠不关心，谓之无心。这种心态往往因幼年期精神创伤、远离亲人、自己不擅交往、人际冲突、遭受突来的挫折等引起。抑郁状态会使青少年缺少友谊，行为怪僻，严重时使人感觉空虚、躁狂，自卑与自尊异常，觉得一切都百无聊赖，忧虑和胆怯并存的心理障碍，可出现自杀念头和自杀行为。所以，鼓励青少年积极参加集体活动，提倡人际间的相互帮助、团结友爱等，利于预防冷漠孤独感，严重者需心理检测和心理治疗。

2. 离家出走　青少年离家出走往往有两方面的原因。一种是由于幼稚，被外界某些事物所引诱迷惑，往往盲目地与几个想法相同的人一起出走，而且没有明确的目的。另一原因是，学习和生活中受到挫折，并且不能为师长所理解，或感到压力和恐惧太大，为了逃避惩罚和责任而出走，一般都是单独行动。离家出走的青少年很容易被社会上的不良分子所利用而误入歧途。因此，师长应加强与青少年的沟通，引导他们正确认识社会现象，摒弃空洞说教，加强情感上的关心和亲近他们，使师长与他们之间能做到平等相待。

3. 焦虑　指个体对即将发生的事件（有时是子虚乌有的）可能出现的最坏结局的担心，以及在等待这个结局时所表现出来的不愉快的心理状态。遇到不愉快的遭遇，一般人都会表现适度的焦虑。但这种焦虑体验发展成为一种习惯性反应方式，则属于是心理卫生问题。焦虑一般发生在性格内向、不开朗、少交往兴趣爱好少，遇事敏感的青少年身上，而且焦虑发生前大多有不愉快的遭遇。焦虑多发生在男性，常表现为自我期望过高，当客观环境与主观愿望相违而又不能化解时，便产生烦恼、不安、焦躁等情绪。防治在于，帮助青少年调整自我，适当降低目标价值，进行人际交往技能的应对性训练，提高社会适应能力，以及减轻社会应激压力。

4.过度自卑 是青春期较常见的情绪体验。自卑过度时表现为胆小怯生，极怕在他人或大庭广众前亮相做事，常常话到嘴边说不出，缺乏自信和竞争勇气，不敢交际，特别畏惧失败，做事遮遮掩掩，生怕别人见笑。一般而言，学习成绩差者比优者自卑，生理上有障碍或缺陷者自卑明显，女生比男生自卑，性格内向者比外向者自卑。青少年持续的自卑不仅会影响其正常的生活学习，也会损害心理健康。应通过心理咨询或辅导，帮助自卑的青少年建立起正确的自我意识，以心理支持为主，通过训练让其体验成功的喜悦，鼓励交际，增加兴趣范围。对因自卑而出现社交恐惧者，可采用系统脱敏心理疗法。

5.嫉妒 是一种较为复杂的混合心理，伴有焦虑悲哀、猜疑敌意、怨恨报复等不愉快的情绪。严重的嫉妒往往发展为偏执性人格。具有嫉妒心的青少年，不仅对他人先天的身材容貌、聪明伶俐、惹人喜爱产生妒忌，而且对其他诸如荣誉地位、成就、家庭状况等也产生嫉妒。嫉妒的对象往往是周围熟悉的人，如同学好友、兄弟姊妹、亲戚邻里等。嫉妒心理驱使下，不但使这种青少年无法学习他人的长处，反而进行讽刺挖苦、蓄意破坏，严重时可导致心理变态。嫉妒是扼杀进取心、降低活动能力、破坏人际关系的心理。轻者需要通过指导教育来陶冶情操，培养豁达的心胸，严重者需要接受心理检测和心理治疗。

6.性敏感和过度手淫 有些青春期少年对性过分敏感，表现为过分热衷于性的诱惑，沉湎于性的想象，精神委靡不振，容易受黄色淫秽书刊、录像制品的影响，个别人甚至走入歧途、违法犯罪。手淫是一种不存在具体性伴侣，通过自我抚弄、刺激生殖器官而获得性满足、性快乐的行为。据报道，一般 80% ~ 90% 的男性和 50% ~ 60% 的女性或多或少有过手淫行为。偶尔的手淫对健康并无大碍，但过度手淫或习惯性手淫则对健康构成影响，如精神疲乏、耳鸣、腰痛、精力不足等。手淫的更大危害不在躯体而在心理。有些青少年因长期手淫而产生罪恶感或觉得自己道德败坏，自责自卑，日久容易出现难以摆脱的心理压力和心理矛盾，情绪极度紧张、焦虑、不敢与人交往等。因此，有必要对青少年开展性知识和性心理卫生指导，教育青少年端正对性的认识，加强意志训练，自觉避开不良诱惑，多参加有益的活动，这有助于手淫行为的减少和消除。

7.希死心理和自杀 人在心理上希望死亡的心理活动称为希死心理，它是人的心理活动完全陷入了异常境地。自杀则是希死心理发展为自我毁灭的行为，是一种试图以自己生命解决生存意义问题的行为。希死心理和自杀行为已成为全球性的社会问题，据美国调查统计资料表明，自杀自 80 年代起已成为人类九大死亡原因之一。

自杀现象多始于青春期的初高中阶段，高中呈现出增多趋势。青春期出现自杀的原因主要是由学校问题、异性问题、家庭问题以及对生活的怀疑感、厌世感和孤独抑郁感造成的。希死心理和自杀行为一般易发生在情绪持续低沉、抑郁而性格内向的青少年身上，特别是女性。自杀意图虽多见于女性，但未遂者居多。相对而言，男性自杀“成功”的比率高于女性。其实，青春期自杀的念头往往是一段时间的表现，许多人过了此危险期后反倒觉得自杀念头不可思议。因此，家庭、学校及周围的亲朋好友应关心青少年的生活起居，关注他们学习活动的变化发展，经常与他们保持沟通，警觉某些反常表现，这是阻断青少年希死心理，防止青少年自杀的关键所在。亦应建立电话“生命热线”和自杀防范机构来减少、降低青少年的自杀。

8.药物和酒精滥用、吸烟 人类自古以来就有酒、阿片、大麻、烟草、古柯树叶等的滥用。现今，工业化技术使药物被提纯、精制，增加了产量和降低了成本，这一定程度导致了这类物质在社会上的泛滥。另一方面，现代社会生活节奏加快、变故多，人们的压力增加，致使一些人通过对这类物质的依赖以逃避现实，追求快感，解脱烦恼。药物和酒精滥用、吸烟等问题，在当前出现了明显的低龄化趋势，使青少年受害更多。究其原因，不外乎是社会大环境的影响、家庭影响、伙伴引诱、个人因素、生物因素等。这些物质的滥用，不仅严重损害着青少年的身心健康，亦对家庭和社会的安定构成威胁。因此，有必要在学校开设有关知识的教育，坚决在校园内禁绝烟、酒和一切药物。把学生、老师、家长、社区组织起来，拒绝毒品进入校园。培养青少年乐观向上，自尊自爱，辨明是非，自觉回避、杜绝不良嗜好和恶习的侵袭。另一方面，特别要帮助那些不善交际、自卑感重、依附感强的青少年，对有药物依赖倾向的青少年要及时发现、及时挽救。要在家庭和社区进行预防，把对烟、酒和药物滥用的预防工作汇入到全面的心理卫生工作中去。

9.青少年违法 多由儿童期品行障碍发展而来。主要表现为违犯社会准则，残忍、故意破坏财物、偷窃和欺诈、攻击他人和动物、物质滥用、家庭暴力、强奸凶杀、加入犯罪团伙等。原因方面目前认为，除某些生物学因素（如右脑综合征 the right hemisphere syndrome）外，家庭教养失误以及不良的社会环境因素起主要作用。一般而言，这类行为问题矫治十分困难。因此，预防具有十分重要意义。除优生优育和针对儿童时期的品行问题进行积极的干预矫治外，对其父母及其家庭功能进行咨询、指导训练尤为重要。

（静 进 李建明）

第五节 影响少年儿童行为的因素

人的任何行为都是通过学习获得的。在儿童行为发育的过程中，如果受到各种不良的先天或后天因素的影响，则可能发生行为问题。

一切影响脑正常发育的不利因素，都可能导致大脑功能不同程度的障碍，或某些生理功能达不到相应年龄水平，或对外界刺激的易感性提高而出现问题行为。

（一）脑损伤

在胎儿期、出生时及婴幼儿期，由于各种原因导致的脑损伤可能造成不同程度的行为问题。这些导致脑损伤的因素可能是孕期母亲患有严重的疾病，特别是病毒感染或接触毒物；出生时难产或产时窒息；婴幼儿期患脑膜炎、脑炎或脑外伤等。例如，调查表明，多动症儿童在出生时被用产钳助产、有产伤史的比例明显高于非多动症儿童，提示分娩产伤与多动症的发生可能有关。

（二）各种慢性病和体格缺陷

研究表明，聋哑儿、盲童、驼背等残疾儿童行为问题发生率明显高于正常儿童，此外，尚有特殊的行为心理问题，如性格怪僻、反社会性等。患某些慢性病如肾炎、风湿性心脏病、先天性心脏病的儿童，由于不能像正常儿童那样活动、学习，再加上父母亲的长期照顾，任性、发脾气、不尊敬人、不合群等行为问题也比正常儿童多见 。

（三）不良的学习环境

从儿童进托儿所、幼儿园到中学毕业，很多时间都是在学校度过的，学校环境的好坏直接影响到儿童的行为发育。调查表明，有语言或学习困难的儿童，其行为障碍很普遍，而且，在学校中的表现更为突出，这主要是不良的学习环境所致。例如，患多动症的孩子片刻不得安静，精神不集中，注意力下降，给老师留下了不良的印象，扣上了“坏学生”的帽子，由于经常在学校受到训斥，多动症孩子对自己失去信心，自暴自弃，故意捣乱，加重了其行为 的不良表现。再如，口吃的同学，本来就怕发言、讲话，如果为此受到老师和同学的讥笑，则更怕讲话，一讲就结巴，结果加重了口吃，使之更难自愈。

当前，有的学校、家长片面强调学习成绩，使学生负担过重，长期处于紧张的应激状态中，而导致尿床、睡眠障碍、咬铅物质笔头等不良行为。有的刚上小学，做不完作业 而受到教师的批评，久而久之对学习毫无兴趣，对学校也产生恐惧感，从而使学习成绩进一步下降，完不成作业，就用说谎、逃学来对付。这样，却养成了说谎等不良行为。因此，要培养儿童良好的行为习惯，必须重视改善学校环境。

（四）不良的家庭环境

家庭是儿童最初的主要生活环境和活动场所。父母与子女在血缘、感情和经济等方面都有联系，这就决定了家庭关系对儿童行为发育的特殊作用。有些儿童生活在不和谐的家庭里，父母及家庭成员终日吵架、打架，这些儿童的行为问题发生率比其他儿童要高得多。有人说，父母不可在孩子的枕边吵架，这就是说父母的争吵会给孩子带来不良影响。儿童是家长的一面镜子，家长不尊重别人，儿童也会学得不讲礼貌，家长说话不算话，儿童也会学会说谎。所以说儿童的行为发育和双亲与孩子相互作用的质量密切相关。父母应给孩子创造一个安全、温暖、使之感到自豪和有责任的家庭环境。

（五）不良的育儿态度

每个父母都希望把自己的孩子养育好，但

有的由于不懂儿童的心理，导致养育质量不高。所谓养育质量是指对儿童各种需要的敏感性和责任感，而不良的育儿态度是造成养育质量低下和儿童行为问题的不利因素之一。例如，现在的独生子女问题，主要是由不良的育儿态度所致。

（六）不良的社会经济环境

儿童的不良行为发生率有明显的城乡差别和发达地区与不发达地区的差别，说明儿童不良行为的发生与社会经济环境有关。迅速的都市化、女性就业、环境的污染等都可影响到儿童的正常行为发育。发达的西方国家生活水平高，儿童享有充裕的物质生活，但由于生活在竞争性强、人与人关系都是金钱关系的环境里，也出现了新的更严重的问题。例如，美国青少年的吸毒、暴力、卖淫、少女怀孕等问题，已成为严重的社会问题。

（静　进　李建明　顾瑜琦）

第六节　少年儿童良好行为的培养

如何保障少年儿童的行为健康、正常，是广大医疗卫生工作者、心理学家、教育学家、社会学家所关注的问题，并涉及全社会的各个方面。从研究结果来看，少年儿童的行为问题涉及两大方面，即先天因素和后天因素的影响。既可能有先天素质、遗传疾病、颅脑损伤等器质性原因，也有不良的学习环境和家庭环境，不良的教育方式以及不良的社会经济环境等影响。

一、加强医疗保健及心理行为卫生工作

由于行为异常可以由先天性因素或后天疾患所致，对于行为异常的儿童也必须注重治疗和纠正，因此有必要加强医疗卫生保健和心理行为卫生工作。

（1）在实行计划生育的同时，必须坚持优生优育，注意对母亲的孕期及围生期的保健工作。当母亲怀孕时，应给予保健指导，预防各种传染病特别是风疹病毒的感染。保证母亲的身心健康、营养充足，对于胎儿的发育具有良好的作用。围生期的保健措施可减少出生时的颅脑损伤及出生后的感染。出生后的预防接种、合理喂养及注意安全有助于预防各种感染、营养不良、外伤所致的脑损害。此外，应加强婚前和产前的遗传学检查，以防止遗传性疾病的发生。

（2）对于由精神性、器质性疾病所致的行为异常，必须尽早治疗，及时消除病因，提供优质医疗服务

（3）必须尽快建立一支基层卫生保健队伍，建立一个儿童心理卫生保健网，并及时开展工作，以便及早发现行为异常的儿童，并能提供咨询服务和异常行为的治疗、纠正工作。

二、建立良好的学校和家庭关系

儿童、少年的不良行为，大部分是由于不良的学习环境、家庭环境以及不良的育儿态度和教育方法所致。建立良好的学习和生活环境，注重对儿童、少年的正确教育，是培养少年儿童良好行为的基本保证。

1.在学校，应当使教师掌握心理卫生工作的基本知识　注意培养同学间的友好关系，对有行为异常的同学必须加以爱护和帮助。同时应当避免造成学生学习负担过重，心理压力过大。应引导学生从事各种有益的活动，培养学生多方面的兴趣，减少学习环境中的不良刺激。

2.必须重视家庭在少年儿童行为培养中的作用　家庭是社会的细胞，父母与子女的关系最为密切，接触也最多，因此对儿童心理行为健康成长影响极大。

3.必须有一个良好的家庭关系　父母之间必须是友好、和睦的，并能共渡难关。父母必须注意自己对儿童的楷模作用。父母对子女必须关心、爱护，提高对儿童照料的质量，建立和孩子之间的完全依赖的相互关系，加强感情交流，及时发现子女存在的问题，避免不良情绪和行为的发生。父母必须有正确的育儿态度，对子女切忌溺爱以及无原则的迁就。

三、注重社会环境及宣传教育的作用

（1）良好的社会制度、社会经济发展状况和社会道德风尚对儿童的行为、情绪有着重大的影响，是培养儿童良好行为的重要条件。如人际关系的冷淡、社会风气的恶化、生活条件恶劣、教育水平低下，造成了吸毒、药瘾和青少年犯罪等。因此，要想培养儿童良好行为，必须坚持社会主义制度，迅速提高全民族的文化水平，极大推动

生产力的发展，宣传和坚持良好的社会道德风尚。

（2）开展宣传教育，重视宣传教育对于社会和培养少年儿童良好行为的极大作用。因此，一方面可通过大众传播宣传工作，对家长及老师普及少年儿童行为卫生的知识、常见行为问题的防治以及培养儿童正常行为、情绪、品德的方法，调动所有积极因素"全民"投入培养儿童良好行为的工作。另一方面可通过生动活泼的宣传方式，直接向儿童少年宣传，进行正面教育，培养良好的行为、品德，改正不良习惯，抵制不良道德风气对少年儿童的影响 。

总之，儿童行为问题是极其复杂的，各种儿童行为异常有些有着独特的表现和原因。因此，在培养少年儿童良好行为时，还须根据各自的特点，采取具有针对性的措施以解决儿童行为的实际问题。

（静　进　刘克俭　熊光练）

思　考　题

1. 不同年龄阶段儿童行为发育的特点是什么？
2. 常见的儿童少年行为异常有何表现？
3. 儿童少年行为异常形成因素是什么？
4. 怎样培养儿童少年的良好行为？你有何独自的见解？

第 12 章 成年期行为医学

第一节 青年期行为特征

青春期包括从 18 岁到 25 岁的年龄范围。在这一阶段中，人逐步建立和发展自我与超我。到青年期末，自我与超我趋于成熟。青年期 10 余年的时间在一生中具有重要意义。在这一阶段，大多数人要历经中学与大学教育。因此，青年期是知识技能基础的建立，兴趣、态度、理想、品德的培养，价值观、人生观的形成，社会角色、社会责任、社会行为发展定型的重要阶段。青年期的人充满遐想和希望，似乎一切都是美好的，什么都想去试一试，仿佛什么都那么简单。由本能支配的、加上自主引导的对客观外界（包括他人和社会）的强烈的好奇心是发展的动力。行为迅速发展是此期的重要特征。

青年期以前的行为有某种同一性，而一旦进入青年期，行为发展开始分化。不同个体的行为特性差异越来越大。此期，各自据自己主、客观需要和可能，发展起自己固有的行为特征，这背后隐藏的是人的行为发展变化的巨大弹性。但是，到青年晚期，行为发展变化弹性就很小了。青年期行为发展变化弹性具有重要的行为医学意义。

在整个青年期，人的行为都具有很大的盲目性和冲动性，随着青年期趋于完成，这种盲目性和冲动性逐步下降。由于此期主要依赖生物力量的躯体、心智能力发展很快，而主要依靠社会力量的自我和超我却不能在短时间就完全建立起来。心理行为发展落后于生理发育，生理发育与心理行为发展呈现很大的分离。然而，青年人都生活在古老而成熟的社会规范所确定的环境里。这使得青年人的行为自然就表现出某种盲目性和冲动性，不太爱深思熟虑，只倾向于考虑有利的条件和结果，而不愿想不利的条件和结果；不愿受各种陈规旧俗的约束，追求自由自在的生活；缺乏判断力，很容易上当受骗。虽然行为盲目性与冲动性有其不利的一面，但是，也有其有价值的一面。一方面，这种盲目性与冲动性会促进社会变革和社会发展；另一方面，这种行为的盲目性和冲动性还是形成人的社会免疫的重要力量。

青年期行为还有一个重要的特征就是充满了困惑。青春期男、女性性功能逐渐发展，趋于成熟。当男性初次出现遗精、女性初次出现月经时，都会产生强烈的心理矛盾、惊愕、恐惧。男女副性征的出现也会引起青年心理和行为上的困惑。近几百年来，人的性成熟出现明显的提前趋势，而社会由于人口问题要求结婚的年龄不断推迟。使青年人关于性的困惑和等待的苦恼更为严重。从社会方面看，困惑更多，对许多社会现象、社会行为无法理解，也得去接受、去实行，总是想不通。

青年期行为特征十分复杂，理解和分析这些行为特征，对把握青年期的主要行为问题有重要意义。

一、青年人与家庭代沟问题及对策

青春时代常被人们歌颂为黄金时代。青年人风华正茂、欣欣向荣，但青年人自己却未必感到自己所过的是一生中最愉快、美满的生活，甚至完全相反。青年期存在着许多行为心理问题，这些问题不但困扰着青年人自己，同时也困扰着他们的家庭和社会，对健康造成危害。因此，青年期的行为问题要引起足够的重视。

家庭代沟问题对青年及家庭健康有重要影响，必须认真对待。此期的主要问题在于代际沟通不良。父母忙于工作，看到子女一有不顺眼，出于关怀和疼爱的心理，责备的语言和行为一下子就冒出来了。而子女此时正是独立活动能力急剧增加阶段。他们的活动范围、内容、方式十分丰富，父母很难一下子全了解清楚。再加上不同年龄群体间的“群体坚壁”作用，使父母、子女间的沟通更为困难。看来，要防止代沟出现或消除代沟的根本出路在于加强代际沟通。而这种沟通又不是简单的代际对话，而是要把这种沟通问题整合到中学、大学和社会教育的具体内容中去。通过广泛学习，增进代际间的理解和谅解，自然就会逐步缩小和消除代沟，为家庭和社会带来幸福。通过这种教育，能使受教育者从根本上理解代沟产生的原因及危害，因而就能自觉地防

笔记栏

止代沟的产生。若已有代沟存在，也会自觉地消除。代沟问题的解决，不仅为家庭和社会生活减少了不少紧张刺激，而且还有利于许多疾病的预防和控制。青年人与家庭代沟问题与其自我意识的发展和形成有关，其表现为：

1. 孤独感与强烈交往需要的矛盾 青年人希望别人关注他，了解他，希望有倾诉衷肠的知心朋友，希望结交多方面的朋友，有足够大的交往圈。但在交往时顾虑重重，怕被别人了解太多缺乏神秘感；怕遇到不忠实的朋友，日后说三道四；怕别人嫌弃自己，有损自尊心；这些想法束缚自己，天地变得狭小，备感孤独。

2. 独立性与依赖性的矛盾 青年自认为已经成人，强烈要求自作主张，摆脱家长的管束，希望有很大的自由度，很大的施展空间，处处表现出我长大了，我能支配自己。另一方面又存在很大的依赖性，尤其是独生子女，如在生活料理方面十分欠缺，仍要想依赖父母，碰到困难要依赖老师解决等等，而且由于既往意识的倾向作用和传统观念，一些重大事情仍会依赖父母做主，如报考大学、选择专业、择偶婚配等。

3. 幻想与现实的矛盾 青年想象丰富，抽象思维活跃，对未来充满希望。对待事物，好追求完美，追求理想化，缺乏客观现实的分析。这种幻想和不切实际的“理想”，容易和现实发生矛盾，容易导致对现实的不满，轻者苦闷牢骚，重者可能做出不理智行为。

4. 求知欲强与识别力低的矛盾 求知欲旺盛对增长知识十分有益，但由于识别能力低弱，有时会好坏不分，甚至吸取了有害的糟粕，特别是在信息爆炸的时代，各种各样的信息都可通过网络搜索到，如果识别力不强，可能在求知欲的驱使下误入歧途。青年人的另一特点是对不理解的东西羞于询问，而是按自己的想法去理解，自圆其说，造成一误再误。

二、青年自杀及对策

国内外不少研究资料表明，近几十年来青年自杀率及占全部死亡的比例均有逐步上升的趋势。青年自杀问题引起了行为医学界和整个社会的高度重视，开展了一系列的调查研究工作，并采取了一些社会性宏观控制措施。比如，加强青年人的理想教育；努力为年轻有为人才的脱颖而出创造条件等。但青年自杀问题还是不能很好地得到控制。

笔记栏

有研究表明，原因之一是青年人的社会角色和社会价值的贬值。一般而论，现代社会是由成年人主宰的。青年人虽从外表上看与成年人相差无几，且按法律规定也算公民了，但放在现实社会的天平上衡量，充其量也只不过是一种“边际公民”。在社会价值体系里，他们只沾上一点边，仅此而已。一方面，青年人满怀理想和抱负，一心想干一番事业，有一种初生牛犊不怕虎的气概。然而，现实社会却在成年人的主宰之下，难得有很多时间来顾及青年人的实际需要。另一方面，社会也并不是完全不顾青年人的愿望，因为历史还要由下一代来书写。因此，在口头上强调青年人无比重要的同时，把青年人当成了“未来的主人”。这样一来，就迫使青年人向前看，而不让他们看当前。因而，社会上的青年人十分重视学业和仕途的进取，稍有波折和不顺，便感到前途渺茫、空虚无聊、焦虑彷徨。当这种消极行为无法解脱时，很容易想到以死来做为一切问题的解脱或者以死来唤起社会对其价值的重视。

其次，青年自杀与家庭代沟有很大的关系。现代社会发展很快，这使新的一代与老的一代在许多基本观点和认识上形成了巨大的反差。比如，目前在我国，老一代都希望自己的子女安心读书，老老实实，将来有所作为。而青年人并不认为只有读书才是出路。这势必造成两代人之间的巨大矛盾，甚至可导致自杀的发生。代沟对青年人而言是一个重要的家庭和社会压力的源泉，需十分重视。

再次，各种社会差别也是导致青年自杀的重要原因。无论在我国，还是在世界其他国家，社会中总是存在巨大的差异。比如，常见的城乡差别、体力劳动者和脑力劳动者的差异，有钱人与无钱人的差异、农民与工人的差异、工人与知识分子的差异等等。在社会比较落后的情况下，广大公众很少能深刻地体会到这种差异。因为强大的社会坚壁作用把人们分隔开了。此时，这种差异就不会给差异双方或一方造成强大的心理压力。随着社会文明和技术的进步，发达的交通工具、兴旺的旅游事业、方兴未艾的大众声像传播媒体等，把不同的人连在了一起。社会中的个人都能比较深刻地体会各种差异。这样一来，差异就转变成了重要的心理压力，面对这种压力最敏感的，正是那些充满希望的青年人。强烈的对比产生巨大的失落感，催促那些有自杀倾向的人向死亡靠近。

另外，青年人步入社会正是面临恋爱、社会交往等重要活动的时期，也是显示自己价值的时候。因此，青年人常会因为这方面的失败、挫折而产生轻生的念头。

青年自杀问题的根源，一是社会对他们的价值的忽视，二是他们自我价值观的矛盾。因此，解决这一问题的对策从根本上讲，也要从这两个方面着手。

造成青年社会角色被社会忽视的原因很多。在现代社会中，青年人要经过足够多的教育才能胜任社会生产和社会生活，这使青年期的人不能很快进入社会财富的创造者行列。传统的社会观念也起着重要作用。一个成年人做错了事，人们会想出很多理由为他开脱；可一个年轻人做错之后，便会说“嘴上无毛，办事不牢”。因此要解决青年人的自杀问题，社会也应改变对青年人的看法，客观地而不是一成不变地看待他们。不仅要赋予他们“将来”，更应立足于看得见、摸得着的现在。

青年自杀比成年人和老年人自杀有更大的可逆转性。因为青年人自杀多为一种冲动性的决定，大多数是一种非理智性的自杀。青年自杀的主观原因在于青年人的自我生命价值观与社会价值观的不成熟，缺乏深思熟虑，凭一时冲动或感情用事，随便做出轻生的决定。不少被挽救回来的青年自杀者常都追悔不及。因此，青年人要注意自我价值观的培养。青年人一般不应很早就以主人翁自居。要想到一个人发展时间的长短与未来成就达到的极值是成比例的。青年时期行为的可塑性最大，因而青年人的出路也是最多的。如果以生命作为代价来换取问题的成功解决，这种轻生尚有一点价值。然而，绝大多数人自杀只是舍去了自己的一条生命。这对自杀者本人、家庭和亲人而言是一大损失；但就整个社会而言却无足轻重。人死了，未必问题就得到了解决。常言道：好死不如赖活着。只有活着才能去奋斗，只有奋斗才能解决问题。

三、青年期性问题及困扰

（一）对性的好奇与性知识的需求

青年期对性的好奇与性知识的需求是性发育和性心理发展的必然产物。他们需要懂得性知识是正常生理和心理的表现，无可非议。只有懂得性知识，才会促进性心理发展，改变对性的愚昧无知状况，破除对性的神秘感和好奇心，为生理和心理的进一步成熟打下良好的基础。由于对性的禁锢的封建意识形态影响以及西方性自由、性开放影响的冲击，青少年又很少能从学校、家长、科技书刊上获得系统的科学的性知识，他们不能满足这些有限的性知识而对自身的心理体验和行为进行思考和探索。通过社会其他途径获得的知识，往往是支离破碎的，甚至是有害的和淫秽的东西。

（二）异性间的关注与吸引

对异性的关注与吸引、好感、爱慕是青年人随性机能成熟而产生的性心理现象。性机能的发育成熟导致性意识的发展，两性间开始出现一些关注和情感上的吸引，有彼此接近的需求和倾向，趋向于了解对方，认识和接触异性的心理状态。在此期间会着意打扮自己，很在乎异性的目光，因而一举一动都觉得既紧张又有意义。女性显得羞涩、腼腆、温柔；男性有意显示自己的能力、威严、慷慨。在这种性显示和被异性吸引的同时有可能发起性试探和性进攻。性试探较为隐晦、含蓄，是求爱的前奏。如有意接近对方，找借口与对方讲话，主动帮助对方做事或求助对方；性进攻则是明确的，表现为以口头或书信方式向对方求爱的主动行为。这一阶段对异性的亲近行为，其对象往往是广泛而不专一，处于幼稚期，情感反应强烈，易冲动而失控。当把性吸引、性试探缩小并集中到一个人身上时，已进入了恋爱期；此时希望与选定的对象单独相处，而不热衷于集体活动，有离群的心理倾向。这时绝大多数青年已能有礼而慎重地与对方言谈、交流，确切地表达自己的感情。但也有一些青年可能仍然表现出粗鲁、荒唐、失礼和失控的行为。如何处理好情感与理智的矛盾，如何处理好性意识和社会规范的矛盾是心理指导和教育的重要内容。

（三）性冲动的心理困扰

1. 性幻想 青年好幻想，这有助于形成奋发前进的理想、目标，但性幻想则不同，性幻想的内容是与异性交流有关，有情节有人物，当事人可以自编、自导、自演，可以从情意缠绵的情节直至性交，甚至会导致性兴奋，性器官充血及出现性高潮。性幻想在青春期是性冲动的一种发泄形式，是正常的心理现象，不应自责自罪。但如果不能控制自己，过分沉溺其中，则有害于身心健康。

2. 性梦 如果说性幻想是一种白日梦，性梦则是睡眠中的梦。青春后期在梦中出现带色情的梦境，谓之性梦。一般认为与性激素达到一定水平和睡眠中性器官受刺激有关。男性性梦一般伴有遗精，梦越是生动逼真，肉体的快感愈强，醒后愈感到轻松。女性醒后往往回忆梦境详情，会带来些不快并影响其行为。性梦和性幻想一样是正常的生理状态的心理反应，不必因此而苦恼或惊恐不安。

3. 手淫 手淫是人对性冲动和性欲的一种处理方法，是暂时的自我安慰行为。手淫在青年人中所占比例较高，杨素琴等(2000年)报告，当代大学生手淫行为，男29%，女12%，婚前性行为男10%，女11%。由于不恰当的宣传，诸如“一滴精液十滴血”，“手淫引起肾亏、健忘、头晕”，使一些青年人十分恐惧，但又难以戒除，整日恍恍惚惚。应告诫青年人增强克制自己的能力，但不应恐吓，要养成良好的生活习惯，如内衣勿太紧，被子勿太重，按时起床。充实生活内容，丰富业余生活，不看色情文艺作品，学会自我约束，若实在有困难，可求助于心理咨询机构。

四、青年期意外行为及对策

青年期意外的发生不是因为他们体力、脑力、判断力、应变力不足，而是在于他们能力太足而又缺乏经验。青年意外事故多为交通和生产事故。青年刚刚步入社会财富的创造者行列，本来就怀着一种“非干出个样子来给中、老年人和全社会看看”的想法，加上此期精力充沛、体力强健、反应灵敏、接受新生事物快，加上一股子冲动，往往极易成功。短期成功的喜悦进一步助长了青年人忘乎所以的心理。久而久之，麻痹大意和无所谓的情绪就跃居主导地位。由于阅历浅，缺乏经验，对自己能力估计不足，过于自信，再加上麻痹大意，听不进中、老年人的嘱咐，自然就易发生意外事故了。

尽管意外事故人人害怕，但事故总在发生。事故一旦发生，造成的危害是难以估量的。因此，要积极采取应对措施。青年人的意外事故有其固有的行为特点和心理背景，可通过恰当的行为措施，配合专业训练来对付。鉴于青年人反应快的特点，在易发生事故的情景里应设立醒目的、具有很大威胁和恐惧效应的提示性标志信息，使他们及时注意到有关情况，克服麻痹思想，提高大脑皮质唤醒水平。在专业训练中，多设立挫折性的训练情境，让他们尽快建立一些较为直接的经验。不要只在一边指教，要让青年人自己去试。一旦犯错，可以从重处罚。

（李建明　顾瑜琦　刘克俭）

第二节　成年期行为特征

一、成年与成熟

成年的概念常具有法律和社会意义，因而有时有明确的年龄界限，但也不尽然。中国习惯于把成家立业作为成年的标志，即凡已结婚，且已确定了工作的人定义为成年人。按法律规定，则凡享有公民权的人都应视为成年人。而按照行为医学的观点，则把身心行为发展基本完善作为成年的标准。

成年期是人的心、身发展成熟的阶段，是一个漫长的过程，是继主动发展、自主发展之后的一个不断成熟、完善的过程。这一过程，从时间上一般要持续到65岁左右。成熟一般有如下2条标准。①生理成熟：包括各器官系统生长发育的完成和身高增长的终止。②心理成熟：包括智力成熟和情绪成熟。智力成熟的标志在于其智力已发展到比较完善的程度，且对从事的工作和遇到的问题能进行理智性判断和逻辑性思考；情绪成熟主要标志为情绪稳定，且能自我控制。

二、成年人在社会中的位置

成年人是社会的主角，在社会中占据着重要的位置。正因为如此，成年期又有自己独特的行为医学问题。

成年人是社会的主宰，他们既担负着创造社会财富的重任，又担负着组织、领导、管理社会、推动社会发展的重任。一生的成就主要取决于成年阶段的努力。因此，进入社会的成年人首要任务就是永不停息地奋斗。最大的困难，要成年人去完成；最大的风险，要成年人去承担；最激烈的场面，要成年人去主持；最大的感情折磨，要成年人去经受；最严酷的政治风云，要成年人去闯荡；而最重的社会打击，也要由成年人来经受。但是，最大的荣誉却往往要在进入老年期后才能得到。

成年人除了在社会上唱主角外，在家庭里更是负担重重。成年人一般上有父母，下有子女，既有赡养双亲的义务，又有培养后代的责任。成年人总觉得对不起父母，心中负疚；而子女却总与自己对着干。因此，成年人既有做不完的家务压力和困倦，又有子女“背叛”的苦恼和担心。真是上压下挤，两头不好做人。刚步入成年生活者，恋爱、结婚、性生活、妻子怀孕、分娩，夫妻关系、代际关系接踵而至，更是负担重重，无法顾及。

综上所述，成年人处于工作、父母、子女三者构成的三角的中心腹地。

三、成年人的行为特点

成年期由于人的生理、心理、行为均已发展到较高的程度，整个成年期只是这种发展的进一步完善，因此成年人的行为也表现出固有的特点。成年人的行为具有最大的多样性、很强的稳定性、最大的有效性和灵活性、最强的应对性等特点。成年人的这些行为特点主要通过职业生活、家庭生活和有限的业余生活表现出来。

成年期历经的新事物、承担的责任和义务最多，因而行为负荷量也最大。成年人延续了青年人的主要行为，又要接受为成年人规定的许多行为，如工作、结婚、生育、养老、抚小、夫妻互爱、社会交往、社会进取等等。这就使成年人行为表现出最大的多样性。

成年期由于行为发展已达到很高程度，各种行为又表现出很强的稳定性，包括较为固定的人格特征和行为模型，较高的行为可重复性和行为可信性。此时人的行为特征在今后一生中一般不会再有巨大的改变。所以，许多人都知道，在成年期交往的人，哪怕分别几十年，有时一眼也能看出来。这也看出，成年期行为的可塑性很小。

成年期行为以创造财富为主，其体力、智力都发展到全盛阶段，且达到很好的配合。因此，成年人的行为中无意义的和无效的行为甚少，行为带来的效价最高。因此，我们要特别珍惜成年的时光。成年期行为不仅表现出很高的效率，而且还具有很强的灵活性。成年人生理、心理能力很强，经验丰富，行为的灵活性也发展到顶峰，具有很强的应对和处理多种复杂多变的困难的能力。

四、成年人的行为问题及对策

（一）角色冲突与生活紧张

成年期最为突出的行为问题是角色冲突。刚跨入成年阶段，旧的角色没去掉，新的角色接踵而来。本来还处于子女地位，马上又成为妻子或丈夫，不久又要准备当父母。除工作角色外，那些能干的人还要承担许多社会工作，担任许多社会职务。工作交往又结识许多朋友，工作中还要处理上下级关系。每增加一个角色，虽说要增加权力，但更多的是增加义务，尤其是绝大多数作为平民的普通人情况更是如此。

密集的角色自然造成了角色冲突。角色冲突的结果，一种情况是强打精神去应付，把一切活动都安排得密密麻麻，每天的生活几乎就像电子计算机在完成已编好的指令程序，一刻也不能停息，一点也不能出错。否则，触一发而动全身，一动而不可收拾。因此，像这类人就会一天到晚沉浸在忙碌的生活之中，似乎周围都是紧张刺激因子的海洋。久而久之，对身心健康必会带来不利影响。另一种情况是面对密集的角色，采取无所谓和回避的态度。能实现的就去干，不能实现的则置之不理。这样对待角色密集所致的角色冲突虽然对个人健康似乎有利，但对自己、对他人、对社会健康均不利。

（1）社会角色的转变和适应。社会地位的演变，角色的转换，要比因躯体变化而需做出的适应与调整更加困难。失败与贬低固然会造成严重的心理压力，成功和提升也会成为一种新的心理压力。例如，原来的同事现在成为上级或下属，如何相处的问题；如何对待嫉妒、嘲讽、刁难、诽谤；到一个新单位、新环境，如何进行角色转换和适应；中年人同时要担负奉养长辈和教育子女的责任，如何处理好各种关系，避免角色冲突和角色危机等。

（2）家庭结构变化与应对。中年夫妻，朝夕相处，荣辱与共，委屈相诉，挫折相慰，患难同当。一旦丧偶，就可能出现危机，整个家庭稳态失去平衡。丧偶给家庭成员带来的精神创伤会极大地损害身心健康。丧偶或离婚之后应再婚或再嫁，重组家庭是明智的选择。但由于感情上的创伤，经济上的纠葛，子女的亲疏，生活习俗的差异等，都会带来一些阴影，只有抛开世俗观念，真正走到一起，才能重新建立起心理平衡。

（3）与子女关系的处理。儿童是祖国的未来，子女是家庭的未来。望子成龙，望女成凤是一种普遍存在于父母的对子女的期待心理，希望后代超越自己，希望未酬之志子女来实现。但是愿望和现实总会有距离，一是子女的意向和父母的期待是否相符，二是事物的发展并非取决于愿望，它还受许多动因和变量的作用，过分苛求，将造成父母与子女关系紧张和不快。要尊重子女的人格，给予理解的关爱，摒弃占有式的关爱。

笔记栏

（二）婚姻生活与婚姻性行为问题

婚姻生活是青年人梦寐以求的。人们用度蜜月来表示婚姻生活的开始，用金婚、银婚等美妙的名称来表示不同婚龄的纪念日。然而，许多人的婚姻生活并不如此幸福甜蜜。

婚姻生活包括夫妻行为协调、感情融洽和性生活完美三个主导内容。美满幸福的婚姻生活三者缺一不可。不少婚姻生活表面上看似十分美满，实际却并非如此。他人旁观似幸福无比，而当事者几乎没体会到一丁点儿幸福。李新华等(2000年)报告，使用SCL-90对1503名中年知识分子进行调查研究发现，6.9%的中年知识分子有心理健康问题，如离婚、丧偶、过量饮酒、缺少业余爱好、睡眠不足、工作时间长。

婚姻生活的表面美满主要表现为夫妻双方的外显社会行为协调。这种协调尤其以行为倾向性为主。虽然夫妻性格相似并不是婚姻生活美满的条件，然而公共的价值观和行为动力速率却十分重要。否则，行为协调是不可能的。可以设想，一个自私的丈夫永远不可能与一个慷慨妻子的行为很好地协调。另外，行为协调也是感情协调的基础之一。

婚姻生活的内在美满主要取决于感情。夫妻感情融洽才能使双方体会到幸福。感情融洽的关键在于共鸣，尤其持久的感情融洽更是如此。另外，感情融洽还包括夫妻双方在内心树立起对方的抽象的人格形象。有良好夫妻关系者，常能把自己的配偶比喻成许多自己所崇敬的人。因此，从一定意义上讲，门当户对的婚姻往往有较好的感情融洽的基础。当然，这里所说的门当户对是一种开放式的，而不像封建社会的那种封闭式的。

婚姻生活有别于其他所有固定的人际生活在于性生活。性生活有时甚至对婚姻生活的美满幸福起到决定作用。因性生活不协调而闹矛盾甚至离婚的不乏其人。婚姻生活中的性生活行为问题主要是性行为不协调，包括生理性、心理性、社会性和病理性等多种。

结婚初期，常发生生理性和心理性性生活不协调。由于新婚夫妻双方原先无性生活的体验，性行为实质上由本能驱动来完成。因生理和心理原因，使夫妻性生活不能协调。另外，不同种族和不同民族的人性欲的巨大差异性，常使一些不同民族间的通婚产生生理性性生活失调。所谓社会性性行为失调，指男、女双方因对性行为规范的理解不同而发生的性行为失调。女性一般把性行为与犯罪联系在一起，常致社会性性行为抑制；而男性一般没有这种抑制。如果刚好这样一对夫妻结合在一起，则很难有和谐的性生活。

婚姻性行为问题，即沉醉于性行为之中，这也要引起注意。无节制的性生活对夫妻双方的健康都是不利的。

对于婚姻生活的一般问题，主要通过夫妻双方行为的调整来实现。从行为医学的角度看，如果夫妻双方都能使对方在自己心中形成正向的偶像，则夫妻的行为与感情往往比较容易协调。这表明结婚之后，夫妻双方一定要不断深入地认知对方。在深入认识的基础上，调整、改造自己和对方，使婚姻更为幸福。婚姻可以再创造人，这是一条真理。

婚姻性生活的不协调行为对婚姻的成功与美满影响甚大。从行为医学角度看，生理性、心理性和社会性性行为失调均可通过学习、内在行为活动和认识来协调，一般不存在问题。当然，对一些社会性性抑制者则要进行婚姻心理咨询来矫正。如不注意，会发展成为病理性的阳痿、阴冷等症。

由于人是高级动物，其性活动已不仅仅作为一种生殖的功能，人的性生活在人生中占有重要地位。又由于人是有理智的，只要通过科学培养教育，人类是可以学会管理性生活和利用性生活，发挥其在人类健康中的作用和地位的。

（李建明　刘克俭）

思　考　题

1. 青年期行为特征和主要行为问题？
2. 中年人的主要行为问题及成因？
3. 更年期综合征的行为控制方法有哪些？

第 13 章　女性行为医学

占人口 1/2 的女性的行为医学问题具有重大的社会意义和医学意义，而妇女又占到女性人口的大多数。女性一般指享有公民权的女性。按照行为医学的观点，把具有明确的女性特征出现后的女性通称为女性。因为，这些人有着共同的、特有的行为医学问题。

人从胎儿脱离母体到人世间开始独立生存一直到老，要经历不同的生理变化过程。在《内经·祟问·上古天真论》中，古人总结出妇女一生的变化“女子七岁肾气盛，齿更发长；二七而天癸至，任脉通，太冲脉盛，月事以时下，故有子；三七肾气平均，故真牙生而长极；四七筋骨坚，发长极，身体盛壮；五七阳明脉衰，面始焦，发始堕；六七三阳脉衰于上，面皆焦；发始白；七七任脉虚，太冲脉衰少，天癸竭，地道不通，故形坏而无子”。这段话意为：女子到了七岁，具有生长发育作用的肾脏功能开始充盛，牙齿更换，毛发渐长；到了十四岁，肾脏的精气开始成熟，任脉相通，太冲脉旺盛，月经按时来潮，有了生育能力；到二十一岁，肾气充满，智齿生长，体格极盛，完全发育成熟了；到了二十八岁，筋骨坚强，毛发长极，处于身体最强壮时期；到了三十五岁，阳明经脉渐衰，面部开始憔悴，头发开始脱落；到了四十二岁，三阳经脉都衰退，整个面部憔悴，头发开始变白；到了四十九岁，任脉空虚，太冲脉衰微，天癸枯竭，月经断绝，形体衰老，不能再生育。

古人的这些观察和现代医学对妇女一生中几个时期的认识基本一致。每个人从新生到衰老是一个渐变的过程，虽可人为地按年龄分期，但各期之间没有截然分界。由于生理因素、心理因素和社会因素的影响，每个时期的年龄划分是可以有差异的，现代医学对妇女一生中 5 个时期大致划分：①婴幼儿时期，出生后至月经来潮前的时期；②青春期，月经来潮到生殖器官逐渐发育成熟的时期；③育龄期，卵巢生殖功能及内分泌功能旺盛的时期；④更年期，卵巢功能从开始衰退到生殖器官开始萎缩的过渡时期；⑤老年期，卵巢功能进一步衰退、月经停止的时期。

第一节　不同年龄阶段女性行为特征

女性的行为表现虽有很大的共性，但在不同年龄阶段却表现出明显的特异性。行为医学一般主张把女性分为少女（12～18 岁）、女青年（18 岁至结婚前）、成年女性（结婚至更年期后数年）及老年女性（一般指 50 岁以后）四个阶段。

一、女性的基本生理特征

从外观看，女性有自己特有的形体特征：身高、体重、胸围等比男性低；皮下脂肪、大腿围比男性高。

女性的骨骼肌肉不如男性发达，因而不能承受重大力量打击。女性骨盆宽、重心低，脂肪主要集中在腰部以下，行为上易保持动作平衡。女性的心功能、血液量、血细胞、血色素、脑重量及许多重要器官的重量均比男性轻。

尽管女性的最终行为表现在很大程度上取决于她们所处的社会环境，但生理差异支配着一切行为。

（一）月经期行为

从初潮始至绝经期止的几十年中，女性经常因月经的某些异常和月经引起的异常主观感觉的改变而带来苦恼。也有些因月经期行为不注意而导致严重疾病的发生。

1. 月经初潮时忌恐慌　初潮标志青春发育的开始，是正常生理发育的一种必然变化和表现。一般初潮年龄在 12～14 岁，最大波动范围在 9～18 岁之间。如果超出这一范围仍无初潮，则应就医检查。若有第二性征出现，如乳房发育、声音变尖，但无月经，则应考虑是否阴道闭锁。若只有月经而无第二性征出现，则多为卵巢肿瘤。

2. 经期出现异常反应　女性在经期可有一些全身性反应，如腰酸、不适、轻微下腹胀痛以及胃肠道功能轻度改变。一般而言，对这些改变可不予理睬，仍能进行一般的工作和学习。若反应

笔记栏

太重，就应适当休息。注意流质饮食和补充含糖的饮料或其他液体；多食新鲜蔬菜，保持大便通畅。尽量避免进食大量的生、冷、辣等食物。已婚女性在月经前后两三天之内最好不要过性生活。若有明显月经期疼痛——痛经，应请医生诊治。另外，有时因生活环境突然改变，或情绪过度紧张、劳累，会使月经周期发生改变，此时不要惊慌，一般过一段时间就会恢复正常。若停经已有40天以上，则要考虑是否闭经。对于已婚育龄期妇女，则要考虑是否怀孕；还有心因性闭经，主要和不良心理因素及强烈持久体力活动有关。

月经是生殖功能正常与否的一个特征性标志，月经的异常改变表明女性在身体的某个部位出了毛病，千万不可马虎了事。有文化的女性最好准备一个月经情况记录本，记录每次月经开始的时间、持续的时间、结束的时间、月经量、经期的主要反应和感觉。这样，便于及时发现问题，同时在就诊时也给医生诊断提供有价值的参考材料。

（二）怀孕期行为

要想孕育一个活泼聪明的后代，怀孕期则应特别注意行为保健，杜绝一些有害行为的发生。孕期的主要行为问题有：活动偏少、营养过高或不良、情绪不稳、与胎儿沟通不良等方面。

1. 活动偏少 由于对怀孕缺乏科学的认识，有意地限制了自己的各种活动，期望以此来保护胎儿。尤其是怀孕中、晚期，活动更为偏少，这对孕妇和胎儿健康十分不利。

研究表明，怀孕的头1~2个月及近分娩的1个多月时间，是胎儿比较脆弱的阶段。如此时活动过多，强度太大，特别是一些突然性、冲击性的用力或遭受外力打击，会引起流产和早产。至于孕期其他阶段，胎儿脆弱性并不是很高，没有必要担心会因为日常活动和一定的体力活动而导致什么不良的结果。如果在一般情况下都有发生流产的迹象，这样的胎儿宁可不要。很容易流产的胎儿常是先天不足的表现，这种近乎自然的流产具有一种天然淘汰的选择作用，如果不是特殊情况，最好不要保胎。

孕期活动太少会导致胎儿在分娩前发育过度，出生体重过度增加，孕妇骨盆韧带弹性下降、子宫收缩力变弱。活动太少也易使孕妇产生懒散和消极、依赖心理，还可影响胎儿神经系统和后天智力发育。因此，孕妇在孕期应注意保持适当的活动。

2. 营养不良或过度 这里的营养不良，是同时针对胎儿和母体而言的。按一般的常识，怀孕之后应加强营养，而加强营养也就等于多吃东西、吃好东西。尽管如此，孕妇稍不注意就会发生营养不良。

由于早孕反应如恶心、呕吐症状持久，就可能产生程度不等的广泛性厌食，从而导致孕妇和胎儿营养不足，影响正常怀孕和分娩，甚至发生营养性水肿、早产、死产等结果。研究发现，“神经质”妇女，性格外向者有较严重而持久的恶心、呕吐症状。

当今面临的大量事实是孕妇营养过度。由于孕期大量摄入营养品、补品造成孕妇体重增长过快、脂肪堆积过多，胎儿发育过大，影响正常分娩。而这种胖娃娃并不一定是最健康的娃娃，也许因此而种下了高血压、冠心病的祸根。

造成营养过度的原因还在于对出生体重认识不正确。认为越重越好，故在怀孕后拼命加强营养。随着经济状况的改善，家里舍得花钱，而且中晚期孕妇有食量加大的趋势，这样“营养过度症”就更易形成了。

对早孕反应严重而致营养缺乏的应辅以营养性药物，特别要注意饮食疗法。在这方面不需专门技术，主要根据孕妇本人的好恶来选择食物。

对营养过度的孕妇则要纠正孕妇及周围有关人士对胎儿体重的错误认识，不是越重越好，胎儿体重应达到2500g以上，以3000g左右为宜。胎儿太大后患无穷，可进行手术分娩。其次是合理安排营养物质的摄入，大多数孕妇可根据饥饿感程度调整食物的摄入量，在怀孕初始不宜主动进食大量食物，因胎儿很小，不需要太多营养；到4个多月之后，需要量才开始有明显的增加，并对孕妇造成明显的营养负荷，此时孕妇一般都有易饥饿的感觉，因而宜调整食量。营养方面更注重的是食物的质，要特别注意蛋白质、钙、铁、磷、碘、多种维生素及许多微量元素的摄入。再次，对一些贪吃的孕妇需进行适当的饮食行为控制疗法。

3. 情绪不稳 由于盼子心切，加上初次怀孕的体验，常表现出剧烈的兴奋、强烈的困惑，故出现一些异常反应时又惊恐不安。长期情绪不稳定会对孕妇及胎儿产生严重的健康不利影响。过度兴奋、惊恐，可导致高血压、厌食、失眠、神经衰弱等。孕妇对许多异常反应感到担心而又得不到满意解答时，会发生焦虑、抑郁等神经症。更为严重的是，孕妇情绪不稳会影响脐血流量、胎盘功能和胎儿代谢与发育。蒋玉卉等(2000年)报告,初孕妇女普遍存在不同程度焦虑、抑郁、恐怖、躯体不适症状。

在孕妇出现不良情绪活动时,丈夫、婆婆以及一些相好的同事和朋友可进行适当的解释和说明。对于孕妇本人,则要以一种平和的心理来对待怀孕。想到怀孕是一种十分自然的事,没有什么大不了的。安稳对待,水到渠成。应引起注意的是孕期不要随便服用调理神经系统的药物。

4. 与胎儿的沟通不良 一般怀孕4~5个月时开始出现胎动,7个月后胎动频繁。此时,胎儿神经系统已发育到较高程度,具有思维、感觉和记忆能力。胎动是胎儿告诉母亲自己活着,且在成长的象征。另外,胎动有时也反映胎儿在子宫内缺乏什么。有研究表明,胎儿活动时能更好地感受外界给它的刺激,包括轻轻的敲击、音乐、讲话等。这些刺激又进一步促进胎儿的正常发育,特别是神经系统和感觉系统的发育。

过去对胎动一般置之不理,只是在正常胎动突然中断时才紧张起来,而去就医。目前,这种情况在农村还十分普遍。这样便造成胎儿与外界沟通不良,解决孕妇与胎儿沟通不良的方法之一就是加强胎教。胎教可以采用多种方式,包括音乐、讲话、思考等。一般应在6个月左右时开始,在胎动时进行为宜。因为可把胎动看做胎儿正处于一种相对活跃状态,容易接收输入的信息。

(三)分娩期行为

正常的分娩又是一个新生命的开始,是孕妇十月怀胎成果的实现。目前,我国女性分娩主要有如下几种行为问题:紧张、疼痛、不恰当的行为配合。

1. 分娩紧张焦虑 分娩是一种生理过程。分娩紧张焦虑是初产妇及一些患有某种疾病、具有一定风险的孕妇很常见的一种行为问题。王瑛等(2000年)对41名产妇应用医院焦虑、抑郁测定表(HAD)进行调查,发现产生焦虑反应的占61%,抑郁反应为22%。这种紧张往往在产期临近前很久就有了,而且一般要等分娩结束之后才逐渐消失。分娩紧张本身易给产妇和胎儿带来许多不利影响。比如,这种紧张常可导致产程延长、宫缩力减弱、滞产、胎儿宫内窘迫等。因此,分娩时应尽量避免紧张行为。

分娩紧张焦虑常由于如下原因:首先是产妇的担心与害怕。初次分娩者不可能预先有分娩活动直接体验,往往是听自己母亲或他人的一些语言描绘,加上对自己的情况不了解时,便产生分娩紧张。分娩紧张的第二个原因是在医院分娩时,一旦进了产房,与家属和亲人隔离开了,脱离了微环境的支持。加上妇产科的医生们由于工作习惯或其他原因,对产妇的许多合理行为和感情要求也不予理睬,这也是造成分娩紧张的原因。

了解了分娩紧张的原因,就可采取相应的措施对付。在怀孕晚期加强产前检查,并把有关检查情况及分娩过程中要经历的一些特殊变化仔细地、恰当地告诉孕妇。这就要求加强孕、产期保健咨询工作,科学地处理好有关问题;不要让快临产的孕妇靠道听途说来胡乱猜疑,造成不必要的紧张。对于在分娩过程中出现紧张的情况,一方面要求医生多进行关照、解释;在条件许可的情况下,尽量让丈夫或有关直系亲人在旁作陪,以造成较好的微观人际环境。这种做法对缓解和消除分娩中的紧张,降低分娩并发症有很重大的作用。

2. 分娩疼痛 不少女性特别是高龄初产妇,认为一生中最痛苦的时刻就是分娩。分娩疼痛有其重要的生物学基础。分娩过程中强烈、阵发、渐进性的子宫收缩,骨盆出口及软生殖道的大幅度扩张等,都是产生剧烈疼痛的重要生物学原因。所有这些改变让非怀孕分娩的任何其他人都难以忍受。那么,为什么孕妇能承受这一重大打击呢?这表明,虽然引起疼痛的生理学原因是一致的,但通过一定主观心理行为的努力,可极大地提高对疼痛的耐受力,从而达到一般人所不能达到的目标。

虽然孕妇对分娩疼痛的抵抗力有重要的生物学基础,一般对分娩疼痛有益的行为表现和心理活动有如下几个方面。

(1)对分娩疼痛的科学、合理认识。孕妇也知道分娩是人类的一种正常的活动,完全没有必要担心。她们还懂得,分娩具有重大的价值,是女性所独有的、一生中最大的贡献之一。提高这种对分娩活动的认知,可极大地改善中枢神经系统的功能,提高人的抗痛力。

(2)对下一代的强烈期望。许多孕妇期待得到子女,即所谓"盼子心切,对一切都会在所不惜",充分调动了自己的意志力量和心理潜能,往往能减轻分娩疼痛。

(3)与医生密切配合。调整自己的活动方式和姿势,以尽量减轻分娩所造成的生理性刺激。

(4)恰当的社会支持。包括语言暗示、亲人问候或关心、积极鼓励和安慰等。

分娩疼痛不可避免，但应在客观允许的前提下，通过主观努力，使疼痛减小到最低程度。

（四）产褥期行为

产褥期是指分娩后诸器官系统恢复的时期，一般约持续6~8周时间。产褥期有一些行为问题表现在以下方面。

1. 防止产后抑郁症 过去医院规定，孩子在出世后的12~24小时要和母亲分开照料，而这可能引起母亲的抑郁不安。所以让新生儿短暂留在产妇身旁，有利于消除疑虑，使其建立抚养孩子的信心。目前，提倡母婴同室，可解决这个问题。新生儿畸形或死亡对产妇也是严重的精神创伤，她会由此产生严重的忧虑心理。对这类事情必须安排适当的机会和方式告诉她，以免影响她产后休息。同时应注意勿让这种产妇与有健康婴儿的产妇同住一屋，以免触景生情，增加忧伤，影响产后恢复。

分娩后雌、孕激素的含量急剧下降，激素恢复正常和恢复月经可能需要数月时间，因而常出现产后忧郁症状。这种综合征往往持续到产后一周至一个月。这类女性在分娩后立即感到心神沮丧、焦虑、激动、忧郁、易怒、害羞、易灰心丧气，对自己和婴儿缺乏兴趣和注意，睡眠不佳，严重者还会出现受害妄想和自罪行为，导致自杀或杀婴行为等。这种精神病反应常与产后感染、妊娩手术或精神创伤有关，也有人认为这与遗传素质或激素、生化等因素有关。应该指出，产生忧郁可能与人生中突如其来的转折有关；也可能和不想要孩子、害怕承担抚养孩子的义务有关；甚至会与孤单住在医院里、离开丈夫、产后24小时内与孩子分开等有关。因此，产后抑郁症是生物因素（身体遭受“创伤”，激素含量急剧减少）和社会心理因素相互作用的结果。

对生理改变一般不必处理，同时也无多大处理的可能。因此，应主要从行为心理方面进行支持、鼓励、说服以及适当的关心和帮助。

2. 预防产褥感染 产褥期要注意休息，保持会阴清洁，禁止性生活，进行适当的户外活动。发现问题及时就医治疗，有条件的应开展定期产褥保健检查。

3. 加强产褥期营养 补充分娩的消耗和创伤的修复，分娩后1~2天内应以低油、易消化的食物为主，逐渐过渡到普食。产后3~4天内不要进食太多的营养物，如鸡汤等，防止乳汁分泌过多而新生儿吮吸力不足、食量有限以致回乳或产生乳腺炎。

二、少女阶段行为特征

少女是指12~18岁阶段，是女性开始正式形成真正的女性行为特征的阶段。这一阶段在一生中是精力充沛、热情奔放、智慧焕发、积极进取、迅速发展的阶段。少女阶段也是女性一生最漂亮的阶段，人们常用“妙龄少女”这一美称来形容此年龄阶段的女性。在此阶段，少女在生理上经历了人生第二次生长高峰的冲击，其脑重量发展到接近成年人的水平。因此，少女的智能发展很快。还有一个重要特征是少女阶段性发育开始并趋于成熟。少女阶段行为发展以自主性为主，不随便接受他人的意见。遇事爱独立思考，喜欢2~3人凑在一起讨论或诡秘式的小议，甚至耳语。此阶段女孩子们的情绪往往不太稳定，易受社会生活事件和各种文学作品的情节所感染，做事比较容易进入角色。但是，少女是不轻易向他人吐露内心秘密的，包括自己的父母在内。少女与男孩不同，她们交往的范围往往很小，常常只一两个，最多三五个。少女阶段自动地与男性同龄人在行为上形成一道屏障。随着青春期的到来使她们产生对男性的仰慕和爱的萌芽，但与男孩子们总有一点“老死不相往来”的味道。从行为医学的角度看，这对形成相对独立的女性行为模型具有重大意义。

（一）第二性征

青春期是一个人一生中生长的第二高峰，此时除了身体变化之外，更重要的是心理上的变化，对于身体来说，变化来得太快太大，许多女孩常常由于没有思想准备而产生各种心理反应，她们因为乳房隆起而害羞，拼命遮盖，躲避异性视线，减少交往机会。此时，家长、教师、社会其他成员要学会了解、同情和关怀在迅速转变中的少女，既尊重她们又要保护她们，因为她们既不是小孩，又不是成人。她们开始接触社会，遇事希望有可以依靠的人帮助。学校、家庭和社会不必禁止男女少年在各种劳动和活动中的正常接触，使他们健康地渡过这个生理、心理的转变阶段。

（二）月经初潮

月经初潮是女子性成熟最明显的标志，但女孩月经初期也只是初达成熟，具备了排卵的能力，而要达到有规律地按一定时间间隔周期性地排卵，则往往还需要经过半年、一年，甚至更长的时间。随着身高迅速增长和月经初潮出现，子宫体开始增大，阴道变长变宽，皮下脂肪增加，皮肤变柔软细腻，声带延长，全身器官和功能发生明显变化。此时，智力、情绪、表情、姿态都明显地成熟起来。在此期间要指导女孩对待月经初潮不必害怕，不必害羞，学会经期自我保健。月经来潮时可照常学习或工作，适当的月经血量对人体没有危害，不必卧床休息或大补营养，若有严重的痛经及其他不适可向医生咨询。

（三）盲目控制体重

许多青年女性，为了达到亭亭玉立的目的，过度盲目地控制饮食，从而控制体重，结果会造成月经异常。据临床统计，约有1/3的神经性厌食病人，在体重下降之前就先有闭经，严重的可造成不可逆转的生理改变。大多数病人及时治疗，改善营养状况，解除思想负担，排卵功能仍可完全恢复。青春期女性切记：①不要盲目地控制饮食；②健康的美才是持久的美；③及时而积极地就医、遵医。

（四）性成熟期的自我防范

20世纪90年代的青年男女，对于性的开放程度明显上升，如“不在乎天长地久，只在乎一次拥有”，等等。有些青年误把婚前性关系看做彼此了解性生活是否合得来和婚后获得幸福的保证。他们忘记一点：婚前性行为带来的是一时的刺激、满足和快感，但更多的是后悔和伤害。尤其是未婚少女意外怀孕，一般均延误就医或不做产前检查，怀孕期间亦缺乏适当休息和照顾，心理压力大。婚前性行为难被社会认可，这段难堪的历史会对女性造成终生遗憾。性欲和性冲动的自控，主要是心理方面的调适。

1. 正确认识权利和责任 性成熟后有满足性欲的权利，但不要忘记随之而来的社会和家庭责任。年轻女性在发生性行为时，应该想到要承担做妻子和母亲的责任。

2. 培养两性正常交往 异性间的神秘感和好奇心是由于男女青年双方缺乏共同参加丰富多彩的社交活动所引起的，有了健康的社会交往可有更多的社会适应能力，就可解除男女之间交往必然发展到性行为的错误观念。

3. 性观念的升华 文明社会中，性活动不再仅仅是个人行为而具有更丰富的社会内容。性是构成人类精神文明和精神需要的一部分，已渗透交融在学习、读书、运动、音乐等领域中。这就是性的升华作用，不要把性仅仅看成性欲的满足，这样会使自己从人类退化到动物阶段。

4. 学好包括性生活、性心理、性卫生和性道德的性知识 以养成一种良好的性适应和性控制能力，防止在错综复杂的环境中被某些似是而非的论调所蛊惑，发生各种违反社会规范的越轨行为。

5. 学会说“不”的艺术 多数青年渴望被青睐、受关注，甚至被爱抚、亲热，认为这是对自己价值的肯定，生怕没人青睐或不被爱抚；有的可能基于羞怯或害怕伤了对方自尊心，表现为柔弱顺从，在对方要求有身体接触时也不敢抗拒，结果遭受身体及心灵的损伤。女青年在遇到上述情况时，要学会说“不”，千万别被四周浪漫气氛和对方的甜言蜜语弄得丧失理智而把“不”字缩了回来。说“不”是对双方负责，是彼此尊重的表现。

（五）手淫的困惑

女性的外生殖器有很丰富的性感觉神经，会阴部及大腿根部均有性感觉神经，而阴蒂是性敏感的焦点之一。这些部位在受摩擦或与其他物体紧密接触后，会将刺激传入大脑的性中枢，引起性兴奋。女孩的上述部位偶然有这种性兴奋感觉时，常会引起好奇性，会不自觉地去摸弄这些部位。这种动作就是所谓的手淫。

发生手淫行为，只要不是经常发生，不会损伤身体健康，也不影响以后的性生活和发育，更不会造成早衰。过分的担忧和指责，会造成思想负担，影响日后的性生活。但是经常手淫会使大脑的性中枢频繁地接受刺激，经常处于兴奋状态，继而感到疲劳，甚至出现神经衰弱、失眠、多梦等症。

父母发现孩子经常有手淫行为，应耐心讲明道理，纠正这种习惯。避免穿紧身的内裤或夜间盖被太多太热，帮助孩子改变生活方式，教育她把精力放到学习上，多参加社会活动和体育锻炼，使大脑其他中枢兴奋性加强，使性中枢兴奋性下降，以纠正手淫习惯。必要时可请教心理医生。

三、女青年期行为特点

18岁之后，女性生理发育进一步趋于成熟，心理、智力等方面已发展到很高的程度，同时也形成了相对稳定的个性行为模型。女青年期既是她们的行为进一步发展、完美、完善、充实的阶段，也是完成恋爱及准备作成年人的预备阶段。

女青年第一个行为表现就是逐渐增加与异性的接触。此外，女青年在增长知识、学习本领方面也有很大进步。她们此时的兴趣不断拓宽，而且能保持相对稳定。青年女性对感情有了一定的控制力，看问题、对待事物有自己独立的、比较符合实际的见解。

女青年还有两个行为特点：模仿力强与爱打扮。女青年对许多社会行为有很强的模仿力，如社交的言谈举止、生活上的做做学学等。通过模仿发展起适合她们环境的行为模型。此外，女青年开始爱打扮。如果说少女的美是自然的美，那么女青年的美是自然加上打扮。如打扮得体，则起到锦上添花的作用，进一步增加女性的美和魅力。

青年女性有很强的情绪和意志控制力。由于青年女性社会交往的扩大，她们的行为构念更加丰富，构念体系结构也更为完整。因此，青年女性行为的目的和正确性也有很大提高。她们不像一般少女那样，随便地流泪；也不像少女那样，行为充满幼稚性。此期她们还是保持着一种女性所特有的羞涩行为，这赋予女青年一个非常重要的阶段性行为特征。

（1）女性行为的软弱、被动性：她们前怕狼、后怕虎，过于胆小、害羞，似乎缺乏阳气。生活中总处于被支配的地位，对坏事缺乏反抗精神。比如，许多犯罪心理学研究报道，一些软弱的女性在流氓分子非常简单的威胁之下，便轻易地成了罪犯手下的受害者；而且，事后还不敢向公安司法部门报告。如在已发生的强奸案中，仅有20%是由受害人主动检举报告的。

由于这种软弱，使女性失去了许多取得成就的良机。虽然当今社会对男、女成才的机会还不均等，但女性也有数不清的取得成就的机会。许多女性就是因为一时的软弱而后悔一生。比如，有些女中学生认为自己总是不行，不如男同学，因此而放松学习，失去了上大学进一步深造的良机。至于日常生活和工作中胆小、软弱造成的危害就更多了。

首先女性在生理上差于男子，这使女性自卑软弱感的产生有了生物学基础。其次，女性在自己眼里及在整个社会行为规范中就应该是以温顺、体贴而著称，而不是以强悍、进攻为准。还有人研究表明，在少年时期，正当男孩子们一起风风火火、冲冲撞撞，甚至打群架时，女子正处于少女期，仅2~3个人在一个小圈子里。男孩子的这种行为极大地发展了他们的胆量和主动性，而少女们却没有这方面的体验。

克服这种被动软弱行为有赖于女性对自己诸方面特点的正确、全面估价；更多地深入社会实践活动，锻炼自己；多与异性接触，从他们那里学习勇敢的精神和方法。对于过度胆小、软弱的女性，要切实提供社会心理行为支持和适当的劝导教育。

（2）女性的感情用事行为：感情在支配女性的行为上起了巨大作用。愤怒时，自己的丈夫和儿子都可用刀杀；仁慈时，就是蛇也会把它拾起来放进怀里；高兴时，对什么事都可能哈哈大笑；而悲痛时，会痛苦三天三夜也不停息。虽然这些是一些极端情况，但我们还是要认真研究对待女性的感情用事的行为问题。

感情在支配行为方面与理智具有同等的地位。生活中，女性比男子更易感情用事，这对个人、他人和社会均会造成很大损失。多少不幸的婚姻出于女性的一时感情冲动，多少可避免的意外也是由于她们一时的感情冲动。

有人认为，是女性的依赖性和软弱性，迫使她们发展了自己的感情力量，以期来软化男人的锐气和力量，争得男女的平等、男子的爱和保护，但无论如何，仅凭这一两家之说是很难解释女性为什么感情如此丰富的。

感情的作用是回答要不要做，而理智却告诉你应该如何去做；感情的作用点立足在当前，理智的作用点则立足在长远。要发展一个人的理智，关键在于加强学习和社会实践，提高自己的智力和知识水平，提高判断决策能力。用行为医学的话来说，就是不断发展女性们的自我和超我，学会正确决断自己的行为。

有人认为，女性比男性寿命长的原因之一在于她们有眼泪就倾出，而男儿有泪不轻弹。我们这里说的是女性不要把感情带到其他重要的行为决策问题中去。至于感情本身，毫无疑问，女性应该保持自己的这一重要特征。

（3）女性的依赖性行为：一般女性比男子有更大的依赖性，最突出地表现为对男子的依赖，其次是对社会的依赖。在家里，妻子常依赖丈夫；外出稍费力的事，理所当然属于丈夫。姐姐、妹妹常依赖哥哥、弟弟，谁要是欺负了姐妹们，她们就会去搬哥哥、弟弟来报复。在工作单位，女同志常依赖男同志；凡重活、脏活等费力的事，理所当然地由男同志去完成；理不开头绪的事情找男子；与人发生矛盾时，找男子；甚至自行车要拧一下螺丝、办公室要钉一个钉子也依赖于男子。

从一定意义上讲，男子多在费力的事情上给女性一些帮助是理所当然的。问题在于，女性对男子不要产生一种绝对的依赖思想。过于依赖会严重影响女性自己的成长和发展,降低自己的社会地位和独立生活能力。表面看起来似乎别人帮了你,对你是一个收益,实质上一方面你欠了别人的“人情债”,另一方面你也失去了一次学习本领的机会。另外,依赖性太强会使自己产生自卑感,遇到困难而又无人帮助时会悲观失望、手足无措,这就是所谓依赖撤除后效应。这样很容易引发身心疾病。过于依赖丈夫的女性一般在丈夫去世后都要改嫁,否则无法生活下去;过于依赖集体的女性分到任何单位工作都不十分惹人喜欢;过于依赖社会的女人只能成为社会的包袱和负担。

女性依赖性行为的产生有多方面的原因,如社会行为规范的约束作用,男性及社会对女性(社会中的弱者之一)的同情和支持太多有关。在社会中,女人是天生的弱者,她们求得男子的帮助是“天经地义”的事,这就助长了一些女性依赖男子和社会的动机。

在当今自由恋爱的社会里,男青年对自己恋人的要求总是有求必应;在社会生活中,男子为了在众人面前显示自己的男性特点而对女子也是有呼必应;社会对女性也规定了许多保护性优惠政策。久而久之,使女性养成了很强的行为依赖性。结果,只会既害自己,又害他人。

克服依赖性的方法:第一,女性要看到自己的能力和价值,看到自己的优势,从思想上消除对男子的依赖性,获得自己人生的独立性和生命的价值。第二,男子在给女性提供帮助时要有所选择,不要处处当好汉,女子面前献殷勤。当然,这里并不是要割断男女之间的感情交往,女性必要的依赖和男子合理恰当的支持是十分必要的。

(4) 女性的猜疑行为:所谓猜疑,是个人根据某种不切实的“事实”,按照自己的主观推测,对他人的行为做出的一种臆断。疑心重的女人一看到别人背着她在讲话,就认为是在议论自己;丈夫偶尔同一个女同事同路,便认为丈夫不忠,另有新欢;媳妇稍有不愉快,婆婆便认为是“冲着我来的”;领导无意中冒出一句批评的话,就怀疑领导对自己看法不好;同志之间开一句玩笑,也疑而当真。

疑心太重的女性在家里处理不好夫妻关系、婆媳关系、姑嫂关系;在社会上处理不好领导关系和同事关系。人际关系的紧张又会进一步加深猜疑心理,长期人际关系紧张,会对健康产生重大不利影响,诱发许多心身疾病。

猜疑心理与个人性格有一定的关系,如前面所说的内向性格的人多容易产生猜疑心理。解除猜疑心理的办法有心理疏导、行为劝说以及事实消除她们的猜疑。

(5) 嫉妒与行为不容性:女性在希望上不甘落后,若把这种希望化为奋斗的力量,一般不会去嫉妒别人的。然而,有些女人并不是这样。她们自己不行,或自己做不到,却十分害怕别人比自己强,进而产生强烈的嫉妒行为,看到别人工作学习出色,就总想挑别人的毛病;听到领导夸奖谁,就不以为然;看到别人生活美满幸福,就在一旁冷嘲热讽;甚至看到别人比自己漂亮,心里也不自在,总想方设法贬低挖苦别人。

有些女性行为观念的可调制性很差,不愿接纳新的人和事物。主观上把自己圈在一个很小的天地里。她们由嫉妒别人转向退却、封闭的自我小天地,对他人的话听不进去。心里容不得半点不顺自己心愿的事情,有时甚至连自己的爱人、父母、子女比自己强都不能容忍。

行为的不容性是嫉妒发展到一定程度的结果,既对别人不满,同时又不愿承认别人,处处揭别人的短处,力图把别人排在自己的个人小圈子之外。而行为不宽容又会进一步加重人的嫉妒心理和行为。两者之间会形成恶性循环。

嫉妒与行为不相容是一种自私的表现,自己不能进取,希望别人也跟自己一样落后,以免失去自己存在的价值。嫉妒也常造成人际关系紧张,破坏他人的幸福和健康;严重的嫉妒对本人会造成强烈的心理抑郁、愤懑、焦虑,进而对身体健康发生影响。因此,嫉妒也是一些女性应该注意克服和防止的不良行为。能较好地克服嫉妒,可有助于克服行为的不相容性。反之,通过打破女性的行为不相容性,也有利于嫉妒心理的消除。

四、成年女性的行为特征

成年女性是女性鲜花盛开、硕果累累的时代。成年女性以结婚作为她们的开始,家庭和小孩是她们的第一个重大收获。中年人要经历人生最剧烈的冲击。一个人的成就则取决于中年期发挥的程度。中年女性在形体上仍然保持着一定程度的美和魅力,其各方面行为趋于成熟。

成年女性基本上打破了男女界限,学习、工作、生活均能和异性在一起,主观上也努力期望不比男性差。通过与男性更直接深入的交往,包括社会交往和家庭夫妻交往,她们对异性有了更为深入的了解。同时,也从异性那里学到许多在

笔记栏

此以前自己尚未完全知道和理解的东西，从而使自己的行为得到进一步的发展和完善。

成年女性由于生理发育已经完成，加上此期她们所经历的事情既多又杂；既有成功的，又有失败的，这对她们的感情和意志是最重要的锻炼。在现实生活中，她们学会了娴熟的控制和表达感情的能力。在此方面，她们在很大程度上高出男性很多倍。成年女性在肉体受苦时虽意志力不及男性坚强，但对工作和日常事务的忍耐性和意志要远远超过男性。她们想奋斗，想实现自己的价值。她们能体会到此时是自己一生中最重要的时刻。

成年女性阶段又是一个多事之秋。结婚、做妻子、做妈妈，有的甚至在成年阶段就要做祖母。另外，成年女性还要面临更年期的考验。因此，成年女性行为表现出最大的多样性和富有成效性。

成年女性行为保健应注意以下几个问题。

1. 婚前检查有利于家庭生活 通过婚前健康检查，全面了解男女双方的健康状况，及早发现病症，及早治疗。尤其是了解女方的健康状况，考虑对生育是否有影响。从医疗机构了解性知识、计划生育和优生等方面的知识，避免因性生活不和谐而影响感情或因性生活不适度而影响健康；婚前检查有利于生育健康的后代，有些遗传性疾病通过询问家族史可发现，可给予针对性的指导，避免有遗传性疾病的新生儿出生，不仅可减少家庭负担，也可防止这些遗传性疾病在家族中延续。

2. 孕妇的精神活动对胎儿的影响 大量科学实验证明，恐惧、愤怒、烦躁、悲哀等情绪均会引起身体功能和内分泌的改变。妊娠早期孕妇情绪波动过大，肾上腺皮质激素分泌过高，可导致胎儿畸形，造成唇裂、腭裂等畸形。当孕妇情绪受压抑时，胎动的频率和强度都会增加，因此孕妇在妊娠期应保持心情舒畅、情绪安定和生活规律。这对优生有重大意义，丈夫及家庭其他成员都应对孕妇体贴关怀，使其保持良好的精神状态。

3. 妊娠反应的心理因素 恶心呕吐是常见的妊娠反应，有生理基础，也有心理因素的参与，如不想怀孕、家庭关系不和睦，希望家人关心和重视等，这些心理因素均可加重症状。此期的心理活动与生理、个性、情绪及社会因素有关。例如：孕激素的增高，减少了对异性的兴趣，情绪易于波动；一些老人盼孙心切，造成孕妇在家中的优越地位，滋长了娇气和任性。此外还有疑虑和恐惧，怕不能满足家人对生男生女的期望，怕胎儿畸形，先天性心脏病，怕自己体型改变，怕妊娠反应重不能坚持工作，影响事业发展。妊娠后期可因胎儿迅速发育造成孕妇的躯体负荷增加，行动不便、情绪烦躁、苦闷。孕妇的这些害怕、担忧，要及时给予宣泄，指导她们学会自我调适情绪，如欣赏轻松的音乐，晨晚的散步，营造健康的怀孕环境，如丈夫的支持、体贴和家庭的和睦，可保持孕妇乐观稳定的情绪和有利于顺利渡过妊娠期。

4. 精神放松有利于顺利分娩 分娩是母体和胎儿分离的自然现象。母体要适应子宫收缩、宫颈扩张、胎儿娩出的生理过程，同时分娩对产妇是一个重大的生活事件，会产生各种恐惧、焦虑、不安，如怕痛、怕难产、怕分娩不测、怕胎儿性别与期望不一致等。护士要严密观察产妇的心理动态和躯体变化，给予及时的心身安抚。当产妇由于宫缩而辗转不停或喊叫时，护士可轻轻抚摸产妇的腹部，并教会她如何屏气和放松。经常让产妇握住护士的手，给她力量和依靠，帮助拭去产妇额前的汗珠，及时整理好被褥，可播放一些婴儿的嬉笑声、呀呀学语的录音带，转移其注意，体会新生命到来的愉快感受。护士经常询问各种需求，产妇会因护士的关心、体贴及安全感得到满足而安静下来，紧张恐惧的心理反应得到缓解，疼痛得到减轻，顺利地完成分娩过程。

5. 产褥期母婴同室 分娩后，产妇全身的各个器官，尤其生殖器官开始逐渐恢复到妊娠以前的状态，这一复原过程，称为产褥期。心理上对做母亲的期望已转化为现实，母性行为的实践从此开始。分娩后，产妇的兴奋灶已转移到新生婴儿身上，孩子是否符合心愿、家庭对产妇的态度是影响产妇心理的重要因素。婴儿出生后，最好让其偎依在母亲身旁，以减少产妇的分离性焦虑，有助于母婴关系的建立。有的产妇对婴儿过分关注，分秒都不能离开其视线，影响了正常睡眠，以至形成顽固的失眠。应该让产妇较快适应母婴同室的生活。遇到死胎或畸胎时，要选择适当的时候告知产妇，并尽量与其他产妇分室渡过康复期，以免见到别人孩子或因一些无意的言语交谈引起悲伤、抑郁。此时既要理解家属心情又要做好家属工作，使其能配合医护人员共同给产妇心理支持。科学的产褥期康复应是动静结合，经常沐浴大自然，营造一个良好的人际交往空间才能达到身心的康复。

6. 哺乳期产妇的担忧 乳房外形是女性曲线美要素之一，产妇大多担心授乳后，乳腺组织松弛，乳房坍塌，影响体形，所以她们首选人工喂养。其实母乳是婴儿最理想的食物，婴儿的吮吸可以促使母亲子宫的收缩和复原。现在通过产前和产后健康教育已有许多产妇首选母乳喂养，停止哺乳后，乳腺组织会逐渐恢复，配合一些健美训练，恢复更佳。有些产妇担心母乳不够，其实乳汁的分泌与产妇的精神、情绪、营养状况、休息和劳动都有关系，任何精神上的刺激，如忧虑、惊恐、烦恼、悲伤都会减少乳汁分泌。为了保证乳腺分泌，产妇应保持心情愉快，保证充分的休息和睡眠避免过于劳累。婴儿喂哺至十个月左右，应考虑断乳，因为这时婴儿胃肠消化能力已逐渐增强，需要的营养也不断增长，选择春秋两季断奶为宜。产妇首先要心理上断奶，不要顾虑重重，告诉自己，孩子已长大，总要断奶，母乳已不能保证他的营养需求，孩子会适应摄取母乳以外的营养物质。

7. 围经期心身综合征 如经前期紧张综合征，月经伴随的心身症状有烦躁、易怒、忧郁、焦虑、乏力、易疲劳、注意力不集中、难入睡、易早醒、身体不适、手足颜面肿胀、头痛、食欲不振、食欲亢进、乳房胀痛、腹痛、腹胀、腹泻、便秘等。有学者在调查中发现，虽然经前综合征69.86%症状起始于经前期，但经期起病者也高达30.14%，并且症状高峰出现在经期的占49.95%，认为“围经期心身综合征”的提法比“经前紧张症”更贴切。调查还发现，此症的发生率在82.95%，有13.70%的调查对象一年中有1/3的时间在抑郁、烦躁、胀痛、不适中度过，学习、工作乃至整个生活质量均下降。妇女处于围经期若出现上述症状，可求助于保健部门或心理卫生指导部门，加强平时和围经期的心理卫生指导及心理疏导，减轻其痛苦与不适，创造愉快的情景享受。对上述症状的出现不必过分关注，忘却处于经期这个事实，可适当参加一些体育锻炼和娱乐活动，降低关注性。

8. 不孕症 不孕的因素很多，输卵管痉挛、宫颈黏液变化以及其他性功能障碍也可造成不孕症；但是长期的紧张、焦虑也可通过下丘脑影响促性腺激素的释放，导致停经。有些人盼子心切，这种焦虑情绪影响了卵子受精，导致越盼越不育，当领养了一个孩子，这种焦虑情绪解除了，不久便怀了孕，就是人们常说的“领子得子”。结婚以后，未采用任何避孕措施而未怀孕者，不要轻易带上“不孕”的帽子，先系统检查男女双方生殖系统及有关的生化检查。即使经检查证实不能生育，也不要把它看成致命的缺憾，可以领养孩子，可以丰富夫妻生活，可以扩大社交圈使生活丰富多彩。

五、更年期女性的行为

更年期一般从45～46岁开始，持续10～15年左右，约在55岁左右结束。

更年期是女性丧失生殖能力的过程。更年期伴随一系列的生理改变，从而影响行为和心理反应。更年期月经变化有三种情况：一是突然终止；二是两次月经之间的间隔逐渐拉长，然后逐渐停止；三是月经不规则，到一定时间后再慢慢停止。更年期性活动能力也逐渐有所下降，但一般不会对夫妻性生活发生很大影响。

更年期最常见的是由于植物神经系统功能失调引起一系列神经、精神及心血管系统等的反应。更年期常表现出躁动、焦虑、失眠、多梦、记忆力减退、情绪不稳。生理上出现阵发性潮热、多汗、头痛、血压忽高忽低、胸闷、心悸等。更年期还可发生血胆固醇增高，脂肪代谢改变，腰部、臀部脂肪沉着明显增加。

上述所有这些生理、心理、行为表现统称为更年期综合征。这些表现一般不会集中在一个人身上，且轻重程度也有很大差异。一般轻度更年期综合征可不做特殊处理；比较严重的就要适当就医处理了。更年期女性在行为保健上需注意以下问题。

（一）科学地理解更年期

更年期是人生发育成熟转向衰退的转折时期，是生命的必然过程，是不以人的意志为转移的自然规律。将进入和已进入更年期的人，要有准备地去迎接这一变化，要努力提高自我调适能力，有意识地去调适更年期的各种症状。对症状带来的不适要学会自我宽解，适当调理，切忌盲目猜疑、反复求医、对医生的指导仍置于怀疑。须知心理不安宁可进一步加重机体功能失调。

（二）提高自我调节和控制能力

调节自己的精神，合理安排生活和工作，正确对待各种生活事件，保持乐观情绪，防止情绪激动，以一颗平常心看待周围的事物。

（三）劳逸结合

注意体格锻炼，经常到户外散步，参加一些旅游活动，沐浴大自然，扩大社交圈。

（四）培养美好健康的生活情趣

生活情趣指的是人们的兴趣、爱好、玩赏、消遣，如种花、养鱼、琴棋书画、集邮摄影、读诗填词等。美好健康的生活情趣反映了人们对生活的热情和向往，如果能在生活中找到一二件有意义、有趣味的事坚持下去，成为爱好，就能使人精神上得到充实，对健康长寿有益。

（五）保持年轻心态

人们都希望永葆青春，但是当你站在镜子前看到面色灰黄、头发干枯，不免感到沮丧，岁月无情，青春已经过去。如果不摆脱这种不愉快的情绪，更会加重面容衰老。当我们找回一颗追逐年轻的心，你会发现，我们不再有清纯的美、亮丽的美，但我们可以塑造成熟的美、高雅的美。爱美不是年轻人的专利，中老年妇女要大胆追求属于你们的一款一式，焕发青春，生气勃勃。有些老年妇女认为已经有儿辈、孙辈，不应也不必再"扮俏"，她们俨然给人一副老态，她们在快速完成人生旅程，这是很可悲的。

（六）保持夫妻间的恩爱情感

更年期或步入老年期的妇女应该保持爱情之火，使之更加成熟和深化。因为进入更年期后，保持夫妻间的恩爱感情能使家庭生活更加幸福，也是延年益寿的诀窍。学会使用动情的语言，得到感情上的满足，可防止心理障碍和心理疾病的发生。生活中保留一些浪漫，如：记住结婚纪念日、回忆恩爱往事、互赠礼物、注意自我修饰，增加夫妻间感情吸引力。

（七）保持正常的性生活

女性在 50 岁后，其血中雌激素含量仍为青年时的 50% 左右，而且女性的性欲除依赖于卵巢功能外，更取决于心理因素。维持正常的性生活，有益于延缓衰老的进程，当然到了老年期应节制性生活。

（八）社会与家庭的理解、支持

社会和家庭应正确对待更年期妇女，要对她们的工作能力作相应的估计和适当的安排；对于症状较严重的妇女还必须给予照顾。家庭成员要给予更年期妇女适当的同情、忍让，这样不仅对她们的症状减轻起良好作用，而且有利于家庭的团结愉快和幸福。

六、老年女性的行为特征

人到老年，已度过了人生的繁华年代，开始进入垂暮之年。老年女性也有自己的行为的独特性。女性衰老首先是心理和意志上的衰老。她们认为自己已经失去了青春美貌，该完成的使命也基本结束了，等待她们的是安度晚年、乐享天年。有人总结出了老年人五种典型的行为模型。

（一）和平型

这种人在以往多从事家务或一些不十分重大的事务，对进入老年能正确地认识，并有足够的思想准备。她们微观人际关系好，满足当前的生活和处境，实事求是、不抱幻想、通情达理、友善和蔼、很好相处。这是大多数中国老年家庭女性的形象。

（二）逍遥型

这种人对日常琐事不太愿插手，大都是有过一定的政治或学术地位的女性或是女强人。她们常有较好的经济收入和物质、精神生活。日子过得无忧无虑，乐得老年清闲自在。这种人常能坚持外出锻炼、养花鸟、串门子、逛公园、看电视，生活满意、情绪乐观、开朗、豁达。

（三）易怒型

这种人对进入老年缺乏认识和必要的思想准备，对老年女性的社会角色认识不足；加上原来对家务事、带小孩、做饭等活动不熟悉，经济收入可能也不高；成年阶段也许不很顺利。进入老年后，感到一切都很晦气，一切都不习惯、不顺眼。若又碰到不争气的子女，情况会更糟。这种人动不动就发脾气，总感到心烦意乱，成天烦躁不安，要么焦虑烦躁，要么抑郁寡欢。成天吵吵闹闹，叫个不休，这种人很容易患病。

（四）多疑型

这种人在成年期多为内向性格，常受过重大挫折或做过某种自认为是亏心的事。因此，进入老年之后总是怀疑别人嫌弃自己；怀疑患有什么绝症；怀疑别人背着自己吃好东西；怀疑别人背后议论自己。这种人易发展为老年精神病。

(五) 幼稚型

这种老年女性犹如返老还童,成天喋喋不休地念叨,情绪极不稳定,时哭时笑、时闹。不太听别人的劝告,行为幼稚可笑,好吃,不修边幅。有人称这种人为“老小孩”。

老年女性行为保健应注意以下五点。

(1) 提高心身健康水平。随着衰老和体弱多病,老年人对健康的期望大大增加,他们希望有个健康的身体,行动方便,生活能自理并能随心所欲地参加家务劳动和社会活动,那才可谓幸福的晚年。有不少老年人对疾病过分担心,一旦生病,就想到最严重的结局,对死亡恐惧,整日忧心忡忡,这种心态最不利于健康。要指导老年人正确评价自己的健康,对健康持乐观态度,才会增进健康,教会老人一些自我检测的方法,同时改善老年人的卫生保健措施,提高对老年病的防治水平。

(2) 走出家门,走向社会。有资料表明,1/3的老人不愿意退休,其中1/2的老人不是出于经济目的,而是认为工作会使人愉快。老人深感社会生活的重要性,他们通过各种方式,走出家门,走向社会,保持与人交往,从社会生活中寻找友谊、精神寄托和生活的动力。老人希望通过新的社会角色身份达到自我实现。老年人参加社会工作是人生价值观的体现,他们力图摆脱衰老的限制,摆脱空虚感和孤独感,以求得精神上的充实与愉快。

(3) 家庭和睦。随着年迈体弱,老年人的依赖性增强,希望生活有子女体贴照料,有病能及时诊治,经济上有保障。家庭成员和睦、友爱互助,老人会感到温暖幸福。子女应帮助丧偶老人重组家庭,享受天伦之乐。

(4) 生活丰富多彩。老年生活应弛张有度,不能太清闲,也不能太劳累;不能太静止,也不能变化太大。老年人应培养各方面兴趣爱好,千万不要认为老了,学什么都晚了,这种消极态度催人衰老。徐特立老人说过“活到老,学到老”,学习的过程是获取新知的过程,是体现个人能力的过程,也是体会人生乐趣的过程。陶情冶志,养生益寿。

(5) 发挥社会力量的作用。老年是许多危机和应激因素集中表现的时期。如离开热爱的工作和熟悉的同仁、晚年丧偶、同龄亲友相继亡故、体弱多病、收入减少、关注性降低,这些都会给老人造成许多应激反应,会破坏老人的晚年生活。因此,政府、社会、单位、社区、家庭、亲友都应对老人给予关心、安慰、同情和支持,为老人建立起广泛的社会支持系统网,形成尊老、敬老的社会舆论,社会对老年人的成就应多加肯定,这些都会增强老年人的自尊心和荣誉感。满足老人物质和文化的需要,发展老人服务事业,提供老龄食品和服饰,建立老人公寓,开设老人门诊、老人病房,开辟老年娱乐场所,在报刊、电台、电视的栏(节)目中增添老人关心和喜爱的内容,指导老人过好晚年生活,维护老人的合法权益,享受天伦之乐,真正提高生活质量。

(刘克俭　顾瑜琦)

第二节　计划生育中的行为问题

为了控制人口增长,必须采用一系列计划生育措施。在实施计划生育措施的过程中,经常会遇到一些与行为医学有关的问题。正确认识和恰当解决好这些问题,对做好计划生育工作具有重要意义。

一、常见的计划生育措施

为了达到节育的目的,必须采取措施,防止男性的精子与女性的卵子相遇及受精卵的着床和正常发育。必要时,还要采取特殊方法中止妊娠。根据不同的情况,有相应的计划生育措施。

(一) 改变人们生育观念

从认识上改变人类对生育的态度和观点,对计划生育具有重大意义。长期以来,节制生育和避孕得不到社会的全面承认和欢迎,甚至有人认为是不道德的。另外,还有担心使用多种技术使性交与生育分离,结果会导致性混乱。然而虽然这种可能性是存在的,但只要我们加强法律观点即可避免。

(二) 阻止精卵相遇

1. 机械阻止法　直接使用避孕套、子宫帽等,或者做输精管、输卵管结扎术。

2. 化学阻止法　使用阴道内用药物杀死精子的方法。目前,这种方法应用不很多。

3. 其他方法　如安全期法、体外射精法等。

4. 防止受精卵着床　这种方法常是通过一定的物体,改变子宫内的环境,从而影响受精卵的植入,比如常见的各种宫内节育环。

5. 阻止精子或卵细胞的正常发育 阻止精子或卵细胞的正常发育，从而使其失去受精能力，比如常用的男女避孕药物。

6. 补救节育法 如果避孕失败或某种特殊原因，对已在子宫中生长的胎儿，可采用药物或机械的方法人工流产，包括刮宫术及妊娠3个月后的中期妊娠引产。

二、体外射精

体外射精是一种中断性交的避孕方法。它要求男女性交至欲射精时，迅速退出阴茎，把精液排在体外，从而达到避孕的目的。其成功率最高，但需要小心和坚韧的毅力，还需要双方一定程度的情绪和躯体控制能力。采用这种方法，往往不能达到充分的性满足。这也是这种方法不能被广泛接受的原因之一。另外，体外射精的两个重要问题值得注意。

（1）在性交的过程中，因生殖本能力量的控制，男性在性高潮达到前夕的正常行为是往阴道内送阴茎。若此时要退出，需要自己从意识上自主控制。否则，即有可能造成怀孕。另外，在男性达到性兴奋之时，女性一般尚处在高潮前期。从生理上，她不希望男性的阴茎退出。这也是导致体外射精避孕失败的原因。

（2）体外射精使正常性活动中断，这在生理上使人受到挫折。特别是女性，因为大多数情况下，男性射精时女性还没有达到性高潮。研究表明，女性未达到性高潮的生理、心理反应比男性要重得多。常见的反应有全身不适、失望、沮丧、不满等。长期使用这种方法，可导致女性性抑制和性功能减退。

三、避孕药物

避孕药物虽然男、女性用的都有，但我国目前主要使用的是女性避孕药。这类药物无论是短效、中效、还是长效的，都要求坚持服药，绝不能疏忽。使用避孕药也有两个行为心理问题：一是害怕长期服药的副作用；二是容易忘记服药。

人们习惯于自然地摄入各种物质，可就害怕吃药，因为药总是与疾病、死亡等不吉利之事连在一起。因此，避孕药一般不太容易为人们所接受，尤其是一些缺乏文化知识者更是如此。当然，怕麻烦也是一个重要的原因。许多避孕药都有服药规定，何时该吃，何时不该吃，这些无疑会给人的生活带来一些额外负担。

药物避孕的第二个问题是遗忘。为了避孕，就必须按规定服药，这给个人生活行为中新增加了一条几乎没有弹性的行为。若当事人对节制生育有强烈的愿望，那么这一行为还有较强的行为建立和保持势能。若当事人本来就无所谓或甚至不愿意，那么这一新行为的建立就更为困难。更何况这种行为又无弹性，需要按规定严格执行。因此当事人很容易忘记服药，而一旦忘记了，又无法再补上。解决这一问题有两条途径：一是设法使口服避孕药与日常生活的某个活动项目整合起来，就像吸烟一样，许多人每天放下饭碗就点一支烟，从不忘记。二是设法研制长效药物。另外，阴道内隔膜是女性最常用的避孕方法，这种方法简便，效果也较好，无不良反应。

四、人工流产

人工流产大部分是由于避孕失败、避孕不规则或者拒绝避孕的妇女。人工流产虽然不是人们所希望的，但由于比较安全、方便，可使人们从不需要孩子或不能要孩子而又怀孕的困境中解脱出来。一般认为，决定做流产手术会使一个人置身于极端的心理压力之中，其结果势必会使孕妇原有的心理不适更为恶化，造成严重的情绪失调。但事实上人工流产一般不会引起明显的精神创伤，大多数女性流产以后有如释重负感。但未婚先孕、遭受污辱后受孕以及十分想要孩子而被迫流产的女性，在流产手术前后会产生很大的心理行为失调反应。她们体会到一种丧失感或打胎罪恶感，而这种感觉又很容易转化为对男人和社会的憎恨，表现为精神紧张、恐惧、忧郁，对疼痛十分敏感，极易发生宫颈不易扩张、人流综合反应等现象。有的甚至在开始手术时拒绝手术。对人流女性，术前应了解她们的社会背景、心理状态，并向她们解释手术时可能的不适反应；术时动作轻柔，以消除受术者精神紧张的因素。

五、女性绝育术

过去的女性绝育术仅仅为保护母亲而做，如对患有心、肝、肾、高血压等疾患的女性或两次剖腹产之后使用，以避免再次妊娠危及母亲健康的生命。再者从优生的角度出发，对夫妇一方或双方有严重遗传病，绝育可保证遗传病不再传递到后一代。

绝育术主要是用手术切断或结扎男子的输

精管或女子的输卵管，使精子和卵子不能通过。由于手术安全可靠，对女性长期健康、内分泌、精神状态和性生活都没有影响，因而受到多数女性的欢迎。但少数女性术后会发生严重的心理行为问题，表现为焦虑、忧郁、紧张、恐惧、烦躁不安、头痛、头晕、失眠等神经官能症症状；也有的主诉有明显盆腔疼痛、腰痛、乏力等。但经妇科检查和手术探查并未发现器质性病变。这些人尤其是一经医生检查或再次手术探查后，症状和体征会很快消失。这类病人大多与术前心理行为失调、神经类型不稳定、被迫实施手术，对手术有顾虑，缺乏生理知识或术中给予恶性刺激等有关。她们往往认为绝育破坏了人的整体性，使她们不能再生育。一旦意外失去孩子，她们就孤独一辈子。因此医生应在术前讲解有关生殖系统的解剖生理学知识，告诉她们可能产生的生理和心理变化；对担心术后意外失去孩子的女性，应让她们知道，目前实施的输卵管吻合术可在必要生育时接通输卵管，以消除她们的后顾之忧，让受术者的心理适应手术需要，并要求病人家属给病人以情绪支持。同时注意手术时的医疗保护措施；对术后有症状者，应及早给予积极的行为治疗和必要的药物、手术治疗。

（顾瑜琦　刘克俭　熊光练）

第三节　女性性行为问题

一、性欲和性兴奋反应周期

长期以来，人们一直认为女性性欲比男性低，女性性欲只有在爱情和婚姻的前提下才有所表现，性活动对女性的影响也不像对男性的影响那样大。但有材料表明，在某些社会中女性比男性具有更多的性要求，甚至把女性视为性活动的发起者。持这种观点的人认为，在性方面女性经验丰富，要求强烈。马斯特斯和约翰逊（1966年）的研究已经证明，所有的女性事实上在短时间内都能形成多次性高潮，且每次性高潮生理感觉又都很强烈。这对绝大多数男性来说，却是不可能的。也就是说，女性在一次性交时虽然不出现多次性高潮，但如果她有这种欲望，她的身体是能够这种做的。

为什么大多数材料都认为女性是缺乏性欲的？有人将这种现象归咎于两点：第一，引起女性性行为失去兴趣的原因是各种社会因素造成的。首先是来自家庭的；其次来自同辈群体的女性，她们都不支持年轻女性在性方面的不适当追求，认为女性的性欲不可能超越爱情和婚姻的限制。经验告诉她们，女性卷入性关系可能会付出巨大代价，这足以使她们望而却步，使她们更加沉默，更为节制。这一过程持续几年之后，她们可能会主动避免一些限制，或转而相信自己只具有很低的性兴趣。第二，在那些已进入非传统性别角色的女性当中分析女性性行为时会引起她们的厌恶感，这种厌恶感常使人们认为女性的性欲较低。

但许多研究表明，这种差别可能并不如先前想象的那么大。研究发现，女性不仅能够被文字书写和视觉形象的性材料唤起性兴奋，而且也能被与爱情、群集性或与情感无关的性活动所唤起。此外，女性的性兴奋周期不同于男性。男性达到性兴奋的速度很快，达到高潮的速度也很快，随后便恢复到非唤起状态。而女性则恰恰相反，唤起很慢，继而达到平稳或停滞状态，如能得到进一步唤起，就又达到一个稳定状态。然而即使达到了高潮状态，她们又不可能很快恢复到完全无唤起的状态。因此，可以认为女性的性兴奋是多高潮的。鉴于女性性兴奋反应周期的行为特性，绝大多数临床医生都提出劝告，要求男女双方互相延长“快感”时间，以便使女性缓慢地达到男性那样的兴奋水平。这在某些条件下，实际上等于抑制或延迟男性的性高潮，以便能给女性提供体验性高潮的机会。这种举动现在被认为是人道的，是现代化的，甚至可以说是男女平等的，因为性生活本身的目的是要使双方都能得到性的满足。

应当看到，男性青少年和女性青少年自身具有的差别构成了不同的性生活方式。除此之外，他们对性的了解是在一种典型的双盲情景下进行的。一个典型的青年男子学习性行为有两个途径，第一是从自身经验学习，其次是从他可能不完全喜欢的女性那里学习。在后一种“学习”交往中，他往往是只得到一种快感罢了。这种人在性交过程中一心要达到他自己的满足，但又往往羞于自己的举动。他并不关心也不可能懂得如何对待他的性伙伴。在手淫的情况下，这种行为同样是目标定向的，即只为寻求一种快感，因而也往往带有一些不合理性，其结果只能是迅速达到性高潮，又迅速消退。

她们对性行为也很好奇，她们的同辈群体也相信她们对男性有一定的吸引力和诱惑力。人们对女性性行为的判断是根据她们显露出来的性欲，但通常各种体面的规矩又只允许她们释放有限的性能量，因为她们遭受无端的性行为的污辱比男性所承担的后果要严重。因此女性在性行为过程中必须有所控制。

二、妊娠、哺乳期性行为

很多医生和公众都认为，妊娠后期和产后不久的性生活是极为危险的，因为这很可能导致女性的生殖器官感染从而招致不幸。通常规定，在妊娠6个月至产后3个月内禁止性生活。在这前后共达6个多月的日子里，夫妻之间或许会因此而影响关系。事实上，除某种异常的病症之外，大可不必采取如此长久的禁令。一般性生活可以安全无损地持续到产前4周。当然，这需依各自的情况而定。产后4周，女性的体力已恢复到足以进行性生活的程度，性感受也恢复到正常状态。这样禁令完全可缩短到两个月。

在哺乳期，由于哺乳包涵着一种亲密、温馨的母子间接触——婴儿刺激母亲的性感区（乳房），因而哺乳也能诱发母亲的性兴奋，甚至性高潮。研究表明，分娩后亲自哺乳的女性在性交的欲望与体力恢复方面比未经过哺乳阶段的女性更快、更早一些。不幸的是，有些女性觉得，由婴儿引起的性行为是一种非自然的性冲动或是乱伦，她们对此感到非常焦虑，这种焦虑常抑制乳汁分泌甚至停止。

三、老年性欲

有人认为，人到60岁时性欲便停止；有人认为到更年期就宜停止性欲；还有人认为性生活是排泄精力，无益于人体健康，早在中年期就开始有意识地停止必要的性生活。马斯特斯和约翰逊认为："衰老并不意味着女性性欲的必然减退和获得性高潮能力的丧失。女性性欲与年龄无关。"他们指出，男性若在良好的健康状况和和睦的家庭环境中生活，"其性功能通常可延续到80岁以上。"必须注意的是，性行为延续的一个重要因素是老年性生活必须呈现规律性，消极的情感会导致性功能的丧失。

女性性功能障碍发生率国内已婚妇女达70%左右。国外报告，性冷淡占34%，性兴奋障碍占11%～48%，阴道痉挛占12%～14%，性交疼痛占8%～35%。女性后半生由于生理上的变化和社会各种因素的作用，常使她们的性生活不顺利。到了更年期，卵巢分泌的雌激素急剧减少，阴道壁弹性丧失，润滑功能下降。在这种情况下，女性常常采取激素补充治疗法把生理变化减到最低极限。也有的女性使用润滑剂来辅助性交。实际上，性功能更多地取决于积极的、有规律的性活动和女性本身的身心健康，而不是单一地取决于激素分泌失调。

四、女性性功能障碍

（一）性冷淡

性冷淡指女性的性反应受到抑制，也称性麻痹。包括范围很宽，从对性刺激完全缺乏反应到高潮反应不足。

马斯特斯和约翰逊完全不用性冷淡这一术语，代之以性高潮功能障碍。他们认为通过手淫、调情和性交都不能获得性高潮体验者称为原发性性高潮功能障碍。而继发性或情境性性高潮功能障碍是指妇女既往至少体验过一次性高潮。

女性性欲高潮功能障碍的病因有：①把性看做肮脏、罪孽的，或看成是强烈的宗教禁锢；②与丈夫之间缺乏成熟的情感交流；③与性功能不健全的男性结合，这种情况说明，配偶一方的原发性功能障碍会使另一方也出现障碍。

避孕肯定有助于减轻对性生活的压抑，使性关系比过去更自由，因而在某些条件下婚前性关系就会比以前增多，甚至也会使非婚性关系增加。婚前性关系和非婚性关系两者在道德、法律上的意义不同，但都会给女性带来不幸，使她们产生严重的心理失调反应。

性关系的矛盾情绪尤其反映在那些采用避孕工具而惧怕怀孕的未婚女性中。在美国1970年的一份报道表明，75%的独身女子声称，她们在性活动中从不或只是偶尔使用避孕工具。这一迹象说明每天服用避孕药就意味着随时都想和男性性交，而要她们承认这一欲望是十分难堪的。在实际生活中，公众对每日采取避孕措施的独身女性所表示的厌恶感大大超出妊娠女性。因此，这些独身女性们宁愿表示自己的"洁身自好"，也绝不愿被人暗地指责她们期待性交。

对性欲高潮功能障碍的患者，应让她们了解男女生殖器的结构和功能，并分析引起性功能障碍的生理、心理和行为因素，教育女性必须以正确的心理状态去纠正那把自己始终作为性生物工具的观念，学会正确的性行为方式。由于社会上的"双重标准"一直束缚着女性的性创造性，使很多女性在性方面觉得不应有自己的要求，服

笔记栏

从才是她的天性。因此她们对性生活的乐趣完全来自于体会丈夫对性的满足程度，自然而然地抑制了自己的性行为和性体验。医学应帮助女性排除这些禁锢思想，消除其对性行为的恐惧和焦虑情绪，享受性生活的幸福。

（二）性交困难和阴道痉挛性交困难

阴道痉挛性交困难也称痛性性交，在性交困难出现同时常伴有阴道痉挛，使阴茎难以插入或完全不能插入。如果性交困难和阴道痉挛是心因性的，其背景与所述的性冷淡原因是一致的。性交时疼痛，继而出现痉挛往往是阴道失去润滑的结果。对性活动强烈的罪恶感或恐惧可使性欲望完全抑制，因此，阴道的润滑液分泌减少。

此症可与躯体病有关，应进行妇科检查，如阴道外口障碍，阴蒂发炎或创伤感染性阴道炎，盆腔病变等。

治疗除心理治疗外，包括使用阴道扩张器，存在躯体因素时，要小心进行。

（三）性欲过强

这些女性似乎永远得不到性满足，因而持续不断去寻找性的刺激。有些女性色情狂多次发生性关系，却不能达到性高潮。她们不断更换对象，但都不能使她们满足。这些人使用黄体酮或安定剂可使她们对性的渴望减轻。注意肾上腺或卵巢肿瘤可使女性性欲过盛。

（刘克俭　顾瑜琦　陈新山）

思　考　题

1. 女性不同年龄阶段的基本行为特征？
2. 妇女的个性行为问题？
3. 妇女经期、孕期、产期的主要行为问题？
4. 妇女存在哪些性行为心理问题？
5. 举例说明如何利用心理行为方法指导计划生育？

第14章　老年行为医学

随着社会文明和社会经济的发展以及医疗卫生水平的提高，人群中老年人口所占的比例不断增长。目前，全世界人口中老年人口已达到4亿多。中国60岁以上的人口也接近1亿。从老年人的绝对数看，中国老年人口已居世界之首。人口结构的迅速老龄化，不仅为社会的政治、经济、文化等带来重大影响，而且对医疗卫生事业更是一个激烈的挑战。

人进入老年期，由于生理、心理方面衰老的基本改变，导致一系列老人的行为改变，从而严重影响到老人的健康和生活质量。WHO资料认为，老人两大行为问题是痴呆和忧郁。老人的绝大多数问题都可在心理行为方面找到答案。要较好地对付人口老年化的医学挑战，必须努力从行为医学方面展开研究，寻找各种适当的应对措施和方法。

第一节　衰老的生理心理及行为变化

虽然现在全世界公认以60岁(或65岁)作为老年的年龄标志，但这并不是说所有的人到这个年龄才出现衰老的表现，也不是说所有的人一到这个年龄就必然会衰老。这种机械的硬性规定只是为了学术研究的需要。但无论如何，人活到一定年龄之后必然会有衰老的现象表现出来。比较明显的有形体改变和一系列心理、生理的衰退性变化。

一、衰老的变化

(一) 体态的衰老

衰老过程是人们不可避免的自然规律，它给老年人带来许多不适、烦恼和困惑，体态的衰老，如头发变白，牙齿松动，皮肤出现皱纹等，必然导致老年人不满意自己的形象，挫伤老年人的自尊心，常感慨人老珠黄，来日无多，情绪比较低沉。

(二) 各脏器功能衰退

心瓣膜肥厚硬化，心脏舒缩能力减弱、心输出量降低；动脉硬化，肺活量下降，易发生肺气肿和呼吸道并发症；消化不良、便秘；前列腺肥大，骨质疏松，骨关节退行性变等。

(三) 认知功能退化

老年人随年龄的增长而越来越自我中心化，表现为固执、超自尊感、过分自信和排他性，还表现在认知的不守恒现象。如同样液体倒在不同形状器皿中，老年人会认为液体量有改变。这一现象似乎证明年轻时得到的基本认知能力，在老年时会丧失。

(四) 记忆力减退

老年人的记忆特点是近事容易遗忘，而远记忆尚好。艾森克(Eysenck，1974)的实验研究表明，老年人无论是无意记忆还是有意记忆都比年轻人差，但对老年人来说，有意记忆的保持要比无意记忆好。

(五) 人格改变

随年龄增长，会造成行为、情绪上多方面变化。①健康及经济上的不安；②由生活上的不完全适应所造成的焦虑感；③在精神上由于兴趣范围变小而造成孤独感；④对身体舒适的兴趣增大；⑤活动性减退；⑥性冲动减少；⑦对新的情景学习和适应都有困难；⑧一个人孤零零地感到寂寞；⑨猜疑心、嫉妒心加重；⑩变得保守，喋喋不休；⑪爱发牢骚，总好回忆往事；⑫不修边幅，邋遢，总喜欢收集破烂。

二、老年期感觉与知觉的变化

老年期的感知觉均有明显的改变，主要包括视觉、听觉、味觉、嗅觉、皮肤感觉和各种知觉的改变。

老年人视力变化十分显著，在60岁以前，绝大多数老年人视力在远视距离(5m距离)测量时，均能保持在1.0以上，但在60岁之后则迅速下降。这种下降的原因有如下几个方面：①晶状体硬化，屈光调节能力下降，因此老年人多为远视，即所谓的老花眼；②晶状体浑浊，影响成像清晰度；③白内障早期的晶体肿胀，会造成老年近

笔记栏

视，影响视力。

老年人的视觉亮度感觉阈值升高，亮度辨别力也明显下降。60岁之后，人由明处进入暗处之后，在20~30分钟内光线亮度感觉阈值迅速增加。具体表现为老年人暗适应力差。

老年人的视觉闪烁融合频率临界值(CFF)随年龄的增长也趋于降低。一般20岁的人其CFF约为40Hz；到60岁时降到30Hz以下。随年龄增长，老年人对短波长的颜色（如青色、绿色等）的分辨力也下降，但对波长较长的颜色（如红、橙等）则无明显改变。

老年人听力衰退主要表现在听力阈限的急剧上升和听力辨别力的衰退。从45岁以后，在2000Hz以上波段的间频段的听力下降幅度非常快，听阈由45岁左右的不足20dB，到50岁左右即升到40dB，60岁左右又升到65dB，80岁时大于70dB。主要表现为老年性耳聋，对声音辨别力也下降。

老年人味觉衰退也十分厉害。有研究表明，人对甜、酸、苦、咸四种主要味觉，在45~59岁组与60~74岁组之间出现明显的下降加速现象，刺激阈限急速增大，四种味觉表现出完全相似的下降模式。一般认为，老年人的味觉下降与舌头上的味蕾数量减少有关。一般舌上味蕾随年龄增长由舌前向舌后衰退。到了老年期，舌前2/3处几乎不存在味蕾。老年人嗅觉辨别力在60岁后也出现明显衰退。

另外，老年人的痛觉与触压觉均随年龄增长而衰退，且比其他感觉的衰退出现得早些。一般45岁以后，皮肤感觉便明显衰退。老年人皮肤皱纹增多，头发变白，腋毛、阴毛减少，有些人出现“老年斑”。这种皮肤感觉的提前衰退须引起足够的重视。

三、老年人记忆力的改变

从一般的现象来看，似乎老年人的记忆也是全面衰退的。研究表明，这种结论是错误的。许多测验证明，老年人的短时记忆无明显衰退表现，即使有衰退，也可能是由于感觉的问题，而不是记忆的问题。但老年人的记忆广度却随年龄增加而迅速下降，其中尤以无关系词和一览表的长度的记忆广度下降最为明显。另外，由于老年人的注意力分配能力差，对多种复杂、精深的感觉信息记忆力要差得多。由于上述多种原因，老年人要记住新东西必须花费更多的时间。

老年人一般对数天及数月内所发生之事的记忆能力低于青年人和成年人，既不容易记住，也不容易回忆出来。过去常认为老年人对遥远的事情记忆得十分清晰，但是现在有许多研究证明，老年人对遥远的往事的记忆力也很差，远远不及20~30岁的人，且从50岁起就有明显衰退的表现。之所以认为老年人对往事记忆力好，主要源于两个错觉：一是日常生活中有些老年人爱无所事事时唠叨自己以往一些印象很深的事；二是素质特别好的知名人士和作家爱在晚年写回忆录。

四、老年人学习能力的改变

智力测验可反映老年人学习能力的变化。研究表明，随年龄增长，老年人智商呈现一种近乎直线的下降趋势。一般从40岁之后起，这种下降就开始了。更深入的研究表明，老年人一旦必须改变他们过去已有的学习习惯、行为方式和思维方式，其学习的效果就极显著地下降；而青年人和成年人则下降不多，且这种下降在45岁时就已比较明显了。另外，老年人学习能力的下降还归于老年人由于各种生理、心理功能衰退，造成对外界事物的漠不关心、麻木不仁、毫无兴趣等负向特性。有研究证明，老年人对学习自己熟悉的、感兴趣的、关心的材料效果显著好转，学习成绩不比其他年龄组的人逊色许多。教给老年人记忆方法，训练如何使用，可使作业成绩显著提高。

五、老年人人格的改变

老年人的人格实际上是老年期以前的人格发展的结果。所谓人格，是指有个性的人的意思。因此，人格包括情绪、意志和智力等方面的内容。与人格易混淆的概念是个性或性格。但性格只注重人的情绪和意志方面的特征。

据大量观察总结，老年人人格主要有如下十个特殊表现：①爱管闲事、指手画脚；②爱发牢骚、喋喋不休、怨天尤人；③性情顽固、执拗，缺乏灵活性；④好猜疑，好嫉妒，常往坏的方面想；⑤以自我为中心，一切都是自己正确；⑥内向，不随便向人吐露心事，爱独处；⑦保守，总爱墨守成规，看不惯新东西；⑧总爱回忆往事，包括好的和坏的；⑨动作缓慢，适应力差，依赖性强；⑩不修边幅，不讲仪态。

从某种意义上讲，老年人的人格有好的一面，也有不好的一面。老年人不赶时髦、爱深思熟虑、很少感情用事、关心事物的本质等等，这些对老年人自己和他人都是十分有益的。但是,任性、保守、多疑、不修边幅等行为对己对人均不利。

造成老年人人格变化的因素很多,但归结起来有如下五个方面:生物学衰老、主观体会到衰老、老年人与社会生活的脱离、社会文化因素、濒临死亡的心理压力。

在生物学衰老过程中,表现最为明显的内在特征是脑重量下降。一般人的脑重量在20~40岁达到高峰。平均脑重量男性为1400~1500g,女性为1200~1250g。50岁左右起,脑重量开始下降,60岁时开始加速下降。脑重量总的减少量平均为100~150g。脑重量减少的原因主要有:①神经细胞脱失;②神经髓鞘的吸收;③神经纤维和神经胶质细胞的消失。另外,人的感知觉衰老也是影响老年人人格的重要因素。

许多主、客观原因常使老年人脱离与社会的交往。这种脱离出于两种情况,一是社会疏远老年人,二是老年人退出社会。老年人与社会的脱离,削减了老年人的心理、社会营养,降低了老年人的信息代谢水平,必然导致老年人的许多人格特点与社会行为的分歧。比如,老年人退休就是一个重要的社会脱离行为。由于退休,使人丧失了社会地位和家庭的权力,被迫从社会群体中退出,就很自然地由外倾性人格转变为内向型人格,过多关注自己,特别是自己的健康和归宿。

社会迅速发展及社会价值观的急剧改变,也是促进老年人形成上述人格的重要因素。在封建社会,老年人是社会的至尊,是人类文化的传送者。因此,老年人备受社会的尊重和爱戴,享有十分优越的社会心理环境。而社会发展到今天,一切都在迅速改变,老年人所具有的知识新一代人不到成年就学会了。特别是近几十年来传统家庭制度的迅速崩溃(以父子为中心转变成为以夫妻为中心;以大家庭为潮流转变成以核心家庭为潮流),社会生活瞬息万变,令人眼花缭乱。在这种社会变化中,老年人拥有的地位已不如从前了,青中年人也顾不了老年人的许多要求。在老年人自己看来,常感到好景不长,活着只不过是苟延残喘。因此,很容易产生一种负罪感、拖累感,总觉得给人带来了麻烦。因而,老年人容易丧失自尊心,意志消沉。

六、老年人想像力与动手能力

由于诸方面原因的作用,老年人的体力和心智随年龄的增长都有不同程度的下降。但是,体力的下降往往先于心智能力的下降,这就出现了一个重要的矛盾:老年人对许多事情虽想像力不及年轻人那样丰富,但终归还保持着一定的想像力,而且老年人阅历丰富、见多识广,对许多事情还保持着相当水平的想像力。但是,老年人手脚不灵,行动不便,经常感到心有余而力不足。

老年人想像力和动手能力的矛盾程度是衰老的重要行为医学标志。就是由于这种矛盾的存在和加重,使老年人体会到自己老了,不中用了。也就是由于这种矛盾,给老年人带来许多新的紧张、刺激,欲不想,做不到;想到了,又不能去做。真可谓"聪明难,糊涂更难",如此种种易使老年人丧失信心和意志,变得窝囊、消沉。

(林贤浩　王明旭)

第二节　老年人适应性行为特点

衰老是一个不可抗拒的自然规律。人只能正视它,努力去适应它,而不能回避和抗拒它。因此,正常的老年人都有一系列适应性的、积极的行为改变。

一、影响老年人行为适应的因素

影响老年人行为适应的原因很多,主要包括老年人格因素、主要经历及晚年生活环境等几个方面。

1. 老年社会人格与老年行为适应　人一生都处在内、外环境的挑战之中,一生都面临着适应。老年人虽有晚年丰收的快乐,却有从社会中退却出去的挑战。能否适应这种挑战,在很大程度上受制于一个人的行为模式。一些学者通过总结老年人的行为适应情况,提出了如下五种适应性行为模型。

(1) 成熟型:这种老年人能正确理解客观现实,并以积极的态度对待现实。

他们能积极参加工作或有关的家庭和社会活动,对各方面人际关系感到满意。对社会上大多数事情都很关心,对未来抱有积极的态度,对死亡有正确的、合乎理智的看法,对自己的归宿并不感到苦恼,行为与生活悠闲自在。总的看来是一种适应力强、乐观向上、积极应对挑战的老人。

(2) 安乐型:这种老人表现悠闲自得,对自己的前途和目前的处境也十分理解,愿意退出社会,而把权利和事务交给年轻人。但是,这种人从内心上却把一切都完全寄托在他人和社会上。无论在物质上还是在精神上，这种人都期望别人的援助。他们不爱负责任，不喜爱工作，得过且过，胸无大志，满足现状，今日有酒今日醉，成天乐逍遥。这也是一种较好的适应社会的类型。

（3）装甲型：这种人对因衰老所引起的一切恐怖、苦恼、焦虑、失意等挑战和新的生活和行为内容的冲击，都用很强烈的防御机理来对付。他们常运用不断活动的方法来对付自己对衰老的恐惧，以期通过主观努力来否定衰老。他们不承认老年的价值，不愿意自己变老。因此，这种人总用繁忙的劳动或其他有关活动来显示自己的强壮，从而回避对老年期及死亡的展望。他们对青年人怀有很强的嫉妒心，看不起他们，有时甚至故意贬低他们。许多有一定作为、进取心很强的人，以及目前我国某些提前退下来的干部中都有这种类型的人。

（4）愤怒型：这种人根本不承认衰老这一事实，怨恨自己尚未达到人生的目标，把自己成年期的失败归因于他人和环境，并对他人和社会表现较强的敌意和攻击性。这种人偏见较深，常伴有恐惧感、抑郁感、濒死感、重大失落感。这种人对自己年华的流逝、活力的丧失持强烈的抵触情绪，对客观事物缺乏兴趣，自我闭塞。愤怒型是适应不良性人格，在现实生活中也常见到，尤其一些年龄较轻、有很大抱负但又无多动力的退休干部，表现更为强烈。

（5）自恨型：这种人与愤怒型不同之处在于把老年的"不幸"完全归于自己，因而把这种心绪深藏在心里，常进行自我谴责。对一切事物都持悲观态度，很少对之表现出丝毫兴趣，严重者会发展到自杀等绝路上去。这类人在现实中虽不如前面几种人那么鲜为人知，但在人群中的比重却不是最少的。主要在于这类人很少向外界表露，不太引人瞩目之故。这种人多为性格内向者，且在一生中多不太如意，常受到外界的打击。鞠红珍等（2000年）报告30例农村老年人自杀情况，主要原因为情绪抑郁（63.3%），丧偶（56.67%），子女不孝（73.3%），独居（66.67%），生活无保障（26.6%）；自杀方式主要为服毒。

上述五种情况基本反映了老年人适应性行为的五个基本类型。从第一种到第五种，其适应力逐渐下降。不同类型的适应性行为模型都有一定的人格条件作基础。这也说明，在青年、成年期培养乐观豁达、开朗大方、积极向上、平衡稳定的人格，对老年阶段的行为适应有着非常重要的意义。

2. 生活经历与老年行为适应 一个人的生活经历是决定当前和未来行为的基础。有的人生活经历简单、贫乏；有的人则丰富、生动；有的人生活经历充满曲折和艰辛，有的则一帆风顺；有的人一生硕果累累、成就卓著，有的人一生却无所作为、虚度一生。带着不同的生活经历进入老年阶段的人，其适应性行为表现出巨大的差异。

生活经历丰富、生活历程曲折、一生中有所建树的人进入老年阶段后，有一种人生的满足感支配着自己，认为自己在人间没白走一遭，加上自己历经事情多，思想活跃，理智聪慧，常能很好地适应老年生活。这种人的老年适应性行为多表现为成熟型和（或）安乐型。

生活经历丰富但生活道路曲折而无多大作为的人，在他们进入老年之后常表现出一种巨大的失落感。但由于他们有丰富的阅历，故其适应性行为多属装甲型，总不服老，总希望通过努力再做些补偿。他们的信条是"夕阳无限好，只因近黄昏"，是具有"强大"余热的老年人。这些人常因社会对老年人施展才能的机会不公平和个人能力的限制，导致"余热发挥不良症"，从而影响个人的身心健康。

3. 生活环境与老年行为适应 人是否能很好地适应外界，这在很大程度上取决于一个人的生活环境。为了便于讨论生活环境对老年人适应性行为的影响，先介绍几种社会学关于衰老的理论。

（1）疏远理论（解脱理论、退却理论）：这种理论的基本假设是，人类社会必须无止境地存在下去，而人孰无一死。因此，社会要求老年人退出历史舞台，把权力移交给下一代。然而，这种移交的结果使老年人的社会关系迅速萎缩，老年人与社会的关系迅速疏远。这里的疏远是社会发展的需要，但这种疏远的结果对老年人是一个极大的挑战。老年人一般只在下述三种情况下才会接受社会关系的疏远：①感到自己此生已不太长了；②体会到自己的生活圈子（或影响力）越来越小了；③感到自己的精力与体力逐渐不可逆转地衰退了。因此，疏远理论还不能完全解释老年行为特点。

（2）积极活动理论：这种理论是针对疏远理论提出的。这种理论认为，虽年老之后要交出自己的权力是不可避免的，但交出权力不等于关系疏远和活动减少。这里根本的改变在于活动目的不同。处于社会财富创造者行列时，一切关系和活动的目的是为了挣工资，而老年人的活动则是为了取得生活的满足。因此,老年人应努力增加业余活动,以补偿因疏远造成的关系剥夺的空白。

(3) 发展理论:又称连续性理论,指人的衰老实质上是人的行为发展的一个连续过程。人进入老年之后,有一种保持过去的行为模型的倾向,表现很强的行为惯性。前述的疏远理论和积极活动理论分别从不同角度来阐明老年行为的共性,而发展理论则强调老年人行为的个性。

(4) 亚文化理论:该理论认为,老年人具有共同的行为文化特征。由于社会对老年人的这些共性特征多采取否定和排斥的态度,因此老年人就会在与自己条件相同的人群中寻找友谊和关系。这样,老年人就可在社会中形成一个相对独立的集体——亚文化群体。

老年人的生活环境对其晚年的行为适应有着重大的影响。虽然这四种学说还不能完全解释老年期的行为变化,但却给我们分析老年人的行为适应提供一重要的信息。首先,老年人面临的是人际关系疏远,有人愿意接受这种疏远,但大多数是不愿意的。因此,对老年人应在生活中多给予感情关照,补偿其人际关系的削减。老年人大都有积极参加业余活动的欲望,在生活中要注意提供一些有利条件,满足他们的这种正当要求。老年人有形成亚文化群的趋势,我们可利用这点,把老年人组织起来,开辟新的生活。

二、当代老年人面临的冲击

全面系统分析当今社会的特点、社会发展和我国状况,不难看出当代老年人面临着许多冲击和挑战。这些冲击和挑战有自身性的,也有外源性的;有生物学性的也有心理、社会性的。正确认识这些挑战,冷静地分析这些刺激是解决这些问题的重要保障。

当代老年人主要面临的冲击和挑战为:①现代“文明病”的冲击;②现代文明生活的挑战;③角色变更的冲击;④新文化的挑战。

1. 现代“文明病”的冲击 人进入老年阶段,就好似一台基本完成了服役年限的车辆,总爱出毛病。由于工业化、都市化、污染、生活节奏加快,人劳累了一生,到头来虽享受了不少现代文明带来的幸福,却又要为此付出巨大的健康代价。老年人高血压、冠心病、中风、糖尿病、肿瘤等现代文明病患病率高、死亡率高、致残率高,是影响老年人健康的主要疾病。而且,在老年阶段,这些病大都发展到了不可逆转的程度,许多措施最多也只不过延长生命。

由于整个医学模式的缺陷及医学科学发展水平的低下,对上述现代文明病一直埋首于生物技术的研究,至今也没能找出一种十分有效的预防和控制方法。过去传染病的冲击也曾使人类闻讯丧胆,但自从找到预防接种、杀菌灭虫和抗菌药物之后,很快打退了传染病的冲击。然而,面对今天的慢性非传染性疾病,我们的对策基本上还是个问号。近些年来,随着社会医学的兴起以及行为医学的发展,也许今后会在这方面有所突破。但可以预言,无论如何,对付慢性退行性疾病绝不会像对付传染病那样进展很快。因为这些疾病的基本根源在社会,当代老年人要面临这种现代文明的冲击,个人社会都应采取积极应对措施。

2. 现代文明生活的挑战 社会政治、经济、文化的迅速发展造就了现代文明生活。许多新技术、新发明不断进入生活消费领域。今天,城市普及了电视机,农村人也看上了电视,个别条件好的农村电器化程度甚至可与大城市媲美。随着我国的改革开放,国外的许多音乐、舞蹈也进入了寻常百姓家。老年迪斯科俱乐部也在许多地方应运而生。电影、电视、广播、报刊、杂志等媒介,载着各种精神、社会营养,弥漫到我们的生活空间中。饮食讲营养,穿衣讲式样,住房要宽敞,这些都已成为一种时尚。

老年人在体力、心智能力和社会活动能力等方面均有明显衰退。他们面对这些新生活挑战的行为反应特点有如下几种情况。

(1) 为新生活所吸引,积极投入新生活的潮流,努力调动自己的一切余力去适应新生活,并从中受益。比如,不少老年人特别是一些农村的老年人,对看电视很有兴趣。有些甚至像小孩一样,有节目就看。有的一边打瞌睡一边看。分析他们的心理发现,一是他们深为电视这种新生活内容所吸引。另外,还有一种补偿心理,认为劳累一生也应享受一下。

(2) 在新生活面前表现出恐惧、焦虑,甚至仇恨。对这也看不惯,对那也不顺眼。坐在那里怨天尤人。有时也想到新生活的潮流里去试一试,但又担心自己不行或害怕别人笑话。对新生活欲退不退,欲进难进,处于强烈的矛盾心理状态之中。

(3) 在新生活面前表现为完全消极退避、麻木不仁,视而不见,听而不闻。显然,第一种是比较理想的适应和对付现代文明生活挑战的反应,第二、第三种,特别是第二种,就差些。

但事情是一分为二的。虽然第一种情况似乎有利一些,但由于老年人自身的心、身、社会诸方面的脆弱性,会由此带来许多健康问题,如看电视太多会致中风、冠心病发作;进行较剧烈的活动会导致外伤;接受很多新事物会带来紧张刺激等。对于第二种情况,应适当进行社会支持和思想疏导,进而从行为上做些调整。至于第三类反应,则一般可以不必做多大干预。若由于活动太少而影响到了健康,则要进行适当调整。当然,要完全回避现代生活的挑战是不可能的。因此,以第一种态度对待新生活是较佳的选择。

3. 角色变更的冲击 首先必须明确角色的概念。角色不是戏剧、电影里扮演什么角色的概念,而是指与一定社会位置相联系的,规定了行为模型。随着老年的到来,一般都伴有角色变更的问题。然而,现代社会对老年人的角色变更的冲击是有史以来最大的。似乎这种现象还会持续下去。人类社会发展远远超出了人类自然进化的速率。现代社会不光冲击着青年人,要求他们顺应时代的潮流,改变自己的角色;对老年人也是如此。

老年期角色更主要表现在如下几个方面:①社会角色变更;②家庭角色变更;③角色期望的变更。

(1) 老年人社会角色的变更。老年人社会角色变更主要指社会政治、经济地位的变化所带来的角色改变。到一定年龄之后,老年人自然地要由社会的主宰者退居到社会的依赖者行列;从社会财富的创造者行列退居到社会财富的消费者行列。这种角色变更给老龄人在行为上提出了新的要求。老年人必须放弃以往的行为角色,重新建立新的行为角色。

(2) 老年人家庭角色的变更:家庭角色变更既有传统的内容,也有现代的内容。一般到了老年期,家里大都有第三代人,老年人由父母的地位上升到祖父母的地位,这自然增加了老年人的家庭角色。老年阶段又是丧偶的主要阶段。若老伴去世,则又要失去一些角色。

按照传统观点,老年人是家庭的尊者。但由于老年人社会角色的改变,老年人在家里成了经济上和生活上的负担。因此,当代老年人的家庭角色变更有了新的内容。研究表明,很多离、退休的人都希望与子女分开居住和生活,尤其是一些文化程度较高的人及男性老人。

(3) 角色期望的变更:所谓角色期望,是指一个人对自己的角色所规定的行为和性质的认识、理解和希望。当今的老年人与以往不同了,他们不仅要承认角色变更的事实,还要改变对老年角色的看法。他们不光承认放弃一些非老年人时的角色,更重要的是还要接受和理解当代社会对老年人角色的要求和期望,同时还要准备去创造和建立当代老年人的典型角色。比如,现代老年人都有一种倾向于独立、能发挥余热、能形成老年亚文化群体的行为特性。这样一来,就为老年人的社会和家庭角色变更后的角色替代,找到了更符合人类要求的条件,具有重要的行为医学和社会医学意义。

今天,老年人面临角色变更的冲击也是异常凶猛的。一切都在经历着变革,唯老人独尊的观点突破了;老年人不能(或曰不宜)再婚再嫁的观念崩溃了;核心家庭将逐渐取代大家庭。许多新思想、新观点、新文化都向老年人提出了挑战,这是无法完全逃避的挑战。

(4) 新文化的挑战:新文化的挑战甚至比前面三种挑战和冲击更难对付。老年人有一种天然的深思熟虑和抵抗新事物的特点。其原因如前所述,主要不在于老年人主观方面,而是由于他们的生物躯体衰老的结果。因此,能否很好地对付新文化的挑战,对老年人晚年生活具有决定性意义。许多适应不良的老年人,在很大程度上要归于对新文化挑战的失败。如许多与子女不和的老人,总认为子女应该像他们年轻时孝敬他们的父母那样来孝敬自己。不少家庭为老年人的再婚再嫁问题闹得不可开交,也是新文化冲击的影响。

如何正确认识和对付这些问题,将会对人的晚年生活产生决定性影响。老年行为医学要在认识人的衰老的生物学特性和原因的基础上,从上述这些方面打开缺口,帮助老年人提高生活质量和健康水平。

三、老年人保健

从行为医学的角度来看,老年人的许多生理性问题是不难矫正的。视力不行,可以配眼镜;耳聋了,可以配助听器;活动不便,可以坐车。诸如此类,不一而足。

作为老年人,最难受的是心理行为的折磨。因此,老年阶段除了积极治疗各种疾病之外,必须加强保健训练,改善自己的素质,减少各种心理紧张,克服各种不利行为,进而预防各种疾病的发生,安度晚年和乐享天年。

进入老年阶段之后,人们都有一个朴素而良

好的愿望，那就是希望自己能健康长寿。那么，怎样才能使老年人身心健康、益寿延年呢？针对老年人衰老的一系列生理、心理和社会特性的改变，以及现代老年人所面临的各种社会冲击，结合近些年来许多老年学研究的结果，提出如下老年保健行为。

(一) 适当保持一定强度的体力活动和体育活动

一定强度的活动能提高老年人的整个代谢水平，保持一定强度的神经兴奋性。通过活动，能使老年人的神经、循环、消化、排泄系统的功能得到改善，使体内的各种营养物质的需求量得到相对的满足；进而使生殖、内分泌等其他系统以至全身状况都得到改善，使整个机体的活力明显增强。如经常锻炼，肌肉渐渐有力，可减少老年人易患的骨折和便秘。所以体育活动是保持机体健康、提高乐观情绪、推迟衰老过程的有效措施。老年人适宜于缓慢的、较持久的体育锻炼，如散步、慢跑、游泳、爬山、打乒乓球、羽毛球、气功、拳操等。

老年人参加体育锻炼和其他人一样，应该讲究科学性，注意量力而行，循序渐进。由于老年人的生理活动和心理活动有其特殊性，所以参加体育锻炼要特别注意。锻炼前最好请医生进行一次全面的身体检查，看有无重要疾病，并可得到医生的指导。平常体质好，也可自我检查，如连续下蹲 10～20 次，或就地来回跑 15 秒钟，看有无心悸、气促、胸闷等症状。没有，即可进行锻炼。根据个人的体质和原先有无运动嗜好来选择运动项目。要遵守循序渐进的规律，动作由慢到快，由易到难逐渐增加时间，每次运动应由静到动，再由动到静，逐渐过度。运动一段时间后感觉发热、微汗、轻松舒畅，食欲、睡眠好，表明运动恰到好处；如运动时感到心悸、气促、疲劳、头昏、胸闷、食欲睡眠不好，表明运动量过大；如运动时无发热感、脉搏增加少，表明运动量太小，可适当增加。要长期坚持体育锻炼，才能推迟衰老，延年益寿。但身体有病时，一定要暂停锻炼，及时治疗。要选择适合全身肌肉关节均能活动到的项目，动作要慢而有节奏，速度不宜过快。不做勉强才能做到的运动项目，如引体向上、俯卧撑、足球、篮球、排球等。锻炼时心情要愉快，态度要认真，意志要坚强。要闭口用鼻自由呼吸，不要憋气。锻炼最好在树木葱郁、空气清新的环境中进行。饭后不宜立即运动，最好在饭后 1～2 小时再开始运动。最好能定期检查身体，及时了解自己的身体状况，经常调节自己的运动量。

(二) 坚持有规律的生活

保持日常生活的规律，即对工作、休息、起居均有规律，养成良好的生活习惯，也是老年人保持健康、延年益寿的重要措施。

首先，要按时休息。该休息时去工作，该吃饭时去看书，就会造成人体功能的紊乱，也就是违反了生物节律（有人把人体的生理反应称为生物节律或生物钟）。若这种紊乱是暂时的，人还可以经受得起，若是长时间的，就会因经受不起而患各种疾病，出现种种症状，如食欲不振、高血压、失眠、健忘、思想不易集中、情绪烦躁、思维混乱、个性改变等。

其次，要养成良好的生活习惯，如早睡早起、饮食定量、不吸烟、少饮酒等。良好的生活习惯对于老人健康长寿具有积极作用。早睡早起既有利于老年人呼吸到新鲜空气，又能使老年人的大脑得到充分的休息。暴饮暴食会损坏胃肠道功能，饮食定量定时能够使胃肠正常工作，及时、稳定地为大脑和全身提供必要的营养。香烟中含有尼古丁等多种毒素，吸烟对老年人有百害无一益。过量饮酒会引起酒精中毒。

(三) 保持乐观的情绪

乐观的情绪可使体内神经、内分泌系统的自动调节作用处于最佳状态，有利于身体健康，也有利于促进人的感知、记忆、想象、思维等活动。国内外对长寿者的调查研究表明，具有乐观的情绪是心身健康的长寿老年人最大特点之一。

因此，老年人要善于控制自己的情绪，做到能坦然地处理各种意外事件，谨慎地应付重大事件，冷静地从正反两方面去考虑、分析、判断每一件事。力争做到胜者不过喜，败者不过悲，遇到气愤的事不暴怒，碰到逆境不绝望。培养幽默感，从容地应付许多令人不愉快、烦恼，甚至痛苦、悲哀的事情，使不良情绪得到调节。

(四) 从事健康的兴趣爱好

健康的兴趣爱好能使老年人生活充实、精神愉快；还能增长知识，促进思维能力；能改善老年人的人际关系，消除各种消极的心理因素。有利于老年人健康的兴趣爱好有很多，如养花、集邮、钓鱼、书画、下棋等。

（五）采取积极的生活方式

只图日混三餐、日度一宿的生活方式极易引起老年人的空虚感、孤独感和被抛弃感，对于老年人的健康长寿是十分有害的。要采取积极的生活方式，首先要有自己不老的自我感觉，老是相对的，年龄大并不等于老。有了这种不服老的精神，才能以积极的态度投入生活。

采取积极的生活方式有多种。首先坚持再学习，这样能锻炼思维能力，防止大脑老化，有助于知识更新，利于交际。老年人进行再学习，不仅能改善心理活动，甚至可改善视觉和听觉。参加力所能及的社会工作。根据老年人的身体状况，参加一些社会活动，如检查卫生、维持交通秩序等。有经验的老工人、老技术员可受聘再去工作，老知识分子可著书立说等。另外，老年人的积极生活方式还包括其他内容，如前所述的加强适当的体育锻炼，从事健康的兴趣爱好等。总之，老年人只要注意健康的行为，积极地投入生活，一定能身心强健，延年益寿。

（六）发挥社会支持系统作用

政府、社会、单位、邻里、家庭、亲友等，都应关心、同情、支持老年人。发展老年服务事业，提高老龄食品、服装，改善居住条件，建立老人院、老人公寓、老人门诊，方便老人生活和保健。丰富老年人的文化生活，为老人开辟娱乐场所，在报刊、电视台、电台节目中，增加老人喜欢的内容，指导老人过好晚年生活。

（顾瑜琦　李建明　刘克俭）

思　考　题

1. 试述老年人人格特点？
2. 当代老年人面临的主要挑战和冲击有哪些？
3. 老年如何保持健康长寿？

第 15 章　大学生群体行为医学

大学生年龄在 18~23 岁之间,正处于青春期后期和成年早期的阶段,是由青春期向成年的过渡阶段,这一时期是知识、技能基础的建立,兴趣、态度、理想、品德的培养,价值观、人生观的形成,社会角色、社会责任、社会行为发展定型的重要阶段。由于青年人共同的特点,这一阶段的大学生对生活充满遐想和希望,似乎一切都是美好的,什么都想去试一下,仿佛什么都很简单。由本能支配的、加上自主引导的对客观世界的强烈好奇心是发展的动力。行为迅速发展是此期的重要特征。多数大学生在该阶段已经能通过对自己和社会环境的综合认识来调整自己的行为发展,并逐步建立起与周围相适应的行为模式,其行为已进入自主发展阶段。这一时期,作为学生,他们主要的任务仍是学习,而同时也是情感、意志和个性加速形成的重要时期。由于认识能力的提高,活动范围的扩大,除了学校和家庭以外,社会也在大学生的性格和行为的发展中起关键性的影响作用。另外,这一时期又是个体生殖机能发育日趋完善的时期,对性的探索势必影响大学生的心理行为发展。

除了具有一般青年的心理行为特征外,大学生作为具有较高智力、较高文化和较高自尊的群体,通常有着更高的抱负和追求,面临着更多的机遇和挑战,因而要承受更大的心理压力与冲突。因此,有一种观点认为,无论从横向与其他青年群体相比较,还是从纵向与成人或中学生比较,大学生都是心理、行为问题的"高危"人群。

第一节　大学生行为发展特征

一、大学生行为发展特点

(一) 智能发展显著

在青春后期和成年早期,个体大脑机能继续增强,进入大学后,生活空间不断扩大,社会实践活动不断增多,使其认知能力获得了长足发展。这个时期,他们的感觉、知觉灵敏,记忆力、思维能力不断增强,逻辑抽象思维能力逐渐占据主导地位,而且思维的独立性、批判性、创造性都有显著的提高。大学生逐渐用批判的眼光来看待周围的事物,有独到的见解,喜欢争论。这时,他们会思考许多有关"人生意义"、"人生目的"、"生活理想"等问题。由于这些问题的解决是一个充满矛盾的过程,所以他们常常会为此感到苦恼、迷惘、沮丧和不安。

由于这个时期身体、智能发育都处于快速成熟阶段,所以大学生一般具有充沛的青春活力,朝气蓬勃、勇往直前,对知识和新事物充满渴求。但如果这种积极冲动如超过一定的限度也可以走向反面,成为消极因素。如有些大学生就因为精力旺盛,但没有找到正确的途径发挥作用,就会无事生非,进行一些无益甚至有害的活动。

(二) 自我意识增强

自我意识是认识的一种特殊形式,是个体对自我的认识,或者说是对自我及周围人的关系的认识。大学生随着对外界认识的不断提高,生活经验的不断积累,开始对自己的内心世界和个性品质方面进行关注和评价,并且凭借这些来支配和调节自己的言行。但在相当长的一段时间内他们并没有形成关于自己的稳固形象,就是说他们的自我意识还不够稳定。

在对自己做出评价时,有时会过分夸大自己的能力,突出优点,对自我评价过高,导致沾沾自喜,甚至居高自傲,盛气凌人的心理。

由于对事物识别能力不足,看问题时往往片面主观,加上心理的易损性,一旦遇到暂时的挫折或失败,他们往往又会走上另一极端,灰心丧气,抑郁不振,甚至自暴自弃。

他们评价别人时也常带有片面性、情绪性和波动性。

而且他们对周围人给予的评价非常敏感和关注,哪怕一句随便的评价,都会引起内心很大的情绪波动,以致对自我评价产生动摇。

因此如何建立起对自己的正确认识,变得自信而强大,是大学时期常遇到的问题。

(三) 性意识的觉醒和发展

性意识 是个体对性的理解、体验和态度。青少年性意识有一个持续发展的过程,这个过程

笔记栏

大致分为3个阶段：

(1) 疏远异性阶段：青春发育初期，往往对性的问题感到害羞、不安。于是在行为上表现出不愿接近异性，彼此疏远。这一时期的性意识是对两性关系由无知到意识状态，是一种朦胧状态。

(2) 接近异性阶段：随着年龄的增长，生理、心理的进一步成熟，青年男女会相互吸引，开始喜欢在一起学习、参加各种活动和交往，但这时是将异性作为一般朋友，还不属于恋爱。

(3) 恋爱阶段：把特定的异性视为自己的交往对象，这个阶段的爱情多为内心隐蔽的爱情，多以精神内容为主，重视纯洁的感情。

大学生正处在上述接近异性阶段和恋爱阶段，必然会产生一些与异性交往中的问题。

二、大学生行为发展中存在的矛盾

（一）心理行为发育与生理发育不一致的矛盾

处于青年期的大学生行为大都具有很大的盲目性和冲动性，因为此期主要依赖生物力量的躯体、心智能力发展很快，而主要依靠社会力量的自我和超我却不能在一两天完全建立起来，心理行为发育落后于生理发育，生理发育与心理行为发展出现很大的分离。然而，青年人都生活在成熟的社会规范所确定的环境中，这使青年人的行为自然就表现出某种盲目性和冲动性，不太爱深思熟虑，只倾向于考虑有利的条件和结果，而不愿想不利的条件和结果；不愿受各种陈规旧俗的约束，追求自由自在的生活；缺乏判断力，容易上当受骗。虽然行为的盲目性和冲动性有不利的一面，但是也有其有价值的一面。一方面，这种盲目性与冲动性会触动社会的痛觉神经，促进社会变革和社会发展；另一方面，这种行为的盲目性和冲动性还是形成人的社会免疫的重要力量。

（二）封闭性与强烈交往需要的矛盾

大学生自尊心强，思想情感，个人秘密不愿轻易向他人吐露，如果长辈不能正确对待，他们极易造成心理上的闭锁性。这种闭锁性导致他们与父母、长辈和交往熟悉的人之间产生距离，由于感到缺乏可以倾诉衷肠的知心人，于是产生一种难以名状的孤独感。

但同时，由于大学生知识、阅历的增加，新的需要不断涌现，有些需要在原来的生活圈子难以得到满足，因此，他们渴求参加社会活动，关心政治，要求丰富多彩的业余文化生活，渴求与同龄人交往，特别是志趣相投的知心朋友，渴求得到异性的注意等，对未来充满美好的渴望与向往。

这种随生活空间的扩大而出现的强烈的交往需要与封闭性构成了一对难以排解的矛盾。

（三）独立性与对家庭依赖性的矛盾

心理发展使大学生度过了儿童的他律阶段，进入自律阶段。一方面，自认为已经成人的大学生，强烈要求自作主张，竭力摆脱家长的管束，在思想言行各方面都表现出极大的独立性，表现出“心理断乳”愿望，就是心理上割断对父母的依赖关系，并与以往的时代决裂。

然而，另一方面，他们对父母、成人及长辈又存在较多的依赖性。因为青年的阅历还不够丰富，面对陌生或复杂的环境时，往往缺乏信心，难做决断；同时，在经济上大多还要依靠父母，对家庭的依赖作为一种惯性影响仍然存在。青年要摆脱这种影响并非易事，有的大学生甚至选择就业、择偶都要听从父母的意见。

（四）求知欲强与认识能力低的矛盾

青年大学生具有极强的求知欲，抽象思维在这一时期有很大发展。他们对事物的认识与评价不仅限于当前直接接触到的，而且能够进行间接的判断和推理，并有一定的预见性，对新鲜事物特别敏感，厌恶因循守旧，勇于探索创新。这些都有利于知识的增长，但由于其识别能力较低，往往瑕瑜不分，有时甚至会把一些尚未认识清楚的错误东西当作真理来接受，而抽象思维能力较强，也容易使他们脱离实际产生片面性结论。

伴随极强的求知欲，大学生在大学时期独立意识全面发展，他们独立思考能力和判断能力明显提高也迫切需要重新评估自己和周围的外部世界。然而毕竟由于缺乏社会经验，其认识能力一般不稳定，常有如下的表现：

一是对自己估计过高，甚至故意做出危险的事来表现自己，行为带有一定的冲动性和盲目性，情绪波动大。他们高涨时看一切都爱，低沉时消极、委靡，对一切事物都持虚无否定的态度。

二是缺乏分辨能力。青少年热情、勇敢、富于正义感，关键时刻敢于赴汤蹈火，牺牲一切都在所不惜。但做事不爱思前顾后，深思熟虑，对人对事看表面的多，看本质的少，容易被复杂的现象迷惑。对诸如勇敢和强暴、民主和纪律、美与丑、友谊和哥们义气等缺乏辩证统一的认识。

三是思维的暗示易感性强。吸引他们的往往是那些新奇有趣、对感官刺激性强的事物，对其实质反而不感兴趣。有些青少年羡慕西方的生活方式，主要是被外国影视上那光怪陆离的花花世界、刺耳的音乐和狂跳乱舞所吸引。银幕上那些横行无忌、杀人如麻的盗贼有时反被个别青年当作英雄来模仿和推崇。

认识和评价能力的不足，使青少年容易上当受骗。一些不良行为如吸烟、吸毒、酗酒、暴力和性犯罪等，均与此有一定的关系。而不良的生活和社会环境则常是其滋生、蔓延的适宜土壤。

因此这一矛盾在青年心理发展的过程中表现得尤为突出，必须正视这一问题，给予适当引导。

（五）情感与理智的矛盾

情绪、情感和需要是紧密相连的，大学生对外界事物了解的强烈需要会引起强烈的情绪反应。他们情感丰富，情绪不够稳定，往往容易感情用事，总以自己的情感体验去衡量别人，对自己认为受到不合理待遇的人富有同情心，易被某种宣传影响而诱发激情，并由于认知、判断能力的下降，会发生一些有害的盲动和冲动行为。虽然他们也懂得一些世故道理，但不善于处理情感与理智之间的关系，常常不能坚持正确的认识和理智的控制而成为情感的俘虏，事后却往往为此追悔莫及、苦恼不已。

（六）理想与现实的矛盾

青年大学生多朝气蓬勃，富于幻想，胸怀远大的理想与信念，对未来充满美好的向往。然而，他们往往又是急躁的理想主义者，他们对现实生活中可能遇到的困难和阻力估计不足，以致在升学、就业、恋爱等问题上遭受挫折，或一旦困惑于现实生活中某些不正之风，又容易引起激烈的情绪波动，出现沉重的挫折感，有的甚至悲观失望，严重的陷入绝望境地而不能自拔。

（七）性意识的发展与道德规范的矛盾

到了青年时期，特别是青春期，个体的身体发育接近成人，促使性意识的觉醒，产生了对异性的爱慕，于是男女交往，恋爱，婚姻等问题自然出现。

性意识的觉醒必然导致性欲的产生，引发性冲动。这些欲念和冲动如果无法满足必然带来大量与性有关的行为问题。这个时期的男女交往有一个特点，就是极其敏感、容易冲动，常表现为激情。而他们此时思想尚未成熟，道德观念不强，意志力薄弱。强大的生理冲击力有时会使他们做出违反道德规范的行为，给身心健康带来严重的不良后果。现代青少年的性成熟年龄明显提前，但由于学习、工作、恋爱和必要的物质准备，使他们从成熟到由结婚而获得性生活之间还需要经历5~15年，大学生正处在这个阶段。个别意志薄弱的同学婚前就发生了性行为。而婚前性生活有很多危害，同时也受法律和传统观念的严格限制，所以更多的大学生经历了漫长的性等待期。长期的性等待如不加以正确的疏导，将带来两种不良行为后果。一种是消极克制和自我约束，常常因此从性紧张、性焦虑逐步发展到性抑制和性冷淡，导致性功能障碍，给以后的家庭生活投下阴影；少数青少年沉溺于自我发泄，造成频繁遗精和手淫行为。第二种情况是不顾法律和道德约束，铤而走险，做出攻击性性行为、淫乱等犯罪性行为。

所以，这个时期应特别注意将科学知识教育与伦理道德教育结合起来，使他们的性意识发展走向健康的道路。

（刘克俭　杜文东　熊光练）

第二节　大学生行为医学特点

一、与学习有关的行为问题

（一）考试焦虑

作为大学生来讲，最主要的任务仍是学习，考试是学习不可缺少的重要组成部分。有的同学就表现为考试焦虑，严重影响了大学生的身心健康。

考试焦虑是焦虑的一种情况，它是指在一定的应试情境激发下，受个体认知评价能力、人格倾向与其他身心因素所制约，以担忧为基本特征，以防御或逃避为行为方式，通过不同程度的情绪性反应所表现出来的一种心理状态。

与一般性焦虑相比，考试焦虑有以下特点：

（1）考试焦虑是由应试情境引起的，它比一般性焦虑的威胁成分要简单得多。

（2）考试焦虑的持续时间较短。因为其威胁来自考试情境，它一般随应考时间的长短而变化，且随着考试的结束，这种焦虑也就逐渐消除了。而一般性焦虑则在较长时间内始终表现出焦虑的症状。

(3) 考试焦虑不是一种人格特性,而是一种特定情境(考试情境)下的状态反应。它只在某些人中,在某种程度上,受个体人格倾向的制约与影响。与之不同的是,一般性焦虑则反映了个体人格上的一种稳定的倾向。

考试焦虑对考试的影响受多方面因素的制约,如学习者原有焦虑水平的差异、材料难易程度以及学习者本身的能力水平等。需要明确的是,适度的焦虑有利于考试。一般来讲,考试过程中有适度的焦虑的激励作用,使其较好发挥自己的水平,获得较为满意的成绩。

高度的焦虑只有同高度的能力相结合才能促进学习;而高度的焦虑同低能力或一般能力相结合则往往会抑制学习。因此,就大多数人而言,应当把焦虑控制在中等程度。

适度的考试焦虑有利于水平的发挥,但过度的考试焦虑则对学习有着极大的危害,甚至对人的身心健康造成潜在威胁。一方面,过度的考试焦虑危害人的认知过程,是阻抑个体认知活动的消极情绪反应:过度考试焦虑易分散和阻断注意过程、干扰回忆过程;过度考试焦虑对思维过程有瓦解作用,会使考生的思维陷入混乱甚至停滞,同样不利于考生水平的正常发挥;另一方面,过度考试焦虑还会危及大学生的身心健康,甚至在考后仍继续危害考生的心理,使他们终日处于烦恼不安之中。为自己的考试成绩担忧,时时感到胆怯自卑。考试焦虑所伴随的生理反应会导致有害于机体健康的变化,例如会使学生神经衰弱,胃肠功能紊乱等。另外考试焦虑所引起的生理变化,对机体的天然防御机制有破坏作用,使人对疾病的抵抗力降低。

总之,长期的、过度的考试焦虑既不利于大学生在考试中的正常发挥,又会危及其身心健康,是应该尽可能避免的。

(二) 厌学行为

有的大学生入学时由于对专业和学校的不理解,有的是遵循父母的意见和安排来到了学校,学习了自己并不十分喜欢的专业,因此对专业学习没有动力,产生厌学的情绪。由于学习成绩不好,其又产生对自己价值的负面认识。他们为了回避对自己所处地位的不满情绪和矛盾,多以追求其他东西来逃避现实,甚至有的同学逃课,有的同学用吸烟、饮酒和谈恋爱来麻痹自己的神经。这是大学校园里的流行病,这些同学可以认为是未完成自我同一性的学生。

(三) 考试作弊行为

考试作弊行为在高校屡有存在,作弊的形式也趋于多样化,由此带来的负面影响不可估量。其实,不管外界反应如何,有没有发现,作弊对个人都是有害无益。如果侥幸逃脱,没被发现,以后就会放松学习,采取平时混、考试时作弊的方式打发大学的光阴,然后头脑空空地走进社会。这种看不见的危害更大,因为现代社会是一个竞争激烈的商品经济社会,没有真才实学的人在其中是站不住脚的。更可怕的是,如果以这种平时不努力,关键时刻投机取巧的态度去对待人生,那么很可能栽更大的跟斗。相反如果作弊被发现,轻者背个处分,在处分的阴影下艰难地度过剩下的大学生活;重者勒令退学,断送大好的前程。

明知作弊为校纪所不容,作弊有害无益,却仍然有人不断甘愿去冒这个险。因此,过去教育者常把考试作弊作为品质问题处理。但这种处罚并没有杜绝或减少作弊现象。事实证明,将考试作弊一概而论为品质问题是不科学的,这其中更多的是个性偏差和心理行为问题。正确分析作弊行为的心理动因,对全面认识考试作弊的原因和对这类大学生进行教育都是十分有益的。

1. 侥幸心理是作弊者主要的动因之一 所谓侥幸心理,就是指一个人在对做成某件事没有把握时,希望凭借运气来做成功的心态。作弊者也是如此,作弊能不能逃过监考老师的眼睛,他们心中并没有十分肯定的把握。但是他们又不想错过这个投机取巧的机会,所以只能去碰运气。其实作弊者心里仍然是害怕的,因为他们明白,这是在冒险。一旦被发现,会有严重的后果。从这个意义上说,他们考试时承受了比一般人多得多的心理压力,这无疑也影响个人水平的发挥,影响考试成绩。

2. 不平衡心理作怪 在大学生活中,确实存在这样一种现象,一些人认认真真学习,可是由于种种原因,考试成绩并不理想,甚至不及格;而另外一些人,平时不好好学,却因为作弊有高招而屡屡顺利过关,甚至成绩优良,评优也有份。这种现象很容易让前者产生不平衡心理。为什么规规矩矩学习,偏偏没好结果,投机取巧者反而春风得意?这使我们从小接受的教育信条受到冲击。我们被教育说:一份耕耘一份收获;学习、工作乃至做人应该踏踏实实,规规矩矩。虽然学习不是为了考试,但考试成绩毕竟能反映一个人掌握知识、技能的程度；尤其是在当今这个学历社会里，文凭在学生的就业过程中起着重要的作用，考试不及格尤其是多科考试不及格，很可能拿不到文凭。正是因为考试成绩事关重大，才叫人难以心理平衡。这种不平衡心理如果一味向消极方向发展，难免会产生不作弊吃亏的想法，与其如此吃亏，不如随波逐流作弊。

3. 纪律观点淡漠，掉以轻心 有一种想法在某些大学生中颇有市场，即：把所学课程分为重要与不重要的两类，对于自己认为重要的课，则认认真真学，规规矩矩考；对于自己认为不重要的课呢，则马马虎虎，能糊就糊，实在不行就作一回弊。反正大家都觉得不重要，监考老师也会网开一面。事后作弊者受到惩罚感到很后悔、很内疚；太麻痹大意、掉以轻心了，没把考试纪律放在心上。在考试纪律面前，人人平等，谁违背它，谁就会受到制裁。

侥幸心理、不平衡心理、纪律观点淡漠固然是作弊的具体心理原因，但如果往深层次探究，恐怕与厌学心理有关，不想学但又不想失去一纸文凭，所以只好在考试这一关上动歪脑筋。厌学心理的产生，一是因为缺乏内在的学习兴趣和足够的学习动力，他们只是为应付考试、应付父母而学；二是受脑体倒挂、投机致富的社会现象的消极影响，认为学习再好也不一定能找到一份理想的工作，太老实、太规矩总是要吃亏；第三个原因是急功近利的心态，有时间学那些不实际的东西，还不如做些实际的事情：如英语过级，计算机过级；参加各种社团，锻炼能力；或打工积累社会经验等。

杜绝考试作弊行为的发生，既要靠学校加强管理和校纪教育，也要靠学生个人调整对学习、考试的认识，真正自觉自愿地遵守考场纪律。服从学校规定，遵守考场纪律并不太难，难的是自觉自愿地去遵守，尤其是监考老师不在场的时候。要做到这一点；首先要调整对学习、考试的认识。大学生的主要任务就是学知识、学技能，没有掌握能立足社会、服务于社会的真才实学，那就不是一个称职的大学生。

人与人之间的言行是相互影响的，俗话说："近朱者赤，近墨者黑。"交友要慎重。如果朋友中常有人作弊，在他们的熏陶下，总有一天也会觉得作弊无所谓。再有一天，在他们的怂恿下，你也会加入作弊者的行列，或者他们考试时向你求助，你碍于情面不得不帮，成为一个被动作弊者。

笔记栏

考试时不要给自己制造作弊条件。有些人对作弊，是既想做又不敢，犹犹豫豫拿不定主意，因此他们总是把要带的纸条揣在口袋里，早点到考场挑个不引人注意的地方坐下；不管怎样先为作弊创造条件，然后再根据具体情况作进一步打算。如果监考老师监视比较严，周围的人都很守考场纪律；或者考试题目不像估计的那样难，也许就会放弃作弊的念头。相反，如果老师巡视不是很严，周围的人有"小动作"，或考试题目较难，有可能就会冒险作弊一次。对于这类人应安排他们考试时尽量往前排或中间坐，前后左右和他人隔开距离。要求他们口袋里不藏答案纸条等，不给自己制造作弊的条件，是有效防止作弊的方法之一。如果作弊条件不佳，很可能被发现，当事人也会迫于无奈而放弃作弊。这类人往往是经不起考验的，只能先要求他们不要给自己制造作弊的条件。当然，要从根本上不给作弊制造机会，除思想教育外还是要端正学习态度，认真、投入、踏踏实实地学习，做好充分的复习准备。

（四）学业与工作的冲突

近年来，校园里兴起了打工的热潮，不只是一些家庭经济困难的学生以此缓解家庭经济负担，一些家庭比较富裕的学生，为了适应社会也做起了兼职工作。快毕业的时候，有的同学几乎在校园里见不到人影。尤其是一些热门专业的学生，更是有着可观的收入。但过多地参与兼职工作无疑会影响到学生的学业。有的同学为此产生了激烈的心理冲突，以致无所适从。因此教育工作者应指导大学生正确处理学业与工作的关系，在完成学业的基础上进行适量工作，培养自己的实践能力。

二、与社会交往有关的行为问题

（一）入学适应问题

由于大学里学习任务重，于是明里暗里的竞争绷紧了每个人的神经。但是，机会并不给予每个人。所以，嫉妒、不公平感就造成更多人际关系的紧张。另外生活方式、习惯的不同也是大学生人际适应的一个障碍，其中最严重的有南北方的差异：南方人谨慎、细心，北方人直率、坦诚；南方人含蓄，北方人外露，南方人吃辣，喜食米饭，北方人口味重、喜面食等等。对于每个人来讲，生活习惯也是千差万别的：有的人外向，整天说个不停，有的人内向，少言寡语；有的人早起早睡，有的人早上不起晚上不睡；有的人独善其身，有的人广交朋友。这样一来,晚上看书的人影响早睡的人休息,爱卧谈的干扰不善言辞的人,爱静的人被朋友多的人吵得烦躁。而每个人的生活习惯又一时难以改变。所以,有相当一部分人因生活习惯相差太多而要求调整宿舍等。严重者导致神经衰弱、抑郁症。有的甚至休学、退学。

差异是客观存在的,每个大学新生都必须面对它,接受它。对待新的环境要以一种积极的态度去适应。首先要承认的是各人有各人的生活习惯和价值体系,如果与别人生活在一起,你就得连同他的生活方式一起接受。但如果别人的生活方式有碍于你的生活,如夜里看电视影响你休息,随便动你的东西等,那么你就不能听之任之,除非你很高兴他的行为。这时你就需要委婉地提出意见,并适当地进行自我调整,如调整作息时间、调整宿舍等。

有的同学处处忍让。这种人一味迁就别人,别人对的他接受,别人不对的他也接受;有了意见也不肯提,怕别人"报复"自己。看起来这种人与世无争,与人为善,其实内心里多有压抑。如果缺少知心朋友、倾诉对象,这种人则容易出现抑郁症的症状:少语、退缩,或者出现少数极端不理智的行为,如伤害他人、自杀等。另一种人是过分维护自己,对别人缺少宽容,以自我为中心,举止不考虑别人的利益。这种人在群体中不容易被接纳,常常不受人欢迎,是群体孤立的对象。

适应人际环境也包括与校园外的人建立良好的关系。我们的国家地域辽阔。各地方的风土民情相差较大。离开家乡到异地求学,意味着踏入一个不同的社会环境,怎样坐车、怎样问路、怎样买东西、怎样讨价还价都得一点点熟悉,否则,时时刻刻总有一种异乡人的感觉,这种感觉影响一个人在新的环境中自如地生活。

入学适应问题是一个重要的、每一个大学生都必须经历的过程,如果不能很好地渡过,则会产生适应性障碍。表现为对前途悲观失望、焦虑、失眠,甚至逃避现实。

(二)社交恐惧行为

许多大学生都不同程度地存在这方面的问题。其主要表现为害怕见生人。尤其是人多的场合或有异性在场的情况下,更会显得紧张、焦虑,表现为出汗、脸红、发抖、说不出话,或说话僵硬、断断续续。由于人际交往是一种互动关系,所以这种表现往往使气氛变凝滞、沉闷,使对方也变得不安起来,形成令人尴尬的场面。一些学生由于一两次偶然的失误,就变得敏感起来。每到社交场合,心中就会升出一缕恐惧之情,害怕自己再次"丢丑",让人耻笑。可越是这样想,事情偏偏越容易发生,怕什么,来什么,于是形成恶性循环。例如,有一位女学生在图书馆学习时,无意识地抬头看了看一个男生,恰巧这时那位男同学抬起头来,两人目光相遇,女同学突然感到自己的脸发热,心想一定是脸红了。这么一想,顿觉脸烧得更厉害了,她觉得许多人都看到了她的窘态。这一经历使她不敢再去图书馆看书,甚至有意识地回避男生的目光。这个事例说明,社交恐惧症对人的正常生活有很大的影响,对大学生的身心伤害更大。克服此症的有效方法是系统脱敏疗法。其步骤是,首先学会身体放松,然后在脑中逼真地再现那些引起自己恐惧的社交场合,最好由轻到重地进行。每当恐惧来临时,就让自己放松;然后再想、再放松,如此循环,直到恐惧消失。另一种有效方法是满灌法:逼着自己去面对社交场合,害怕什么就专做什么,直到有了成功的体验为止。总之,面对社交恐惧不逃避,努力正视它,就一定会最终征服它。

三、与恋爱和性有关的行为问题

(一)婚前性行为

在大学生中婚前性行为并不少见。恋爱发展到一定阶段或者其他原因都可能导致青年的性行为。有些人的性行为甚至只是借以反抗父母和社会规范。

性行为本身不会带来心理紧张失调。它的主要问题在于,当事者要承担性行为引起的严重社会后果。未婚堕胎就是其中之一。由于没有性经验和心理没有成熟到老练地处理性事务,大学生的避孕经常不成功。我国的性教育也不包括避孕知识。这就造成未婚流产的现象增多。影响学生的身体健康和以后的性生活(流产过多对怀孕有危害)。怀孕也使男女双方心理紧张,担心别人发现,担心被校方开除等,对心理健康极为不利。另一个后果是有些人因为性关系的发生而与并不适合的异性厮守。我国的性观念是女性应嫁给使其失去童贞的人。这会造成大量悲剧性婚姻。

减少婚前性行为的主要办法是通过事实告诉青年性行为必须承担严重的社会心理后果。禁止的效果未必好,有时反而引起逆反心理。从行为卫生的角度考虑,承认婚前性行为的普遍存在是必要的。对于发生性行为的大学生应该给予适当心理指导，减低其心理失调程度。不过因为多数大学明文规定开除有性行为的学生，致使一些学生不敢公开去寻求帮助。由此可见在性教育中加入婚前伦理、避孕、堕胎、性行为发生后的处理方法和心理调适等知识是必要的。

（二）手淫行为

现代文明对于手淫曾有过许多错误认识：有的把它当成与同性恋相似的性倒错；有的认为手淫会使身体受损而导致疾病；有的认为手淫会严重影响婚后性行为。今天医学家和心理学家告诉人们，上面的认识都是错误的，手淫是处于性饥饿状态的青年人员普通的性发泄方式。

在大学校园中所作的调查表明，到了大学高年级，95%的男生有过一次或多次手淫经验，女生的比例也高于60%。事实证明，手淫不会导致生理上的适应不良，也不会引起心理危机。只要对青年给予适当的性教育，引导其正确地认识和看待性冲动，让他们了解到手淫的普遍性和原因，手淫就不会构成健康的危害。

手淫的主要心理障碍来自错误的性认识。有手淫行为的青年感到羞耻、自责和罪恶深重，他们觉得自己犯下了很不道德的错误，会受到社会的批评嘲讽。负罪感还容易引起一种类似被害妄想的心理，总觉得周围的人看着自己的目光有些不对，好像已经看穿了自己的不道德行为。种种因素的累积使当事人产生严重的焦虑压抑感，甚至导致自杀。还有一些青年认为手淫会导致阳痿，影响以后正常的性生活。这种担心过度有时会真的造成心因性阳痿。

偶尔手淫是正常无害的。但手淫过度会引起性欲增强，性冲动加快加重，反而达不到原来的释放目的。消除手淫的办法是用别的方式代替它发泄性冲动，如正常异性交往、体育活动，培养良好的生活习惯等。正常的性教育对消除手淫也有效。许多因手淫造成过度心理紧张的大学生都接触过一些性知识的书籍。他们知道手淫并无多大害处。但从小受社会舆论和道德的熏陶使他们不能完全相信书籍。社会对手淫的谴责不会因一两本书而解决，手淫者还会体验到心理紧张焦虑。这时求助于心理咨询是一个好办法。心理咨询用医生的权威代替社会的权威，会使青年大学生的心理紧张得以平息。

笔记栏

四、特殊行为问题

（一）自杀行为

自杀行为在人群中的发生有两个高峰，一个是老年期，另一个就是青年期。国内外研究表明，近几十年来青年自杀率及占全部死亡的比例均有逐步上升趋势，因此，自杀行为引起了行为医学界和整个社会的高度重视。而大学生作为高层次的人才，其自杀行为将会给社会和家庭带来更巨大的损失。

大学生自杀的原因是多方面的，原因之一是其社会角色和社会价值的贬值。这个社会毕竟还是成年人的社会，社会对青年大学生的定位是“未来的主人”，这样一来，就迫使他们向前看，因而他们十分重视学业前途和就业前途，而且大学生对外界和自身的认识能力不足，稍遇挫折和不顺，便感到前途渺茫、空虚无聊、焦虑彷徨，当这些消极行为无法解脱时，很容易想到以死来一切问题的解脱，或者以死来唤起社会对其价值的重视。另外，大学生在恋爱和社会交往过程中也会遇到一些挫折，大学生往往想通过恋爱和社会交往得到心灵的慰藉，并显示自己的价值，如遭到失恋或朋友的背弃，他们很容易对自己的价值给予全面的否定，且又碍于面子不愿别人诉说，因此会为这方面的原因产生轻生念头并付之行动。大学生自杀还有一些其他方面的因素，如与父母和家人的冲突，各种社会差别等。另外各种精神疾病如抑郁症、精神分裂症等也是自杀的危险因素。

青年大学生自杀比成年人和老年人自杀有更大的逆转性。因为青年人的自杀多为一种冲动性的决定，大多数是一种非理智性的自杀。其自杀的主观原因在于他们自我生命价值观与社会价值观的不成熟，缺乏深思熟虑，凭一时冲动和感情用事，随便做出轻生决定，而不少被挽救回来的自杀者都追悔莫及。因此，青年大学生要注意自我价值观的培养，要想到一个人发展时间的长短与未来成就达到的极值是成比例的，青年时期行为的可塑性最大，因而青年的出路也最多。人死了，未必问题就能得到解决，只有活着才能去奋斗，只有奋斗才能解决问题。

（二）成瘾行为

1. 吸烟 许多大学生都是因为好奇才开始吸烟行为的，因为其受暗示性强，爱好猎奇，处处喜欢把自己装扮成成年人;同时很多大学生也借吸烟作为争取伙伴集团认同的手段。另外有的同学是借烟提神。每到考试时,校园里就出现了“挑灯夜战”一族。为了提神,他们常常借助香烟的作用。大学生吸烟的另一重要因素是烦闷和无聊。大学生课余时间较多,大部分同学能够利用课余时间读书学习,但是有部分同学对学习厌烦,或遇到一些挫折后旺盛的精力无处发泄,他们只得“借烟烧愁”。另外,受影视作品等的影响一些大学生很快学会了以这样的方式来显示自己的“风度”。而一旦吸烟成瘾就会产生躯体和心理依赖,而很难戒断。

2. 酗酒 大学生的酗酒和吸烟行为在动机、影响和危害性方面颇相似。不过就我国而言,其发生率尚明显低于吸烟,在人群易感性方面也略有差别。前者(吸烟者)性格偏于内倾、敏感、情绪波动大;后者(酗酒者)多数豪放、不拘小节和外倾。大量饮酒后的主要行为表现有兴奋、多语、躁动、定向障碍、爱寻衅闹事和破坏公物等。与此同时,其学习和记忆能力减退,成绩大幅度地下降。由于青年神经系统尚在发育中,酒精中毒阈值低,所以即便饮酒量不大,而引发的车祸、溺水、触电、自杀和他杀等意外事故的可能性仍很高。

大学生饮酒既具有成年人把饮酒作为社交和发泄精神郁闷的手段的特征,又具有青少年的由于强烈的好奇心、交友欲望、显示成人气派或模仿等动因。由于其行为比成人具有更大的可塑性,因此通过行为干预而改变这一不良行为的可能性和可逆性比成人更大。

当然,大多数饮酒的大学生没有达到酒精依赖的程度,但也有少数同学饮酒量大,频度高,戒断时会产生戒断症状,这就形成了酒精依赖。其包括躯体和精神依赖。除了吸烟和饮酒外,大学生中还可见到毒品、催眠药等药物成瘾,但不具有代表性,在这里就不过多介绍了。

3. 网络依赖 近年来,随着网络的普及,除了物质成瘾外,在大学生中出现了网络成瘾行为。有部分厌学或是情感等方面受到挫折的同学,为了逃避现实社会躲避到网络中寻找精神的慰藉。他们旷课、逃学,在网吧虚度了大好的青春,甚至不分昼夜地在网上。这不仅严重影响了他们的身心健康,而且还会产生一些副作用:比如结识一些网上的损友,也可能被别人利用,甚至发生一些意外事件。

网络依赖就像其他物质依赖一样难以戒断,也和其他物质依赖一样是精神空虚的副产品。网络本来是现代资讯工具,在各方面有着广泛的用途,大学生不应把它当作虚度青春的理由,应正确利用网络为学习、科研等领域服务,让网络为我所用。

(三)精神异常行为

就像人生的各阶段一样,大学阶段也有一部分同学由于各种原因会诱发各种精神疾病,如抑郁症、躁狂症、精神分裂症、各种神经症、各种人格障碍等。其主要行为表现为:性格改变、行为日益懒散和脱离现实,行为不被别人理解,情绪的高涨或低落,伴幻觉和妄想等。如发现上述行为表现,应及时与心理医生取得联系,不要因为难堪或不好意思而“忍着”,否则后果不堪设想。

还有一些精神异常行为不易被识别。如有人表现为不可遏止的偷窃冲动和行为,其并非是由于家庭经济困难,而是患者希望体验偷窃后的快感;有人表现为反复拔掉自己的毛发,而导致毛发缺失;有的还表现为其他一些违法犯罪行为如故意纵火、暴发性攻击性冲动等。这些都是异常行为,应归为冲动控制障碍一类。

(四)意外行为

大学生处于青年期,而青年期又是意外事故发生的高峰阶段。其意外的发生不是因为他们体力、脑力、判断力、应变力不足,而是在于他们自认为能力太足而实际上又缺乏经验造成的。大学生正处在对外界充满好奇,精力充沛的时期,但同时对自己的能力又缺乏实际的认识,所以他们有时会做出一些冒险行为:如不遵守交通规则、结伴出游、探险、结交损友等。这些无疑都会增加大学生发生意外的可能性。

需要指出的是,意外事故一旦发生,其危害是难以估量的。大学生是国家未来的栋梁之材,因此我们应积极采取应对措施减少这类行为的发生。

(张志群　刘克俭　王明旭)

思　考　题

1. 大学生行为发展有何特点?
2. 行为发展中大学生存在的矛盾是什么?
3. 大学生常见的行为问题有哪些?
4. 大学生有哪些特殊的行为问题?

参考文献

陈力. 2007. 医学行为学. 北京:人民卫生出版社
傅华. 2004. 预防医学. 北京:人民卫生出版社
傅文青. 2007. 人格心理学. 北京:人民卫生出版社
龚幼龙,严非. 2004. 社会医学. 上海:复旦大学出版社
顾瑜琦,刘克俭. 2004. 健康心理学. 北京:北京科学技术出版社
郭秀艳. 2007. 实验心理学. 北京:人民卫生出版社
胡佩诚. 2006. 心理治疗. 北京:中国医药科技出版社
姜乾金. 2006. 医学心理学. 北京:人民卫生出版社
静进. 2005. 神经心理学. 北京:中国医药科技出版社
刘克俭,顾瑜琦. 2003. 行为医学. 北京:科学出版社
刘小红,李兴民. 2003. 儿童心理学. 南昌:21 世纪出版社
沈渔邨. 2005. 精神病学. 北京:人民卫生出版社
孙时进. 2003. 社会心理学. 上海:复旦大学心理学
孙颖. 2007. 老年心理学. 北京:经济管理出版社
王建平. 2005. 变态心理学. 北京:高等教育出版社
王明旭. 2008. 行为医学. 北京:北京大学医学出版社
王晓萍,汤世明. 2008. 不良行为与心理疾病. 北京:人民卫生出版社
王增珍,张述林. 2004. 社会行为医学. 北京:科学出版社
徐斌,王效道,刘士林. 2000. 心身医学. 北京:中国科学技术出版社
杨明权,韩景卫. 2003. 行为科学. 西安:陕西人民出版社
郑延平. 2003. 生物反馈的临床实践. 北京:高等教育出版社
Aavilable N. 2007. Behavioral Medicine. New York:McGaw-Hill
Barbara F. 2003. Behavioral Science in Medicine,Baltimore Lippincott Williams & Wilkins
Barbara F. 2004. Behavioral Science Board Review Series.Baltimore Lippincott Williams & Wilkins
David SK,Andrew SB. 1998. Technology and Methods in Behavioral Medicine.London:Psychology Press
Emma C,Glenn W,Helen C. 2007. Cognitive Behavioral Therapy for Eating Disorders: A Comprehensive Treatment Guide.Cambridge:Cambridge University Press
Frederick G,Larry W. 2006. Statistics for the Behavioral Sciences(with InfoTrack),7th Ed.Florence:Wadsworth Publishing/Thomson
Gravetter FJ. 2005. 行为科学研究方法. 西安:陕西师范大学出版社
Jon W. 2000. Psychosocial Genetic Counseling.Oxford:Oxford University Press
Kaplan RM. 2005. 心理测验. 西安:陕西师范大学出版社
Mitchell DF,John F. 2008. Christensen. Behavioral Medicine in Primary Care: A Practical Guide(Paperback).New York:McGraw-Hill Medical
Norman A. 2004. Encyclopedia of Health and Behavior.California:Sage Publications,Inc
Steven S. 2000. Handbook of Program Development for Health Behavior Research and Practice,USC School of Medicine.Los Angeles:Sage Publications,Inc

行为医学及其相关网址

奥地利睡眠研究会	http://www. ping. at
保健网	http://www. health. zaobao. com
波恩大学临床心理学	http://www. psychologie. uni-bonn. de
博大医学网	http://www. bodam. 51. net
大众心理学	http://www. daoyi. com
多导睡眠图技师协会	http://www. aptweb. org
发作性睡病美国青年	http://www. hep. umn. edu
法医心理学与精神病学	http://www. public. usit. net
肥胖症	http://www. shmu. edu. cn
佛罗里达睡眠专家协会	http://www. floridayellowpages. com
个人健康复原计算机系统	http://www. lifesignusa. com
公共卫生网	http://www. ncbi. nlm. nih. gov
公众健康信息服务网	http://www. health. online. sh. cn
公众宽带医学网	http://www. netdoctor. com
光疗和生物节律协会	http://www. websciences. org
国际心理分析杂志	http://www. ijpa. org
国立医学图书馆	http://www. nlm. nih. gov
国医健康论坛	http://www. bbs. guoyicn. cm
哈佛在线健康医学	http://www. harvardhealthpubs. org
荷兰睡眠-觉醒研究会	http://www. socsci. kun. nl
护理健康保健资源	http://www. shef. ac. uk
家庭健康网	http://www. sunstonechina. com
家庭医生	http://www. familydoctor. com. cn
减压训练	http://www. xinqiao. net
健康 A 到 Z	http://www. healthatoz. com
健康保护技术标准计划	http://www. fwl. org
健康传播网	http://www. health-spread. com
健康促进者之家	http://www. jkcj. 51. net
健康分级	http://www. healthgrades. com
健康门	http://www. healthgate. com
健康搜寻	http://www. medsurf. com
健康网论坛	http://www. healthbbs. net
健康小百科	http://www. health. gov. tw
健康心理学	http://www. apa. org
健康信息网络	http://www. heatinfo. org
健康医学天地	http://www. akang. myrice. com
健康饮食	http://www. medboo. com
健康与健康问题	http://www. heath. thelinks. com
健康指南	http://www. iquest. net
健康资讯网	http://www. tmn. com. tw
精神病学医学教育站点	http://www. drmax. com
精神病学站点	http://www. appi. org
精神健康	http://www. mentahealth. com
精神卫生	http://www. jswefw. net
精神卫生信息网	http://www. 21jk. com
精神医学指南	http://www. shakey. net
康复医学	http://www. dyhp. com. cn

康易网	http://www. 511511. com
临床多导睡眠图学校	http://www. synapsemedia. com
美国国立睡眠医学学院	http://www. sleepmedicine. org
美国基金会生物节律中心	http://www. virginia. edu
美国健康网络	http://www. ahn. com
美国睡眠呼吸暂停协会	http://www. nicom. com
美国睡眠基金会	http://www. sleepfoundation. org
美国睡眠紊乱协会	http://www. asda. org
美国心理分析协会杂志	http://www. apsa. org
梦境世界	http://www. laladream. de
脑与医学	http://www. netdoctor. y365. com
欧洲睡眠研究会	http://www. esrs. org
人民健康网	http://www. wsjk. com. cn
三部六病医学网	http://www. sblb. net
身心	http://www. queendom. com
生活健康	http://www. healthy-living. com
生活科学与医学指南	http://www. sciencekomm. at
生理心理学	http://www. ananda-yoga. org
生死学会	http://www. csld. org. tw
生物节律研究会	http://www. srbr. org
生物节律中心	http://www. cbt. virginia. edu
世界卫生	http://www. warwick. ac. uk
世界卫生专业网	http://www. healthnet. org
世界卫生组织	http://www. who. ch
世界医学杂志	http://www. ijm. com. cn
世图医学读者俱乐部	http://www. wmcrxian. com
睡眠网	http://www. sleepnet. com
睡眠紊乱中心	http://www. geocities. com
睡眠研究会	http://bisleep. medsch. ucla. edu
睡眠医学学院	http://www. sleepnet. com
台湾医师网	http://www. doctor. com. tw
疼痛与健康	http://www. ttok. 51. net
同康心理世界	http://www. tongkang. net
团体治疗行为	http://www. thebody. com
网路医学苑	http://www. fda. tmc. edu. tw
网络心理服务	http://www. netpsych. com
网络医学	http://www. netease. com
网上医学博览会	http://www. worlddr. net
卫生世界在线	http://www. healthy. net
吸烟与健康	http://www. ash. org
现代精神分析研究中心	http://www. cmps. edu
心理分析连接	http://www. psychoanalysis. net
心 理 健 康 快 车	http://www. shanghai-window. com
心理热线	http://www. zgxl. net
心理实验协会	http://www. psychobiography. com
心理世界	http://www. tongkang. net

心理卫生协会	http://www.camh.org.cn	医学网路资源	http://www.health.nsysu.edu.tw
心理学	http://www.psychology.com	医学文献网站	http://www.webmedlit.com
心理学进取之路	http://www.psychapeo.com	医学心恒网	http://www.medxin.6to23.com
心理学世纪论坛	http://www.xlxcn.com	医学心理学	http://www.medline.com.cn
新健康	http://www.newhealth.com.cn	医学信息时空	http://www.medinfo.myrice.com
新健康网络	http://www.newhealth.com.cn	医学信息网	http://www.clinet.com.cn
行为分析	http://www.coedu.usf.edu	医学信息资源检索	http://www.flower.imicams.ac.cn
行为医学网	http://www.xwyx..cn	医学与哲学	http://www.yizhe.net
行为治疗	http://www.centerforaids.org	医学咨询网	http://www.mediconsult.com
行为治疗在线	http://www.behavior.net	医药信息	http://www.cpi.ac.cn
性安全教育	http://www.safersex.org	抑郁症	http://www.duke.edu
性健康	http://www.sexhealth.org	意大利睡眠医学会	http://www.sonnonet.it
压力与健康	http://www.season.ouqd.edu.cn	饮酒与健康	http://www.zh99.com
亚健康研究网	http://www.subhealth.net	营养指南	http://www.yfbj.com
亚特兰大睡眠医学	http://www.nshsleep.com	预防保健网	http://www.bicde.org
医疗与健康	http://www.bj.cninfo.net	预防医学工作者	http://www.health.longcity.net
医星医学网	http://www.unilab.com.cn	预防在线	http://www.prev.com
医学捌号楼	http://www.med81h.com	照顾生命	http://www.med.mc.ntu.edu.tw
医学博览	http://www.medscape.com	中国神经内科网	http://www.chinaneuro.com
医学导航网	http://www.medguider.51.net	中国心理分析在线	http://www.shenhy.3322.net
医学护理	http://www.huliw.com/gdlj.htm	中国心理咨询网	http://www.xlzx.com
医学教授网	http://www.med.professor.com.cn	中国医学会议网	http://www.ok120.com
医学教育联盟	http://www.sund.ku.dk	中国医学金网	http://www.china-med.com
医学经典	http://www.120idea.com	中国医学信息网	http://www.imicams.ac.cn
医学空间	http://www.medcyber.com	中国医学学术网	http://www.cma.medchina.net
医学生活网	http://www.medlife.myrice.com	中国医药卫生网	http://www.cmi.com.cn
医学天地	http://www.yari.myrice.com	中华医学专业网	http://www.med618.com.cn

附　录

附录 1

艾森克个性问卷(成年)
EPQ(Adult)

指导语:在这张问卷上印有 1~88 共 88 个问题,在问卷的右边印有 1~88 共 88 对“是”和“否”。请你依次回答这些问题,回答不要写字,只将答卷上的“是”或“否”圈一个圈,这些问题要求你按自己的实际情况回答,不要去猜测怎样才能是正确的回答。因为这里不存在正确或错误的问题,也没有捉弄人的问题,将问题的意思看懂了就快点回答,不要花很多时间去想。

1. 你是否有许多不同的业余爱好? ………… 是　否
2. 你是否在做任何事情以前都要停下来仔细思考? ………… 是　否
3. 你的心境是否常有起伏? ………… 是　否
4. 你曾有过明知是别人的功劳而你去接受奖励的事情吗? ………… 是　否
5. 你是否健康? ………… 是　否
6. 欠债会使你不安吗? ………… 是　否
7. 你曾无缘无故觉得“真是难受”吗? ………… 是　否
8. 你曾经贪图过份外之物吗? ………… 是　否
9. 你是否在晚上小心翼翼地关好门窗? ………… 是　否
10. 你是否比较活跃? ………… 是　否
11. 你在见到一小孩或一动物受折磨时是否会感到非常难过? ………… 是　否
12. 你是否常常为自己不该作而作了的事、不该说而说了的话而后悔? ………… 是　否
13. 你喜欢跳伞吗? ………… 是　否
14. 你常能在热闹联欢会中尽情地玩吗? ………… 是　否
15. 你易激动吗? ………… 是　否
16. 你曾经将自己的过错推给别人吗? ………… 是　否
17. 你喜欢会见陌生人吗? ………… 是　否
18. 你是否相信保险制度是一种好办法? ………… 是　否
19. 你是一个容易伤感情的人吗? ………… 是　否
20. 你所有的习惯都是好的吗? ………… 是　否
21. 在社交场合你是否总不愿露头角? ………… 是　否
22. 你会服用有奇异或危险作用的药物吗? ………… 是　否
23. 你常有“厌倦”之感吗? ………… 是　否
24. 你曾拿过别人的东西(哪怕是一针一线)吗? ………… 是　否
25. 你是否常爱外出? ………… 是　否
26. 你是否认伤害你所宠爱的人而感到乐趣? ………… 是　否
27. 你常为有罪恶之感所苦恼吗? ………… 是　否
28. 你在谈论中是否有时不懂装懂? ………… 是　否
29. 你是否宁愿去看些书而不愿去多见人? ………… 是　否
30. 你有要伤害你的仇人吗? ………… 是　否
31. 你觉得自己是一个神经过敏的人吗? ………… 是　否
32. 对人有所失礼时你是否经常要表示歉意? ………… 是　否
33. 你有许多朋友吗? ………… 是　否
34. 你是否喜爱讲些有时确能伤害人的笑话? ………… 是　否
35. 你是一个多忧多虑的人吗? ………… 是　否
36. 你在童年是否按照吩咐要做什么便做什么,毫无怨言? ………… 是　否

37. 你认为你是一个乐天派吗？ …… 是 否
38. 你讲究礼貌和整洁吗？ …… 是 否
39. 你是否总在担心会发生可怕的事情？ …… 是 否
40. 你曾损坏或遗失过别人的东西吗？ …… 是 否
41. 交新朋友时一般是你采取主动吗？ …… 是 否
42. 当别人向你诉苦时，你是否容易理解他们的苦衷？ …… 是 否
43. 你认为自己很紧张，如同“拉紧的弦”一样吗？ …… 是 否
44. 在没有废纸篓时，你是否将废纸仍在地板上？ …… 是 否
45. 当你与别人在一起时，你是否言语很少？ …… 是 否
46. 你是否认为结婚制度是过时了，应该废止？ …… 是 否
47. 你是否有时感到自己可怜？ …… 是 否
48. 你是否有时有点自夸？ …… 是 否
49. 你是否很容易将一个沉寂的集会搞得活跃起来？ …… 是 否
50. 你是否讨厌那种小心翼翼地开车的人？ …… 是 否
51. 你为你的健康担忧吗？ …… 是 否
52. 你曾讲过什么人的坏话吗？ …… 是 否
53. 你是否喜欢对朋友讲笑话和有趣的故事？ …… 是 否
54. 你小时曾对父母粗暴无礼吗？ …… 是 否
55. 你是否喜欢与人混在一起？ …… 是 否
56. 你如果知道自己工作有错误，这会使你感到难过吗？ …… 是 否
57. 你患失眠吗？ …… 是 否
58. 你吃饭前必定洗手吗？ …… 是 否
59. 你常无缘无故感到无精打采和疲倦吗？ …… 是 否
60. 和别人玩游戏时，你有过欺骗行为吗？ …… 是 否
61. 你是否喜欢从事一些动作迅速的工作？ …… 是 否
62. 你的母亲是一位善良的妇人吗？ …… 是 否
63. 你是否常常觉得人生非常无味？ …… 是 否
64. 你曾利用过某人为自己取得好处吗？ …… 是 否
65. 你是否常常参加许多活动，超过你的时间所允许？ …… 是 否
66. 是否有几个人总在躲避你？ …… 是 否
67. 你是否为你得容貌而非常烦恼？ …… 是 否
68. 你是否觉得人们为了未来有保障而办理储蓄和保险所花得的钱值得吗？ …… 是 否
69. 你有过不如死了为好的愿望吗？ …… 是 否
70. 如果有把握永远不会被人发现，你会逃税吗？ …… 是 否
71. 你能使一个集会顺利进行吗？ …… 是 否
72. 你能克服自己不对人无礼吗？ …… 是 否
73. 遇到一次难堪的经历以后，你是否在一段长时间内感到很不舒服吗？ …… 是 否
74. 你患有“神经过敏”吗？ …… 是 否
75. 你曾经故意说些什么来伤害别人的感情吗？ …… 是 否
76. 你与别人的友谊是否容易破裂，虽然不是你的过错？ …… 是 否
77. 你常感到孤独吗？ …… 是 否
78. 当人家寻你的差错，找你工作中的缺点时，你是否容易在精神上感到有压力吗？ …… 是 否
79. 你赴约会或上班曾迟过吗？ …… 是 否
80. 你喜欢忙忙碌碌和热热闹闹地过日子吗？ …… 是 否
81. 你愿意别人怕你吗？ …… 是 否
82. 你是否觉得有时浑身是劲，而有时又是懒洋洋的吗？ …… 是 否
83. 你有时把今天应做的事拖到明天去做吗？ …… 是 否
84. 别人认为你是生气勃勃的吗？ …… 是 否
85. 别人是否对你说了许多谎话？ …… 是 否
86. 你是否对某些事物容易冒火？ …… 是 否
87. 当你犯错误时，你是否常常愿意承认它？ …… 是 否
88. 你会为一动物落入圈套被捉拿而感到难过吗？ …… 是 否

附录 2

康乃尔医学调查表
（Cornell Medical Index，CMI）

指导语：为了获得有关您健康方面的详细情况，以利对您的疾病作进一步分析，请您按要求回答下面的问题。对于全部提出的问题用“是”和“不是”并用“O”这个符号圈起来回答。这些问题都十分简单，请您按照自己的真实情况认真填写，不要空下问题不填，希望能得到您的合作。愿您早日恢复健康。谢谢！

A.

1. 看报需要戴眼镜吗？ …… 是，不是
2. 看远处需要戴眼镜吗？ …… 是，不是
3. 眼睛经常发黑吗？ …… 是，不是
4. 经常眨眼或流泪吗？ …… 是，不是
5. 眼睛经常剧烈疼痛吗？ …… 是，不是
6. 眼睛经常模糊吗？ …… 是，不是
7. 眼睛经常发红吗？ …… 是，不是
8. 耳背吗？ …… 是，不是
9. 曾有过严重的中耳炎吗？ …… 是，不是
10. 经常出现耳鸣吗？ …… 是，不是

B.

11. 经常故意咳嗽（净嗓子）吗？ …… 是，不是
12. 嗓子经常发生堵塞感吗？ …… 是，不是
13. 经常打喷嚏吗？ …… 是，不是
14. 鼻子经常不通气吗？ …… 是，不是
15. 经常流鼻涕吗？ …… 是，不是
16. 经常有严重的鼻出血吗？ …… 是，不是
17. 经常引起重感冒吗？ …… 是，不是
18. 经常发生嗓子痛或扁桃体肿大吗？ …… 是，不是
19. 感冒时经常有持续而难以治疗的咳嗽吗？ …… 是，不是
20. 发生感冒时总是睡得很熟吗？ …… 是，不是
21. 一到冬天经常引起感冒，感到讨厌吗？ …… 是，不是
22. 在季节转变时常引起严重的鼻塞和流鼻涕吗？ …… 是，不是
23. 有哮喘吗？ …… 是，不是
24. 经常咳嗽感到难受吗？ …… 是，不是
25. 经常咳痰吗？ …… 是，不是
26. 有过咯血（与咳嗽同时咳出血）吗？ …… 是，不是
27. 经常有严重的出虚汗吗？ …… 是，不是
28. 患过结核以外的胸部慢性疾病吗？ …… 是，不是
29. 有低热吗？ …… 是，不是
30. 曾患过结核病吗？ …… 是，不是
31. 曾与结核病人一起生活过吗？ …… 是，不是

C.

32. 曾有医生说过你有高血压吗？ …… 是，不是
33. 曾有医生说过你有低血压吗？ …… 是，不是
34. 胸和心脏部位有疼痛吗？ …… 是，不是
35. 心跳时经常感到难受吗？ …… 是，不是
36. 经常心律不齐而心悸吗？ …… 是，不是

37. 经常有脉搏不齐吗？ …… 是，不是
38. 经常有呼吸困难吗？ …… 是，不是
39. 比一般人容易发生气喘吗？ …… 是，不是
40. 即便坐着，有时也发生气喘吗？ …… 是，不是
41. 脚经常有严重的肿胀吗？ …… 是，不是
42. 即便夏天手足也发凉吗？ …… 是，不是
43. 经常有脚抽筋吗？ …… 是，不是
44. 曾被医生说过心脏不正常吗？ …… 是，不是
45. 家族中有患心脏病的人吗？ …… 是，不是

D.

46. 牙齿已脱落一半以上了吗？ …… 是，不是
47. 牙龈经常出血吗？ …… 是，不是
48. 经常有剧烈的牙痛吗？ …… 是，不是
49. 舌经常发白有舌头发涩的感觉吗？ …… 是，不是
50. 食欲总是不好吗？ …… 是，不是
51. 经常吃甜食和其他零食吗？ …… 是，不是
52. 吃饭时经常狼吞虎咽地快快吃吗？ …… 是，不是
53. 吃硬食时，你感到胃里不舒服吗？ …… 是，不是
54. 有恶心、呕吐吗？ …… 是，不是
55. 吃饭肚子就发胀吗？ …… 是，不是
56. 吃饭经常打饱嗝吗？ …… 是，不是
57. 有时出现烧心和反酸吗？ …… 是，不是
58. 经常感觉胃口不舒服吗？ …… 是，不是
59. 好挑剔饮食吗？ …… 是，不是
60. 消化不好而感到难受吗？ …… 是，不是
61. 经常有绞痛样的剧烈胃痛吗？ …… 是，不是
62. 胃经常不舒服吗？ …… 是，不是
63. 家族中患胃病的人多吗？ …… 是，不是
64. 曾被医生说过有胃溃疡或十二指肠溃疡吗？ …… 是，不是
65. 饭后或空腹时胃痛吗？ …… 是，不是
66. 经常腹泻吗？ …… 是，不是
67. 曾发生过混有血的严重腹泻吗？ …… 是，不是
68. 大便经常有黏液吗？ …… 是，不是
69. 大便检查有寄生虫吗？ …… 是，不是
70. 有严重的便秘吗？ …… 是，不是
71. 有过痔疮病吗？ …… 是，不是
72. 曾有过黄疸（眼或皮肤黄染）吗？ …… 是，不是
73. 曾患过严重的肝脏病和胆囊病吗？ …… 是，不是

E.

74. 关节痛肿过吗？ …… 是，不是
75. 肌肉和关节经常发硬吗？ …… 是，不是
76. 胳膊和腿常有剧烈疼痛吗？ …… 是，不是
77. 患严重的风湿性关节炎，活动困难吗？ …… 是，不是
78. 肩和脖子的筋经常酸痛吗？ …… 是，不是
79. 家族中有患风湿关节炎的人吗？ …… 是，不是
80. 下肢发生软弱、疼痛感到难过吗？ …… 是，不是
81. 经常下肢酸软吗？ …… 是，不是
82. 腰背疼痛到妨碍工作那种程度吗？ …… 是，不是
83. 在你的身体某处有过不好使的情况吗？ …… 是，不是

F.

84. 皮肤很容易过敏吗？…… 是，不是
85. 经常容易发生皮下出血吗？…… 是，不是
86. 外伤时总是不易愈合吗？…… 是，不是
87. 脸上经常发烧、发红吗？…… 是，不是
88. 即便冬天出汗也厉害吗？…… 是，不是
89. 皮肤常有剧烈搔痒吗？…… 是，不是
90. 皮肤上常出现皮疹吗？…… 是，不是
91. 脸上常浮肿吗？…… 是，不是
92. 皮肤上常有疙瘩吗？…… 是，不是

G.

93. 常因剧烈头痛而苦恼吗？…… 是，不是
94. 头经常沉重、疼痛而闷闷不乐吗？…… 是，不是
95. 身体突然发冷或发热吗？…… 是，不是
96. 有时引起严重的头晕发作吗？…… 是，不是
97. 经常有因神志恍惚而倒下那样的情况吗？…… 是，不是
98. 到目前为止有过两次以上意识丧失吗？…… 是，不是
99. 身体哪个部位经常有麻木或疼痛吗？…… 是，不是
100. 你的身体某处发生过麻痹吗？…… 是，不是
101. 有过头部受碰撞而丧失意识的情况吗？…… 是，不是
102. 时常有头、脸或肩部肌肉痉挛吗？…… 是，不是
103. 有过抽搐（癫痫）发作吗？…… 是，不是
104. 家族中有抽搐（癫痫）发作过的人吗？…… 是，不是
105. 有咬指甲的习气吗？…… 是，不是
106. 因有口吃而感到苦恼吗？…… 是，不是
107. 因舌头不灵而说不出话来吗？…… 是，不是
108. 有过梦游症吗？…… 是，不是
109. 你尿床吗？…… 是，不是
110. 从小学到中学时代一直尿床吗？…… 是，不是

H.（男性回答）

111. 患过什么严重的生殖器疾病吗？…… 是，不是
112. 经常有生殖器疼痛的情况吗？…… 是，不是
113. 曾因生殖器疾病而接受过治疗吗？…… 是，不是
114. 曾被医生说过有脱肛吗？…… 是，不是
115. 有过尿中混血吗？…… 是，不是
116. 有过排尿困难吗？…… 是，不是
117. 每晚起来小便吗？…… 是，不是
118. 白天小便次数多吗？…… 是，不是
119. 小便时经常有烧灼样疼痛吗？…… 是，不是
120. 经常有尿失禁吗？…… 是，不是
121. 曾被医生说过肾脏或膀胱不好吗？…… 是，不是

H.（女性回答）

122. 你有月经来潮时，腰酸腹疼的症状吗？…… 是，不是
123. 你有月经有时早来，又有时推迟来潮的情况吗？…… 是，不是
124. 你的月经量很多，月经时感到头晕无力，需找医生处理吗？…… 是，不是
125. 你在月经来潮的前几天感到精神紧张吗？…… 是，不是
126. 当你变换环境（如外地出差、旅游）时月经便不来潮吗？…… 是，不是
127. 当你愤怒、悲伤或焦虑时，你的月经便发生紊乱吗？…… 是，不是
128. 你有不知原因的月经减少，或有来潮又有时不来潮的现象吗？…… 是，不是

129. 你有周期性的情绪变化并有面部潮红，手心足心发热， …… 是，不是

I.

130. 时常因疲劳而精疲力尽吗？ …… 是，不是
131. 一干活就感觉疲劳吗？ …… 是，不是
132. 从早晨起床就总感到疲倦吗？ …… 是，不是
133. 稍微干点活也感到疲劳吗？ …… 是，不是
134. 经常由于疲劳连饭也都吃不下吗？ …… 是，不是
135. 患有严重的神经衰弱吗？ …… 是，不是
136. 家族中有患神经衰弱的人吗？ …… 是，不是

J.

137. 经常生病吗？ …… 是，不是
138. 常因病而卧床吗？ …… 是，不是
139. 身体经常不好吗？ …… 是，不是
140. 周围的人把你认为是体弱多病的人吗？ …… 是，不是
141. 你的家族中身体虚弱的人多吗？ …… 是，不是
142. 因为严重的疼痛而不能工作吗？ …… 是，不是
143. 担心自己的健康而没有办法吗？ …… 是，不是
144. 总是好患病而感到不幸吗？ …… 是，不是
145. 你因为体弱经常感到难过吗？ …… 是，不是

K.

146. 曾患过猩红热吗？ …… 是，不是
147. 儿童时期有过风湿热、躯体疼痛、抽筋等病史吗？ …… 是，不是
148. 患过疟疾吗？ …… 是，不是
149. 有严重的贫血而接受过治疗吗？ …… 是，不是
150. 曾接受过性病的治疗吗？ …… 是，不是
151. 曾患过糖尿病吗？ …… 是，不是
152. 曾被医生说过有甲状腺肿吗？ …… 是，不是
153. 由医生治疗过肿瘤或癌症吗？ …… 是，不是
154. 有什么慢性疾病吗？ …… 是，不是
155. 你太瘦吗？ …… 是，不是
156. 你太胖吗？ …… 是，不是
157. 你曾经被医生说过患有下肢静脉曲张吗？ …… 是，不是
158. 你做过大手术吗？ …… 是，不是
159. 发生过大的外伤吗？ …… 是，不是
160. 你常遇到小事故或受过小的外伤吗？ …… 是，不是

L.

161. 你入睡困难或睡着了也容易醒来吗？ …… 是，不是
162. 经常做梦吗？ …… 是，不是
163. 每天没有时间休息吗？ …… 是，不是
164. 每天没有运动的时间吗？ …… 是，不是
165. 每天抽 20 支以上香烟吗？ …… 是，不是
166. 你喝茶和咖啡比人家格外多吗？ …… 是，不是
167. 每天喝相当多的酒类吗？ …… 是，不是

M.

168. 考试和提问时引起出汗或发抖吗？ …… 是，不是
169. 上级来人时变得十分紧张甚至发抖吗？ …… 是，不是
170. 你是见到上级在跟前一点也不能工作吗？ …… 是，不是
171. 处理紧急的事情时头脑发生混乱吗？ …… 是，不是

172. 稍微一急就容易搞错吗？ …… 是,不是
173. 经常把指示和命令搞错吗？ …… 是,不是
174. 你对陌生人和生疏地点很意吗？ …… 是,不是
175. 周围没有熟人时你感到胆怯吗？ …… 是,不是
176. 你经常难以下决心吗？ …… 是,不是
177. 你经常喜欢知心朋友在你跟前吗？ …… 是,不是
178. 你被人家认为是没有眼色的人吗？ …… 是,不是
179. 在别人家吃饭时感到不舒服吗？ …… 是,不是

N.

180. 当你参加聚会还感到孤独吗？ …… 是,不是
181. 你常因不幸而忧郁吗？ …… 是,不是
182. 好哭泣吗？ …… 是,不是
183. 经常因有自卑感而提不起精神来吗？ …… 是,不是
184. 你对于人生感到完全失望吗？ …… 是,不是
185. 你常常有死了倒好这种念头吗？ …… 是,不是

O.

186. 你经常闷闷不乐吗？ …… 是,不是
187. 家族中有闷闷不乐的人吗？ …… 是,不是
188. 即或一点小事也老是挂在心上无可奈何吗？ …… 是,不是
189. 人家认为你是神经质吗？ …… 是,不是
190. 家族中有神经质的人吗？ …… 是,不是
191. 曾患严重神经症吗？ …… 是,不是
192. 家族中有严重神经症的人吗？ …… 是,不是
193. 曾住过精神病院吗？ …… 是,不是
194. 家族中有人住过精神病院吗？ …… 是,不是

P.

195. 你是很羞怯或神经过敏性格吗？ …… 是,不是
196. 家族中有很羞怯或神经过敏的人吗？ …… 是,不是
197. 你容易闹情绪吗？ …… 是,不是
198. 易受到人批评时经常心慌意乱吗？ …… 是,不是
199. 你被人看做是爱挑剔的人吗？ …… 是,不是
200. 你常被人家误解吗？ …… 是,不是

Q.

201. 你就连朋友也戒备吗？ …… 是,不是
202. 当你想做菜某事时发生过坐立不安吗？ …… 是,不是
203. 爱吃惊或心里焦躁吗？ …… 是,不是
204. 你精神不集中时常容易把事情弄错吗？ …… 是,不是
205. 你为某种小事存在心里而发火吗？ …… 是,不是
206. 你被人指使时好发火吗？ …… 是,不是
207. 你对别人的言行好在意感觉焦急吗？ …… 是,不是
208. 你遇到不随心意的事情就马上发火吗？ …… 是,不是
209. 你经常发生激怒吗？ …… 是,不是

R.

210. 你的身子经常发抖吗？ …… 是,不是
211. 你经常精神紧张感到不安吗？ …… 是,不是
212. 你听到突然的声响时会惊跳或发抖吗？ …… 是,不是
213. 被人大声斥责你会惊骇吗？ …… 是,不是
214. 你在夜间突然听到声音害怕吗？ …… 是,不是

215. 你因恶梦醒来过吗? …… 是,不是
216. 有什么恐怖的想法总是浮现在脑中吗? …… 是,不是
217. 你没有什么特殊原因经常突然害怕吗? …… 是,不是
218. 突然会出冷汗吗? …… 是,不是

除了以上记载的情况,如有其他身体的,心理的苦恼就请记在此括号内:(____)。

附录 3

自评抑郁量表
(Self Rating Depression Scale, SDS)

	偶尔	有时	经常	持续
1. 我觉得闷闷不乐,情绪低沉	1	2	3	4
2. 我感到早晨心情最好	4	3	2	1
3. 我要哭或觉得想哭	1	2	3	4
4. 我晚上睡眠不好	1	2	3	4
5. 我吃饭像平时一样多	4	3	2	1
6. 我的性功能正常	4	3	2	1
7. 我感到体重减轻	1	2	3	4
8. 我为便秘烦恼	1	2	3	4
9. 我心跳比平时快	1	2	3	4
10. 我无缘无故地感到疲乏	1	2	3	4
11. 我的头脑跟平常一样清楚	4	3	2	1
12. 我做事情像平常一样不感到困难	4	3	2	1
13. 我觉得不安而平静不下来	1	2	3	4
14. 我对将来抱有希望	4	3	2	1
15. 我比平时容易生气激动	1	2	3	4
16. 我觉得做出决定是容易的	4	3	2	1
17. 我觉得自己是个有用的和不可缺少的人	4	3	2	1
18. 我的生活过得很有意思	4	3	2	1
19. 假如我死了别人会过得更好	1	2	3	4
20. 我仍旧喜欢自己平时喜爱的东西	4	3	2	1

附录 4

焦虑自评量表
(Self Rating Anxiety Scale, SAS)

指导语:下面有 20 条文字,请仔细阅读每一条,把意思弄明白,然后根据您最近一星期的实际感觉,再适当的方格里画一个钩√,每一条文字后有四个方格,表示:A 没有或很少时间有;B 少部分时间有;C 相当多时间有;D 绝大部分时间或全部时间有。E 由工作人员评定。

	A	B	C	D	E
1. 我感到比往常容易神经过敏	□	□	□	□ 1	□

2. 我无缘无故感到害怕	☐	☐	☐	☐	2	☐
3. 我容易心烦意乱或感到恐慌	☐	☐	☐	☐	3	☐
4. 我感到身体像被分成几块,支离破碎	☐	☐	☐	☐	4	☐
5. 我感到事事顺利,不会有倒霉的事情发生	☐	☐	☐	☐	5	☐
6. 我手脚发抖打颤	☐	☐	☐	☐	6	☐
7. 我因头痛,颈和背痛而烦恼	☐	☐	☐	☐	7	☐
8. 我感到无力且容易疲劳	☐	☐	☐	☐	8	☐
9. 我感到很平静,能安静坐下来	☐	☐	☐	☐	9	☐
10. 我感觉到我的心跳较快	☐	☐	☐	☐	10	☐
11. 我因阵阵的眩晕而不舒服	☐	☐	☐	☐	11	☐
12. 我有阵阵要昏倒的感觉	☐	☐	☐	☐	12	☐
13. 我呼气和吸气都感到容易	☐	☐	☐	☐	13	☐
14. 我的手脚麻木和刺痛	☐	☐	☐	☐	14	☐
15. 我因胃痛和消化不良而苦恼	☐	☐	☐	☐	15	☐
16. 我常常要小便	☐	☐	☐	☐	16	☐
17. 我的手脚常常是干燥温暖的	☐	☐	☐	☐	17	☐
18. 我觉得脸红发烧	☐	☐	☐	☐	18	☐
19. 我容易入睡并一夜睡的很好	☐	☐	☐	☐	19	☐
20. 我做恶梦	☐	☐	☐	☐	20	☐

附录 5

外显焦虑量表
(Manifest Anxiety Scale,MAS)

指导语:这里印有 65 个询问项目,请好好地读,不要过分思考,轻松地去做。回答是“符合”、“不符合”的任何一方,适合自己的请记上“O”号,都不适合,请在两者记上“×”号。

1. 手脚的暖和总是适当	符合	不符合
2. 工作的时候干得很紧张	符合	不符合
3. 比赛中(胜负事)总想胜不想输	符合	不符合
4. 每个月能发生几次腹泻	符合	不符合
5. 不常发生因便秘而伤脑筋	符合	不符合
6. 突然情绪变坏就发生呕吐,很伤脑筋	符合	不符合
7. 选举时,我经常不投不熟悉者的票	符合	不符合
8. 两三天一次被恶梦缠住	符合	不符合
9. 很难专心致志于一项工作	符合	不符合
10. 有时我想过不可告人的坏事	符合	不符合
11. 睡眠中断常常不能入睡	符合	不符合
12. 自己也想:像别人那样幸福,该多好	符合	不符合
13. 有时情绪不好就爱挑剔	符合	不符合
14. 害羞时几乎不红脸	符合	不符合
15. 我确有信心	符合	不符合
16. 我经常是幸福的	符合	不符合
17. 胃很不好	符合	不符合
18. 如果不买票进电影院而不担心被人发现的话恐怕我会这样做的	符合	不符合
19. 有时认为自己是没用的人	符合	不符合
20. 我是好哭的人	符合	不符合
21. 有时很想臭骂一通	符合	不符合
22. 不容易疲劳	符合	不符合
23. 干什么的时候,手就好发抖	符合	不符合

24. 头痛的情况，不常有　符合　不符合
25. 在难堪时，非常爱出汗，虚弱无力　符合　不符合
26. 我所熟悉的人不一定都是我喜欢的人　符合　不符合
27. 不知为什么经常担心　符合　不符合
28. 几乎没有心慌、气喘　符合　不符合
29. 不能安稳地坐着，精神不安　符合　不符合
30. 自己认为同别人相比还不是神经质　符合　不符合
31. 有时议论别人　符合　不符合
32. 即便是凉爽天气也好出汗　符合　不符合
33. 我充满了自信心　符合　不符合

附录6

A型行为量表

指导语：请根据您的情况回答下列问题。凡是符合您的情况的就把"是"字这一行的□涂黑；凡是不符合您的情况的就把"否"字这一行的□涂黑。每个问题必须回答，答案无所谓对与不对、好与不好。请尽快回答，不要在每道题目上太多思索。回答时不要考虑"应该怎样"，只回答您平时"是怎样的"就行了。

	是	否
1. 我总是力图说服别人同意我的意见	□	□
2. 即使没有什么要紧的事，我走路也快	□	□
3. 我经常感到应该做的事太多，有压力	□	□
4. 我自己决定的事，别人很难让我改变主意	□	□
5. 有些人和事常常使我十分恼火	□	□
6. 有急需买东西但又要排长队时，我宁愿不买	□	□
7. 有些工作我根本安排不过来，只能临时挤时间去做	□	□
8. 上班或赴约会时，我从来不迟到	□	□
9. 当我正在做事时，谁要是打扰我，不管有意无意，我总是感到恼火	□	□
10. 我总看不惯那些慢条斯理，不紧不慢的人	□	□
11. 我常常忙得透不过气来，因为该做的事情太多了	□	□
12. 即使跟别人合作，我也总想单独完成一些更重要的部分	□	□
13. 有时我真想骂人	□	□
14. 我做事总是喜欢慢慢来，而且思前想后，拿不定主意	□	□
15. 排队买东西，要是有人加塞，我就忍不住要指责他或出来干涉	□	□
16. 我觉得自己是一个无忧无虑，悠闲自在的人	□	□
17. 有时连我自己都觉得，我所操心的事远远超过我应该操心的范围	□	□
18. 无论做什么事，即使比别人差，我也无所谓	□	□
19. 做什么事我也不着急，着急也没有用，不着急也误不了事	□	□
20. 我从来没想过要按自己的想法办事	□	□
21. 每天的事情都使我精神十分紧张	□	□
22. 就是逛公园、赏花、观鱼等，我也总是先看完，等着同来的人	□	□
23. 我常常不能宽容别人的缺点和毛病	□	□
24. 在我认识的人里，个个我都喜欢	□	□
25. 听到别人发表不正确的见解，我总想立即就去纠正它	□	□
26. 无论做什么事，我都比别人快一些	□	□
27. 当别人对我无礼时，我对他也不客气	□	□
28. 我觉得我有能力把一切事情办好	□	□
29. 聊天时，我也总是急于说出自己的看法，甚至打断别人的话	□	□
30. 人们认为我是个安静、沉着、有耐性的人	□	□
31. 我觉得在我认识的人之中值得我信任和佩服的人实在不多	□	□

32. 对未来我有许多想法和打算,并总想能尽快实现 …… ☐ ☐
33. 有时我也会说人家的闲话 …… ☐ ☐
34. 尽管时间很宽裕,我吃饭也快 …… ☐ ☐
35. 听别人讲话或报告如讲得不好,我就非常着急,总想还不如我来讲 …… ☐ ☐
36. 即使有人欺负了我,我也不在乎 …… ☐ ☐
37. 我有时会把今天该做的事拖到明天去做 …… ☐ ☐
38. 人们认为我是一个干脆、利落、高效率的人 …… ☐ ☐
39. 有人对我的工作吹毛求疵时,很容易挫伤我的积极性 …… ☐ ☐
40. 我常常感到时间已经晚了,可一看表还早呢 …… ☐ ☐
41. 我觉得我是一个非常敏感的人 …… ☐ ☐
42. 我做事总是匆匆忙忙的,力图用最少的时间办尽量多的事情 …… ☐ ☐
43. 如果犯有错误,不管大小,我全都主动承认 …… ☐ ☐
44. 坐公共汽车时,我常常感到车开得太慢 …… ☐ ☐
45. 无论做什么事,即使看着别人做不好我也不想拿来替他做 …… ☐ ☐
46. 我常常为工作没做完,一天又过去了而感到忧虑 …… ☐ ☐
47. 很多事情如果由我来负责,情况要比现在好得多 …… ☐ ☐
48. 有时我会想到一些说不出口的坏念头 …… ☐ ☐
49. 即使领导我的人能力差、水平低、不怎么样,我也能服从合作 …… ☐ ☐
50. 必须等待什么的时候,我总是心急如焚,缺乏耐心 …… ☐ ☐
51. 我常常感到自己能力不够,所以在做事遇到不顺利时就想放弃不干 …… ☐ ☐
52. 我每天都看电视,也看电影,不然心里就不舒服 …… ☐ ☐
53. 别人托我办的办的事,只要答应了,我从不拖延 …… ☐ ☐
54. 人们都说我很有耐性,干什么都不着急 …… ☐ ☐
55. 外出乘车等跟人约时间办事,我很少迟到,如对方延误我就发火 …… ☐ ☐
56. 偶尔我也说一两句假话 …… ☐ ☐
57. 许多事情本来可以大家分担,可我喜欢一个人去干 …… ☐ ☐
58. 我觉得别人对我的话理解太慢,甚至理解不了我的意思似的 …… ☐ ☐
59. 我是一个性子暴躁的人 …… ☐ ☐
60. 我常常容易看到别人的短处而忽视别人的长处 …… ☐ ☐

附录 7

生活事件量表(LES)

指导语:生活中会遇到各种各样的事件或问题,这些事件和问题对精神或心身健康可能会有影响。请您告诉我,您(受检者)在最近 月(年)中,即自 年 月至 年 月间,曾经遇到过下列事件或问题吗?如果有,请说明是什么时侯发生的。

序号	事件内容	曾否发生 是√否×	发生日期 (年 月 日)	评定员栏 LEU
57	入学或就业		☐	( )
58	参军或复员		☐	( )
52	工作更动		☐	( )
51	退休		☐	( )
49	工作量显著增减		☐	( )
36	名誉受损		☐	( )
33	被免职		☐	( )
31	入党入团		☐	( )
30	晋升		☐	( )

续表

序号	事件内容	曾否发生 是√否×	发生日期 （年 月 日）	评定员栏 LEU
29	入学就业受挫	□		( )
22	严重差错事故	□		( )
19	突出荣誉成就	□		( )
60	业余培训	□		( )
53	学习困难	□		( )
44	留级	□		( )
39	退学	□		( )
41	法律纠纷	□		( )
24	行政纪律处分	□		( )
12	政治性冲击	□		( )
20	恢复政治名誉	□		( )
9	刑事处分	□		( )
8	开除	□		( )
21	严重疾病外伤	□		( )
11	家人重病	□		( )
54	流产	□		( )
45	夫妻严重争执	□		( )
34	性生活障碍	□		( )
28	怀孕（本人/配偶）	□		( )
23	（开始）恋爱	□		( )
16	失恋	□		( )
14	结婚	□		( )
6	夫妻感情破裂	□		( )
17	婚外两性关系	□		( )
4	离婚	□		( )
25	复婚	□		( )
47	领养寄子	□		( )
32	子女结婚	□		( )
27	子女就业	□		( )
26	子女学习困难	□		( )
13	子女行为不端	□		( )
7	子女出生	□		( )
61	家人外迁	□		( )
55	家人纠纷	□		( )
46	搬家	□		( )
35	家人行政处分	□		( )
15	家人刑事处分	□		( )
5	父母离婚	□		( )
50	小额借款	□		( )
43	遗失重要物品	□		( )
42	收入明显增减	□		( )
38	财产损失	□		( )
37	中额借款	□		( )
18	大额借款	□		( )
63	同事纠纷	□		( )
62	邻居纠纷	□		( )

续表

序号	事件内容	曾否发生 是√否×	发生日期 （ 年 月 日）	评定员栏 LEU
59	受惊		□	（ ）
56	和上级冲突		□	（ ）
48	好友决裂		□	（ ）
1	配偶死亡		□	（ ）
2	子女死亡		□	（ ）
3	父母死亡		□	（ ）
10	家属亡故		□	（ ）
40	好友亡故		□	（ ）
64	睡眠习惯改变		□	（ ）
65	暂去外地		□	（ ）
66	其他（____）		□	（ ）
67	其他（____）		□	（ ）
68	其他（____）		□	（ ）
LEU 总值：				

附录 8

症状自评量表
（Symptom Check List-90，SCL-90）

指导语：以下表格列出了有些人可能会有的问题，请仔细阅读每一条，然后根据最近一星期以内下述情况影响您的实际感觉，在 5 个方格中选择一格，画一个钩"√"。

	没有 1	很轻 2	中等 3	偏重 4	严重 5	工作人员评定
1. 头痛	□	□	□	□	□1	□
2. 神经过敏，心中不踏实	□	□	□	□	□2	□
3. 头痛中有不必要的想法或字句盘旋	□	□	□	□	□3	□
4. 头昏或昏倒	□	□	□	□	□4	□
5. 对异性的兴趣减退	□	□	□	□	□5	□
6. 对旁人责备求全	□	□	□	□	□6	□
7. 感到别人能控制您的思想	□	□	□	□	□7	□
8. 责备别人制造麻烦	□	□	□	□	□8	□
9. 忘性大	□	□	□	□	□9	□
10. 担心自己的衣饰整齐及仪态的端正	□	□	□	□	□10	□
11. 容易烦恼和激动	□	□	□	□	□11	□
12. 胸痛	□	□	□	□	□12	□
13. 害怕空旷的场所或街道	□	□	□	□	□13	□
14. 感到自己的精力下降，活动减慢	□	□	□	□	□14	□
15. 想结束自己的生命	□	□	□	□	□15	□
16. 听到别人听不到的声音	□	□	□	□	□16	□
17. 发抖	□	□	□	□	□17	□
18. 感到大多数人都不可信任	□	□	□	□	□18	□
19. 胃口不好	□	□	□	□	□19	□

续表

	没有 1	很轻 2	中等 3	偏重 4	严重 5	工作人员评定
20. 容易哭泣	□	□	□	□	□20	□
21. 同异性相处时感害羞不自在	□	□	□	□	□21	□
22. 感到受骗,中了圈套或有人想抓住您	□	□	□	□	□22	□
23. 无缘无故地突然感到害怕	□	□	□	□	□23	□
24. 自己不能控制地大发脾气	□	□	□	□	□24	□
25. 怕单独出门	□	□	□	□	□25	□
26. 经常责备自己	□	□	□	□	□26	□
27. 腰痛	□	□	□	□	□27	□
28. 感到难以完成任务	□	□	□	□	□28	□
29. 感到孤独	□	□	□	□	□29	□
30. 感到苦闷	□	□	□	□	□30	□
31. 过分担忧	□	□	□	□	□31	□
32. 对事物不感兴趣	□	□	□	□	□32	□
33. 感到害怕	□	□	□	□	□33	□
34. 我的感情容易受到伤害	□	□	□	□	□34	□
35. 旁人能知道您的私下想法	□	□	□	□	□35	□
36. 感到别人不理解您不同情您	□	□	□	□	□36	□
37. 感到人们对您不友好,不喜欢您	□	□	□	□	□37	□
38. 做事必须做得很慢以保证做得正确	□	□	□	□	□38	□
39. 心跳得很厉害	□	□	□	□	□39	□
40. 恶心或胃部不舒服	□	□	□	□	□40	□
41. 感到比不上他人	□	□	□	□	□41	□
42. 肌肉酸痛	□	□	□	□	□42	□
43. 感到有人在监视您谈论您	□	□	□	□	□43	□
44. 难以入睡	□	□	□	□	□44	□
45. 做事必须反复检查	□	□	□	□	□45	□
46. 难以做出决定	□	□	□	□	□46	□
47. 怕乘电车、公共汽车、地铁或火车	□	□	□	□	□47	□
48. 呼吸有困难	□	□	□	□	□48	□
49. 一阵阵发冷或发热	□	□	□	□	□49	□
50. 因到害怕而避开某些场合或活动	□	□	□	□	□50	□
51. 脑子变空了	□	□	□	□	□51	□
52. 身体发麻或刺痛	□	□	□	□	□52	□
53. 喉咙有梗塞感	□	□	□	□	□53	□
54. 感到前途没有希望	□	□	□	□	□54	□
55. 不能集中注意	□	□	□	□	□55	□
56. 感到身体的某一部分软弱无力	□	□	□	□	□56	□
57. 感到紧张或容易紧张	□	□	□	□	□57	□
58. 感到手或脚发重	□	□	□	□	□58	□
59. 想到死亡的事	□	□	□	□	□59	□
60. 吃得太多	□	□	□	□	□60	□
61. 当别人看着或谈论您时感到不自在	□	□	□	□	□61	□
62. 有一些不属于您自己的想法	□	□	□	□	□62	□
63. 有想打人或伤害他人的冲动	□	□	□	□	□63	□
64. 醒得太早	□	□	□	□	□64	□
65. 反复洗手或触摸某些东西	□	□	□	□	□65	□

续表

	没有 1	很轻 2	中等 3	偏重 4	严重 5	工作人员评定
66. 睡得不稳不深	□	□	□	□	□66	□
67. 有想摔坏或破坏东西的冲动	□	□	□	□	□67	□
68. 有一些别人没有的想法或念头	□	□	□	□	□68	□
69. 感到对别人神经过敏	□	□	□	□	□69	□
70. 在商店等人多的地方感到不自在	□	□	□	□	□70	□
71. 感到任何事情都很困难	□	□	□	□	□71	□
72. 一阵阵恐惧或惊恐	□	□	□	□	□72	□
73. 感到在公共场合吃东西很不舒服	□	□	□	□	□73	□
74. 经常与人争论	□	□	□	□	□74	□
75. 单独一人时神经很紧张	□	□	□	□	□75	□
76. 别人对您的成绩没做出恰当的评价	□	□	□	□	□76	□
77. 即使和别人在一起也感到孤单	□	□	□	□	□77	□
78. 感到坐立不安心神不定	□	□	□	□	□78	□
79. 感到自己没有什么价值	□	□	□	□	□79	□
80. 感到熟悉的东西变成陌生的	□	□	□	□	□80	□
81. 大叫或摔东西	□	□	□	□	□81	□
82. 害怕会在公共场合昏倒	□	□	□	□	□82	□
83. 感到别人想占您的便宜	□	□	□	□	□83	□
84. 为一些有关“性”的想法而苦恼	□	□	□	□	□84	□
85. 认为应该因自己的过错而受到惩罚	□	□	□	□	□85	□
86. 感到要赶快把事情做完	□	□	□	□	□86	□
87. 感到自己的身体有严重问题	□	□	□	□	□87	□
88. 从未感到和其他人很接近	□	□	□	□	□88	□
89. 感到自己有罪	□	□	□	□	□89	□
90. 感到自己的脑子有毛病	□	□	□	□	□90	□

附录 9

儿童行为表
（家长用，适用于 4～16 岁儿童）

指导语：以下描述你孩子的项目。只根据最近半年内的情况描述。每一项后面都有三个数字（0，1，2），分别代表 0＝无；1＝偶尔有；2＝经常有。

1. 行为幼稚和其年龄不符	0	1	2	12. 常说感到寂寞	0	1	2
2. 过敏性症状（填具体表现）	0	1	2	13. 糊里糊涂，如在云雾中	0	1	2
3. 喜欢争论	0	1	2	14. 常常哭叫	0	1	2
4. 哮喘病	0	1	2	15. 虐待动物	0	1	2
5. 举动像异性	0	1	2	16. 虐待、气恼别人或吝啬	0	1	2
6. 随地大便	0	1	2	17. 好做白日梦或呆想	0	1	2
7. 喜欢吹牛或自夸	0	1	2	18. 故意伤害自己或企图自杀	0	1	2
8. 精神不集中，注意力不持久	0	1	2	19. 需要别人经常注意自己	0	1	2
9. 强迫观念	0	1	2	20. 破坏自己的东西	0	1	2
10. 坐立不安活动过多	0	1	2	21. 破坏家里或其他儿童的东西	0	1	2
11. 过分依赖大人	0	1	2	22. 在家不听话	0	1	2

23. 在校不听话 0 1 2
24. 不肯好好吃饭 0 1 2
25. 不与其他儿童相处 0 1 2
26. 有不良行为后不感到内疚 0 1 2
27. 易嫉妒 0 1 2
28. 吃喝不能作为食物的东西 0 1 2
29. 害怕某些动物 0 1 2
30. 怕上学 0 1 2
31. 怕自己想坏念头或做坏事 0 1 2
32. 觉得自己必须十全十美 0 1 2
33. 觉得或抱怨没人喜欢自己 0 1 2
34. 觉得别人存心捉弄自己 0 1 2
35. 觉得自己无用或有自卑感 0 1 2
36. 身体经常弄伤,易出事故 0 1 2
37. 经常打架 0 1 2
38. 常被人戏弄 0 1 2
39. 爱和出麻烦的儿童在一起 0 1 2
40. 听到实际上没有的声音 0 1 2
41. 冲动或行为粗鲁 0 1 2
42. 喜欢孤独 0 1 2
43. 撒谎或欺骗 0 1 2
44. 咬指甲 0 1 2
45. 容易激动或紧张 0 1 2
46. 动作紧张或带有抽动性 0 1 2
47. 做恶梦 0 1 2
48. 不被其他儿童喜欢 0 1 2
49. 便秘 0 1 2
50. 过度恐惧或担心 0 1 2
51. 感到头昏 0 1 2
52. 过分内疚 0 1 2
53. 吃得过多 0 1 2
54. 过分疲劳 0 1 2
55. 身体过重 0 1 2
56. 找不出原因的躯体症状 0 1 2
57. 对别人身体进行攻击 0 1 2
58. 挖鼻孔、皮肤或其他部分 0 1 2
59. 公开玩弄自己的生殖器 0 1 2
60. 过多地玩弄自己的生殖器 0 1 2
61. 功课差 0 1 2
62. 动作不灵活 0 1 2
63. 喜欢和年龄大儿童一起 0 1 2
64. 喜欢和年龄小儿童一起 0 1 2
65. 不肯说话 0 1 2
66. 不断重复某些动作 0 1 2
67. 离家出走 0 1 2
68. 经常尖叫 0 1 2
69. 守口如瓶,有事不说 0 1 2
70. 看到实际上没有的东西 0 1 2
71. 感到不自然或容易发窘 0 1 2
72. 玩火 0 1 2
73. 性方面的问题 0 1 2
74. 夸耀自己或胡闹 0 1 2
75. 害羞或胆小 0 1 2
76. 比大多数孩子睡的少 0 1 2
77. 比大多数孩子睡的多 0 1 2
78. 玩弄粪便 0 1 2
79. 言语问题 0 1 2
80. 茫然凝视 0 1 2
81. 在家偷东西 0 1 2
82. 在外偷东西 0 1 2
83. 收藏自己不需要的东西 0 1 2
84. 怪异行为 0 1 2
85. 怪异想法 0 1 2
86. 固执、绷着脸或易激怒 0 1 2
87. 情绪突然变化 0 1 2
88. 常常生气 0 1 2
89. 多疑 0 1 2
90. 咒骂或讲粗话 0 1 2
91. 声言要自杀 0 1 2
92. 说梦话或有梦游 0 1 2
93. 话太多 0 1 2
94. 常戏弄他人 0 1 2
95. 乱发脾气或脾气暴躁 0 1 2
96. 对性的问题想得太多 0 1 2
97. 威胁他人 0 1 2
98. 吮吸大拇指 0 1 2
99. 过分要求整齐清洁 0 1 2
100. 睡眠不好 0 1 2
101. 逃学 0 1 2
102. 不活跃,迟钝或精力不够 0 1 2
103. 闷闷不乐,悲伤或抑郁 0 1 2
104. 说话声音特别大 0 1 2
105. 喝酒或使用成瘾药 0 1 2
106. 损坏公物 0 1 2
107. 白天遗尿 0 1 2
108. 夜间遗尿 0 1 2
109. 爱哭诉 0 1 2
110. 希望成为异性 0 1 2
111. 孤独,不合群 0 1 2
112. 忧虑重重 0 1 2
113. 请写出你孩子存在,但上未提及的其他问题:
0 1 2
a. 疼痛 0 1 2
b. 头痛 0 1 2
c. 恶心想吐 0 1 2
d. 眼睛有问题 0 1 2
e. 发疹或其他皮肤病 0 1 2
f. 腹部疼痛或绞痛 0 1 2
g. 呕吐 0 1 2
h. 其他 0 1 2

附录 10

个人评价问卷

指导语：以下列出了许多反映了普通的情感、态度或行为的陈述，请仔细阅读每一陈述，考虑一下它是否适用您。尽量诚实、准确地回答，但没有必要每一条都刻意花太多时间。除非特别标明时间界限，否则请考虑一下近两个月内这些条目对您是否适用。请像下面所列的那样，表明您同意每一个陈述情况的程度。A＝非常同意；B＝基本同意；C＝基本不同意；D＝极不同意。

1. 我是个会交际的人
2. 近几天来有好几次我对自己非常失望
3. 使我烦恼的是我的模样不能更好看点
4. 维持一个令人满意的爱情关系对我没有困难
5. 此刻我比几周来更为快乐
6. 我对自己的身体外貌感到满意
7. 有时我不去参加球类及非正式的体育活动，因为我认为自己对此不擅长
8. 当众讲话会使我不舒服
9. 我愿意认识更多的人，可我又不愿外出和他们见面
10. 体育运动是我的擅长之一
11. 学业表现是显示我的能力、让别人认识我的成绩的一个方面
12. 我比一般人长得好看
13. 在公共场合演节目和讲话，我想都不敢想
14. 想到大多数体育活动时，我便充满热情和渴望，而不是疑惧和焦虑
15. 即使身处那些我过去曾应付得很好的场合，我仍然常常对自己没有把握
16. 我常怀疑自己是否有这份天资，能成功地实现我的职业和专业目标
17. 我比与我年龄、性别相同的大多数人更擅长体育
18. 我缺少使我成功的一些重要能力
19. 当我讲话时，我常常有把握做到清楚、有效地表达自己的看法
20. 我真庆幸自己长得漂亮
21. 我已经意识到，与同我竞争的大多数人相比，我并不是个好学生
22. 最近几天，我对自己不满意的地方比以往更多
23. 对体育运动不擅长是我的一个很大的缺点
24. 对我来说，结识一个新朋友是我所盼望的愉快感受
25. 许多时候，我感到自己不像身边许多人那样有本事
26. 在晚会或其他社交聚会上，我几乎从未感到过不舒服
27. 比起大多数人来，我更少怀疑自己的能力
28. 我在建立爱情关系上，比大多数人困难更多
29. 今天我比平常对自己的能力更无把握
30. 令我烦恼的是，我在智力上比不上其他人
31. 当事情变得糟糕时，我通常相信自己能妥善地处理他们
32. 我比大多数人更担心自己在公共场合讲话的能力
33. 我比我认识的大多数人更自信
34. 当我考虑继续约会时，我感到紧张或没有把握
35. 大多数人可能会认为我的外表没有吸引力
36. 当我学一门新课时，我通常可以肯定自己在结束时成绩处于班上前 1/4 内
37. 我像大多数人一样有能力当众讲话
38. 当我参加社交聚会时，常感到自己很笨或不自在
39. 通常我的爱情生活似乎比大多数人好
40. 有时我因为不想当众发言而回避上课或做其他事情

41. 当我必须通过重要的考试或其他专业任务时,我知道自己能行
42. 我似乎比大多数人更擅长结识新朋友
43. 我今天比平时更为自信
44. 我时时避开那些可能会与之产生爱情关系的人,因为我在他们身边会感到太紧张
45. 我希望我能改变自己的容貌
46. 我比大多数人更少担心在公共场合讲话
47. 现在我感到比平时更乐观和积极
48. 对我来说,吸引一个渴望得到的男朋友或女朋友从来不成问题
49. 假如我更自信一点,我的生活就会好一些
50. 我追求那些智力上富有挑战的活动,因为我知道我能比大多数人做得更好
51. 我能毫无困难地得到许多约会
52. 我在人群中不能像大多数人那样感到舒服
53. 今天我比平时对自己更无把握
54. 要是我长得更好看一点,我会在约会上更成功

附录 11

社交回避及苦恼量表
(Social Avoidance and Distress Scale,SAD)

1. 即使在不熟悉的社交场合里我仍然感到放松 是 否
2. 我尽量避免迫使我参加交际应酬的情形 是 否
3. 我同陌生人在一起时很容易放松 是 否
4. 我并不特别想回避人们 是 否
5. 我通常发现社交场合令人心烦意乱 是 否
6. 在社交场合我通常感觉平静及舒适 是 否
7. 在同异性交谈时,我通常感觉放松 是 否
8. 我尽量避免与人家讲话,除非特别熟 是 否
9. 如果有同新人相会的机会,我会抓住的 是 否
10. 在非正式的聚会上如有异性参加,我通常觉得焦虑和紧张 是 否
11. 我通常与人们在一起时感到焦虑,除非与他们特别熟 是 否
12. 我与一群人在一起时通常感到放松 是 否
13. 我经常想离开人群 是 否
14. 在置身于不认识的人群中时,我通常感到不自在 是 否
15. 在初次遇见某人时,我通常是放松的 是 否
16. 被介绍给别人使得我感到紧张和焦虑 是 否
17. 尽管满房间都是生人,我可能还是会进去的 是 否
18. 我会避免走上前去加入到一大群人中间 是 否
19. 当上司想同我谈话时,我很高兴与他谈话 是 否
20. 当与一群人在一起时,我通常感觉忐忑不安 是 否
21. 我喜欢躲开人群 是 否
22. 在晚上或社交聚会上与人们交谈对我不成问题 是 否
23. 在一大群人中间,我极少能感到自在 是 否
24. 我经常想出一些借口以回避社交活动 是 否
25. 我有时充当为人们相互介绍的角色 是 否
26. 我尽量避开正式的社交场合 是 否
27. 我常参加我所能参加的各种社会交往 是 否
28. 我发现同他人在一起时放松很容易 是 否

附录 12

述情障碍问卷
（Alexithymia Scale）

指导语：本测验是一项心理行为方面的调查研究，全部有 22 个题目，请您在每题后面的“是 ”、“不是”两答案中任选一种并画“√”。谢谢您的合作。

	是	不是
1. 在少年时代有过小偷小摸行为吗	□	□
2. 在中上腹部常有不舒服感吗	□	□
3. 有时候，我很想摔东西	□	□
4. 从来没有因病而担心	□	□
5. 很想从事花店营业员工作或养花工作	□	□
6. 很少有过各种幻想	□	□
7. 从前有写日记的习惯	□	□
8. 在烦恼的时候，很想寻找一些刺激	□	□
9. 很想成为一名新闻记者	□	□
10. 很喜欢科学	□	□
11. 有时因烦躁不安而不能久坐	□	□
12. 有过失恋的经历	□	□
13. 始终感到是一个很愉快的人，即使做了一桩错事，仍感到很愉快	□	□
14. 从未因为自己长得不漂亮而忧愁	□	□
15. 如果是新闻记者，很想报道体育消息	□	□
16. 有时候很想离开家庭	□	□
17. 常为钱和工作而担忧	□	□
18. 有时候因兴奋而睡不着觉	□	□
19. 如果有机会，会为社会做一些非常有益的工作	□	□
20. 我已被异性吸引了	□	□
21. 当我知道，我讨厌的人因他自己做错了事而感到别人在讨厌他，就暗自高兴	□	□
22. 我不比别人小便次数多	□	□

英汉行为医学名词对照

A

abbreviation　缩短
aberrant　异常
abient　回避
abnormal　变态
abnormality　异常性
abort　流产
abreaction　精神发泄
abreaction, outlet　发泄
absentee rate　缺勤率
abstinence　禁欲
abstinent symptom　戒断症状
abstract intelligence　抽象智能
abstraction　抽象
abulia　意志缺失
academic intelligence　学校智力
acalculia　计算不能
accident neurosis　灾祸神经症
acculturation　文化适应
act　动作
acting out　无意识行为表现
activation theory of emotion　情绪激活理论
active attention　主动注意
acute alcohol intoxication　急性酒精中毒
acute anxiety　急性焦虑症
acute brain syndrome　急性脑综合征
acute delirium　急性谵妄
acute fatal mania　急性致死性躁狂症
acute mania　急性躁狂症
acute paranoid reaction　急性偏执反应
adaptability　适应能力
adaptive　适应性
addiction　瘾癖
addictive　成瘾
adjacent　接近
adjust　调整
adjustment disorder　适应障碍
adolescent　青少年
adversity　逆境
affect　情感
affective　情感性
affective disorder　情感障碍
affective equivalent　情感等位症
affiliative　交往
aggravation　恶化
aggression　攻击
agitation　激越
agnosia　失认症
agonal stage　濒死期
agoraphobia　广场恐怖
agraphia　失写症
air pillow　空气枕头症
akathisia　静坐不能
akinesia　运动不能
alarm　警戒
alcohol dependence　酒精依赖
alcoholic paranoia　酒精中毒性偏执狂
alcoholism　酗酒
alexia　失读症
allergen　变应原
allergization　致敏作用
allobiosis　反应性异常
allopathy　对抗疗法
allorhythmia　心灵学
alternating personality　交替人格
altruistic behavior　利他行为
ambivalence　矛盾症状
amentia　精神错乱
amnesia　遗忘症
amorphic personality　未定型个性
amusia　失音乐症
anaclitic depression　依赖性抑郁症
analgesics dependence　镇痛药依赖
analytical psychotherapy　分析性心理治疗
andromania　慕男狂
anergasia　缺损性行为反应
anger　愤怒
animal behavior　动物行为学
anomic suicide　失范性自杀
anorexia　厌食症
anorexia hysterical　癔症性厌食
anorexia nervosa　神经性厌食
anterograde amnesia　顺行性遗忘
anthropology　人类学
anti-anxiety drug　抗焦虑药
anticipatory behavior　预期行为
anti-depressant　抗忧郁药
antipsychotics　抗精神病药
antitoxin　解毒药
anxiety　焦虑(症)
anxiety　儿童焦虑症
anxiety disorders of adolescence　青春期焦虑障碍
anxiety neurosis　焦虑性神经症
anxiety reaction　焦虑反应

anxiety scale 焦虑量表
anxiety state 焦虑状态
apepsia hysterica 癔症性消化不良
aphasia 失语症
apotoxin 过敏毒素
apparent death 假死
appeasement behavior 妥协行为
appetite 食欲
approach-avoidance conflict 趋近-回避冲突
appropriate death 适当的死亡
apraxia 失用症
aprosexia 注意涣散
arguementative hallucination 争论性幻听
art therapy 艺术治疗
ask-and-guess test 问和猜测验
asphyxia 窒息
assertion training 信念训练法
assertive behavior facilitation 自信行为促进
assertiveness training 自信训练
assimilation-contrast theory 同化-对立说
association 联想
association disturbance 联想障碍
association test 联想测验
associative inhibition 联想抑制
asthenia syndrome 衰弱综合征
asthenic personality 虚弱人格
asthenopic 视力疲劳
attaching demand 依恋需要
attention 注意
attitude 态度
attitude measurement 态度测量
attitudinal behavior 态度的行为
attributions 归因
auditory feedback 听觉反馈
auditory hallucination 幻听
autism 孤独症
autism 儿童孤独症
autistic thinking 内向性思维
autogenic training 自身训练
autohypnosis 自我催眠
autointoxication 自体中毒
automated behavior therapy 自动行为治疗
automatism 自动症
autscopy 自窥症
average 平均数
aversion therapy 厌恶疗法
avoidance 回避

B

backward conditioning 逆行性条件作用
bantering delusion 戏谑妄想
baseline 基准
behavior act 行为动作
behavior adaptation 行为适应
behavior assumption 行为假定
behavior contract 行为合约
behavior contrast 行为对比
behavior control 行为控制
behavior discriminating ability 行为辨别能力
behavior disorder 行为障碍
behavior disposition 行为倾向
behavior pattern 行为模式
behavior problem of children 儿童行为问题
behavior science 行为科学
behavior setting 行为情景
behavior therapy 行为疗法
behavioral analysis 行为分析
behavioral and learning principles 行为与学习原则
behavioral arousal 行为激活
behavioral assessment 行为评定
behavioral biology 行为生物学
behavioral concept 行为概念
behavioral contagion 行为感染
behavioral counselling 行为咨询
behavioral description 行为描述
behavioral diagnosis 行为诊断
behavioral dynamics 行为动力学
behavioral ecology 行为生态学
behavioral emergence 行为显现
behavioral engineering 行为工程学
behavioral environment 行为环境
behavioral equivalence 行为等值
behavioral experiment 行为实验
behavioral feedback 行为反馈
behavioral genetics 行为遗传学
behavioral indicator 行为指标
behavioral integration 行为整合
behavioral level 行为水平
behavioral measure 行为测量
behavioral medicine 行为医学
behavioral method 行为研究法
behavioral modification 行为矫正
behavioral neurology 行为神经学
behavioral norms 行为常模
behavioral objective 行为目标
behavioral pharmacology 行为药理学
behavioral potential 行为势能
behavioral psychology 行为心理学
behavioral rational scales 行为观察量表
behavioral reaction 行为反应
behavioral record 行为记录
behavioral reflex 行为反射
behavioral rehabilitation 行为康复
behavioral rehearsal 行为复习
behavioral rehearsal 行为演练
behavioral rigidity 行为僵化
behavioral sampling 行为抽样
behavioral school 行为学派
behavioral setting 行为定势

behavioral socialization 行为社会化
behavioral space 行为空间
behavioral stimulus field 行为刺激场
behavioral styles theory 行为方式理论
behavioral techniques 行为技术
behavioral trait 行为特征
behavioral transfer 行为转移
behavioral type 行为类型
behavioral-directive therapy 行为导向疗法
behaviorism 行为主义
behavioristic approach 行为主义方法
behavioristic resistance 行为阻力
behavioristics 行为学
behavior-mapping 行为区划
beliefs 信念
bestiality 恋兽癖
bestiality 兽奸
binet-simon scale 智力量表
biofeedback 生物反馈
biofeedback therapy 生物反馈疗法
biological environment 生物环境
biological function 生物功能
biological heritage 生物遗传
biological psychiatry 生物精神病学
bio-medical model 生物医学模式
biopsychosocial medical model 生物心理社会医学模式
biosocial maladaptation 生物社会适应不良
bipolar type 双相型
bipolar disorder 儿童情感障碍
bisexual behavior 双性恋
bizarre behavior 怪异行为
black-out syndrome 高速飞行员综合征
body mass index 体重指数
body-mind problom 身心问题
borderline state 边缘状态
brain work 脑力劳动
brief psychotherapy 短程心理治疗
brief psychiatric rating scale,BPRS 简易精神病评定量表
bulimia 贪食症
bulimia nervosa 神经性贪食症

C

california personality test 加利福尼亚人格测验
cancellation test 划字测验
cancer 癌症
cannabis dependence 大麻类依赖
capability 行为能力
capgras syndrome 易人综合征
care of young 抚幼行为
catatonia 紧张症
catatonic excitement 紧张性兴奋
catatonic stupor 紧张性木僵
catharsis 精神宣泄
catharsis therapy 疏泄疗法
cenesthopathy 内感不适
census 普查
character 性格
character disorder 性格障碍
character trait 性格特征
childhood neurasthenia 儿童神经衰弱
childhood neurosis 儿童神经症
childhood obsession 儿童强迫症
childhood phobia 儿童恐怖症
childhood schizophrenia 儿童精神分裂症
choice behavior 选择行为
choreiform movement 舞蹈样动作
chronic alcoholism 慢性酒精中毒
chronic affective disorder 慢性情感障碍
chronic anxiety 慢性焦虑症
circular type 循环型
circular behavior 循环性行为
circumscribed amnesia 界限性遗忘
classical conditioning 经典条件反射
classical psychoanalysis 经典精神分析
classroom psychological environment 课堂心理因素
claustrophobia 幽闭恐怖
clerambault syndrome 单恋综合征
client-centered therapy 患者中心疗法
clinical psychiatry 临床精神病学
cocaine 可卡因
coercive compliance 强制性依从
cognition 认知
cognition modes 认知模式
cognitive appraisal 认知评价
cognitive behavior therapy 认知行为疗法
cognitive counselling theory 认知的咨询理论
cognitive dissonance 认知失调
cognitive insight therapy 认识领悟疗法
cognitive mape 认知地图
cognitive misconception 认知误区
cognitive restructuring 认知重组
cognitive restructuring 调整认识法
cognitive styles 认知方式
cognitive theories 认知理论
cognitive therapy 认知疗法
coitus 性交
collaborative empiricism 协同检验
collection behavior 收藏行为
collection of data 收集资料
collective behavior 集体行为
commasculation 男性同性恋
committed suicide 自杀死亡
community 社区
community mental health services 社区精神卫生服务
community psychiatrys 社区精神病学
comparability 可比性
compensation syndrome 赔偿综合征
complete hallucination 完全性幻觉
compliance 遵从性

comprehensive practice therapy 悟践心理疗法
compulsion 强迫
compulsive personality disorder 强迫人格障碍
compulsive-obsessive phenomenon 强迫现象
concentration camp syndrome 集中营综合征
concept 概念
condensation of ideas 观念缩合
conditioned aversion 条件性厌恶
conditioned emotional response 条件性情绪反应
conditioned reflex 条件反射
conditioned suppression 条件性压抑
conditioning theory 条件化假说
conduct disorder, CD 品行障碍
confabulation 虚构
confessional state 意识模糊状态
confidence limit 可信限
conflict 冲突
conflict theory 冲突理论
conforming personality 遵从人格
conformity 从众、遵从
consciousness 意识
consciousness 意识水平
constituent ratio 构成比
construct 构念
consumer behavior 消费者行为
continuous reinforcement 连续强化
continuous sleep therapy 持续睡眠治疗
contraceptive 避孕药
contract marital therapy 婚姻协约治疗
control group 对照组
conventional 常规
conventional test 常规测验
convergent thinking 复合思维
conversion 转换
conversion hysteria 转换性癔症
coping 应对
coping skill training 应对技巧训练
coping strategies 应对策略
coprolalia 秽语症
coprophagia 食粪癖
coprophobia 恐秽症
copropraxia 猥亵行为
correlation analysis 相关分析
corticotropin-releasing hormone, CRH 促肾上腺皮质激素
counter-compulsion 对抗强迫的行为
courtship behavior 求偶行为
covert behavior 内隐行为
covert conditioning 内隐性条件作用
covert behavior 内在行为
covert behavior 隐蔽行为
covert modeling 隐匿示范
craving 渴求、瘾
cretinism 呆小病
criminal behavior 犯罪行为
criminal responsibility 刑事责任能力
crisis intervention 危机干预
cross adaptation 交叉适应
cross tolerance 交叉耐药性
cross-cultural disorder 跨文化障碍
cross-cultural method 跨文化方法
crowd behavior 群众行为
cultural cross-fertilization 文化交叉渗透
cultural ethos 文化风气
cultural inertia 文化惯性
cultural integration 文化调和
cultural value 文化价值
cultural psychiatry 文化精神病学
cultural school 文化派
cultural shock 文化休克
culture acceleration 文化促进
culture conflict 文化冲突
culture difference 文化差异
culture diffusion 文化传播
culture relativism 文化相对主义
cyclothymic personality 环性性格

D

daily life hassles 日常刺激因素
dance therapy 舞蹈疗法
day hospital 日间医院
daydream 白日梦
death instinct 死亡本能
decision making 决断
detour behavior 迂回行为
defiance 违抗
defiance mechanism 防御机制
degrade 衰退
degrees of freedom 自由度
deindividualization 去个性化
delayed stress disorder 延迟性心因性反应
delinquency 违纪行为
delirium 谵妄
delusion 妄想
delusion of self-accusation 自知力缺失
delusion of grandeur 夸大妄想
delusion of ill-health 疑病妄想
delusion of influence 影响妄想
delusion of invention 发明妄想
delusion of jealousy 嫉妒妄想
delusion of loss 损失妄想
delusion of love 钟情妄想
delusion of negation 否定妄想
delusion of persecution 被害妄想
delusion of relation 关系妄想
delusion of religion 宗教妄想
delusion of sin 罪恶妄想
delusional mood 妄想心境
dementia 痴呆
dementia praecox 早老性痴呆

depersonalization 人格解体
depersonalization neurosis 人格改体神经症
depersonalization syndrome 人格解体综合征
depression 儿童抑郁症
depressive type 抑郁型
depressive delusion 抑郁妄想
depressive illness 抑郁症
depressive personality 分类抑郁性格
depressive state 抑郁状态
depressives neurosis 抑郁性神经症
deprivation syndrome 母爱体剥夺综合征
derealization 现实解体
descent 下降
descriptive psychiatry 描述性精神病学
desensitization 脱敏
design of experiment 实验设计
destructive propensity 破坏癖好
developmental disorder 发育障碍
deviation intelligence quotient 异智商
diagnostic criteria 诊断标准
dietary approaches to stop hypertension,DASH 膳食法降压
dietary therapy 饮食治疗
difference in character 性格差别
differential aptitude test 能力鉴别测验
differential conditioning 差别条件作用
differential extinction 差别削弱
differential inhibition 差别抑制
differential reinforcement 差别强化作用
digit span test 数字广度测验
digit-symbol test 数字符号测验
disappearance rate 消失率
discrimination 辨别作用
disease 疾病
diseases of adaptation 适应性疾病
disorientation 定向障碍
disorientation 间发性酒狂
displacement of idea 观念置换
display behavior 显示行为
dissociative disorder 分离性障碍
distance 距离
distractibility 随境转移
disturbance of attention 注意障碍
disturbance of body image 体像障碍
disturbance of cognition 认知障碍
disturbance of comprehension 理解障碍
disturbance of consciousness 意识障碍
disturbance of emotion 情绪障碍
disturbance of intelligence 智能障碍
disturbance of memory 记忆障碍
disturbance of perception 感知障碍
disuse handicap 废用性缺陷
divergent thinking 偏离思维
doctor shopping 求医癖
double personality 双重人格
down disease 先天愚型
dream 梦
dream analysis 梦的分析
dream interpretation 释梦
drive reduction 降低驱动
drive reduction theory 欲望减退学说
dromomania 漫游癖
drug 药物
drug addiction 药物依赖
drug abuse 药物滥用
drug addiction 药瘾
drug-induced depression 药源性抑郁症
dual-task performance 双重任务操作
dysmorphophobia 变形恐怖
dynamic psychiatry 动力精神病学
dynamic psychology 动力心理学
dynamic stereotype 动力定型
dysergasia 紊乱性行为反应
dysfunctional assumptions 功能失调性假设
dysfunctional behavior 失效行为
dyskinesia 运动障碍
dyslexia 阅读困难
dysphoria 心境不佳
dysplastic type 畸形体型
dyssocial personality 逆社会人格
dysthymia 恶劣心境、情绪不良

E

eating disorder 进食障碍
eccentrics 邪说者
echolalia 模仿言语
echopraxia 模仿动作
eco-cultural factors 生态文化因素
ecstasy 销魂状态
education therapy 教育治疗
education mode 教育模式
EEG biofeedback 脑电生物反馈
effective rate 有效率
egoistic suicide 利己性自杀
elderly 老年期
elecrtodermal response,EDR 皮肤电反应
emaciation 消瘦
emergency reaction 紧急反应
EMG biofeedback 肌电生物反馈
emotion 情绪,情感
emotional circuit 情绪回路
emotional deprivation 情感剥夺
emotional infantility 情感幼稚
emotional lability 情绪不稳
emotional stress 情绪紧张
emotional stupor 情感麻木
empathy 通情
encopresis 遗粪症
encounter 混乱
encounter groups therapy 交友小组疗法

endogenous depression 内源性抑郁症
enumeration data 计数资料
enuresia 遗尿症
environmental adaptation 环境适应
epidemiology 流行病学
epidemic hysteria 流行性癔病
epilepsy 癫痫
epileptic delirium 癫痫性谵妄
epileptic personality 癫痫性格
ergasiology 人格行为反应学
ergasiophobia 作业恐怖
erotic 色情
error 误差
escape behavior 逃避行为
escape-avoidance training 逃避训练
ethnic difference 种族差异
ethoantomy 行为解剖学
ethophysiology 行为生理学
euphoria 欣快症
euthanasia 安乐死
evaluation 评价
event 事件
evolutionism 进化论
exhaustion 衰竭
exhibitionism 露阴癖
exogenous depression 外因性抑郁症
expectancy 预期
experience 体验
experiential therapy 经验治疗
experiment method 实验方法
experimental catatonia 实验性紧张症
experimental depression 实验性抑郁症
experimental group 实验组
experimental neurosis 实验性神经症
experimental psychosis 实验性精神病
exploratory behavior 探索行为
exposure 暴露
exposure with response prevention 结合反应预防的暴露法
externalizing 外化性行为
extinction 消退作用
extraversion 外倾或外向

F

factitious disorder 人为性疾病
faith healing 信仰治疗
family psychiatry 家庭精神病学
family therapy 家庭治疗
fast wave sleep,FWS 快波睡眠
fatal catatonia 致死性紧张症
fatalistic suicide 宿命性自杀
father complex 恋父情结
fear 恐惧
feeblemindedness 低能
feedback 反馈
feedback loop 反馈环
feeding behavior 摄食行为
feeling 情感
feeling being revealed 被洞悉感
feeling of being controlled 被控制感
feeling of guilty 罪恶感
feeling of passivity 被动感
feeling of unreality 非真实感
female homosexuality 女同性恋者
fetichism 恋物癖
fetishism 恶物癖
fetus education 胎教
field survey 现场调查
fixation 固定
flight of ideas 观念飘忽
flight of ideas 意念飘忽
flooding 恐怖情境法
food habits 食物习惯
forced normalization 强制正常化
forensic medicine 法医学
form board test 形板测验
format thinking 形式思维
fragility 脆弱
free association 自责
free recall method 自由联想
free operants 自由操作
frequency 频数
frotteurism 摩擦癖
frustration 挫折
frustration tolerance 挫折耐力
fugue 神游症
functional hallucination 功能性幻觉
functional psychosis 功能性精神病
functional tolerance 机能耐受性
functionalism 功能主义

G

galvanic reflex 电反射
galvanic skin response,GSR 皮电反应
gambling 赌博
gate control theory 闸门控制学说
general relaxation 一般放松法
General Adaptation Syndrome,GAS 全身适应综合征
general counseling 遗传咨询
generalists 广食动物
generalization 泛化作用
generalized anxiety disorder 广泛性焦虑症
geriatric psychiatry 老年精神病学
gerontics 老年学
Gestalt therapy 格式塔疗法
gestation 妊娠期
good death 善终
graded task assignment 等级任务联系
grimacing 鬼脸样动作
group psychotherapy 集体心理治疗
group effectiveness 群体效用

group hypnosis 集体催眠治疗
group identification 群体认同
group norm 群体规范
group pressure 群体压力
group situation 群体情境
group test 团体测验
group therapy 集体治疗
grouped data 分组资料
guoup 群体
gustatory hallucination 幻味

H

habit-forming 成瘾
habitual spasm 习惯性痉挛
habituation 习惯
hallucination 幻觉
hallucinogen 致幻剂
hallucinogen dependence 致幻剂依赖
hallucinoid 分类幻觉
hallucinosis 幻觉症
hamilton depression scale 抑郁量表
haptic hallucination 幻触
health 健康
health barrier 健康障碍
health behavior 健康行为
health education 健康教育
health promotion 健康促进
health psychology 健康心理学
health-related behavior 健康相关行为
health-risky behavior 危害健康行为
healthy dying 健康的临终
heat exhaustion 热衰竭
heat stroke 热射病
hebephrenia 青春型精神分裂症
hehavior mechanism 行为机制
helplessness 无助
herpetophobia 恐虫症
histrionic personality 表演型人格障碍
hobby 癖好
holergasia 整体病态行为反应
holism 整体论
homeostasis 自稳态
homework 家庭作业
homing behavior 回巢行为
homosexuality 同性恋
hospice care 临终关怀、安宁疗护
hostility 敌对
human needs 人类需要
human relationships 人际关系
humanities 人性
hyalophagia 食玻璃癖
hyperactive ayndrome 多动症
hyperbulia 意志增强
hyperesthesia 感觉增强
hyperkinetic syndrome children 儿童多动综合征
hypermnesia 记忆增强
hyperprosexia 注意增强
hypersexuality 性欲亢进
hypersomnia 嗜睡症
hyperthymic personality 情感增盛型人格
hypnopompic hallucination 醒前幻觉
hypnosis 催眠
hypnotherapy 催眠疗法
hypnotic suggestion 催眠暗示
hypnotic susceptibility 催眠易感性
hypnotic dependence 催眠药依赖
hypnotic therapy 催眠治疗
hypnotism 催眠术
hypobulia 意志减弱
hypochondriasis 疑病症
hypoesthesia 感觉迟钝
hyposexuality 性欲减退
hypothymic personality 情感低落型人格
hysteria 儿童癔症
hysterical fugue 臆症性漫游
hysterical amnesia 癔症性遗忘
hysterical double personality 臆症性双重人格
hysterical personality 癔症性人格
hysterism 癔症

I

idea 观念
idiocy 白痴
illness 病痛
illogical thinking 非逻辑性思维
illusion 错觉
imagination 想象
imagined desensitization 想象性脱敏
imbecility 痴愚
immature personality 未成熟人格
immediate memory 即刻记忆
implicit social cognition 内隐社会认知
implusive therapy 冲击疗法
impotence 阳痿
imprisonment neurosis 拘禁神经症
impulse disorder 冲动控制障碍
impulsive behavior 冲动行为
impulsiveness 冲动
inattention 注意力不集中
inattentiveness 注意迟钝
incapability 无行为能力
incidence rate 发病率
incoherence of thinking 思维散漫
incoordination 失调
indifference 情感淡漠
indirect speech act 间接言语行为
individual differences 个体差异
individual psychology 个别心理学
individual psychotherapy 个别心理治疗
individual test 个体测验

induced delusion 感应性妄想
induced psychosis 感应性精神病
industrial medicine 劳动医学
industrial psychiatry 工业精神病学
infections rate 感染率
infectivity 传染性
inhibition of thinking 思维抑制
ink-blot test 墨迹测验
innate 先天性
insight 自知力
insight learning 见识学习
insomnia 失眠症
instinct 本能
institutional syndrome 住院综合征
instrumental behavior 工具性行为
instrumental conditioning 工具性条件作用
intelligence 智力
intelligence quotient,IQ 智商
intelligence test 智力测验
intention 企图
interbehavioral psychology 行为间心理学
interest test 兴趣测验
interiorization 内化
intermittent reinforcement 间断强化
internalizing 内化性行为
internet addiction 网络成瘾
internet Addiction Disorder,IAD 网络成瘾综合征
interpersonal interaction 人际相互作用
interpersonal motivations 人际动机
interpersonal relationship theory 人际关系理论
interpretative delusion 解释性妄想
interpretative psychotherapy 解释性心理治疗
interval reinforcement 间隔强化
intervention technique 干预技术
intolerance 不耐药性
intolerance of alcohol 不耐酒症
intrapsychic conflict 内心冲突
intrinsic interest 内在兴趣
introjection 内向投射
introspection 内省
introversion 内向
involutional melancholia 更年期忧郁症
involutional syndrome 更年期综合征
involuntary movement 不自主动作
irrational belief 非理性信念
irresponsibility 无责任能力
irritability 易激怒性
isolation 隔离

J

Jacobsonian relaxation 雅可布森放松法
job demand control model 职业要求-自主程度模式

K

kandinky-Clerambault syndrome 精神自动综合征
key period 关键期
klein-Levin syndrome 周期性嗜睡贪食综合征
kleptomania 偷集癖
kleptomania 偷窃狂
knowledge pattern 认识模式

L

lalophobia 谈话恐怖
latah syndrome 惊愕-模仿综合征
latent depression 隐性抑郁症
latent dream content 隐梦内容
law of effect 效果律
law of frequency 频因律
law of recency 近因律
learned behavior 习得无助
learning disorder 学习障碍
learning mechanism 学习机制
learning theory 学习理论
legal psychiatry 司法精神病学
life change unit,LCU 生活变化计量单位
life events 生活事件
life table 寿命表
life-style 生活方式
limited association 限制性联想
limited consciousness 意识狭窄
linear correlation 直线相关
listening skills 倾听技术
logic 逻辑
logical reasoning 逻辑推理
logomania 多言癖
logotherapy 言语疗法
longterm memory,LTM 长期记忆
lower limit 下限
lying 说谎

M

magic 魔术
makergasia 部分病态行为反应
maladaptive beliefs 适应不良信念
Malamund Sandy psychiatric rating scale,MSPRS 精神病评定量表
malignant behavior 邪恶行为
malingering 诈病
mania 躁狂症
manic type 躁狂型
manic personality 躁狂性格
manic state 躁狂状态
manic-depressive psychosis 躁狂抑郁症
manic-state scale,MSRS 躁狂状态评定量表
manifest anxiety 外显焦虑
manifest behavior 外显行为
manifest dream content 显梦内容
marriage adjustment 婚姻调适
marriage therapy 婚姻疗法
mask like face 面具状脸

masked depression　隐匿性抑郁症
masochism　受虐症
mass hysteria　集体癔症
massed practice　集中练习
masturbation　手淫
maternal behavior　母性行为
mathematical statistics　数理统计
maze test　迷津测验
McKarthy's scale of children's abilities　儿童智力量表
mean　均数
measurement data　计量资料
mechanical intelligence　机械智力
mediate association　间接联想
mediated generalization　间接泛化
mediating mechanism　中介机制
medical pattern　医学模式
medical practice　医疗事故
medical tangle　医疗纠纷
meditation　入静法
memory　记忆
memory for design, MFD　图案记忆
memory quotient, MQ　记忆商数
memory test　记忆测验
menstrual psychosis　月经周期性精神病
mental healing　精神治疗
mental age, MA　智力年龄
mental characteristics of individual　个体心理特征
mental deficiency　精神发育不全
mental deterioration　精神衰退
mental disease　心理疾病
mental disorder　精神障碍
mental health　精神卫生
mental health networks　精神病防治网
mental hygiene　心理卫生
mental imagery　精神意象
mental quotient, MQ　心理商数
mental set　心理定势
mental state　心理状态
meta-analysis　综合分析
micropsia　视物显小症
migratory behavior　迁徙行为
milieu therapy　环境疗法
mimicking　模仿学习
mind-body interactionism　心身交感论
mind-body relationship　心身关系
mind-reading　读心症
Minnesota multiple personality inventory, MMPI　明尼苏达多相人格调查表
mixed neurosis　混合性神经症
mixoscopia　窃视症
model psychosis　模式精神病
modeling　模拟法
modeling therapy　示范疗法
modes of individual adaption　个人适应方式
mood disorder　心境障碍
mooney problem check lists　问题校对表
morbid dysphoria　病理性心境恶劣
morbid symbolic thinking　病理性象征性思维
morbidity rate　患病率
morbidity statistics　疾病统计
morita therapy　森田疗法
mortality statistics　死亡统计
motility psychosis　运动性精神病
motivation　动机
motor hallucination　运动幻觉
motor neurosis　运动神经症
multiple personality　多重人格
music therapy　音乐疗法

N

naming association　即物联想
narcissistic personality　自恋人格
narcoanalysis　麻醉分析
narcolepsy　发作性睡病
narcoleptic attack　睡眠发作
natality rate　出生率
necrophilia　恋尸癖
necrophobia　死亡恐怖
need-drive-incentive model　需要-内驱力-诱因模型
negative suggestion　消极暗示
negative attitude change　负向的态度改变
negative correlation　负相关
negative events　负性生活事件
negative hallucination　阴性幻觉
negative practice　消退性实践法
negative transfer　负强化
negative transference　负移情
negtive automatic thoughts　负性自动想法
nervous type　神经类型
netobehaviorism　新行为主义
neurasthenia　神经衰弱
neurobehavior　神经行为学
neuroleptics　神经阻断剂
neuropsychiatry　神经精神病学
neuropsychology　神经心理学
neuroscience　神经科学
neurosis　神经症
neuroticism　神经质
night terrors　夜惊
night-eating syndrome　夜间进食综合征
nightmare　梦魇
nightmare　恶梦
nomadism　流荡癖
non rapid eye movement sleep, NREMS　非快动眼睡眠
non-adaptive　非适应性
nondirective therapy　非指导性疗法
nondirective psychoanalysis　非指导性精神分析
normal distribution　正态分布
normal value　正常值

nosophobia 疾病恐怖

O

objective anxiety 客观性焦虑
observational learning 观察学习
observed value 观察值
obsessive neurosis 强迫性神经症
obsessive phobia 强迫性恐怖症
obsessive-compulsive 强迫动作
obsessive-compulsive disorder 强迫症
occupation 职业
occupational therapy 职业疗法
occupational drug dependence 职业性药物依赖
occupational group 职业群体
occupational neurosis 职业性神经症
occupational stress 职业性紧张
occupational therapy 职业性治疗
oedipus complex 恋母情结
olfactory hallucination 幻嗅
oligergasia 发育不良性行为反应
operant behavior 操作性行为
operant conditioning 操作条件反射
operation 操作
organic disorder 器质性障碍
organic amnesia 器质性遗忘
organic personality syndrome 器质性人格综合征
organic psychosis 器质性精神病
organic solvents dependence 有机溶剂依赖
orthopsychiatry 矫正精神病学
overactivity 活动过度
over-arousal 过度警觉
overinclusion 过度包涵
overinclusive thinking 泛涵性思维
overt behavior 公然行为

P

pain 疼痛
pain tolerance 痛耐受阈
pairing data 配对资料
panic attack 惊恐发作
panic behavior 恐惧行为
panic disorder 惊恐障碍
pan-psychiatry 泛精神病学
pan-sexualism 泛性论
paradoxical intention 矛盾意向
paradoxical phase 反常相
paralogia 逻辑倒错
paralysis agitans 震颤麻痹
parameter 参数
paramnesia 记忆错误
paranoia 偏执狂
paranoid personality 偏执人格
paranoid state 偏执状态
paraphasia 错语症
parathymia 情感倒错
pareidolia 幻想性错觉
parental 双亲
parergasia 倒错性行为反应
parkinsonism 震颤麻痹综合征
passive attention 被动注意
passive defense reaction 被动防御反应
passive-aggressive personality 被动-攻击性人格
passive-dependent personality 被动依赖人格
paternal 家长
paternity test 亲权鉴定
pathergasia 行为病理学
pathological stealing 病理性偷窃
pathological drunkenness 病理性醉酒
pathological lying 病理性谎言
pathological passion 病理性激情
patient role 病人角色
pattern learning 模式学习
pattern theory 型式学说
Pavolian school 巴甫洛夫学派
pedophilia erotica 恋童癖
peg board test 钉板测验
percent 百分率
percentiles 百分位数
perception 知觉
performance test 操作测验
pernicious catatonia 恶性紧张症
perseveration 持续言动
personal space 个人空间
personal-environment fit model 人-环境拟合模式
personality 人格
personality analysis 人格分析
personality change 人格改变
personality defect 人格缺陷
personality disorder 人格障碍
personality evolution 人格发展
personality psychology 人格心理学
personality questionnaire 人格问卷
personality reorganization 人格重建
personality test 人格测验
personality traits 人格特征
personality trend 个性倾向
persuasive therapy 劝导治疗
phantasy 幻想
phantom limb 幻肢
phenomenological school 现象学学派
phobia 恐惧症
phobic neurosis 恐怖性神经症
physical burden 体力负荷
physical dependence 躯体依赖性
physical fatigue 体力疲劳
physiological dependence 生理依赖
physio-psychotherapy 生理心理治疗
pica 异食癖
placebo 安慰剂

placebo effect 安慰剂效应
poem therapy 诗歌治疗
point scale 点分量表
poison addiction 毒瘾
population 总体
population mean 总体均数
porropsia 视物错位症
positive adaptation 积极适应
positive conditioning 阳性条件反射建立法
positive events 正性生活事件
positive reinforcement 正强化
possession state 着魔状态
post-trauma stress disorder 创伤后应激障碍
post-traumatic personality disorder 外伤后人格改变
post-traumatic stress disorder,PTSD 精神创伤后应激障碍
potency 潜能
power 权利
preconsciousness 前意识
predation 掠夺
predisposition 素质
preference 偏爱
premenstrual tension 经前紧张症
premorbid personality 病前性格
prenatal behavior 胎内行为
presenile dementia 躁狂发作
present state examination,PSE 现症检查法
preventive psychiatry 预防精神病学
primacy effect 首因效应
primal therapy 原始治疗法
primary affective psychosis 原发性情感性精神病
primary appraisal 初级评估
primary delusional experience 原发性妄想体验
primary experience 原发性体验
primary hallucination 原始性幻觉
primary hypochondriasis 原发性疑病症
primary prevention 一级预防
probability 概率
Problem-solving 问题解决技术
process 过程
product improvement test 成品改进测验
progressive relaxation 渐进式放松法
projection 投射
projection technique 投射技术
projection test 透射测验
prosocial behavior 亲社会行为
prostitution 卖淫
pruritus 瘙痒症
pseudohalluction 假性幻觉
psychasthenia 精神衰弱
psychiatric interview 精神检查
psychiatry 精神病学
psychic pain 精神性疼痛
psychic constitution 心理素质
psychic reality 心理现象
psychic trauma 精神创伤
psychic trauma 心理创伤
psychical blindness 精神性盲
psychical reaction 心理反应
psychical seizure 精神性发作
psychoactive substances 精神活性物质
psychoanalysis 精神分析
psychoanalytic psychotherapy 精神分析性心理治疗
psychoanalytic school 精神分析学派
psychobiological school 精神生物学派
psychodrama 心理剧
psychodynamics 精神动力学
psychogenic amnesia 心因性遗忘
psychogenic factor 心理因素
psychogenic hallucination 心因性幻觉
psychogenic paranoid state 心因性妄想症
psychogenic psychosis 心因性精神病
psychogenic reaction 心因性反应
psycholobehavioral response 心理行为反应
psychological Aspects of Hospice Care 临终心理关怀
psychological 心理咨询
psychological coping 心理应对
psychological defense 心理防御
psychological dependence 心理依赖
psychological education 心理教育
psychological medicine 精神医学
psychological stress 心理应激
psychological test 心理测验
psychometrics 心理测量学
psychoneuroimmunology 精神神经免疫学
psychoneurosis 神经官能症
psychopathic personality 变态人格
psychopathy 精神病态
psychopharmacology 精神药理学
psychophysiologic disorders 心理生理疾病
psychophysiological disorder 生理心理障碍
psychophysiology 心理生理学
psychosexual disorder 性心理障碍
psychosis 精神病
psychosocial factor 社会心理因素
psychosomatic disease 心身疾病
psychosomatic inventory 身心健康调查表
psychosomatic medicine 心身医学
psychotherapy 心理治疗
psychotic stress factor 心理应激因素
psychotomatics 拟精神病药
psychotropic drug 精神药物
pure erotomania 单纯性色情狂
purposive 目的
puzzled state 困惑状态
pyromania 纵火癖

Q

qualification 能力
quality of life 生活质量

quantity　质量
questionnaires　问卷法
quick test　快速测验

R

radical　激进
random sampling　随机抽样
randomize　随机化
rank correlation　等级相关
rape　强奸
rapid eye movement sleep, REMS　快动眼睡眠
rapport　协调关系
rate　率
rate index　频率指标
rater　评定者
rating scale　评定量表
rating scale for mania　躁狂评定量表
rational emotive therapy　理性情绪行为疗法
rational behavior　理性行为
rational-emotion therapy　合理情绪疗法
reaction behavior in classroom　课堂反应行为
reactive psychosis　反应性精神病
reactive depression　反应性抑郁症
reactive paranoid state　反应性偏执状态
reasoning　推理
recall　回忆
recent memory　近事记忆
receptive character　接受型人格
reciprocal inhibition　交叉抑制法
reciprocal roles　交互角色
reciprocity　交互作用
recognition　再认
recovery rate　治愈率
recreational therapy　文娱治疗
reflex hallucination　反射性幻觉
regression　退化
regression coefficient　回归系数
rehabilitation　康复
reinforcement　强化
reinforcement technique　强化技术
reinforcement theory　操作条件刺激强化学说
rejection　拒绝
relative number　相对数
relaxation　放松疗法
release therapy　释放疗法
reliability　信度
reminder cards　警示卡
remote memory　远事记忆
repid eye movement, REM　眼球快动相(睡眠)
representative　代表性
repression　压抑作用
resistance　阻抗
respondent behavior　应答行为
response prevention　效应预防法
responsibility　责任能力
retardation of thinking　思维迟缓
retention　保存
retrograde amnesia　逆行性遗忘
retrospective study　回顾性调查
return society　回归社会
risk factor　危险因素
Roger's personality theory　罗杰斯的人格理论
role　角色
role expectation　角色期待
role-handicap　角色障碍
role-playing　角色扮演
running away　离家出走

S

sabotage　破坏行为
sadism　施虐症
sample　样本
sampling　抽样
sampling error　抽样误差
satyriasis　男性色情狂
schedule of survey　调查表
scheduling activities　活动安排表
schema　图式
schizoid personality　分裂性格
schizophrenia　精神分裂症
school phobia　学校恐怖症
second self　第二自我
secondary prevention　二级预防
secondary appraisal　次级评价
secondary delusion　继发性妄想
secondary hypochondriasis　继发性疑病症
secondary sexual deviation　继发性性变态
secondary signal system　第二信号系统
selective mutism　选择性缄默症
selective preoccupation　选择性重视
self conception　自我监测
self suggestion　自我暗示
self rating scale　自我评定量表
self-accusation　自责妄想
self-actualization　自我情操
self-boundary　自我界限
self-consciousness　自我效能感
self-efficacy　自我意识
self-experience　自我体验
self-guilty　自罪
self-inflecting behavior　故意自杀行为
self-instructional training　自我指导训练
self-mutilation　自伤
self-pity　自怜
self-regulation　自我调节
self-regulation　自我概念
self-report　自我报告
self-sentiment　自我实现
self-unite　自我单一性
semantic therapy　语义疗法

senescence 衰老
senile dementia 老年性痴呆
senile depression 老年期抑郁症
senile paranoia 老年期偏执症
senile plaque 老年斑
senile psychosis 老年性精神病
sensation 感觉
sensitive personality 敏感人格
sensorimotor rhythm,SMR 感觉运动节律
sensory deprivation 感觉剥夺
separation anxiety 离别焦虑
separation-individualization 分离-个体化
sex drive 性驱力
sex education 性教育
sex hygiene 性卫生
sex identity 性认同
sex role 性角色
sex sensation 性感
sexology 性学
sexual abnormality 性行为异常
sexual attraction 性吸引
sexual desire 性欲
sexual deviation 性别变换癖
sexual dysfunction 性功能障碍
sexual hallucination 性幻觉
sexual perversion 性欲倒错
sexual sadism 性受虐症
sexual trauma 性创伤
sexual asphyxia 性窒息
sexual deviation 性变态
sexual drive 性冲动
sexual instinct 性本能
sexual medicine 性医学
sexual system 性系统
shock 震惊
short Term Psychotherapy 短期精神动力疗法
short-term memory,STM 短期记忆
shut-in personality 封闭人格
sigh 呻吟
significance test 显著性检验
signs death 死亡征象
simultaneous phenomenon 伴随症状
situational psychosis 情境性精神病
situational test 情境性测验
skin conductance biofeedback 皮电生物反馈
skin temperature 皮肤温度
skinnerian conditioning 斯金纳条件作用
sleep talking 梦呓
sleep center 睡眠中枢
sleep deprivation 睡眠剥夺
sleep disorders 睡眠障碍
sleep terrors 睡惊症
sleepwalking 睡行症
slow wave sleep,SWS 慢波睡眠
smoking 吸烟
smoking and drinking behavior 吸烟与饮酒行为
social skill training 社交技能训练
social behaviorism 社会行为主义
social Darwinism 社会达尔文主义
social disorganization 社会解体
social environmental factor 社会环境因素
social group 社会群体
social hierarchy 社会等级
social inertia 社会惯性
social intelligence 社会智能
social isolation 社会隔离
social learning theory 社会学习理论
social medical science 社会医学
social phobia 社交恐怖症
social pressure 社会压力
social psychiatry 社会精神病学
social psychology 社会心理学
social psychotherapy 社会心理治疗学
social readjustment rating scale,SRRS 社会再适应量表
social rehabilitation 社会康复
social support 社会支持
social tension 社交性紧张
social therapy 社会治疗
socialization 社会化
socialized-aggressive conduct disorder 社会化攻击行为障碍
socias illusion 易人错觉
socio-technical behavior 社会技术行为
somatic disorder 躯体性障碍
somatic therapy 躯体性治疗
somatic death 躯体死亡
somatoform disorder 躯体型疾病
somatopsychic disorder 身心失调
somatopsychosis 躯体性精神病
somnambulism 梦游症
sorting test 分类测验
spaced practice 间隔练习
specialists 专食动物
specific symptoms 特种症状
speech 言语
speech disorders 言语障碍
spiritual recovery 精神康复
spontaneous recovery 自然恢复作用
spoor 昏睡
stammering 口吃
standard 目标
standard deviation 标准差
standard error 标准误
standardization 标准化
state anxiety 状态焦虑
statistics 统计学
stereotype 刻板症
stereotyped speech 刻板言语
sterotyped behavior 刻板行为

stimulant 兴奋剂
stimulus seeking 寻求刺激
stimulus, stimuli 刺激
stimulus-response 刺激-反应
strain 紧张
stream consciousness 意识流
stream of thought 思流
stress 应激
stress syndrome 应激综合征
stressful event 应激性事件
stress-inoculation training 应激接种训练
stressor 应激源
structure 结构
stupor 木僵
subacute anxiety 亚急性焦虑症
subconscious 潜意识
sub-health 亚健康
sublimation 升华作用
submission 顺从
subside 消退
substance 物质
substance use disorder 药源性障碍
substantia gelatinosa 胶质层
substitution method 替代法
sudden delusional idea 突发性妄想观念
suggestibility 易暗示性
suggestion 暗示
suggestive therapy 暗示治疗
suicidal behavior 自杀行为
suicide deal 自杀意念
superego 超我
superiority complex 自尊情结
supernormal child 超常儿童
superstitious behavior 迷信行为
supportive psychotherapy 支持性心理治疗
supravital reaction 超生反应
survivor syndrome 幸存者综合征
symbolic tools 符号工具
symbolization 象征作用
symol-digit test 符号-数字测验
symptomatic psychosis 症状性精神病
systematic desensitization 系统脱敏
systematic stressor 躯体性应激源

T

taboo 禁忌
tame death 驯服的死亡
tapping test 敲击测验
taraxein 狂乱素
tardive 迟发性
target behavior 靶行为
taster 苦味者
temperament 气质
temper tantrum 脾气暴发
terminal stage 临终期
territory 领域
tertiary prevention 三级预防
test of product improvement 改进成品测验
test of unusual use 非常用途测验
the fourth theory of pain 疼痛第四学说
the matic apperception, TAT 主题统觉测验
thermal biofeedback 温度生物反馈
third psychotherapy 第三心理治疗
thought alienation 思维异化
thought blocking 思维阻隔
thought broadcasting 思维播放
thought disorder 思维障碍
thought-stopping therapy 思维暂停疗法
thought 思维
threat 威胁
thymergasia 情感性行为反应
thymoleptice 情感松弛药
tic disorder 抽动障碍
tic 抽动症
time management techniques 时间管理技术
tobacco withdrawal 烟草脱瘾
token economy 标记奖酬法
tolerance 耐药性
tonic immobility technique 紧张制动术
toxic psychosis 中毒性精神病
trail making test, TMT 画轨迹测验
trait anxiety 特质焦虑
tranquilizer 安定剂
transcultural psychiatry 跨文化精神病学
transference 移情
transformation of personality 人格转换
transient global amnesia 暂时性完全遗忘
transposition behavior 置换行为
transsexualism 易性癖
transvestism 异性装扮癖
traumatic amnesia 外伤性遗忘症
traumatic psychosis 外伤性精神病
traumatic twilight state 外伤性朦胧状态
traumatophilia 嗜创伤癖
treatment of data 数据处理
trichotillomania 拔毛癖
truant from school 逃学
true hallucination 真性幻觉
twilight state 朦胧状态
type A behavior pattern A 型行为模式
types of temperament 气质类型

U

ultraparadoxical phase 超反常相
unbalanced type 不均衡型
unconditioned reflex 非条件反射
unconditioned stimulus 无条件刺激
unconsciousness 无意识
understanding 了解
unipolar affective psychosis 单相情感性精神病

unreality 非现实感
updating 现代化

V

validity 效度
valium 安定
vasomotor neurosis 血管运动性神经症
verbal auditory hallucination 言语性幻听
verbal pain measures 口述性疼痛测定
vicarious reinforcement 替代强化
vigil coma 睁目昏迷
vigilance 警醒
violence 暴力行为
visible thought 思维显形
visual feedback 视觉反馈
visual hallucination 幻视
vocabulary test 词汇测验
voiced thought 思维化声
volition 意志
vomiting 呕吐
voyeurism 窥淫癖
vulnerability 素质易感性

W

waist circumference, WC 腰围
waist to hip ratio, WHR 腰臀比
wakefulness 觉醒
wakening disorder 觉醒障碍
waking center 觉醒中枢
weak type 弱型
weighted mean 加权均数
will 意向
withdrawal syndrome 戒断综合征
work and play 工作与游戏